中医经典名家名师讲堂实录

总主编 谷晓红

# 《温病学》讲堂实录

主编 谷晓红

人民卫生出版社
·北京·

**图书在版编目(CIP)数据**

《温病学》讲堂实录 / 谷晓红主编. -- 北京 : 人民卫生出版社, 2025. 7. -- (中医经典名家名师讲堂实录). -- ISBN 978-7-117-38195-6

Ⅰ. R254. 2

中国国家版本馆 CIP 数据核字第 2025A5H729 号

| | | |
|---|---|---|
| **人卫智网** | **www.ipmph.com** | **医学教育、学术、考试、健康，购书智慧智能综合服务平台** |
| **人卫官网** | **www.pmph.com** | **人卫官方资讯发布平台** |

中医经典名家名师讲堂实录

**《温病学》讲堂实录**

Zhongyi Jingdian Mingjia Mingshi Jiangtang Shilu

《Wenbingxue》Jiangtang Shilu

**主　　编**：谷晓红
**出版发行**：人民卫生出版社（中继线 010-59780011）
**地　　址**：北京市朝阳区潘家园南里 19 号
**邮　　编**：100021
**E - mail**：pmph @ pmph.com
**购书热线**：010-59787592　010-59787584　010-65264830
**印　　刷**：中煤（北京）印务有限公司
**经　　销**：新华书店
**开　　本**：710 × 1000　1/16　**印张**：23
**字　　数**：413 千字
**版　　次**：2025 年 7 月第 1 版
**印　　次**：2025 年 9 月第 1 次印刷
**标准书号**：ISBN 978-7-117-38195-6
**定　　价**：82.00 元
**打击盗版举报电话：010-59787491　E-mail：WQ @ pmph.com**
**质量问题联系电话：010-59787234　E-mail：zhiliang @ pmph.com**
**数字融合服务电话：4001118166　E-mail：zengzhi @ pmph.com**

# 中医经典名家名师讲堂实录
## 编委会

教育部高等学校中医学类专业教学指导委员会委托编写


**主编单位**：北京中医药大学

**主　　编**：谷晓红

**副 主 编**：翟双庆　陶晓华　刘铜华　王耀献

**编　　委**（按姓氏笔画排序）：

王　平　王庆国　申　堃　白俊杰　冯全生　苏　颖

李　峰　李灿东　李赛美　范永升　郑丰杰　赵百孝

赵岩松　钟相根　贾春华　钱会南　焦　楠

# 中医经典名家名师讲堂实录
## ——《温病学》讲堂实录


**主　　编**：谷晓红

**副 主 编**：冯全生　赵岩松

**编　　委**（按姓氏笔画排序）：

马　健　车念聪　邓亚楠　申　堃　刘　涛　刘兰林
刘景源　吴智兵　宋乃光　张思超　苟天林　赵进喜
郭选贤　焦　楠

**学术秘书**（按姓氏笔画排序）：

于　河　邓亚楠

**协助编写**（按姓氏笔画排序）：

王　爽　张文旭　侯敏哲　姜伟艳　姚舜语　崔丽军

# 序

中医药学传承两千余年，文献典籍浩如烟海，名家辈出。新时代国家高度重视中医药发展，提出中医药传承创新发展，学经典，懂经典，用经典，提高中医思维，培养中医特色人才，成为中医药发展工作的重中之重。

笔者多年潜心于文献考究，对诸多经典原籍采用文字学、音韵学、训诂学方法进行考证，在文献版本及原文考证上略有所得。然中医学是一门实践医学，理论指导实践，实践丰富理论尤其重要。

此丛书集全国中医药界的临床大家、名师学者临床实践之所得，以通俗易懂的语言将深奥的经典原意展现出来。在字里行间研读中医，于临床实践中检验经典名方，在病例诊疗中反思精进，思想理论深邃，临床经验精湛，学术成就颇丰，为更多临床医师、中医学者指引方向，开通道路，对中医的学习和思悟有重要的启发意义，也是当代中医药学术资料极其珍贵的一部分。

近代以来，中医药众多名医大家熟读经典，潜心钻研，努力践行，广纳门生，悉心传教，弘扬岐黄，玉汝于成，为中医发展和进步做出了重要贡献。当代中医药事业正面临蓬勃发展的伟大局面，继承、发展和创新是时代对中医药发展提出的迫切要求，也是中医药生生不息的不竭动力。中医药为防病治病提供的贡献不胜枚举，青蒿素的提取，新冠肺炎的“三药三方”，无不从前人的典籍中得到启悟，加以实践，才有此创举。

古人云：不为良相，必为良医。后起之辈当以此为榜样，勤读经典，溯本清源。为医者，当有胆大心细之工巧，又能结合当代疾病发展特点，不拘泥于古，善于变通，勤于思勉；为师者，当勤求古训，立德立仁，端正学风，尊重参师，教学相长；为学者，当求真务实，勿坐而论道，多临证多研讨，持赤诚之心，承岐黄之志。治学在于严谨，治医在于严明，能于一字中品悟千万思维，方能得中医精髓，发挥中医之奇效。

名家之言可借鉴，名家之验可学习，名家之德当以推崇。笔者耄耋之年，蒙邀为此书作序，虽思虑再三，仍有浅陋之处，求学当孜孜不倦，愿与众位共勉。

**钱超尘**

2021 年 12 月

# 前言

中医药是中华民族的瑰宝，凝聚着深邃的哲学智慧和中华民族几千年的健康养生理念及其实践经验，其独特的生命观、健康观和疾病观，实现了自然科学与人文科学的有机融合。随着人们健康观念变化和医学模式转变，中医药越来越显示出独特的价值，越来越受到社会的认可和欢迎。进入新时代，国家倡导支持中医药传承创新发展，中医药高校是中医药人才培养的主力军，更要抢抓机遇，立足中医药学科发展规律，更加重视中医经典传承，培养中医思维，努力实现守正创新的人才目标。而培养更多中医经典卓越课程的教师是当务之急。教育引导中医药学习者灵活掌握经典理论，不断提高临床诊疗能力，更好地为人民健康福祉服务。

教育部高等学校中医学类专业教学指导委员会面向全国高等中医药院校和医学院校中医学及相关专业，针对从事中医经典教学、科研工作的教师及中医科研、医疗机构的中医师，以提升相关教师及临床中医师中医四部经典课程教学能力和中医师临床专业能力为目标，举办“全国高等学校中医经典师资系列研修班”，培训班邀请全国各高等中医药院校的四部经典学科及相关专业领域国内知名专家学者授课，希冀在全国高等中医药院校培养建立“学经典、懂经典、用经典”的良好氛围，鼓励和带动中医学及相关专业一线教师学习和钻研中医经典，夯实中医基础理论知识，进一步提高中医经典理论教学业务素养，努力培养一大批专业能力突出、中医底蕴深厚的卓越中医经典课程教师队伍。

此项目由北京中医药大学继续教育学院负责组织实施，自 2019 年起，该项目每年连续在京举办，至今共顺利举办 12 期，培训学员 3 000 余人次。老师们引经据典、循循善诱，学员们反响热烈、收获颇多，极大增强了每一位奋战在高等中医药院校教师的中医自信及使命担当，有效提高了中医经典课程教学与临床能力的综合素养。

为更好地传承和分享本次讲座的精彩内容，使更多的中医从业者受益，为中医药专业及中医爱好者学习提供参考。我们将专家现场讲座音频转录成稿，经专家本人校对后编辑成册，陆续出版，精准再现了讲座现场的内容精髓。

《中医经典名家名师讲堂实录》共6册，精编100余场的精彩讲座内容，分为《〈黄帝内经〉讲堂实录》《〈伤寒论〉讲堂实录》《〈金匮要略〉讲堂实录》《〈温病学〉讲堂实录》《经典临证发微讲堂实录（上、下册）》。其中，收录有来自全国21所高校及附属医院60余位知名教授的中医经典精论，还收录中医训诂大家钱超尘教授、《光明日报》原总编辑苟天林、北京中医药大学原副校长乔旺忠教授、吉林大学宣传部部长党委副书记韩喜平教授，以及北京大学施晓光教授等关于教育教学、文化思政等相关内容作为附篇。全书内容博采众长，引人入胜。

丛书在编辑过程中得到了教育部高等学校中医学类专业教学指导委员会的全程指导，以及高等学校中医学类专业核心课程（黄帝内经、伤寒论、金匮要略、温病学）联盟的大力支持，各校老师和学生的全力帮助，也得到了人民卫生出版社领导和编辑的鼎力相助，在此一并表示衷心的感谢，也恳请读者给我们提出宝贵的意见，以便再版时修订提高。

**丛书编委会**

2024年4月

# 目　录

## 附篇

# 温病常用诊法

南京中医药大学　刘涛教授

诊断是进行治疗的前提，而诊断需要运用多种诊法，对临床资料进行收集。熟练而正确地运用常用诊法，是辨证的前提，通过对各种诊法所收集到的临床资料分析，可以确定病因、判断病证性质、明确病变部位、了解邪正消长，分析病变趋势。

望、闻、问、切四诊是温病的主要诊法，但由于温病的临床表现有其特殊性，所以有一些诊断方法在温病中较常用，其中对温病的诊断价值较大的诊断方法主要有辨舌验齿、辨斑疹白㾦等。此外，对温病过程中一些常见症状，如发热、汗出异常、神志异常、痉厥等的辨别也有较大的诊断意义。

## 一、辨舌

辨舌，又称舌诊，即通过观察舌象的变化，来判断病证的性质。舌与心、肝、肾、脾、膀胱、三焦等经络相通，与脏腑有密切联系。同时，人体气血津液的盈亏情况也可以从舌象上反映出来，所以舌的状态对于温病的诊断有重要的意义，正如吴坤安所说:“病之经络、脏腑、营卫、气血、表里、阴阳、寒热、虚实，毕形于舌。”由于温病的发展变化较快，而舌象对病情的反应较敏感，能较及时地反映病情，因此舌诊对温病的诊断尤为重要，故有“杂病重脉，温病重舌”之说。

温病的舌象变化主要包括舌苔和舌质两个方面，舌诊的内容主要是观察舌苔和舌质的形态、色泽、润燥及其动态的变化等。

### （一）辨舌苔

舌苔是胃气熏蒸于舌面而形成的。在温病过程中，由于发热、伤津和脾胃功能失常等原因，特别是当邪正交争而邪热亢盛时，容易影响胃中浊气的蒸腾，而使舌苔的色泽、形状及润燥等方面出现许多不同的表现。所以通过对舌苔变化的观察，有助于辨别温病的病邪性质、津液盈亏、病情轻重等。一般来说，在温病过程中，舌苔的变化主要反映卫分和气分的病变。

**1. 白苔** 白苔薄者主表，病属卫分，可见于温病初起，病变尚轻浅；厚者主里，病属气分，多见于湿热为患；润者主津伤不甚，如呈浊腻则提示湿痰秽浊为患；燥者则提示津液已伤。

（1）苔薄白欠润，舌边尖略红：多为温病初起邪袭卫分的征象，可见于风温初起，风热病邪袭于肺卫之证，即风热表证。

（2）苔薄白而干，舌边尖红：比苔薄白欠润者更为干燥，而舌边尖呈红色。为温病表邪未解、肺津已伤的征象，反映风热之邪较盛而津液已耗，但病位仍在卫分；也可见于素体津液亏损而又外感风热病邪者；还可见于燥热病邪侵袭肺卫者，如秋燥初起。

（3）苔白厚而黏腻：苔白厚布满全舌，垢腻润泽，为湿热相搏于气分、湿邪较重的征象，多见于湿温病湿重于热阶段，属湿阻气分而湿浊偏盛的病证。

（4）苔白厚而干燥：为脾湿未化而胃津已伤的征象，也可见于胃燥气伤、气不化液之证，即胃津不足不能上承，而肺气又伤，气不能化液，故舌苔白厚而干。

（5）苔白腻而舌质红绛：一般属气分病变，为湿遏热伏之征象，即湿邪阻遏而致热邪内伏不能外达；也可见于热邪已入营分而又兼有湿邪未化者。

（6）白苔滑腻厚如积粉而舌质紫绛：苔如白粉堆积，满布无隙，滑润黏腻，刮之不尽，舌质呈紫绛色，为湿热秽浊郁闭膜原的特有舌象。

（7）白苔如碱状：苔垢白厚粗浊而板滞，状如石碱，为温病胃中宿滞兼夹秽浊郁伏之征象。

（8）白砂苔：又名水晶苔。苔白而干硬如砂皮，扪之糙涩，为邪热迅速化燥入胃，苔未及转黄而津液已大伤的征象，多属里热实结之证。

（9）白霉苔：满舌生白衣，或蔓延到颊颚等处，有如霉状，或生糜点，或如饭粒样附着，或如豆腐渣样，刮之易去。为秽浊之气上泛而胃气衰败之征象，预后多属不良。

**2. 黄苔** 黄苔多数是随着病情的发展，从白苔转化而来的，一般是邪热进入气分、里热已盛的重要标志。黄苔有厚、薄、润、燥之分，一般来说，苔黄而薄者病势较轻浅；苔黄而厚者则病势较深重；苔黄而润泽者津伤不甚，若腻者，多提示湿热内蕴；苔黄而干燥者多为津液已伤。

（1）薄黄苔：薄黄苔有润燥之别，如苔薄黄而不燥者，为邪热初入气分，里热不盛且津液未伤；如苔薄黄而干燥，为气分热盛，津液已伤。

（2）黄白相兼苔：黄苔微带白色或有部分白苔未转黄色。若苔薄而干燥者，为邪热已入气分，但表邪尚未尽解；若苔黄白相兼而厚腻者，是湿邪逐渐化热之征象。

（3）苔老黄燥裂：苔色深黄而厚、焦燥起芒刺、有裂纹，为阳明腑实证之征象。

（4）黄腻苔或黄浊苔：为湿热内蕴之征象，多见于湿热性温病，湿热并重且盛于气分阶段的病证。

**3. 灰苔**　灰苔有润燥的不同，所主病证各异，如灰而燥者，多从黄燥苔转化而来，属热盛阴伤之证；灰而润滑者，多从白腻苔或黄腻苔转化而来，属痰湿或阳虚之证。

（1）灰燥苔：若伴有舌苔焦燥起刺，为阳明腑实而阴液大伤之征象。

（2）灰腻苔：为温病兼夹湿痰内阻之征象。

（3）灰滑苔：为温病后期阳虚有寒之征象。

**4. 黑苔**　黑苔大多由黄苔或灰苔发展而来，往往是病情严重的标志，根据厚薄润燥的不同，所主病证也有虚实寒热之分。

（1）黑苔焦燥起刺，质地干涩苍老：苔黑而干，中心较厚，焦燥起刺，扪之糙涩无津，为阳明腑实，肾阴耗竭之征象。

（2）黑苔薄而干燥或焦枯：苔黑干燥无津，薄而无芒刺，色泽枯萎不鲜，舌体萎缩，为温病后期邪热深入下焦而肾阴耗竭之征象。

（3）遍舌黑润：舌遍体黑润而无明显苔垢，为温病兼夹痰湿之征象。

（4）舌苔干黑，舌质淡白无华：可见于湿温病热入营血，灼伤阴络，大量下血，气随血脱之证。

（5）黑苔滑润而舌淡不红：舌苔色黑而润滑多津，舌淡不红，为湿温病后期湿胜阳微，转化为寒湿证之征象。

### （二）辨舌质

舌为心之苗，舌质由血液荣养，所以舌质与心和营血的关系非常密切。在温病过程中，当邪热深入营血，营阴受伤，耗血动血时，舌质常有相应的变化。通过对舌体的色泽、形态等方面的观察，可以辨别热入营血的各种病候，尤其能反映出邪热的盛衰和脏腑、营血、津液的盈亏。

**1. 红舌**　红舌是比正常舌色稍深之舌，多为邪热较甚，或渐入营分的标志，也有因阴伤而致者。温病邪在卫分、气分时，可见红舌，但多局限于舌的边尖，或罩在苔垢之下；而热入营分后，则全舌发红而每无舌苔。温病过程中见红舌的诊断意义有虚实之别：如红色鲜明、质糙生刺、生点或有裂纹，多为邪热亢盛，或邪热入于心营之象，其证属实；如其色光红柔嫩，为阴液亏虚之象，其证属虚；如色淡红而不荣，则为气阴不足之象，其证亦属虚。

（1）舌尖红赤起刺：为心火上炎之征象，温病中多见于邪热初入营分而出现红绛舌之早期。

（2）舌红中有裂纹如人字形，或舌中生有红点：为心营热毒炽盛之征象。

（3）舌质光红柔嫩，望之似乎潮润，手扪之却干燥无津：为阴液损伤之征象，多由邪热初退而津液未复而致，且多见于肺胃阴伤者。

（4）舌淡红而干，其色不荣：此为红舌中一种特殊的舌象，是比正常舌色更淡的一种舌色，多为心脾气血不足，气阴两虚之征象。多属温病后期邪热已退而气血阴液亏虚的病证。

**2. 绛舌** 绛为深红色，绛舌多由红舌发展而来。温病过程中出现绛舌的诊断意义有虚实之分：色鲜绛者，多主实证，为营热炽盛，营阴耗伤之征象；色绛而光亮或干枯不荣者，多主虚证，为阴液耗伤之征象，见于温病后期。

（1）舌质纯绛鲜泽：舌色绛而鲜明润泽，多为热入心包之征象。

（2）舌绛而干燥：舌色绛而舌面干燥，为邪热入营，营阴耗伤之征象。

（3）舌绛而舌面上有大红点：为心火炽盛，热毒乘心之征象。

（4）舌绛而有黄白苔：为邪热初传入营而气分之邪未尽之征象。

（5）绛舌上罩黏腻苔垢：为热在营血兼夹痰湿或秽浊之气之征象。

（6）舌绛光亮如镜：即镜面舌。舌上无苔，色绛而光亮如镜面，干燥无津，为胃阴衰亡之征象。

（7）舌绛不鲜，干枯而萎：为肾阴耗竭之征象。

**3. 紫舌** 紫舌比绛舌色泽更深而且瘀暗。温病中出现紫舌亦有虚实之别，常见于营血热极和肝肾阴竭者。

（1）舌焦紫起刺：又称杨梅舌。舌体紫红而有点状颗粒突起于舌面，状如杨梅，为血分热毒极盛之征象。

（2）舌紫晦而干：又称猪肝舌。其色如猪肝，为肝肾阴竭之征象。

（3）舌紫而瘀暗，扪之潮湿：为内有瘀血之征象。

### （三）温病舌诊的注意点

温病的舌诊除了要熟悉舌苔、舌质的表现及其所主的病证外，还应该注意以下几点：

**1. 舌苔舌质互参** 舌苔与舌质所反映的邪正状况各有侧重。舌苔多反映病邪的性质和轻重，舌质则多反映正气的盈亏盛衰。一般情况下，两者的变化是统一的，可以互补，如舌红而苔黄燥者为热甚而阴伤之象。但也有两者的表现与所反映的情况不一致的，如舌质红绛而苔却表现为白滑腻，其病变既可能是气分湿热遏伏之象，也可能是湿浊未化而邪热已入营分，气分之邪未尽之象。因此，在舌诊时必须要把舌苔与舌质的变化结合起来分析。

**2. 注意动态变化** 在温病的发展过程中，舌苔、舌质往往有较快的变化，因而不能静态地观察舌象，而应注意舌象的动态变化，这有助于医者把握病势的发展和邪正的进退。如舌苔从薄白变黄，或再转为灰黑，提示病邪从表入里，邪势渐甚；舌苔、舌质由润转燥，提示津液渐伤，或湿邪已经化燥；舌苔从厚浊变薄，或由板滞而转松散，多为病邪消退之象；原有苔垢突然退净而舌面光剥，为胃液耗亡之象，预后多不良；伏气温病初起舌红无苔而渐见苔布，多为内伏于营血之邪热外转气分之象；舌质由红绛突然转为淡红，多为阳气暴脱之象。

**3. 注意季节对舌象的影响** 舌象可随季节发生一定的变化。如夏季因湿气较盛，舌苔易较厚或腻；秋季因燥气较甚，舌苔易较薄而欠润。

**4. 注意昼夜时辰对舌象的影响** 一般来说，白昼时因进食、语言等口腔活动较多，所以舌苔较薄；从时辰来讲，白昼辰时至午时阳气渐衰，午时至亥时阴气渐盛，胃气蒸发渐弱，所以舌苔渐薄。夜间口腔活动较少，所以早晨起床后，舌苔多较厚；从时辰来讲，辰时胃气较旺，胃气蒸发较盛，所以舌苔较厚。

**5. 注意染舌因素的影响** 许多食物、药物等能使舌苔的颜色发生变化，称为染舌。如吃枇杷可使苔染成黄色；吃乌梅、橄榄、黑咸菜等能使苔染成黑色；一些润喉的含化药片能使舌苔染成黄色或黑色。此外，经常吸烟的人可见黄浊苔或灰浊苔，嗜酒者亦多见黄浊苔。

## 二、验齿

验齿是温病诊断中的独特方法，主要是诊察牙齿的润燥、齿缝流血、齿龈红肿与萎缩等情况，对于判断热邪的轻重、病变部位、津液存亡有一定的参考价值。正如叶桂（字天士）所说“温热之病，看舌之后亦须验齿。齿为肾之余，龈为胃之络，热邪不燥胃津，必耗肾液”，说明了验齿对于诊断病情的重要性。

### （一）牙齿润燥

牙齿干燥的情况多因温病过程中津液不足或津液不能上布，牙齿失却濡润所致。

**1. 光燥如石** 指齿面干燥，但仍有光泽。多为胃热津伤，但肾阴未竭之象，常见于热盛阴伤之证；如见于温病初起而伴有恶寒无汗等卫表症状，则属卫阳郁闭，表气不通，津液不能上布之证。

**2. 燥如枯骨** 指齿面枯燥晦暗无光泽，为肾阴枯竭，不能上承于齿之征象。

**3. 齿燥色黑** 指齿面干燥无津，其色焦黑，为邪热深入下焦，肝肾阴伤，虚风渐动之征象。

### （二）齿缝流血

温病过程中出现齿缝流血，为邪火动血所致，有虚实之分，因于胃者属实，因于肾者属虚。

**1. 齿缝流血兼齿龈肿痛** 齿缝流血，色鲜红而量较多，同时有齿龈肿痛。系胃火上冲而致，其证属实。

**2. 齿缝流血而齿龈不肿痛** 血从齿龈处渗出，无齿龈肿痛。系肾火上炎所致，其证属虚。

### （三）齿龈结瓣

指牙龈之间所结的血瓣，为邪热动血所致，亦有虚实之别，实者属胃，虚者属肾。

**1. 齿龈结瓣紫如干漆** 血瓣色紫，甚则如干漆状，为阳明胃热亢盛动血所致，其证属实。

**2. 齿龈结瓣黄如酱瓣** 血瓣色黄如酱瓣状，为阴虚于下而虚阳载血上浮所致，其证属虚。

## 三、辨斑疹、白㾦

斑疹、白㾦是温病常见的体征。通过观察其色泽、形态、分布等，同时结合全身表现，有助于了解感邪的轻重、病变的浅深、气血津液的盛衰、病势的进退及预后的顺逆等情况。

### （一）斑疹

斑疹是皮肤上出现的红色皮疹。斑与疹的形态和成因有相同之处也有差异，其临床诊断意义有相同也有不同。

**1. 形态与分布** 斑与疹均为皮肤上出现的红色皮疹，但在形态上有所不同。斑指皮疹点大成片，有触目之形，而一般无碍手之质，压之色不退者；疹指皮疹点小呈琐碎小粒，形如粟米，突出于皮肤之上，抚之碍手、压之而色转淡者。另有一种丹痧，与疹相类似，但表现为肌肤潮红，其上密布细小如针尖状之痧点，高出于皮肤，抚之碍手，压之退色，特点是疹点之间皮肤亦发红。疹与丹痧在消退时常发生皮肤脱屑，尤以丹痧为甚。

斑与疹的分布情况也有所不同：斑的发生，多先起于胸腹，继而分布于四肢；疹的外发有多种形式，其中如麻疹，一般先起自上腭、口腔，继而布于耳后、头面及背部，再则布于胸腹四肢，约3～4日内，以手足心见疹为出齐；丹痧则多先见于颈项，渐及胸、背、腹部及四肢，一日之内即可蔓延全身。同时，斑与疹分布的疏密情况也各有不同，发生少者仅有数点，多者则全身密布。

**2. 成因** 斑疹的发生与邪热波及营血有关，但两者的病机浅深有所不同，不能一概视为营血证。正如章楠所说“热闭营中，故多成斑疹。斑从肌肉而出属胃，疹从血络而出属经”。斑多为热郁阳明，胃热炽盛，内迫营血引起，其病位在胃，邪已入营血，属营血热甚而迫血妄行，血从肌肉外渍；疹为邪热郁肺，内窜营分，从肌肤血络而出所成，其主要病位在肺，属邪在气分，仅为波及营分而已。故陆子贤说“斑为阳明热毒，疹为太阴风热”。丹痧是由气分热毒壅滞，窜于营分，弥漫肌肤所致，属疹之类。另外，疹的发生虽主在气分而热窜营分，但若营热进一步炽盛，以致营血热盛，亦可由疹而转斑。所以有时疹与斑不能截然区分，疹能转斑，疹中亦可夹斑，称为“夹斑带疹”。

**3. 诊察要点** 叶天士说“斑疹皆是邪气外露之象”，故在温病的过程中出现斑疹既是邪热波及或深入营血的重要标志，也是邪气外露的表现。诊察主要从斑疹的色泽、形态、分布等情况加以分析。

（1）观察色泽：斑疹色泽红活荣润者为顺，提示血行较流畅、正气尚充盛、邪热有外透之机；如斑疹色艳红如胭脂，提示血热炽盛；如斑疹色紫赤如鸡冠花，为营血热毒深重的表现；如斑疹色紫黑，则属火毒极盛的重险之象。其中，斑色黑而光亮者，虽属热毒亢盛，但气血尚充，治疗得法，尚可救治；如斑色黑而隐隐，四旁赤色，为火郁内伏，但气血尚活；如斑色黑而晦暗，则属元气衰败而热毒锢结之象，预后甚差。

（2）审视形态：斑疹松浮色鲜，如洒于皮面，为邪毒外泄之象，预后大多良好，属顺证；如斑疹紧束有根，从皮里钻出，似前人所描述的“如履透针，如矢贯的”，则为热毒深伏、锢结难出之象，每易发生变证，预后大多不良，属逆证。

（3）区别疏密：斑疹分布稀疏均匀，为热毒轻浅，一般预后良好；斑疹分布稠密，甚至融合成片者，为热毒深重之象，预后不佳，故叶天士称斑疹“宜见不宜见多”。

（4）结合脉证：发斑前可见身壮热，烦躁不安，舌红绛，手足发冷，闷瞀，耳聋，脉伏等症状；出疹前则每见发热，烦躁，面红目赤，胸闷，咳嗽等症状。斑疹透发之后，若热势随之下降，神情转为清爽，全身亦感舒适，提示邪热通过斑疹的透发而得以外达，属外解里和的佳象；若斑疹透发后热势不退，多为邪热未能外达，每因津液大伤，水不济火而致；如斑疹甫出即隐，病势反而加重，伴见神志昏愦、四肢厥冷、脉微或伏者，为正不胜邪，毒火内闭的凶兆，其证属逆，预后多不良。

（5）重视变化：在温病过程中，斑疹的色泽、形态、分布与全身症状都是随着病情的发展而发生动态的变化，从这一变化可以推断出邪正的消长、病机的进退、病情的顺逆。如斑疹色泽由红变紫，甚至变为紫黑，提示热毒逐渐加重，病情转重，反之则为病情渐轻之象；如其形态由松浮而变得紧束有根，为热毒渐深，毒火郁闭之兆，病情属逆，反之则为热毒外达之象；如斑疹分布由稀疏朗润而转为融合成片，为热毒转盛之象；如急现急隐，或甫出即隐，则为正不胜邪、热毒内陷之兆。

**4. 斑疹的治疗原则** 斑属阳明邪热迫于血分，疹为太阴风热内窜营络，所以斑宜清胃泄热，凉血化斑；疹宜宣肺达邪，清营透疹。如出现夹斑带疹者，则以化斑为主，兼以透疹。

斑疹透发之际，不可早用寒凉，以免邪热冰伏；斑疹不可妄用升提，误用必致邪热壅盛，出现吐血、衄血、痉厥、神昏等证候；不可误用壅补，以免壅遏病邪，致斑疹透发不畅，反而内陷。

### （二）白㾦

白㾦是皮肤上出现的细小白色疱疹，内含少量浆液。诊察白㾦对于判断病邪的性质、病变部位、邪正的盛衰等有一定的意义。

**1. 形态和分布** 白㾦为皮肤上出现的小粒疱疹，形如粟米，色如珍珠，突出于皮肤，内含有白色透明浆液，外观晶莹。白㾦一般多分布于颈、胸、腹部，四肢较少见，头面部更少见，其在消退时可有细小的皮屑脱落。

**2. 成因** 白㾦多见于湿热性温病，是湿热郁阻气分，蕴蒸于卫表引起的。其虽发生于肤表，但病变部位并不在卫分而在气分。常见于湿热性温病，病邪久在气分留连，湿热之邪蕴结日久者，一般不见于病之初起。湿热久蕴，白㾦每随发热与出汗而透发，但因湿热之邪性质黏腻滞着，非一次所能透尽，所以常随着身热增高，汗出而透发，如此反复，可透发多次。一般在透发之前，每因湿热郁蒸而有胸闷不舒等症，白㾦透发之后，病邪有外达之机，胸闷等症状即可得以缓解。

**3. 诊断意义** 温病过程中出现白㾦多提示湿热性质的病变，病位在气分。通过白㾦形态的诊察，有助于了解津气的盛衰。

（1）辨病证性质：在温病过程中，白㾦透发是诊断湿热之邪在气分的重要依据，多见于湿温、暑湿、伏暑等湿热性疾病。

（2）辨津气盛衰：白㾦晶莹饱绽，颗粒清楚明亮，称为“水晶㾦”，在白㾦透发后，每见热势递减，神情清爽，为津气充足，正能胜邪，邪却外达之佳象；如㾦出空壳无浆，如枯骨之色，称为“枯㾦”，每并见身热不退，神志昏迷等症，属津气衰竭，正不胜邪，邪气内陷的危险征象。此外，还偶可见到㾦发而内含脓样浆液者，称为脓㾦，属热毒极盛之象，病情多危重。

**4. 治疗原则** 白㾦的治疗宜泄热透湿，宣畅气机。若津气两竭者，则宜养阴益气，忌疏散或纯清里热，正如吴瑭（字鞠通）所说“纯辛走表，纯苦清热，皆在所忌”。

## 四、辨常见症状

温邪入侵后，邪正相争引起卫气营血和三焦所属脏腑发生病变，可产生多种临床症状。认真辨识温病的症状，特别是辨别温病的一些特有症状，有助于探求温病的病因病机，分析邪正消长势态，是准确辨证、确立治法的重要环节。

### （一）发热

发热是温病最主要的症状。传统上的发热是根据患者和医生的感受而确定的，通常伴有体温升高，但也有部分发热体温不升高。

**1. 病机** 温病过程中出现发热，一般是由于感受温邪后，正气抗邪、邪正相争而引起阳热偏盛的结果。其不仅影响人体各种功能活动的正常进行，还会消耗人体阴液，甚至导致脏腑组织的实质损害。在温病过程中，如正能胜邪，则热退而邪却；如正邪俱盛，正邪相持，则热势持续难退；如发热过甚，可耗气伤津，甚至导致阴竭阳脱而危及生命。

发热有虚实之分。一般而言，温病初期，正气较盛，病变尚轻浅，多属实证发热，热势尚不甚。温病中期，正盛邪实，邪正剧争，热势多盛，证虽属实，但阴液已有耗伤，其阴伤较甚者，属虚实相兼之证。温病后期，阴液大伤而余邪未尽，发热多属虚多邪少之证，或纯属虚热之证，热势较低。

**2. 辨证要点**

（1）辨外感内伤：温病的发热与内伤杂病的发热在病因病机和表现方面均有所不同。内伤杂病的发热，多由脏腑功能紊乱，气血失和，阴阳失调，阳气偏盛而致，其临床表现多为起病较缓，病程较长，热势多不甚，或时断时续，并伴有脏腑、气血病变的相应症状。温病发热则起病急骤，初起多发热恶寒并见，或见寒战壮热，热势较盛，具有卫气营血和三焦各阶段的证候变化，病程相对较短。

（2）辨寒温：温病与伤寒都有发热，均由外邪引起。但伤寒发热系外感风寒之邪所致，初起属表寒证，发热较轻而恶寒较重，病变过程多按六经传变。温病发热则由温邪引起，初起多属表热证，发热重而恶寒轻。

（3）辨虚实：温病的早期和中期，一般都表现为实热，其变化较快，多伴洪数或滑数脉。而在温病的后期或恢复期，则多见虚热。

（4）辨真假：温病中的发热，绝大多数是真热，偶有假热者，一般发生于病之危重阶段。如在阳气欲脱时，可出现虚阳上浮或戴阳等假热证。其辨别要点为：面虽红而足却发冷，口虽渴而喜热饮，苔虽黑而润滑，脉虽数而按之无力，甚则微细欲绝。

**3. 分类** 因感受病邪性质不同，病证涉及的脏腑组织不同，病变的轻重深浅各异，所以发热的表现各具特点，伴见的症状亦各有区别。对发热及其相应临床表现的诊察，有助于判别病邪之性质、病变之浅深、病情之轻重及病机之进退。

（1）发热恶寒：指发热的同时伴有恶寒，多见于温病初起，一般表现为发热重恶寒轻。若伴见口微渴、咳嗽、咽痛、苔薄白舌边尖红、脉浮数者，为风热之邪侵袭肺卫、肺卫失和之象；若伴见少汗，头身沉重，肢倦胸闷，苔白腻，脉濡缓者，为湿热之邪侵犯卫气、湿遏卫阳之象。伤寒初起也可见发热恶寒，但一般表现为恶寒较重而发热轻，伴见口不渴，舌色正常，脉浮紧，属表寒证，与温病初起的表热证有别。

（2）寒热往来：指恶寒与发热交替出现，定时或不定时发作。为热在半表半里，少阳枢机不利之征象。如发生于湿热病中，常常表现为寒热起伏，发热与恶寒此起彼伏，连绵不断。

（3）壮热：指热势炽盛，通体皆热，不恶寒但恶热。为邪入气分，邪正剧争，邪热蒸腾于内外，里热蒸迫之征象。多见于邪热炽盛于阳明，伴有大汗、口渴和脉洪大等表现。

（4）日晡潮热：日晡即申、酉时，相当于午后3～5时，指发热于下午3～5时为甚。日晡潮热多发生于热结肠腑之阳明热结证，多伴有便秘或热结旁流、腹满痛、苔焦黄等腑实见证。若伴见口干而嗽水不欲咽，下腹部硬痛，舌见瘀斑或青紫，脉细涩者，属瘀热蓄积于下焦，即蓄血证；若在温病后期见午后低热，伴手足心热，心烦盗汗，舌红而光，脉细数者，则属阴虚而虚热内生之证。

（5）身热不扬：指身热稽留而热象表现不显著，即自觉热势不盛，初扪体表不觉很热，但扪之稍久则觉灼手，一般无面目红赤，口渴引饮等热盛之象。

为湿热病邪蕴阻卫气，湿重于热，热为湿遏，热势不能外达，湿蕴热蒸之征象，多见于湿温病。身热不扬可见下午热势较盛，并伴有汗出热不解，渴不欲饮，胸闷脘痞，身重纳呆，苔白腻，脉濡缓等症状。

（6）发热夜甚：指发热于入夜更甚，为热入营血、劫灼营血之征象，可伴时有谵语，口渴不欲饮，斑疹隐隐，舌绛，脉细数等见证。

（7）夜热早凉：指入夜发热，天明时热退身凉，热退时身体无汗。为温病后期，余邪留于阴分之征象。

（8）低热：即热势低微，多为温病后期阴伤虚热之征象，多伴有手足心热等症状。如兼见口渴欲饮，不欲食，舌绛光亮者，为胃阴大伤，虚热内生；如兼见手足心热甚于手足背，舌质绛而枯萎者，为肝肾阴虚的虚热之证。

### （二）口渴

口渴是温病的常见症状之一，以热盛阴伤为基本病机，但也有因各种原因导致津液输布失常而引起的口渴。

**1. 口渴欲饮** 多为热盛伤津之象。温病初起，病邪在表，津伤不甚，口渴较轻，饮水不多；温病中期，里热亢盛，津伤较重，口渴则较明显，特别是阳明气分证，热盛而津大伤，可见口大渴而喜凉饮。

**2. 口渴不欲饮** 多为湿郁不化，气不布津，津不上承之象，主要见于湿温病湿重热轻阶段。在温病夹痰饮时，亦可见口渴而不欲饮，或渴喜热饮。此外，当邪热进入营分时，往往表现为口干而不甚渴饮，为营阴受灼而上蒸之象，与湿郁不化的病机不同。

**3. 口苦而渴** 多为邪热化火，津液受伤之象，主要见于胆火内炽或里热亢盛而化火、热毒炽盛之证，同时可伴见心烦、尿赤、脉弦数等症状。

### （三）汗出异常

汗出异常，是指当有汗而无汗，或不当出汗而出汗，或汗出过多等。通过对汗出异常的辨察，有助于了解邪热的轻重和津气的盛衰。

**1. 无汗** 即皮肤无明显汗液。如见于温病初起，伴有发热、恶寒、头痛、苔薄白等症状，为邪在卫分，邪郁肌表，闭塞腠理所致。如见于温病极期，伴有身热夜甚，烦躁，舌绛，脉细数等症状，为邪在营血，劫烁营阴，阴液不足，无作汗之源所致。

**2. 时有汗出** 指汗液随热势起伏而时出，一般表现为热盛而汗出，汗出热减，继而复热。多为湿热郁蒸之象，常见于湿温、暑湿等湿热性温病。

**3. 大汗** 指全身大量汗出。在温病过程中有多种情况可发生大汗。如大汗而伴有壮热，大渴，脉洪大等症状，为阳明气分热炽，蒸腾内外，迫津外泄之象；如上述证候再兼见背微恶寒，脉洪大而芤等症状，为热盛阳明而兼有津气受伤之象。如在温病过程中出现骤然大汗，淋漓不止，并见气短神疲，甚则喘喝欲脱，唇干齿燥，舌红少津，脉散大等症状，为津气外脱的亡阴征象。如出现突然冷汗淋漓不止，并见肤冷肢厥，面色苍白，神气衰竭，语声低微或蜷卧不语，舌淡无华，脉微欲绝等症状，为气脱亡阳征象。

**4. 战汗** 指热势壮盛的患者突然先出现全身战栗，继之全身大汗淋漓。为邪气久在气分留连，邪正相持，正气奋起鼓邪外出之征象。在战汗欲作时，常可伴见四肢厥冷、爪甲发绀、脉象沉伏等先兆。温病过程中发生战汗往往是疾病发展的转折点，多发生于温病邪在气分日久不解者，战汗后的病情发展可有几种情况：①战汗后，热退身凉，脉象平和，为正能胜邪，病情向愈之佳象，所以吴有性（字又可）在《温疫论》中提出“凡疫邪留于气分，解以战汗”；②战汗后，身热不退，烦躁不安，为病邪未衰，有可能经过一段时间后再发生战汗；③战汗后，身热骤退，但冷汗淋漓，肢体厥冷，躁扰不卧或神情委顿，脉急疾而微弱，为正不胜邪，病邪内陷而阳气外脱之象。此外，还有全身虽然发生战栗而无汗出者，多因中气亏虚，不能升发托邪所致，预后较差。

### （四）神志异常

神志异常包括神志昏蒙、谵语、昏愦、发狂等，一般是病情危重的表现。

**1. 神志昏蒙** 指表情淡漠，神呆寡言，意识模糊，呈蒙眬状态，时清时昧，似醒似寐，时有谵语，严重者可见嗜睡如昏，但呼之能应。多伴见身热有汗不解，苔黄腻等湿热痰浊症状，为气分湿热之邪不解，蒸酿痰浊而蒙蔽心包，扰及心神所致。

**2. 神昏谵语** 简称昏谵。神昏指神志不清，或意识丧失，谵语指语无伦次或胡言乱语。两者每同时出现，称为昏谵，多为热扰心包或邪热闭于心包之征象。

营热扰心：心烦不安，时有谵语，伴见身热夜甚，或斑疹隐隐，舌绛无苔。

血热扰心：昏谵似狂，身灼热，斑疹显露，吐血、便血。

热陷心包，机窍闭阻：神昏而体热肢厥，舌謇语涩，舌纯绛鲜泽。

热结肠腑，热邪上扰心神：谵语而伴见语声重浊，身潮热，便秘或热结旁流，腹满硬痛。

热结肠腑而伴热陷心包：谵语伴见肢厥，舌謇语涩，且神昏较甚。

**3. 昏愦不语** 指意识完全丧失，昏迷不语，呼之不应，甚至对外界各种刺激全无反应，是神志异常中昏迷程度最深者。多见于热闭心包证或内闭外脱证。

**4. 神志如狂** 指神志昏乱，躁扰不安，妄为如狂，伴见少腹硬满疼痛，大便色黑，舌质紫暗等症。多为下焦蓄血，瘀热扰心之征象。

### （五）痉

痉是指躯体痉挛强直，手足抽搐。多为肝风内动所致，是病情危重的标志。在动风发痉时每伴有神志不清、四肢厥冷，即厥的表现，所以常称为痉厥。根据发生痉证的原因不同，温病痉证可分为实风和虚风。

**1. 实风** 多见于温病的极期，发作急骤，手足抽搐频繁有力，两目上视，牙关紧闭，颈项强直，甚则角弓反张，同时可见壮热，神昏，脉弦数有力等邪热内盛症状。为邪热炽盛，筋脉受邪热燔灼所致，即“热极生风”。实风可见于气、营、血分邪热炽盛阶段。

阳明热盛引动肝风：伴见壮热，渴饮，有汗，苔黄燥，脉洪数等。

肺金邪热亢盛，肝火无所制而引动肝风：即“金旺木囚”。伴见高热，咳喘，汗出等。

心营热盛或血分热盛而引动肝风：伴见身灼热，发斑疹或吐血、便血，神昏谵语等。

**2. 虚风** 多见于温病后期（衰竭期），抽搐无力，或仅为手足、手指徐徐蠕动，口角微微颤动、抽搐，同时可伴见低热，颧红，五心烦热，消瘦，神疲，口干，失语，耳聋，舌绛枯痿，脉细无力等症状。为邪热耗伤肝肾真阴，筋脉失于濡养所致，即“水不涵木”。

### （六）厥脱

厥脱包括厥与脱两种证候。厥证有两个概念：一是指突然昏倒、不省人事，即昏厥；二是指四肢清冷不温，即为肢厥，多由阳气虚衰或阳气内郁不能外达所致。脱证则是指阴阳气血严重耗损后，元气不能内守而外脱。因厥与脱常同时并见，故合而论之。

**1. 热厥** 胸腹灼热而四肢清冷，伴有烦躁谵语，气息粗大，汗多，尿短赤，便秘等；或伴有神志昏迷，喉间痰鸣，牙关紧闭，舌红或绛，苔黄燥，脉沉实或沉伏而数等。为热毒炽盛，郁闭于内，气机逆乱，阴阳气不相顺接，阳气不能外达四肢所致。

**2. 寒厥** 身无热，通体清冷，面色苍白，汗出淋漓，或下利清谷，气短息微，精神萎靡，舌质淡，脉沉细微欲绝。为阳气大伤，虚寒内生，全身失于温煦所致。

**3. 阴竭** 又称亡阴。身热骤降，汗多气短，肢体尚温，神情疲倦或烦躁不安，口渴、尿少，舌光红少苔，脉散大无力或细数无力。为邪热耗伤阴液，或因汗、泻、亡血太过而致阴液大伤，阴竭而元气无所依附所致，也称气阴外脱。本证可与热厥并见，或由热厥发展而来，也可在温病过程中在大汗、剧泻或大出血后出现。

**4. 阳脱** 又称亡阳。四肢逆冷，全身冷汗淋漓，面色苍白，神情淡漠或神识蒙眬，气息微弱急促，舌淡而润，脉微细欲绝。为阳气衰竭不能内守而外脱之象。本证可与寒厥并见，或由寒厥发展而来，也可由阴竭而致阳气外脱，形成阴阳俱脱之证。

### （七）出血

温病过程中发生的出血，除少数发生于卫气分阶段外，多因热邪深入营血，损伤血络或迫血妄行而致，既可表现为局部的出血，也可表现为广泛性的出血。

**1. 咯血** 血从咳唾而出，是邪热损伤肺络的表现。如发生于卫气分阶段，多为邪热在肺，肺络受伤所致，出血量较少，常伴胸痛、咳嗽、气急等症。如发生于夏季暑温病中，咯血不止，伴高热、咳嗽、气急、胸闷者，属暑热入血，经血沸腾，络损血溢之危证。

**2. 便血** 如大便下鲜血，多为邪热损伤肠络所致，湿温病湿热化燥化火，损伤肠络时，每可见之。如大便下血发黑，每为瘀热蓄结胃肠而致，可见于下焦蓄血证中。

# 温病舌诊研究

南京中医药大学　刘涛教授

舌诊在温病诊察中非常重要，诸凡病邪性质、病变机理、病位浅深、病势进退、津液盈亏、邪正虚实等，在一定程度上都可反映于舌。舌象的变化可以判断温病的病变机理，从而作为温病辨证施治的主要依据之一。

## 一、温病舌诊的发展概况

《黄帝内经》对温病舌诊有初步记载，不过内容较少，仅是作为一种症状描述。如《素问•刺热》中说"肺热病者，先淅然厥起毫毛，恶风寒，舌上黄，身热"，《灵枢•刺节真邪》中说"舌焦唇槁，腊干嗌燥"。

《伤寒论》和《金匮要略》中关于舌诊记载的原文有 30 条，除重复外，实有 24 条。以太阳病篇、阳明病篇的论述较多，舌诊内容涉及舌质、舌苔、舌味觉等方面，并首先提出"舌胎"名称。张璐在《伤寒绪论》中说："舌胎之名，始于长沙，以其邪气传里，如有所怀，故谓之胎。"张仲景对舌象的认识涉及症状、病机、治法等多方面。

隋唐时代，舌诊续有发展，如巢元方《诸病源候论》中论述了舌肿、舌强、舌烂等十多种舌象病变。孙思邈《备急千金要方》专立"舌论"一章。

宋金元时期，舌诊研究较为深入。宋代伤寒学家如朱肱的《类证活人书》、成无己的《注解伤寒论》《伤寒明理论》等均对《伤寒论》的舌诊有所发挥。刘完素、张从正、李杲、朱震亨金元四大家，对舌诊各有心得，尤其是刘完素倡"六气皆从火化"之说，对外感热病的舌诊尤为重视。元代出现了我国第一部整理研究舌诊的专著《敖氏伤寒金镜录》，本书原来只有十二个舌苔图，后经杜清碧增补为三十六图，每种舌象均附简图，记载其所主证候，并介绍这些证候的治法和方药。杜氏抱独见之明，对舌诊在外感热病中的辨证意义，给予了高度评价，他在自序中明确指出"凡伤寒热病传经之邪，比杂病不同，必辨其脉、证、舌"。

明清时代舌诊内容愈益丰富。其中，吴又可根据舌象的变化确定证候治法，如《温疫论》指出“温疫发热一二日，舌上白苔如积粉，早服达原饮一剂，午前舌变黄色，随现胸膈满痛，大渴烦躁，此伏邪即溃，邪毒传胃也，前方（达原饮）加大黄下之。烦渴少减，热去六七，午后复加烦躁发热，通舌变黑生刺，鼻如烟煤，此邪毒最重，复瘀到胃，急投大承气汤”。以“白苔如积粉”为湿热疫邪的诊断特征，并且是邪伏募原的标志，主用达原饮以透达募原伏邪。叶天士对温病舌诊的论述丰富，《温热论》全文 37 条，而论舌诊者就有 17 条之多，且 3 次提到要“验之于舌”。其《临证指南医案·温热门》中察舌以议病者也几占半数，叶氏对温病舌诊的主要贡献在于，把舌象变化与卫气营血的病机密切联系，并作为温病辨证论治、遣方用药的主要依据。吴鞠通继承叶天士有关温热病的论述，结合自己的实践经验，写成了《温病条辨》一书。该书上焦、中焦、下焦三焦篇共 238 条原文，其中涉及舌诊内容共有 66 条。吴鞠通对温病舌诊的运用可体现在以下几方面：其一，区分温病属性。其所述风温、温热等九种温病，析其病因性质，不外温热与湿热两大类，而舌苔的干燥与滑润，是两者的鉴别要点。其二，辨别三焦病位。如热在上焦者，多苔黄；热结中焦苔必干黄，甚至焦黑起刺；深入下焦多出现舌质干绛而痿。其三，指导治疗用药。如阳明温病不大便，苔黄干燥者，用承气汤攻下，而阳明温病下后脉静，舌上津回，虽十数日不大便，只可与益胃、增液辈，断不可再与承气。明清时代由于舌诊学的发展，有关舌诊的图谱或论述专著多达 10 多种。其中代表性的舌诊图谱专著有申斗垣的《伤寒观舌心法》、张登的《伤寒舌鉴》、曹炳章的《辨舌指南》等。代表性的舌诊论述性专著有徐大椿的《舌鉴总论》、傅松元的《舌胎统志》等。

## 二、温病舌诊的辨证意义

人体是一个有机整体，舌是人体的重要组成部分，不少经络与舌相通，所以辨舌可为温病的辨证论治提供重要依据。在外感温热病的舌诊中，舌苔可以较多地反映病邪的情况，而舌质的变化则更多地反映了人体正气的情况，正如曹炳章在《辨舌指南》中所说的：“辨舌质可验五脏之虚实，视舌苔可察六淫之深浅。”综合温病舌诊的辨证意义，可归纳为以下几方面。

### （一）辨别病邪性质

温病致病之邪虽有风热、暑热、湿热、燥热等不同，但就其性质而言，不外温热与湿热两大类，属温热之邪为病，苔多干燥不腻；属湿热之邪为病，苔多垢腻。具体言之，根据温病初起的舌象变化，结合时令季节，每可判断具体的致病邪气。如病初见舌苔薄白欠润，发于冬春季节的，多为风热之邪客于肺卫；病初见舌苔黄燥或白黄而干，发于夏季的，多为暑热之邪入侵气分；病初即见舌苔白腻，舌质红赤，发于夏季的，多为外有表邪而内有暑湿之邪；病初见舌苔白腻，发于夏秋之交的，多为湿热之邪而湿邪偏重者；病初见舌苔薄白而干，发于秋季的，多为感受燥热之邪。

### （二）辨析病机变化

温病的病机变化主要为卫气营血和三焦所属脏腑的功能失调和实质损害。如舌苔薄白者，多为邪在卫分或上焦肺卫；苔黄燥者多为热在气分，或上焦邪热壅肺，或中焦热盛阳明，如苔黄厚燥裂，多属阳明腑实之证。舌质红绛者，为热在营分或热陷心包，正如叶天士《温热论》中所说“再论其热传营，舌色必绛，绛，深红色也。初传绛色，中兼黄白色，此气分之邪未尽也……纯绛鲜泽者，包络受病也”。舌质深绛者为热入血分，绛而枯痿或紫晦者多为邪入下焦，热灼肝肾之阴。

### （三）辨察病位浅深

温病见舌苔薄白，病位浅，病情轻；舌苔黄，病位稍深，病情亦稍重；如见舌质红绛或深绛的，则病位较深，病情较重；舌质干绛而痿甚或紫晦而干的，病位最深，病情多危重。一般来说，温病过程以舌苔变化为主的，病位多较浅，病情亦多较轻；以舌质变化为主的，则病位多深且病情较重。

### （四）判断病势进退

舌苔、舌质的动态变化，可作为温病病势进退的标志。从舌苔的变化而言，温热类温病薄白苔变黄白相兼苔，表明病变已由卫分渐次进入气分；薄黄苔为邪热入气分而热势不甚，若进而变为黄燥苔则示气分邪热已炽；灰苔是苔色由黄变黑过程的中间型苔色，系病邪向深重方向发展；黑属肾色，舌见黑苔，乃肾经液燥水涸，为病情进入危险阶段的标志。湿热类温病湿热秽浊之邪郁伏膜原，舌苔白厚如积粉，满布无隙，若从舌根变黄，渐至中央，则表明邪由膜原传入胃腑，其病势甚者，苔色可一日三变，即由白变黄，由黄变黑。从舌质的变化而言，舌色的变化随着病程的进展而逐步加深。邪在卫气分，舌的边尖部位变红；初入营分，则变为全舌纯红而无甚苔垢；营热蒸腾，红舌变为绛舌；邪热深逼血分，血热炽盛，则舌色变为深绛，甚至紫色。可见，舌苔由白色变黄，由黄变灰，由灰变黑；舌质由舌边尖红变为全舌纯红，进而演变为绛舌、紫舌，均提示病邪从表入里，病情由轻加重。反之，如舌质由深绛转为色泽渐淡且布有苔垢的，是营血分邪热转出气分的表现；舌苔由老黄干燥或灰黑芒刺转为苔薄黄而润的，是气分邪热由重转轻的标志。凡此都是病势消退，预后良好的表现。凡厚浊之苔变薄，板贴之苔化松，都是邪退的征象。但其中也有真退和假退之别，正如俞肇源（字根初）所说"凡舌苔由腻化松，由厚退薄，乃里滞逐渐减少之象，是为真退，即有续生薄白新苔者，尤为苔真退后，胃气渐复，谷气渐生之吉兆"。如满舌厚苔，忽然退去，舌底仍见朱点，一二日后即续生厚苔，则属于假退。此外，如见厚浊苔垢忽然退净，舌质光亮如镜，手扪之干燥无津，则属于胃阴衰亡，主预后不良。

### （五）辨知津液盈亏

温病最易耗伤阴液，无论是在病初或疾病的中期，一旦阴液耗损，舌象上即可有明显反映。一般而言，舌面润泽者，为津液未伤；舌面干燥者，为津液已伤。正如叶天士《温热论》中所说"黄苔不甚厚而滑者，热未伤津"，"若虽薄而干者，邪虽去而津受伤也"。津液盈亏也可分别从舌苔和舌质两个方面来辨别。舌苔的润燥可反映体内津液的盈亏变化，如病之初起津伤不甚，苔仅欠润而多不燥；病在邪热亢盛之际，津液必伤，苔渐变燥，甚至苔色苍老、焦燥起刺。津液的盈亏状况也可从舌质上反映出来，如邪初入营时，因营阴耗伤不甚，故舌绛而尚润泽；如营热亢盛，营阴损伤较甚，则舌绛而干燥乏津；到温病后期，真阴耗伤，则舌干枯而萎，色绛不鲜，或紫晦而干。

### （六）辨识邪正虚实

温病的病变过程就是正邪消长的过程，故从舌象上辨别邪正虚实，对运用扶正或祛邪方法颇有临床意义。如叶天士对脘部痞痛之证用小陷胸汤或泻心汤等苦泄法治疗，其临床依据就是舌苔或黄或浊，但这种黄苔"须要有地之黄，若光滑者，乃无形湿热，中有虚象，大忌前法"。又如斑出热不解而胃津亡者，主以甘寒，"其人肾水素亏，虽未及下焦，先自彷徨矣，必验之于舌，如甘寒之中，加入咸寒，务在先安未受邪之地，恐其陷入易易耳"。再如"初病舌就干，神不昏者，急加养正透邪之药"。舌有苔垢者，偏于邪盛为患，治疗以祛邪为主，但须注意，若有正虚表现，即应参以扶正之品。如见舌质绛紫而燥干，为邪热既盛且有营血受损，治以清营凉血为主，适当佐以养阴之品；如舌绛而干痿或紫晦而干，则以正虚为主，治法重在养阴扶正。

## 三、温病舌诊的运用规律

舌诊图片

### （一）辨舌苔以候卫气分病变

温病舌苔的变化主要反映卫分和气分的病变。辨舌苔主要观察舌苔的色泽、润燥、厚薄等方面，以判断温邪的性质、病邪的浅深、津液的荣枯及胃气的有无等。

**1. 白苔** 白苔有厚薄之分，薄者主表，厚者主里。润泽者为津液未伤，干燥者为津液已伤，厚浊黏腻者多夹湿痰秽浊。

（1）薄白苔：主温病表证，舌苔薄白，舌边尖红。

（2）厚白苔：主温病里证、湿证，苔白厚而黏腻，为湿热相搏，浊邪上泛的征象。

**2. 黄苔** 黄苔主里，属实证、热证。薄者病浅，厚者病深。润泽者津液未伤，干燥者津液已伤。黄厚焦燥者为阳明腑实，黄腻厚浊者系湿热蕴阻。若黄白相兼，则为邪虽入里而表邪未尽，卫气同病的征象。

（1）薄黄苔：苔薄黄而燥，为邪入气分，气分热甚，津液已伤的征象。

（2）厚黄苔：苔色老黄，焦燥起刺，或中有裂纹，为阳明腑实之证。

（3）黄腻苔或黄浊苔：舌苔黄厚黏腻而滑，主湿热内蕴。

**3. 灰黑苔** 温病过程中出现灰黑苔，大多由黄苔转化而来，标志着病情严重，或为热邪极盛，真阴大伤的征象。

（1）灰黑燥厚苔：苔灰黑而厚，焦燥起刺，质地干涩苍老，为阳明腑实，热毒炽盛，肾阴耗损的征象。

（2）灰黑焦枯苔：舌苔灰黑而薄，焦枯而痿。多出现于温病后期，为热邪深入下焦，耗竭肾阴的征象。

### （二）察舌质以辨营血分和阴伤病变

舌为心之苗，而心为血之主，故通过对舌质的色泽、形态等方面进行观察，可以辨别热入营血和阴伤的证候。

**1. 红舌** 温病邪在卫分、气分，由于热邪亢盛，舌质变红，但多局限在舌尖部位，且多罩有苔垢；如全舌纯红而无苔者，多为邪渐入营的标志。在温病过程中，红舌反映的病变性质不外虚实两端。实者，舌色红赤鲜明，多为热在心营；虚者，舌色淡红而不荣，多属气阴不足。

**2. 绛舌** 绛舌多由红舌发展而来，多提示营分病变或阴伤病变，且病变较重。

（1）绛而光泽：纯绛鲜泽，为热入心包的征象。

（2）绛而干燥：为火邪劫营，营阴受损的征象。

（3）舌绛光亮如镜：为胃阴衰亡的征象。

（4）绛而枯痿：舌绛不鲜，干枯而痿，为肾阴枯涸的征象。

**3. 紫舌**　紫舌一般由绛舌发展而来，与绛舌相比，其色更深且暗，所反映的病候更加深重，多为营血热毒极甚和肝肾阴伤的征象。此外，亦多见于瘀血证候。

（1）焦紫起刺，状如杨梅：为血分热毒极盛所致，常为动血动风之先兆。

（2）紫晦而干，色如猪肝：为肝肾阴竭的危重证候，示预后不良。

（3）紫而瘀暗，扪之潮湿：为内有瘀血的征象。

## 四、温病舌诊的现代研究

### （一）正常舌象形成的主要机理

**1. 淡红舌**　舌黏膜固有层的血管十分丰富，使舌呈红色，但舌体表面有一层白色半透明的角化层遮盖，故肉眼所见舌为淡红色。淡红舌的形成还与以下几个因素有关：①舌微循环。舌蕈状乳头内微血管开放数目、粗细、张力等；②蕈状、丝状乳头的比例；③血液循环中的红细胞数量与血红蛋白的含量，以及血氧饱和度等。

**2. 薄白苔**　正常人的舌面上有一层薄白而润的苔状物即舌苔，由丝状乳头分化的角化树与充填其间隙中的脱落角化上皮、唾液、细菌、食物碎屑、渗出的白细胞等共同组成。特别是丝状乳头角化树，因其表面呈乳白色，故肉眼所见舌苔为薄白苔。由于咀嚼和吞咽动作，加上唾液、饮食的冲洗，舌表面的物质会经常不断地被清除，因此舌苔仅表现为薄白的一层。正常人的舌苔，一般是薄而均匀地平铺在舌面，在舌面中部、根部会稍厚些。当患病时，受进食少或只进软食，咀嚼减少或唾液分泌减少等的影响，舌苔会变厚。

### （二）异常舌象形成的主要机理

**1. 黄苔**　黄苔的形成因素主要有：①丝状乳头增殖，口腔唾液分泌减少，使舌苔干燥变厚；②舌面上微生物大量繁殖，某些产色微生物形成着色作用；③舌局灶性炎性渗出，有大量中性粒细胞附着于舌苔表面。

**2. 腻苔**　腻苔是由丝状乳头增生，舌面乳头密度随之增加，加之丝状乳头的角化树分枝增多，乳头的角化树呈柱状镶嵌，不易脱落，其中包埋着很多黏液、食物颗粒、细菌、霉菌、渗出的白细胞等，使舌苔呈油腻状紧贴于舌面所致。

**3. 剥苔** 剥苔是由部分丝状乳头萎缩，使舌质显露所致。此外，剥苔还与过敏体质、营养不良等因素有关，也可能与体内寄生虫有关。

**4. 红绛舌** 红绛舌的形成与下列因素有关：①舌体的炎症使固有层的血管增生扩张，管腔充血，舌血流量增加；微循环观察发现，红绛舌舌体的微血管丛中的管襻数目增多、管襻动、静脉口径粗大，异形微血管丛较多，血色鲜红，流速增快；②血浆比黏度和纤维蛋白含量增高，血浆黏度上升，丝状乳头萎缩，蕈状乳头增大（红点），进一步蕈状乳头萎缩，出现光红舌；③黏膜及唾液腺萎缩变性；④舌微血管炎症，直接影响乳头黏膜的营养供给，使组织细胞发生变性、萎缩、坏死等病理变化而致舌黏膜变薄变干，黏膜下血管易于显露其血色。

**5. 青紫舌** 青紫舌的形成原因主要有：①舌静脉瘀血，血中氧合血红蛋白减少，还原血红蛋白增多，血色变暗而见舌色青紫；②舌微循环表现为异形微血管丛，瘀血微血管丛，扩张微血管丛增多；③血细胞聚集，流速缓慢，出血，血色暗红，微循环呈严重的瘀滞现象；④红细胞数量过多，红细胞压积升高，以及血浆中大分子物质增加，使全血黏度增高，血液呈浓、黏、聚状态，影响了血流的速度；⑤血小板聚集性增高。

### （三）常见感染病的舌象变化

**1. 病毒性肝炎** 急性病毒性肝炎，舌苔以白腻或黄腻为多见。舌苔厚腻常提示转氨酶增高明显，舌苔不退转氨酶降低也慢。免疫功能低下者，舌体大多胖大或有齿印。恢复期如舌苔仍白腻或白厚腻，则有复发的可能，或发展成慢性肝炎。

慢性病毒性肝炎的舌质中，赤紫占多数。若舌由淡红转为红绛或青紫，甚至出现紫斑等，提示病程慢性化，或有早期肝硬化的可能。慢性病毒性肝炎患者的舌脉常呈粗张或有出血瘀点的特点。

从舌象变化与肝组织病理检查的关系来看，舌质、舌苔变化不大者，肝组织病理检查多显示病变较轻，以肝细胞变性为主，坏死、炎症细胞浸润和纤维组织增生较少；舌质红绛或发绀者，病理检查常见肝细胞炎症和坏死，并有纤维组织增生；舌质发绀及有瘀斑者，常有肝窦瘀血。

**2. 流行性乙型脑炎** 凡舌苔厚腻，且持续时间较长者，多为重型病例，常有恢复期神经、精神症状。反之，舌象变化少者，多为轻型病例。在恢复期出现舌光红、苔花剥或腻苔未化者，多伴有恢复期神经、精神症状。舌象对本病分型的提示意义：轻型者多舌边尖红赤，苔白；重型者多舌红绛，苔黄或白腻；凶险型（暴发型）者，多见舌苔腻而花剥。

**3. 流行性脑脊髓膜炎** 流行性脑脊髓膜炎常见红舌和黄苔。舌红的深浅与脑脊髓液细胞数的高低有关。黄苔（黄腻苔）患者的体温、神志改变，脑脊液细胞数的增高均较白苔患者明显。

**4. 流行性出血热** 发热期舌象一般从薄白或薄黄苔，舌边尖红，发展成黄苔，舌红或稍绛，进一步演变为苔黄少津，质红绛，提示温邪从卫入气再入营血的过程。低血压休克期舌苔大都黄或黄燥，质红或绛。少尿期以黄燥或灰黄燥苔，深绛干枯舌为主。多尿期舌苔转黄，或黄而少津，舌质由绛转红，由红转淡红。恢复期舌象大多转为正常，如余热未尽，营卫失和，舌质仍红，苔仍黄。

**5. 肺炎** 肺炎的舌质以红舌或红绛舌为主，舌苔以薄白苔为多，其次为白腻苔。肺炎初起，若见苔薄白而干，多为表邪未解而肺津已伤，治疗时须加入养肺生津之品。如舌苔由白转黄再转为焦黑，舌质由红到绛，多为肺炎由卫气入营血，此时须用大剂清热解毒，凉营生津之品以治之。

**6. 肠道寄生虫病** 主要表现为舌边与中线之间的薄白苔中，有散在的蕈状乳头增大增多，称之为梅花舌或虫舌。目前对其诊断价值尚有争议，有人认为其正确性可达80%左右，有人则认为舌上阳性体征并无特异性。

**7. 急性胆道感染** 急性单纯性胆囊炎或胆绞痛患者的舌象以舌尖微红，苔薄白或薄黄为主。急性化脓性胆囊炎、胆管炎、胆总管结石者则多见舌红，苔黄腻或黄厚。急性胆囊积脓、胆囊穿孔者多见舌红或绛，苔黄燥或有芒刺。

**8. 急性胰腺炎** 舌质以红为主，苔以黄腻为主，少数为白薄苔，提示肝脾气滞，中焦湿热。出血性胰腺炎则可见绛紫舌，焦黄或燥黑苔，提示热甚耗阴。

**9. 急性阑尾炎** 单纯性阑尾炎舌质大多为淡红色，苔薄白，少数为薄黄或腻苔。化脓性阑尾炎大多舌质红，苔黄而干。急性穿孔性阑尾炎大多舌红绛有芒刺，苔黄燥或焦黑。非手术治疗的急性阑尾炎，随腹痛的减轻，体温及白细胞的下降，舌苔渐由厚腻转为薄苔。如舌苔未改变，则病情可能反复甚至增剧，白细胞计数和体温可以再度上升。故在非手术治疗过程中，应密切观察舌苔的变化。此外，有人认为舌面红刺是阑尾炎的主要标志，约84%的急性阑尾炎患者在舌上可见色泽鲜明，形态粗大凸起的红刺，以舌尖及两侧为多。

**10. 霉菌感染** 舌质多光红，上面附有雪花片状或白色点状的糜苔，若口腔黏膜或牙龈上也有白色糜点，则有助于诊断霉菌感染。作舌涂片，可找到霉菌的菌丝和芽孢。

### （四）内科常见病的舌象变化

**1. 急性心肌梗死** 大多数患者的舌质呈暗红、紫暗，或有瘀斑、瘀点，提示有瘀血，且舌质的血瘀情况和病情的严重程度基本呈平行关系，随着病情的好转，舌质紫暗可有所减轻。在舌苔方面，早期多为薄白苔，然后由薄而腻，多先薄后厚，先白腻后黄腻或灰腻，示有痰浊夹杂。恢复期舌苔由厚腻转薄，再由薄而退，复生新的薄白苔，此为顺象，提示病情转轻；若苔由白而灰，由灰而黑，或呈黄褐腻，厚腻苔久久不退者，多为逆象，提示病情较重；若病程中舌苔骤退，呈光剥或花剥苔者，提示胃气将绝，病多危殆。凡在初期即呈黄厚腻、黄浊腻或垢腻苔者，提示病情比较复杂，患者往往有合并症，以伴有心力衰竭或心源性休克为多。

**2. 高血压病** 高血压患者的舌苔变化不明显，舌质的变化则较为常见，其中以舌质红为多。在心脏增大，主动脉增宽，有眼底病变，尿常规异常的高血压患者中，舌质的变化较为明显。

正常人的舌侧透过黏膜可见一层细小而丰富的血管网，色淡红。中年以后，该处血管色泽变暗，并于其行经处出现小结节，动脉硬化程度愈重，这类小结节也愈多而密，甚至可呈串珠状。但若发生血栓或血管闭塞，则血管数目随之减少，小结节可消失而无任何血管可见。

**3. 支气管哮喘** 缓解期舌苔多为薄白苔，舌质大多为淡红色；发作期舌苔大多为白腻苔或厚滑腻苔，舌质大多转红或紫暗。舌淡者较舌红者易于治疗。

**4. 慢性阻塞性肺疾病（简称慢阻肺）** 慢阻肺发作时，苔多滑腻，示痰湿较甚，病久伤阴，可见干红舌；缓解期舌苔基本正常，或较正常略腻。慢阻肺中肾虚型患者绛舌较多，二氧化碳滞留及微循环障碍最明显。舌脱落细胞形态学研究发现，慢阻肺肺虚型舌脱落细胞中，中性粒细胞数较高；肾虚型淋巴细胞数较高；脾虚型黏液分泌多。

**5. 肺源性心脏病** 早期患者舌象多见红舌，晚期患者则以青紫舌、红绛舌、镜面舌为主。舌苔以腻苔为多，晚期患者中以黄腻苔、厚腻苔、霉苔、舌光无苔为多。暗紫舌者多合并呼吸性酸中毒，紫绛舌者除呼吸性酸中毒外，部分患者还可合并代谢性碱中毒。在肺功能衰竭患者中，舌质的变化可直接反映体内氧分压及二氧化碳分压的情况。给予氧气后，患者舌质由暗紫转为鲜红时，说明体内二氧化碳分压下降，氧分压上升，呼吸性酸中毒也随之好转。

**6. 慢性胃炎和胃十二指肠球部溃疡** 慢性浅表性胃炎、胃溃疡患者的舌苔以黄苔为多见。慢性萎缩性胃炎患者的舌象以暗红舌、干红舌，光剥苔为多见。十二指肠炎和十二指肠球部溃疡患者的舌象变化不明显，但在病变过程中可出现红绛舌、黄腻苔。若舌苔黄厚者，提示可能合并有慢性浅表性胃炎或复合性溃疡。

**7. 肝硬化** 大多数肝硬化患者可见“肝舌”，即舌呈蓝红色，充血肿胀。慢性肝炎患者若见肝舌，应考虑有肝硬化的可能。肝穿刺活检的结果表明，肝脏病变严重的患者中以青紫舌为多见，肝硬化晚期失代偿时，患者的舌质常呈红绛光剥，或光滑如镜，或有裂纹，舌体瘦小，即所谓“阴虚舌”，其可视为肝性昏迷发生之先兆。若见此舌象，应禁用逐水剂及泻药，以免诱发肝性昏迷。肝硬化患者舌苔上若见白色小结晶体，多为肾功能损伤所致，常出现肝肾综合征。

**8. 肾炎** 急性肾炎患者多为淡红舌，少数合并有高血压者舌质可偏红，或有红刺增生，舌苔大多薄腻。慢性肾炎隐匿型患者的舌象多为淡红舌；慢性肾炎肾病型者有明显水肿时，舌质大多淡白，舌体胖大而娇嫩，舌边见有齿印。尿毒症患者舌质大多淡白无华，且舌质越淡，病情越重，体内尿素氮和肌酐越高，舌体则多胖大而厚，舌苔多为白腻；病情较重时可见灰黑苔或灰暗带黄而秽浊苔，有时在舌上可见尿素结晶的白霜。

**9. 缺血性脑病** 舌质以紫、红为主，舌苔则以薄白、黄腻、白腻为多。紫舌者苔多黄腻或白腻，非紫舌者则薄白苔较多。从疗效来看，薄白苔者疗效较好，黄腻苔者疗效较差，紫舌与非紫舌相比，非紫舌者疗效较好。若白腻苔转为黄腻苔，提示病情加重；黄腻苔转薄黄或白稍腻苔，提示病情好转；如黄腻苔持续不化，常提示病情较重。

**10. 白血病** 病情缓解时，舌质多呈淡红，舌苔多为薄白苔；病情加重时，红绛舌增多，黄腻、黄燥苔增多，还可见干枯舌，灰黑苔。急性白血病患者中，青紫舌少见，而慢性白血病患者中则青紫舌较多见，这可能与肝脾肿大，夹有瘀血有关。此外，白血病急性发作时，多见舌溃疡。

**11. 系统性红斑狼疮** 舌质以红、绛为主，舌苔以薄腻苔为主，亦有光剥苔者。故从舌象来看，系统性红斑狼疮患者以阴虚为多。

**12. 白塞综合征** 舌质大多偏淡，与一般单纯性口腔溃疡患者的舌质大多发红明显不同，故属于阴毒。舌尖蕈状乳头萎缩减少，甚至消失不见，可作为协助诊断本病的一个指标。

**13. 甲状腺功能亢进症** 舌质以红色为多，舌苔以薄白苔为多见，少数为光剥苔及薄黄苔，与本病阴虚阳亢的病机相符。此外，部分甲状腺功能亢进症患者在伸舌时，舌常呈微小的颤动。

**14. 糖尿病** 舌苔以薄白而干为多见，示津液不足，舌质则以红色为多见。糖尿病患者如见舌质淡胖，提示糖尿病日久，肾阳不足，命门火衰。部分患者可出现舌乳头萎缩，故临床若见中心性舌乳头萎缩者，应考虑有糖尿病的可能。

**15. 营养紊乱** 单纯性的小儿消化不良多见润苔，重症或中毒性消化不良多见黄厚松苔。慢性营养不良患者的舌象由于丝状、蕈状乳头均萎缩，故其主要呈花剥舌或镜面舌。部分病例舌肌亦萎缩，导致舌瘦小，疼痛。

**16. 脱水** 各种原因引起的脱水，患者初起时仅感口干舌燥，此时舌色无明显改变。随着脱水进一步发展，患者可见舌光绛而干或舌黏膜皱缩起裂，舌常不能伸出口外，活动亦受限，讲话时常语言不清。舌象变化与体内脱水情况基本一致，故舌象对补液有指导意义。如脱水患者经补液后，舌苔仍干燥，此时可继续补液，而不必考虑过量，至舌苔转润，伸舌自如，即可暂停补液。

**17. 肾上腺皮质功能减退** 舌上常可见棕褐色至黑色的色素沉着，呈瘀斑、瘀点状，大多见于舌之边、尖部分。

**18. 贫血** 缺铁性贫血可见萎缩性舌炎，严重者舌光滑如镜，同时可出现舌灼痛和其他感觉异常症状。恶性贫血患者常并发痛性舌炎，舌火红，尤以边尖为明显，丝状乳头严重萎缩，病变严重者舌肌弹性也受影响，而见舌萎软。巨幼红细胞性贫血可见舌痛，舌光红（乳头萎缩）如牛肉状，又称亨特舌炎。

**19. 家族性自主神经功能异常** 舌蕈状乳头完全缺如或数目明显减少是诊断家族性自主神经功能异常的一个主要体征。这一体征在儿童和新生儿中有重要的诊断价值。

**20. 维生素缺乏** 维生素 $B_1$ 缺乏可引起舌灼痛；维生素 $B_2$、$B_{12}$、$B_6$、叶酸缺乏可引起舌炎；维生素 $B_5$ 缺乏者，舌常呈青黑红色，由于充血和血管增生，蕈状乳头增大，丝状乳头萎缩，致使舌面光红，蕈状乳头突起于舌面，长期缺乏者可见舌裂纹。

### （五）常见肿瘤患者的舌象变化

**1. 肝癌** 原发性肝癌患者青紫舌较多，且青紫舌者大多为中、晚期患者，合并中度以上肝硬化的比例高，预后差。有人认为，肝癌患者在舌的左右两侧边缘有呈条纹状或不规则形状的斑状黑点，称“肝瘿线”。但其特异性不强，非肝癌患者也不少见。

**2. 原发性肺癌** 舌质大多紫暗，或有瘀斑，瘀点，舌苔以黄腻、白腻、花剥者多见，其中花剥苔多见于中、晚期患者。

**3. 食管癌** 食管癌患者以青紫舌较为多见，其可作为早期筛查的指标之一。食管（贲门）癌患者多见桃形舌，中期患者在舌根处常有紫红色小结节。

**4. 胃癌** 胃癌患者以青紫舌，裂纹舌，舌脉瘀张为主。晚期患者舌质可见淡白无华，舌胖或有齿印，舌苔以黄腻、花剥苔较为多见。溃疡型胃癌患者多见花剥苔，良性胃溃疡患者则少见花剥苔。因此花剥苔对胃溃疡的良、恶性鉴别诊断有一定指导意义。

# 温病辨证体系之我见

河南中医药大学　郭选贤教授

温病的辨证体系是对温病进行辨证和论治的系统理论，是在长期医疗实践中对温病发生发展和演变规律的把握和对治疗效果判定的基础上总结出来的。各种辨证体系理、法、方、药俱全，既相互独立，又各具特点、相互补充。今以对温病辨证体系所包含的基本概念的正确理解为切入点，从整体上探讨温病辨证体系的实质和特点，以期正确理解和灵活运用温病的辨证体系。

## 一、几个关键词的基本含义

正确理解与温病辨证体系相关的几个重要概念如温病、证候群、辨证体系等是深入把握温病辨证体系的前提和基础。

### （一）温病

本部分所论述的是温病的主要辨证体系，非温病的全部辨证体系，其他类别疾病的辨证体系不在此次讨论范围。

“温病”是由温邪引起的以发热为主症，具有热象偏重、易化燥伤阴等特点的一类外感急性热病。这一概念明确指出了温病的病因、主症、病机特点及分类。温病的病因是温邪，以发热为主症（主症是相比较而言的，其症状最明显、持续时间最长，其他症状不能代替），具有热象偏重、易化燥伤阴等特点，是一类外感急性热病。多数温病具有四性，即传染性、流行性、季节性、地域性，其中传染性和流行性是温病特有的致病特点。简单地说，“温病＝主症＋四性”。但现在由于交通工具的便利、人类的自由迁徙，故本人认为只要是具备发热和传染性、流行性两种特点的疾病即可归属为温病，即“发热＋传染、流行＝温病”。

现代的急性传染病、急性感染病及其他发热性疾病，如甲型流感、严重急性呼吸综合征（以下简称“非典”）、新型冠状病毒感染、手足口病、急性肝炎、流行性脑脊髓膜炎、流行性乙型脑炎、麻疹、猩红热、流行性出血热、高温中暑、各种肺炎、伤寒、副伤寒、沙门菌感染等皆属于温病的范畴。

### （二）证候群

“症”与“证”的区别即“症状”与“证候”的区别，业内周知，此文不赘。但“证候群”的概念非常重要，亟须阐明。

以往“辨证”的“证”多指的是单个证候，如邪热壅肺证、暑入阳明证等。随着时代的发展，我认为“辨证”的“证”除了指单个的证候外，还要指向“证候群”，即“辨证”一词有了新的含义、新的重要价值。

忆往昔，笔者在研究卫气营血辨证、三焦辨证、湿热三焦辨证等温病的辨证理论时，发现每一种辨证均由许多单个的“证候”组成，而这由许多单个的“证候”集合起来的群体，笔者认为将其命名为“证候群”最为合适。一个证候群包含了若干单个的证候，每个证候又有各自的症状、体征、体质、季节性等特点。

东汉许慎《说文解字》云：“群，辈也……辈，若军发车，百辆为一辈。”柳宗元《封建论》曰：“故近者聚而为群。”因此，“证候群”这一重要概念至少具备以下重要意义：同一“证候群”内所包含的所有单个的“证候”多具有一个或多个较为相同的“症状”和基本相同的病机，即柳宗元所说之“近者”之义。

推而论之，在《伤寒论·太阳病》证候群中，“恶寒”为较为相同的症状；温病气分证证候群中，“邪正剧争”为基本相同的病机。这样在同一证候群中的所有单个证候就都可以采取基本相同的治法和方药，如“在卫汗之可也”的“汗之”即为所有卫分证证候的基本治法。这就是辨“证候群”的重大意义所在。

### （三）辨证体系

辨证体系又可称为辨治体系，即辨证施治体系。

“辨证施治”简单来说，它既有辨证，又有施治，理、法、方、药俱全。“体系”二字则含义深广，如《辞海》云：“若干有关事物互相联系、互相制约而构成的一个整体。如理论体系。”

如此，我们是否可以这样理解：①辨证施治体系不是单一的某一证候的理、法、方、药，而是由许许多多有着内在联系，有规律可循的证候的理、法、方、药构成；它能够反映某类疾病的发生、发展规律及其证、治特点；②在多种辨治体系中特色鲜明，自成一体；与其他辨治体系既有着本质区别，又可相互补充，但不能相互代替。

有人认为卫气营血辨证和三焦辨证仅仅是个辨证方法，笔者认为这种认识是片面的。仅辨证而不施治是不可能的，如是则这个辨证方法就不可能产生。试问哪一种辨证方法不是在与疾病长期斗争的基础上总结出来的？因此，辨证是离不开治病的，辨证体系是在对疾病发生发展和演变规律的把握及对疗效判定的基础上总结出来的。

虽然所有全国统编《温病学》教材只写"温病的辨证""温病的辨证纲领""温病的辨证理论"，但这并不意味着温病卫气营血辨证和三焦辨证等仅有辨证而没有施治的内容。出于教材的编写要通篇考虑内容和体例的需要，所以温病辨治体系的内容在教材其他地方进行详尽的论述。

## 二、温病的辨证体系概要

本部分从整体上论述温病辨证体系的实质特点，并不包括《温病学》第四章"温病的辨证"中的全部内容，尤其是具体内容论述较少。

辨证体系即辨治体系，既可辨证，又能施治，理、法、方、药俱全。温病的辨治体系主要包括卫气营血辨治体系、三焦辨治体系和湿热三焦辨治体系。温病的辨证体系可以用最简单的一个汉字表示，即"十"字，但它是一个带有箭头的"十"字（图 3-1）。

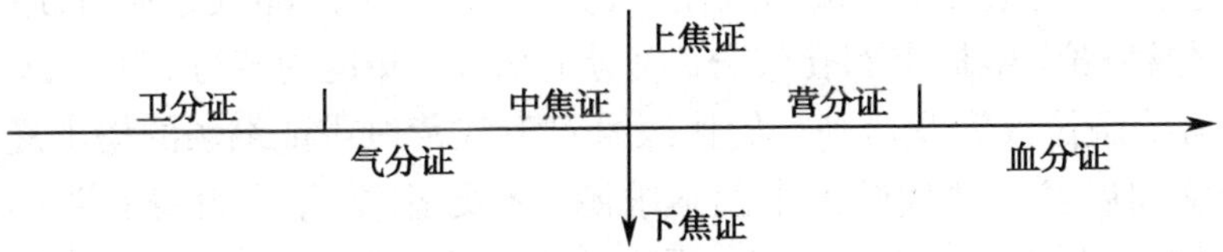


图 3-1　温病的辨证体系

这个"十"字，其中的一横，代表卫气营血辨证，即温病自卫分证开始，然后依次出现气分证、营分证、血分证，其病情由浅及深、由轻到重；其中的一竖，代表三焦辨证，即温病自上焦依次传到中焦、下焦，病位由上及下，其病理大体上可呈现出由实到虚的变化。

那湿热三焦辨证如何体现呢？此辨证体系亦被包含在此图之中，与图中的一竖、一横皆有关系。在这个图中将其内容概要与卫气营血辨证、三焦辨证之间的关系直观形象地展示出来。

此图从横向和纵向两个方向，对温病辨证体系的演变规律及其关系的交织进行了展示，以示温病辨证体系之概要。

此图属个人原创，虽有缺陷，但其目的仅仅是想简明形象，传承温病而已。

此图的创作灵感源于两部名著，一为王士雄（字孟英）之《温热经纬》，二为赵绍琴等所著之《温病纵横》，一经一纬、一纵一横，阶段、层次之辨及病位、病性之辨相辅交错，形象鲜明地体现了温病辨证体系的特点。

### （一）卫气营血辨证体系

把握卫气营血辨证要着眼于三个关键词：规律、阶段、四大证候群。

**1. 规律** 卫气营血辨证是规律性很强的辨治体系之一。

这个规律性主要表现在温病临床证候和病机演变的客观规律性。在马克思主义的基本原理中提到：规律是客观的，指的是它的存在和发生作用不以人的意志为转移；规律是客观的，还指它既不能被创造，也不能被消灭……规律是客观的，不等于说人们在客观规律面前就无能为力。人们能认识并利用规律。卫气营血的演变规律是客观存在的，是不以人的意志为转移的，不管承认与否，它都是实实在在存在的。

发现、认识并能利用卫气营血辨证体系这个规律，经历了漫长的历史时期。《黄帝内经》所论营卫气血生成功能及分布层次，奠定了卫气营血辨证的形成基础；《伤寒论》“卫气营气”的病机，如有关“风伤卫，寒伤营”的论述，即以机体卫气、营气功能变化来论述太阳中风、太阳伤寒等证的证治；金代刘完素在《伤寒直格》中明确表述燥热于内，荣气通利则病微，血液衰伐则病甚；元代罗天益在《卫生宝鉴》中按邪热在“气分”“血分”不同部位分别制方用药；吴又可在《温疫论》中提出邪在气分、血分的概念，并运用卫分、气分、营分、血分概念区分病位浅深及治则。历代医家对卫气营血辨证纲领的提出提供了宝贵的借鉴和启发。清代叶天士溯本求源，下及诸家，结合自身实践体会引申发挥，提出“卫气营血”四个阶段、层次的辨证论治纲领。自此，卫气营血辨证理论得以确立。

**2. 阶段** 温病临床证候和病机演变的客观规律性主要体现在“温病病变过程可分为由轻到重的先后四个不同阶段”，即卫分阶段、气分阶段、营分阶段和血分阶段。四个阶段是温病发生发展内在病机演变客观规律的正确揭示。内在病机演变四个层次的不同，决定了临床四个阶段表现的差异。

叶天士云“肺主气属卫，心主血属营”“卫之后方言气，营之后方言血”。可见，卫气营血辨证理论的核心，实质上是阶段、层次之辨。如《温病学》教材中指出：“叶氏根据温病病机演变的规律性，病程发展的阶段性特点，以阐明温病病变的浅深层次，病变过程的先后阶段。”由上可知，卫气营血辨证理论的特点是规律性很强、阶段性分明。其生理基础是《黄帝内经》所云“营卫气血”，病机变化的层次是“卫气营血”。其与具体病位的联系并不明显，这与“病位清晰”的五脏六腑显然有别，与吴鞠通的三焦辨证之“病位明确”亦显然有别。某高级别中医科研机构把卫气营血作为病位处理，这显然是不合适的。

若一定要论及卫气营血与脏腑的关系，依据叶天士“肺主气属卫，心主血属营”之说，则卫气分与肺、营血分与心关系密切。然此也仅肺、心二脏而已，非卫气营血属于四个病变部位。

**3. 四大证候群** 卫气营血辨证体系由四大证候群构成，即卫分证候群、气分证候群、营分证候群、血分证候群。大证候群里包括小证候群，小证候群里又包括若干单个的证候，每个证候群都由若干个理、法、方药俱全的单个的证候构成。

如卫分证候群是个大证候群，其中包括的温热性的卫分证和湿热性的卫分证是小证候群。小证候群中的温热类卫分证又包括了风热卫分证和燥热卫分证等，其中这两个均属单个证候，即银翘散证和桑杏汤证；小证候群中的湿热类卫分证包括的湿热卫分证和暑湿卫分证亦属单个证候，即藿朴夏苓汤证和新加香薷饮证。下表仅是以卫分证候群举例说明而已（表3-1）。

表3-1 卫分证候群（限《温病学》教材所载）

| 分类 | 证候名 | 所在病名 | 临床表现 | 治则 | 选方 | 药物 |
|---|---|---|---|---|---|---|
| 温热类卫分证 | 风热犯卫证 | 风温 | 发热，微恶风寒，无汗或少汗，头痛，咳嗽，口微渴，苔薄白，舌边尖红，脉浮数 | 辛凉解表宣肺泄热 | 银翘散 | 连翘、金银花、苦桔梗、薄荷、竹叶、生甘草、荆芥穗、淡豆豉、牛蒡子 |
| | 风热犯肺证 | | 此证与风热犯卫证相似，但本证偏于肺失宣降，表证较轻，以咳嗽为主症者，宜用桑菊饮 | 疏风清热宣肺止咳 | 桑菊饮 | 杏仁、连翘、薄荷、桑叶、菊花、苦桔梗、生甘草、芦根 |
| | 燥热在卫证 | 秋燥 | 发热，微恶风寒，少汗，干咳或痰少而黏，咳甚则声音嘶哑，咽干痛，鼻燥热，口微渴，舌边尖红，苔薄白欠润，右脉数大 | 辛凉甘润轻透肺卫 | 桑杏汤 | 桑叶、杏仁、沙参、象贝、豆豉、栀皮、梨皮 |
| | 毒热在卫证 | 大头瘟 | 恶寒发热，热势不甚，无汗或少汗，头痛，头面轻度红肿，全身酸楚，目赤，咽痛，口渴，苔薄黄，脉浮数 | 疏风清热宣肺利咽 | 葱豉桔梗汤 | 鲜葱白、淡豆豉、苦桔梗、薄荷、焦山栀、连翘、甘草、淡竹叶 |

续表

| 分类 | 证候名 | 所在病名 | 临床表现 | 治则 | 选方 | 药物 |
|---|---|---|---|---|---|---|
| 湿热类卫分证 | 暑湿在卫证 | 暑湿 | 身热，微恶风寒，头痛胀重，身重肢节酸楚，无汗或微汗，脘痞，口不渴，舌尖红，苔白腻或微黄腻，脉浮滑数或濡数 | 透邪达表涤暑化湿 | 卫分宣湿饮 | 香薷、青蒿、滑石、茯苓、通草、苦杏仁、淡竹叶、鲜冬瓜皮、鲜荷叶 |
| | 湿热在卫证 | 湿温 | 恶寒头重，胸闷脘痞，苔白腻等，属湿邪偏于卫表而化热尚不明显者（严格来说属卫气同病） | 芳香透泄宣肺祛湿 | 藿朴夏苓汤 | 藿香、姜半夏、赤苓、厚朴、杏仁、白豆蔻、生薏苡仁、猪苓、泽泻、淡豆豉 |
| | 暑湿内蕴寒邪束表 | 冒暑 | 发热恶寒，头痛无汗，身形拘急，心烦，胸闷脘痞，苔薄腻（严格来说属卫气同病） | 疏表散寒涤暑化湿 | 新加香薷饮 | 香薷、金银花、鲜扁豆花、厚朴、连翘 |

表格中湿热在卫证和暑湿内蕴，寒邪束表证，严格来说均属于卫气同病。但两者在中医院校课程体系改革系列教材《中医辨证学》中均被编入了“常见的卫分证”。“暑湿内蕴，寒邪束表证”在全国中医药行业高等教育“十三五”规划教材中被编入了“冒暑”的范畴，而冒暑的定义是夏月感受暑邪，以肌表、肺卫见证为主要表现，故可列入卫分证。

以上四种常见的温热类卫分证都是根据病因分类的，临床上还常因体质及病情的兼夹而有不同的表现，治疗时也应灵活施治。

临床上还可出现兼有卫、气、营、血中某两个或两个以上的相兼证候群或相兼单个证候。如卫气同病属相兼证候群，其所包括的藿朴夏苓汤证、三仁汤证、新加香薷饮证、葱豉桔梗汤证均属单个的相兼证候（表3-2）。此外还有卫营同病、气营同病、气营两燔、卫气营同病等。

**表3-2　卫气同病证候群举隅**

| 群名 | 方剂名称 | 所在病、证 | 证候 | 病机 | 治则 |
|---|---|---|---|---|---|
| 卫气同病证候群 | 增损双解散（《伤寒瘟疫条辨》） | 温疫（及春温）“卫气同病”证 | 发热恶寒，无汗或有汗，头痛项强，肢体酸痛，口渴唇焦，恶心呕吐，腹胀便结，或见精神不振、嗜睡，或烦躁不安，舌边尖红，苔微黄或黄燥，脉浮数或滑数 | 温疫初起，里热怫郁，邪气上攻内扰 | 表里双解 |

续表

| 群名 | 方剂名称 | 所在病、证 | 证候 | 病机 | 治则 |
|---|---|---|---|---|---|
| 卫气同病证候群 | 新加香薷饮（《温病条辨》） | 暑温“暑湿内蕴，寒邪束表”证 | 发热恶寒，头痛无汗，身形拘急，心烦，胸闷脘痞，苔薄腻 | 暑湿内蕴，寒邪外束 | 疏表散寒，涤暑化湿 |
| | 三仁汤（《温病条辨》） | 湿温“湿遏卫气”证 | 恶寒少汗，身热不扬，午后热甚，头重如裹，身重肢倦，胸闷脘痞，面色淡黄，口不渴，苔白腻，脉濡缓<br>三仁汤适用于湿中蕴热者 | 卫气同病，内外合邪，湿渐化热 | 芳香辛散，宣化表里之湿 |

下表是《温病学》教材中属于卫营同病证候群的例子（表 3-3）。

**表 3-3　卫营同病证候群举隅**

| 群名 | 病名 | 方剂名称 | 病机 | 主症 | 其他症状 | 治则 |
|---|---|---|---|---|---|---|
| 卫营同病 | 风温 | 银翘散去豆豉加细生地、丹皮、大青叶、倍玄参方（《温病条辨》） | 肺经气分热邪波及营分、外窜肌肤血络 | 肌肤发疹，一般疹点红润 | 身热，咳嗽，胸闷，舌红，苔薄白，脉数 | 宣肺泄热，凉营透疹 |
| | 春温 | | 表有风热邪阻，内有郁热灼营 | 肌肤斑点隐隐，为出血性皮疹，压之不退色 | 发热，咳嗽，心烦躁扰，甚或谵语，舌绛，苔黄白相兼 | 泄卫透营 |
| | 伏暑 | 银翘散加生地、丹皮、赤芍、麦冬方（《温病条辨》） | 暑热之邪内舍营分，外夹风热 | 口干而不甚渴饮，心烦不寐，斑点隐隐，压之不退色 | 发热，微恶风寒，头痛少汗，舌赤少苔，脉浮细而数 | 清营泄热，辛凉透表 |

上述表中各种例证均源于现行全国多种《温病学》教材。此处以表格形式举例引用，目的在于说明卫气营血证候群丰富的内容及其复杂的架构，并用以纠正学生中认为“卫气营血辨证就是银翘散等四个方证”的片面、错误认识。

### （二）三焦辨证体系

三焦辨证体系实质上可类属于脏腑辨证体系。

**1. 重点理解**　一是有特指脏腑的脏腑辨证体系，即上焦是肺和心包的病变，中焦是脾胃的病变，下焦是肝肾的病变，其病位非常明确，定位性强；二是有着特定传变规律的脏腑辨证体系，即上焦传中焦，中焦传下焦，即吴鞠通所言“上焦病不治，则传中焦，胃与脾也，中焦病不治，即传下焦，肝与肾也。始上焦，终下焦”。

**2. 构成** 三焦辨证由上焦证候群、中焦证候群、下焦证候群这三大证候群构成。每个大证群又可分为若干个小证候群（表 3-4）。

如上焦证候群可分为温邪犯肺的上焦证候群和邪犯心包的上焦证候群，而温邪犯肺的上焦证候群又可分为卫气受郁、肺气失宣证，邪热壅肺、肺气闭阻证和湿热阻肺、肺失清肃证；邪犯心包的上焦证候群又可分为邪热内陷、机窍闭阻证和湿热酿痰、蒙蔽包络证。

中焦证候群可分为阳明热炽证、阳明邪结证候群、湿热中阻证。阳明热炽证即胃经热盛、热炽津伤；阳明邪结这一小证候群又可分为肠道热结、传导失司证和湿热积滞、搏结肠腑证；湿热中阻证即湿热困阻、升降失司。

下焦证候群可分为邪热久羁、耗损肾阴所引起的肾精耗损证候和肾精虚损、肝失濡养所引起的虚风内动证候。

**表 3-4 三焦主要证候群(限于教材所载内容)**

<table>
<tr><th colspan="2">证型群</th><th>病机</th><th>临床表现</th></tr>
<tr><td rowspan="5">上焦</td><td rowspan="3">温邪犯肺</td><td>卫气受郁，肺气失宣</td><td>发热，微恶风寒，咳嗽，头痛，口微渴，舌边尖红赤，舌苔薄白欠润，脉浮数</td></tr>
<tr><td>邪热壅肺，肺气闭阻</td><td>身热，汗出，咳喘气促，口渴，苔黄，脉数</td></tr>
<tr><td>湿热阻肺，肺失清肃</td><td>恶寒，身热不扬，胸闷，咳嗽，咽痛，苔白腻，脉濡缓</td></tr>
<tr><td rowspan="2">邪犯心包</td><td>湿热酿痰，蒙蔽包络</td><td>神志昏蒙，时清时昧，舌苔垢腻，舌红或绛</td></tr>
<tr><td>邪热内陷，机窍闭阻</td><td>身灼热，神昏，肢厥，舌謇，舌绛</td></tr>
<tr><td rowspan="4">中焦</td><td>阳明热炽</td><td>胃经热盛，热炽津伤</td><td>壮热，大汗，心烦，面赤，口渴引饮，舌红，苔黄燥，脉洪大而数</td></tr>
<tr><td rowspan="2">阳明邪结</td><td>肠道热结，传导失司</td><td>日晡潮热，神昏谵语，大便秘结或热结旁流，腹部硬满疼痛，舌苔黄、灰、黑而燥，脉沉实有力</td></tr>
<tr><td>湿热积滞，搏结肠腑</td><td>身热，汗出不解，烦躁，胸闷，痞满，腹痛不食，大便溏垢如败酱，舌赤，苔黄腻或黄浊，脉滑数</td></tr>
<tr><td>湿热中阻</td><td>湿热困阻，升降失司</td><td>身热不扬，胸脘痞满，泛恶欲呕，舌苔白腻等；或高热持续不为汗解，烦躁，脘腹痛满，恶心欲吐，舌红绛苔黄腻</td></tr>
</table>

续表

| 证型群 | | 病机 | 临床表现 |
|---|---|---|---|
| 下焦 | 肾精耗损 | 邪热久羁，耗损肾阴 | 身热不退，神昏萎顿，消瘦无力，口燥咽干，耳聋，手足心热甚于手足背，舌绛不鲜，干枯而萎，脉虚 |
| | 虚风内动 | 肾精虚损，肝失涵养 | 神倦肢厥，耳聋，五心烦热，心中憺憺大动，手指蠕动或瘛疭，舌干绛而萎，脉虚弱 |

### （三）湿热三焦辨证体系

温病学的业内人士对湿热三焦辨证有关概念和内容的认识尚无一致意见，笔者个人的认识也不成熟，故仅抛砖如下。

1．概念　湿热三焦辨证是湿热之邪在人体上、中、下三焦所导致的各种证候的辨治体系。

此概念指出了湿热病的病因是湿热之邪，侵犯人体的部位是上、中、下三焦，引起的证候是湿热之邪导致的各种证候，最后指出湿热三焦辨证是辨治体系之一。

概念很重要，但也要有个讨论的过程。我们要敢于提出概念，也要勇于接受不同意见。这样学术才能进步。

2．湿热三焦辨证的证候群主要体现在湿热类温病的气分阶段和卫分阶段。

关于这一点分歧较为严重。有学者著书言湿热病也有营血分病变，应当商榷。薛雪（字生白）的《湿热病篇》第5条有“热灼心包，营血已干”、第32条有“邪陷营分”、第33条有“上下失血或汗血，毒邪深入营分”之说，因此，湿热病也有营血分阶段。

笔者认为，中医历史悠久，师徒相传，说法有异，亦属正常。但时至今日，应尽量统一，消除歧义。湿热化燥进入营血，纯热无湿，此时应属温热类温病，已脱离湿热范畴，此时再谈湿邪，施以祛湿，岂无误哉？

3．湿热三焦辨证的证候群主要出现在上焦和中焦，然下焦也有一些证候，其病变中心不在肝肾而主要在膀胱、小肠，故与吴鞠通之三焦辨证有别。

4．《湿热病篇》的亮点　湿热三焦辨证是薛雪辨治湿热性疾病理论和经验的精华，是《湿热病篇》全篇中的亮点。薛氏将湿热证候所在的三焦部位和卫气营血有机地融为一体；尽量将湿热病病变部位具体化，部位不同，治法亦不尽相同；注重湿热证候中湿与热的孰轻孰重，采取分解湿热，三焦同治，开上、畅中、渗下的治疗原则，发展和完善了湿热性疾病的辨治方法。

薛氏诊断湿热病时重视三焦的定位症状及病机描述：如上焦有“咳嗽”“喘”等；中焦有“口渴”“身重，胸痞”等；下焦有“自利”“溺赤”等定位症状。上焦有“暑邪入于肺络”等，中焦有“湿伏中焦”等，下焦有“湿流下焦”等病机。

薛氏在诊治湿热病卫、气分证时有其独到的特色，即薛氏对舌诊非常重视，多次提到舌象的变化。在第13条自注中提出“凭验舌以投剂，为临证时要诀”。在第10、12、13条有“舌遍体白”“舌白”“舌根白，舌尖红”等描述，以此来辨别病机由湿邪偏重向湿渐化热的转化过程。

## 三、卫气营血与三焦辨证之间的关系

卫气营血辨证、三焦辨证、湿热三焦辨证是温病临床中最常用的辨治体系，是温病学的核心内容。

卫气营血辨证与三焦辨证既相互关联又各具特点。示其梗概，即：上焦手太阴肺的肺卫功能失常之卫表证相当于卫气营血辨证之邪在卫分；卫表证候进一步发展，肺脏功能进一步损伤，邪正剧争，里证为主而卫表症状消失则属于气分证范畴；“肺病逆传即为心包”，上焦手太阴肺之病变不解，逆传心包或温邪直中心包时，邪热内陷，包络闭阻，出现严重的神志症状，如神昏谵语、昏聩不语等，相当于营分证范围，而营分证之神志异常主要由营热阴伤，扰神窜络所致，仅表现为心烦不寐、时有谵语等，神志异常程度较逆传心包或直中心包为轻；若症见高热、出血，即属心主血脉之功能失常，证由营分深入血分。“上焦病不治，则传中焦，胃与脾也”，气分证涉及范围较广，脾、胃、大肠脏腑功能失常均属于气分证范畴；“中焦病不治，即传下焦，肝与肾也”，肝主藏血，肾主藏精，肝肾同源互化，因此下焦肝肾病变与血分证相对应，但两者特点区别较大，下焦证候属邪热久羁，深入下焦，吸烁真阴，或火旺阴伤，或邪少虚多，或纯虚无邪，其证总体以虚为主，而血分证主要病理特点为热毒入血，动血耗血，瘀热互结，证候属实或实中夹虚；将三焦辨证所涉及脏腑与血分证相联系，则主要为肝、肾、心三脏。卫气营血辨证重在辨病变之阶段、浅深、轻重；三焦辨证则重在辨部位、病性、证候，两者应相辅应用，经纬互参。三焦辨证与卫气营血辨证的关系可总结为：纵横交错，密切相关；互相渗透，互为补充；各有特点，但有雷同。

湿热三焦辨证既与三焦辨证有关，又与卫气营血辨证有关，既有部位，也有规律，此不赘言。

当然，在温病临床中也多有涉及中医学中其他的辨治方法，如脏腑辨证、气血津液辨证、经络辨证等。但就温病而言，这些辨治方法还没有反映温病的演变和治疗规律，多属零散的应用，没有形成完整的辨治体系。

## 四、结语

温病是由温邪引起的以发热为主症，具有传染性、流行性的一类外感急性热病。具体的病种以约定俗成而定。辨证体系可称为辨治体系，即辨证施治体系，它既有辨证，又有施治，理、法、方、药俱全。辨证施治体系不是单一的某一证候的理、法、方、药，而是由许许多多有着内在联系，有规律可循的证候的理、法、方、药。它能够反映某类疾病的发生、发展规律及其证、治特点，在多种辨治体系中特色鲜明，自成一体，且与其他辨治体系有着本质区别，虽可相互补充，但不能相互代替。

辨证体系的构成要素是证候群。“证候群”是由许多单个“证候”集合起来的群体，一个证候群包含若干单个证候，同一“证候群”内所包含的所有单个的“证候”多具有一个或多个较为相同的“症状”和基本相同的病机，因而可采取基本相同的治法和大体相同的方药，这就是强调“证候群”这一重要概念的意义所在。

温病的病变过程中可出现许多单个证候，前人将其归纳为若干证候群。

卫气营血辨证体系包含有四大证候群，三焦辨证体系和湿热三焦辨证体系各包含有三大证候群。大的证候群又包括若干小证候群，小证候群又包括若干单个的证候。这三大辨证体系纵横交错，相互关联，从而构成了温病辨证体系的主要整体构架，是辨治温病的核心理论。

卫气营血辨证规律性强，阶段分明；三焦辨证病位清晰，病机具体；湿热三焦辨证适合湿热，其证多在卫分气分阶段。三大辨证虽各有特点，但又相辅相成，互为补充。临证时应准确把握温病辨证体系的有关内容，从而更准确地辨治温病。

# 《温热论》提纲新解

河南中医药大学　郭选贤教授

《温热论》提纲包括原文的第 1 条和第 8 条。

本次讲授对原文第 1 条中的“温邪”“上受”“逆传心包”“营卫气血”等 4 个关键词从寒温对比的角度进行探幽析微，另予新解。在前人的基础上，对原文第 8 条中卫气营血四个阶段的治疗大法进行了新颖的剖析阐释。

## 一、《温热论》第 1 条

叶天士的《温热论》是温病学理论体系的奠基之作。该书原无书名，后人为其冠名并且将其原文分为 37 条。笔者认为后人为此书所冠之名至为准确，至为恰当，彰显了温病的温热特性，明确了温病与伤寒的本质区别；其所分 37 条亦甚合原著本意，笔者深为赞同。但后学者对此温病之重要经典的某些解读，笔者则另有探幽析微之处。笔者认为，《温热论》文辞简要，论述精辟。其写作著述的亮点之一，就是与伤寒进行比较，故要准确无误地理解其精髓要旨，一定要熟悉寒温之异，方能彰显温病。今以《温热论》第 1 条为例，按条中内容的顺序，以叶氏所云寒温的异同点的比较为切入点，且与叶氏本人或他人的有关著述相互联系印证，切实尊重原著本意，字不离词、词不离句、句不离篇，以期准确理解原著之经旨要义。

《温热论》第 1 条原文是：“温邪上受，首先犯肺，逆传心包。肺主气属卫，心主血属营，辨营卫气血虽与伤寒同，若论治法则与伤寒大异也。”今按条中内容的顺序，就“温邪”“上受”“逆传心包”“辨营卫气血虽与伤寒同”进行探讨，并予以新解。

### （一）温邪

温病与伤寒是外感热病的两大类型，其根本区别就是原始病因不同。

伤寒的病因是寒邪。《伤寒论讲义》指出：“狭义伤寒是指外感风寒、感而即发的疾病……”此处明确提出伤寒的病因是外感风寒。然风为百病之长，能兼其他邪气，为外邪致病的先导，寒、热、湿等邪必兼夹于风而侵入人体，故伤寒的主要病因是寒邪。《伤寒论》第1条云："太阳之为病，脉浮，头项强痛而恶寒。"第3条云："太阳病，或已发热，或未发热，必恶寒，体痛，呕逆，脉阴阳俱紧者，名为伤寒。"上述2条合参，即太阳伤寒证是由于风寒之邪伤人以后，临床出现恶寒、无汗、头项强痛、身体疼痛、呕逆、脉浮紧等症。此皆因寒邪收引、凝滞，束于太阳之表，致使卫阳被遏，太阳经气运行不畅，营阴郁滞。对于"太阳病"的病因，原条文中虽无"感受寒邪"的直接叙述，然其所述诸症皆为寒邪束表之征，审证求因，则条文所述正好印证了"伤寒的病因是寒邪"这一论点。《医宗金鉴》注中言"恶寒者，为寒所伤，故恶之也"，亦明确解析了伤寒是由寒邪侵袭而致。

与之相反，温病的病因就是温邪。马健、周晓平、杨进等指出，温病的致病原因总体而言是温邪，具体地讲是指外界致病之邪中具有温热性质的一类病邪。郭谦亨《温病述评》中对伤寒与温病的病因进行总结，指出两者病因"一是寒邪，一是热邪"。叶天士在《温热论》中开宗明义地提出"温邪上受"，指出温病的发生是由于感受温邪所致。

对温邪的认识大致有二：一是指风热病邪，二是指温病的总病因。前者认为，能"上受"之邪指的是风热病邪，因为该邪轻扬疏泄，故可从口鼻而入，侵犯肺卫，即原著后文所云"首先犯肺"，并易"逆传心包"，而符合这些特点的就是风热病邪。后者认为，"首先犯肺"之邪并非只有风热，燥热、湿热、戾气、风热时毒等亦可"首先犯肺"。华岫云在对本条的注解中认为，此处所论温邪是指外感风温、湿温之邪；《温病学》五版教材释义："温邪上受犯肺……特别是风温、秋燥、冬温等病的发病部位……"以上观点均认为，能上受之邪除风热病邪外，尚有湿热、燥热等病邪。

因此，"温邪上受"中的"温邪"，并非单指风热病邪，而是包含了除风热病邪以外的所有温热类病邪及湿热类病邪。叶氏提出"温邪"，是为了从整体上与伤寒的病因"寒邪"明确地加以区别，以彰显温病的温热特性。故《温病学》多版教材均将温病定义为："温病是由温邪引起的以发热为主症，具有热象偏重、易化燥伤阴等特点的一类外感急性热病。"

笔者认为，将"温邪"作为温病总病因的名称还是合适的，因为它突出了温病的特点，并与寒邪形成了鲜明的对照。至于温邪所包含的其他类型的病邪（如风热病邪等）的固有突出特点，当另行分析认识。

### （二）上受

温病的感邪途径多为"上受"，即温邪侵袭人体多从口、鼻而入。口、鼻通于手太阴肺，肺为五脏六腑之华盖，均在人体上部，故曰“上受”。叶氏于《温热论》首条开门见山即云：“温邪上受，首先犯肺。”在《幼科要略》中亦提及：“《经》谓春气病在头，治在上焦，肺位最高，邪必先伤。”吴鞠通《温病条辨》云：“凡病温者，始于上焦，在手太阴。”该条自辨曰：“温病由口鼻而入，自上而下，鼻通于肺，始手太阴。”吴氏所述虽存在争议之处，然其关于“温病始于上焦，在手太阴”的论述在一定程度上可谓是对叶氏“温邪上受，首先犯肺”观点的佐证。华岫云曰：“邪从口鼻而入，故曰上受。”赵绍琴在《温病纵横》卫分证治中指出：“温热邪气由口鼻而入，侵犯于肺……”郭谦亨在《温病述评》中亦指出，温邪侵袭途径为从上感受。叶氏所述遵从了吴又可“邪从口鼻入”的思想，温热毒邪多由鼻腔侵入，肺居上焦，合皮毛而主气属卫，故而首先肺受邪淫。

与“上受”相对应的应是“下受”。关于寒邪侵袭，《医宗金鉴》指出：“太阳主表，为一身之外藩，总六经而统荣卫。凡外因百病之袭人，必先于表。”又曰：“太阳统摄之荣卫，乃风寒始入之两途。”故而寒邪侵袭必先犯肌表，伤及足太阳膀胱经。叶氏虽未明确提出“下受”二字，但寒邪袭人，收引凝闭，必致寒束肌表，而肌表乃由足太阳膀胱所主，盖温病走手，伤寒走足而然。况足少阴肾与足太阳膀胱相表里，两者皆位于人体之下部，故曰下受当无可非议。伤寒与温病，病邪既然有寒温之异，侵袭人体的途径就有“下受”和“上受”之别了。

### （三）逆传心包

关于逆传心包，众说纷纭，解释甚多，各有千秋，也各有疏漏。笔者以为，要准确理解叶氏原意，应当把“逆传”放到整个外感热病的大体系中去探讨，即放到伤寒和温病这两类外感热病的大范围中去理解。

首先，要理解何为逆传，这是理解“逆传心包”之本意的关键点。我们可从叶氏的原著中寻求答案。

叶氏《临证指南医案》云：“盖足经顺传，如太阳传阳明，人皆知之。肺病失治，逆传心胞络。”又曰：“伤寒足六经，顺传经络者。”文中两次提到的“顺传”，都是指伤寒。伤寒走足，足经相传乃是顺传；温病走手，手经相传乃是逆传。寒顺温逆，寒腑温脏，对照鲜明。故伤寒从足太阳膀胱传入足阳明胃为“顺传”，温病从手太阴肺传到手厥阴心包（在六脏说中心包为第六脏）为“逆传”。章楠曰：“所以言温邪上受，首先犯肺者，由卫分而入肺经也，以卫气通肺，营气通心，而邪自卫入营，故逆传心包也。”又曰：“心属火，肺属金，火本克金，而肺邪反传于心，故曰逆传也。”章楠明确提出了温邪上受，自卫分传入营分，肺邪反传于心，即为逆传。《温热论》第1条的重点之一就是讲温病的发生发展和传变规律，这个发展规律就是逆传，即手经相传，其部位乃是由肺传至心包。

笔者并未发现叶氏提出温病也有“顺传”，但有某位温病大家认为“苟无其顺，何以为逆”？认为温邪不从外解，而由上焦气分传至中下二焦者为顺传；唯包络上居膻中，邪不外解，又不下行，易于袭人，是以内陷营分者为逆传也。认为温病之顺传，即邪从气分下行为顺，邪入营分内陷为逆。认为温病从上焦的肺传入中焦的胃也是顺传。这种认识在叶氏原著中找不到类似的论述，根本不符合叶氏的本意。叶氏仅称伤寒从太阳到阳明的传变为顺传，而温病的逆传也只是在阐述温邪犯肺时提出。

“逆传心包”在风温病中较常见，《临证指南医案》明确指出“风温乃肺先受邪，遂逆传心包”，在温热（即春温病）、暑温、温疫等温病中亦可发生。如温热篇王按：“吸入温邪，鼻通肺络，逆传心包络。”暑篇王按：“心中胀闷，热邪内迫，气分阻闭，当治肺经。倘逆传膻中，必致昏厥。”疫篇朱按：“疫疠秽邪，从口鼻吸受……逆走膻中。”上述“逆传膻中”亦即“逆传心包”也。

因此，叶氏提出“逆传”的目的是通过与伤寒的“顺传”比较，以突出说明温病的传变途径和规律。

还有的温病学家认为叶氏原文中未论及顺传，乃是省略而致。因为叶氏原文是叶氏本人口述，顾景文记录而成，且顺传常见，容易理解，故省略未记。此言似合常理，然若如此，则“逆传”在叶氏著作中多次见到，独未见到“顺传”之任何只字表述，何也？叶氏仅将温病出现发热、咳嗽等肺的症状后，旋即出现身灼热、神昏谵语等神志症状，将此种危重临床表现归于心包（或称膻中），这种由肺传心（包）的传变称为“逆传”。“逆传”二字说明了此种传变的凶险程度。

其次，要理解“心包”含义，就要理解作为君主之官的“心”。心包为心之外围，中医藏象学说的第六脏即指心包，有代心行令和代心受邪之功能。心的主要生理功能是主血脉和主藏神，主血脉之心即为血肉之心，即现代医学之心脏；而主藏神之心则指心包，即《黄帝内经》“心者，君主之官，神明出焉”的心，为神明之心，实为脑的功能。故“逆传心包”时必然有神志方面的改变，如神昏谵语、昏愦不语等，此不赘述，下文讨论。

再次，随着理论的发展和临床的进步，为了兼顾温病学家和临床大家及各方同仁的认识，我们不是不可以在叶氏原意的基础上重新解释“逆传心包”（前提是必须先搞清叶氏原意，然后再谈发展），这个解释应顾及卫气营血和三焦辨证。下述概念可供参考：手太阴肺、卫之温邪，既未外解（可谓不传），也未顺传中焦、气分，而直接内陷心包、营分者，称为逆传心包。证见身体灼热、神昏谵语或昏聩不语、舌謇肢厥、舌质鲜绛、脉细数等，治以清心凉营，豁痰开窍，用清宫汤送服安宫牛黄丸，或至宝丹，或紫雪丹治疗。这个概念，按卫气营血辨证是卫邪传营（未经气分），按三焦辨证是肺病传心（非由上传下，而是手经横传），均为逆传。此概念兼顾到了两种重要的辨证方法，且证候、治疗俱全，涵盖了若干医家的认识，仅供参考。

### （四）辨营卫气血虽与伤寒同

对“辨营卫气血虽与伤寒同”这句话，某教材是这样解释的：“伤寒与温病同属外感热病，其发生发展及传变均符合由表入里、由浅入深的一般规律，均有人体功能的失调和实质的损害，故叶氏言‘同’。”这种解释实难令人信服，叶氏原文用“营卫气血”四字，而教材则用“由表入里、由浅入深”，“功能的失调和实质的损害”加以解释，如此近 20 字的释义，真不知与“营卫气血”四字“同”在何处？“同”在何方？

上述教材是否把“营卫气血”误判为“卫气营血”了呢？教材又释：“此‘同’并非完全相同。温病以卫气营血辨证……伤寒以六经辨证。”将“温病以卫气营血辨证……伤寒以六经辨证”和上文“其发生发展及传变均符合由表入里、由浅入深的一般规律”联系起来看，就不难看出教材将“营卫气血”和“卫气营血”混为一谈了。

另有观点认为：“‘辨营卫气血虽与伤寒同’说明温病起源于伤寒，继承了伤寒的辨证思路与诸多的辨证方法，温病病程的演变规律与辨证与伤寒有诸多相同之处，两者均从肺、皮毛而入，然后依次入里，伤寒传变可分为传经、并病、合并、直中，而温病传变规律与伤寒存在相似性，可发生顺传、逆传、卫气同病或气血两燔、暑温可直入营分。”此观点本质与上述教材一致，均将营卫气血视为伤寒和温病的传变病机来理解了。

必须明确，“营卫气血”绝不等同于“卫气营血”，这不仅是四个字顺序的不同，而是其内涵根本有别。

“营卫气血”最早见于《黄帝内经》，但多是“营卫”并提，“气血”并论，侧重于生理。如《黄帝内经》对营卫的生成、循行及对寤寐的影响等均做了明确的论述，提出“人受气于谷，谷入于胃，以传与肺，五脏六腑皆以受气，其清者为营，浊者为卫”。关于营卫的循行部位，《黄帝内经》又提出“营在脉中，卫在脉外，营周不休，五十而复大会。阴阳相贯，如环无端。卫气行于阴二十五度，行于阳亦二十五度，分为昼夜”。之后又进一步论述了老人与少壮之不夜瞑、不夜寐与营卫的关系等。有关气血的论述，《黄帝内经》中提出：“养神者，必知形之肥瘦，营卫、血气之盛衰。血气者，人之神，不可不谨养也。”“月始生，则血气始精，卫气始行；月郭满，则血气实，肌肉坚……是以所以因天时而调血气者也。”从上可以看出，《黄帝内经》主要是从人体生理的角度展开论述“营卫气血”的。从《中医基础理论》来看，“营卫气血”是人体生理结构不可或缺的一个组成部分，是维持人体生命活动的基本物质，而“卫气营血”则是温病发生发展的四个阶段，代表温病的四大证候群及其治疗原则和治疗方药，侧重于病理。目今，“卫气营血”已成为一个固定的提法（类似于英语中所说的专有名词）。因此，两者绝对不可以互为代替。

如何理解“辨营卫气血虽与伤寒同”的本意呢？笔者认为，未病之前，在生理上人体的营卫气血是相同的，即生理结构和基本物质（可以视为正气）是相同的，但由于感受的病邪有寒热的不同，加之人体正气强弱的差异，就会出现不同的转归，或为伤寒，或为温病，证候不同，其治法自然大异也。

辨伤寒与温病的区别首先应从生理谈起，然后才能谈及病理（病机）、证候及其治疗，这符合人们认识疾病的一般规律，也符合思维的一般规律。《温热论》第1条先讲了生理上的相同；之后《温热论》第2条即云“盖伤寒之邪留恋在表，然后化热入里，温邪则热变最速”，这是谈寒温初起在传变上的区别；第3条“湿与温合，蒸郁而蒙蔽于上，清窍为之壅塞，浊邪害清也。其病有类伤寒，其验之之法，伤寒多有变证，温热虽久，在一经不移”，这讲的是温热夹湿证与伤寒初起在症状上的类似之处及其在传变上的区别；第7条“邪留三焦，亦如伤寒中少阳病也。彼则和解表里之半，此则分消上下之势，随证变法，如近时杏、朴、苓等类，或如温胆汤之走泄”，这是讲温病邪留三焦证与伤寒少阳病在证、治上的区别（两者均属半表半里，但温病为手少阳，伤寒为足少阳，正好契合本文前述顺传逆传时所涉及的温病走手伤寒走足之论）；第10条“伤寒邪热在里，劫烁津液，下之宜猛，此多湿邪内抟，下之宜轻。伤寒大便溏为邪已尽，不可再下，湿温病大便溏为邪未尽，必大便硬，慎不可再攻也，以粪燥为无湿矣”，本条明确了温病湿热里结和伤寒里结运用下法的区别。从上述5条《温热论》的重要条文中可以看出，叶氏是先从生理中的“同”，然后再从病机、证候、治则、方药（尽管较少论及）等方面的“大异”对伤寒与温病进行了全面的比较。

至于第1条末从生理上“营卫气血”的相同，紧接着论及“治法”的大异，而将病机、证候、治疗等的不同内容暂且搁置的原因，乃是写作行文的需要。作为提纲，应先提要钩玄，其余相关内容，容观后文便知，颇似当今论文之提要。

若将《温热论》第 1 条的"中心思想"加以提炼，则可谓"温病的发生发展规律和病机变化"(病机变化为"肺主气属卫，心主血属营"，本文未多阐述)。而"辨营卫气血虽与伤寒同，若论治法则与伤寒大异也"这句话，并不适合纳入中心思想之内，因为与伤寒的比较是为了突出温病，彰显温病，弘扬温病主旨而已。

## 二、《温热论》第 8 条

叶天士在《温热论》第 8 条中云："在卫汗之可也，到气才可清气，入营犹可透热转气，如犀角、元参、羚羊等物，入血就恐耗血动血，直须凉血散血，如生地、丹皮、阿胶、赤芍等物。"此段文字，明确了卫气营血四个阶段的治疗大法(治疗原则)。本文按照原文顺序，浅谈其中四个"治疗大法"即"汗之""清气""透热转气""凉血散血"的含义，不妥或错谬之处在所难免，万望同仁指正。

### (一) 汗之

"汗之"是卫分阶段的治疗大法。

卫分阶段一般处在温病的早期阶段，发病时间不长，但亦有时间较长者。判定时要以临床表现为主，即"发热，微恶风寒，头痛，无汗或少汗，咳嗽，口微渴，苔薄白，舌边尖红，脉浮数"。汗本身是个名词，指"汗腺的分泌物"，乃生理之汗，这显然不切合叶氏"汗之"之汗的本意；亦不是病理之汗，如五种汗证(即：自汗、盗汗、脱汗、战汗、黄汗)。

"汗之"有云是"汗法"；又有云"芥穗……解表发汗，祛邪外出"；再有云：治感冒无非是"头痛发烧，阿司匹林一包"。此皆"滚淹洪水，不知五行之道"。

《黄帝内经》云"其在皮者，汗而发之"；叶天士云"温邪上受，首先犯肺"；吴鞠通云"凡病温者，始于上焦，在手太阴"。温病卫分阶段病邪不在表皮而在肺，发什么汗呢？温病由"温邪"引起，治当寒凉，所谓"热则寒之"。若以温治温，如以荆芥之辛温"祛邪"，岂不是火上浇油吗？岂不是违背了"审因论治"的治疗大法吗？

因此，"汗之"的意思并非"汗法"，最起码不是"辛温发汗"之法。华岫云所言"辛凉开肺便是汗剂，非如伤寒之用麻桂辛温也"应如何理解呢？

叶氏没有给出明确答案，然据其一贯主张透邪治法，参考吴鞠通及华岫云和当代温病学家赵绍琴的学术思想，笔者有以下认识。

“汗之”新解：“汗”属实词活用，名词活用作“使动词”，之是宾语，“使之出汗”就是使患者出汗，说明患者现时汗出不正常（无汗或少汗），究其原因乃是体内有邪气，导致营卫气血不调所致，故采用“导邪外出”之法，使营卫气血调和，汗出正常而病愈。

吴鞠通言：“温病亦喜汗解，最忌发汗，只许辛凉解肌，辛温又不可用，妙在导邪外出，俾营卫气血调和，自然得汗，不必强责其汗也。”四个汗字，两种意思，截然不同。

综上可知：“汗之”之法即“导邪”之法，因势利导，引邪外出。此时要注意应用轻清透邪之品，如风热侵袭肺卫的银翘散证、风热犯肺的桑菊饮证、燥热在卫的桑杏汤证中均不乏轻透之品。

### （二）清气

清泄气分邪热的治法，是温病邪在气分阶段的治疗大法。

叶天士并没有解释清气的概念和含义，然《温热论》第6条流连气分、第7条邪留三焦、第9条论湿邪、第10条里结阳明中所涉及的证候均可归入气分范围。此外，薛生白的湿热三焦辨证、吴鞠通的三焦辨证中的许多证候也可归入气分范围。

气分阶段涉及范围广，脏腑多，如肺、胃、脾、肠、胆、膜原、胸膈等，可分为湿热和温热两大类，证候繁多，故很难有一个统一的治疗大法。多版《温病学》规划教材将气分证的病机定义为“里热蒸迫，热炽津伤”，其辨证要点为“壮热、不恶寒、口渴、苔黄”，这其实是热入阳明的病机和证候特点，并不能概括全部气分证。因此，笔者认为：气分阶段（气分证候群）的治疗大法应有广、狭二义。

狭义：辛寒清气，达热出表。白虎汤是其代表方。因白虎汤证在临床中最为常见，风温可见，春温可见，暑温可见，温疫亦可见，且白虎汤证临床症状最为明显，容易把握。

广义：包括清宣郁热的栀子豉汤，治疗热郁胸膈证；苦寒攻下的承气汤，治疗热结肠腑证；清热宣肺，止咳平喘的麻杏石甘汤，治疗邪热壅肺证等。广义的气分证候繁多，病机复杂，具体治法亦较为复杂，很难用一个“清”字概括。“清气”只能言其梗概，并不能包括气分证的所有治法。因此临证时应分清证候，辨明病机，随证治之。

### （三）透热转气

透热转气可视为营分证的治疗原则（也可理解为治疗目的），即把营分之热仍然透转到气分而解的治疗大法。

世传的《温热论》有两种版本，即华本和唐本。华本是华岫云收录在《临证指南医案》中的《温热论》，唐本是唐笠山收载于《吴医汇讲》中的《温证论治》。根据华本而来的《温热经纬》(同治十三年本)云："入营犹可透热转气，如犀角、元参、羚羊等物。"《吴医汇讲》中的《温证论治》(唐本)则云："乍入营分，犹可透热，仍转气分而解。如犀角、玄参、羚羊等物是也。"两种版本中均有"透热""转气"4 字，故可视为营分证的治疗原则。透，通透(如墙壁打洞)；转，转运、转移(如货由郑州运北京)；气，气分。透热转气即将入营之热透转到气分而解。两种版本还均有"犹可"2 字，意即还可以，这便肯定了入营之热是可以转到气分而解的。营分证虽然已有营养物质和组织脏器的损伤，病情重笃，但若治疗得当，病邪仍可向外透解。然而，两者的认识并不完全一致。唐本认为"乍入营分，犹可透热"，即在营分证的早期才可透转到气分而解，而华本则并未明确说明。

笔者认为：唐本较为明确，且符合临床实际。营分证的早期若能正确处理，则能转气，中期则可能性变小，晚期则无可能，病情或向血分发展，或在营分亡故。叶氏用"如犀角、玄参、羚羊等物"来透热转气，三味药均为咸寒之品，可清营热，玄参甘苦又可养营阴。

治疗营分证的代表方是清营汤，方中用犀角(水牛角代，后同)、黄连清营热(主要矛盾是邪热入营)；生地、玄参、麦冬养营阴；二花、连翘、竹叶宣畅气机(营、气之间有障碍，此障碍即气机不畅)(也有人说此 3 味药的作用是透热转气)；丹参引经(归心)。

因此，将叶氏所用的 3 味药与清营汤合起来加以分析，可以得出营分证的治疗原则是清营热、养营阴、畅气机、并加引经药。合起来的方子就是一个完美的治疗营分证的方子，可以达到透热转气之目的。同时也提醒我们，在治疗营分证时，除了清营热、养营阴之外，还要特别注意加一些轻清透泄之品。更深一层来说，在治疗时不可一味地使用清营滋阴药，以免黏滞留邪，阻滞气机，使邪不能外透。

判定营热已经透转到气分的标准：①主要是神志症状转轻(无心烦不寐，时有谵语现象，无舌謇)。②舌质由绛舌变为红舌，可出现黄苔。脉象由细数变为滑数或洪数。③有时也可出现明显的气分证，如高热、烦渴、汗出等。

### (四) 凉血散血

凉血散血是血分阶段的治疗大法。

凉血：即清热凉血。血分证的病机是热盛迫血，动血耗血，热瘀交结，其症状重点是血热妄行导致机体多部位、多窍道的急性出血，故应首先采用凉血之法。叶天士举例使用生地黄、丹皮、赤芍等药均有凉血的作用，血分证主方犀角地黄汤中的四味药均属寒凉，正可清热凉血。

散血的含义主要有两个方面：

（1）活血化瘀：热瘀交结，瘀从何来，主要有：

①离经之血：血热妄行，溢于脉外，留滞体内，是为瘀血。瘀血又可导致血不循经而溢于脉外，是因瘀血之证，又致出血之患。因此必须活之、消之、化之。叶氏原文和犀角地黄汤中的丹皮、赤芍即为此设。

②经（脉）内瘀血。

③凉药致瘀：大剂量凉血药物，虽有止血之长，但其寒凉太过，亦有“遇寒则凝”之弊。故用散血药物，使其止血而不留瘀。另外，还有其他因素，此不赘述。

（2）滋养阴血（不易理解）：叶氏将血分病机概括为耗血动血，耗血却耗伤阴血。其因素有：

①血热炽盛，耗伤阴血。

②出血耗伤阴血。

为什么散血也包含有滋养阴血的含义呢？

阴血耗伤→血液黏稠（浓度大）→运行滞涩→渐聚成瘀（如用同样的针头输液，输生理盐水、5% 的糖盐水就快，输血就慢，此血比水浓度大故也。）。血分患者舌质深绛、紫绛，皆阴伤血稠之兆，用大剂量养阴之药，滋养阴液→血津充足→黏度浓度变小→运行畅利→血活瘀化。故养阴之药亦有散血之功。

犀角地黄汤中重用生地，不独取其凉血之效，亦取其滋养阴液，以收散血之功。一药二用，既凉血，又散血，作用之妙，作用之大，由此可明。叶天士举例时选用了阿胶，亦为滋养阴血而设。

吴鞠通言“地黄去积聚而补阴”，即地黄具有活血和补阴的双重功能，其活血即散血的作用是通过补阴而间接实现的。

从临床来看，相对于凉血，散血则更难把握。凉血与散血的比例，应根据病情灵活掌握，没有丰富的实践经验很难恰到好处。

由上所述可以得出：“汗之”即“导邪外出”，邪不同则导邪用药亦不同；“清气”有广、狭二义，应灵活运用；“透热转气”是治疗目的（也可称治疗大法），其基本治法是清营热、养营阴、宣畅气机；“凉血散血”既清热凉血、活血化瘀又滋养阴血，其包括清、养、散三个方面。

综合《温热论》第1条及第8条的内容，结合本文对其条文的归纳、分析及认识，我们可以用一句话来概括其内容要点（犹如文章的中心思想），即“温病的发生、发展，病机变化及治疗原则”，称这2条为《温热论》全篇之“提纲”，至为恰当。

# 《温病条辨》讲座

河南中医药大学　郭选贤教授

今天我们讨论《温病条辨》，主要涉及《温病条辨》的原本及其作者的名与字；《温病条辨》的内容概要；重点条文及自注选讲等三个方面的内容。

## 一、《温病条辨》的原本及其作者的名与字

### （一）《温病条辨》的原本

《温病条辨》的版本问题在学术界没有争议，公认的最早版本就是1813年的“问心堂”初刻本。这个“堂”指的是“堂号”，相当于咱们现在所说的出版社，“问心”就是出版社的名称，如“人民卫生出版社”等。《温病条辨》就是“问心堂”这个出版社出版的。“初刻本”又叫作“原本”，第一次刻故叫作“初刻”，而“原”有原始，本原之意。“初刻本”（“原本”）最为重要，因为它最早，最真实可靠，最有历史价值。《温病条辨》1813年的问心堂刻本就是初刻本，即原本。但是这个原本我本人还没有见到过，我们大多数人见到的都是影印本。影印本实际上也是原本，其内容不会有任何变化，因此影印本也是相当可靠的。人民卫生出版社1958年3月出版的影印本是影印清代嘉庆癸酉年（1813年问心堂的初刻本）的。根据“问心堂藏版”即根据“原书”影印，可以说就等于是原本，就是初刻本。

《温病条辨》于1813年由问心堂付梓刊行，后流传甚广，版本甚多，翻印、增批评注者近百家，此不赘述。

另外，《温病条辨》一直被奉为学习温病学必读之书，备受后世医家推崇，被誉为“治温之津梁”，并有将该书与《黄帝内经》《伤寒论》《金匮要略》合称为“四大经典”者，说明了该书的重要性。

### （二）吴鞠通的名与字

关于《温病条辨》的作者吴鞠通的名、字、号，多部教材均众口一词，云：

吴瑭，字佩珩，鞠通是其号。后经过再学习，再考证，我的认识发生了变化。

在“问心堂《温病条辨》自序”这一页的左下方有个印章，刻的是“鞠通”两个字。印章很重要，一般刻的是人的名或字，不可能是号，尤其不可能是诨号，别号。扉页有“淮阴鞠通吴氏著”这7个字，意即淮阴吴氏鞠通著。这里没有写吴鞠通的名是“瑭”，而是“鞠通吴氏”，可见“鞠通”很重要，不是名就是字，而绝不可能是号。再看另一页，《温病条辨》原病篇的右下页有“吴瑭鞠通氏著”，看到这六个字，我心中的疑问便豁然冰释。“吴瑭鞠通”即吴鞠通名瑭，字鞠通。再与“淮阴鞠通吴氏著”两者合参，可知瑭是名，鞠通是字。故应是吴瑭，字鞠通。因此，看原著重要，看初刻本更重要。

举例说明：10年前，我承担课题“中医药古籍保护与利用能力建设项目”中《温热病指南集》一书的校注整理工作。该书原本封面题“陈祖恭平伯父著”，然“祖恭”与“平伯”两者何为名？何为字？抑或是号？文献多以“陈平伯（祖恭）”或者“陈祖恭（平伯）”含糊其称，亦有众多文献称“陈平伯，字祖恭”。为校注此书，我曾三赴济南，二到合肥，又二下南京。记忆最深刻的是在山东省图书馆，因为此馆为藏有该书的唯一图书馆。某日偶遇山东大学的一名硕士生，谈及陈氏的名、字问题，此生翻看该书，不久即说道：“以古人著书体例而言，原本既题‘陈祖恭平伯父著’，可知祖恭是名，平伯是字，父（或甫，或氏）字是对男性的尊称，与此相邻的当是作者的字。”

再回到《温病条辨》的作者问题，从“吴瑭鞠通氏著”看，与氏相邻的是鞠通，故鞠通是字；再者古人还有先名后字的习惯，故瑭是名，鞠通是字。由上可知：吴鞠通名瑭，字鞠通。

吴鞠通的名有三种写法：“瑭”“塘”“溏”，哪一种对呢？都对。在“问心堂《温病条辨》自序”中，吴鞠通本人的落款是“淮阴吴瑭自序”。从这里我们可以看出几个结果：①“瑭”字应该是正确的。自己写的，能有错吗？②“瑭”是吴鞠通的名。古人称己者常称其名，为谦称；称人者常称其字，以示尊重，为尊称，这正好印证了本文上述的结论。③“瑭”的偏旁是“王”，其意是玉。有许多教材、专著认为吴鞠通的字是佩（或配）珩，“瑭”“珩”皆为佩戴之玉器，这样能说得通，才符合名、字的命名规律和意义。但我认为，由作者自己写的原版书上的名、字才是最铁的证据。

至于“塘”和“溏”，则与吴鞠通出生时的一个故事有关。吴鞠通家旁边有一个“池塘”，过去有位将军领兵打仗时曾数次经过这里，在这里歇兵、饮马、喂料，故称“养马塘”。吴鞠通出生后，无以为名，其父就说，就叫“塘”吧！于是，吴鞠通就叫“táng”，但究竟是哪个“塘”？当时其父是看到了“池塘”，才起名为“塘”的，所以写“土”字旁的“塘”也对。那个养马塘是个池溏，里面有水，所以这个三点水旁的"溏"也是对的。所以不同的版本写得不一样，写什么的都有。2007 年我参加江苏省淮安市召开的"纪念温病学家吴鞠通诞辰 250 周年高层学术论坛"并作学术报告，会议发的文件袋上印的就是这个"塘"，说明"塘"和"溏"均有意义，均可以使用。但是按照"问心堂《温病条辨》自序"的落款"淮阴吴瑭自序"几个字来看，吴鞠通的名应为王字旁的"瑭"，这是铁证，毋庸置疑。

## （三）为什么有学者认为吴鞠通的字为"佩珩"呢？

我的一位朋友也对此进行了考证。他写的文章认为，字和名之间的意义是相通的。对于名与字之间的这种关系，我也表示赞同。如诸葛亮字孔明，张飞字翼德，这些都是相通的。珩又是什么意思？"珩"是玉字边，与"瑭"字意是相通的，"佩珩"就是能够佩戴的玉石，那一定是好玉石。现在一个和田玉的镯子值多少钱？那可能比黄金还要贵呢！我们都学过古文《廉颇蔺相如列传》中"完璧归赵"的故事，文中提到一块叫"和氏璧"的美玉价值连城，一块就可以换十五座城池！多么值钱啊！一般的玉就戴在手上，而贵一些的就做个挂件儿带在腰上。这样名和字的意思就通了，"瑭"是玉，"珩"也是玉，还都是好玉，都能够佩戴和用来装饰，因此佩珩和瑭在意义上可以说通。现在教材都这样写"吴鞠通，名瑭，字佩珩"。但是，我还没有发现原本上的书证及吴鞠通本人认可的证据，见到的只是后来文献上的推论，而推论可信度是不高的。现在再次表明我的观点，从现在所掌握的资料看，应该是"吴鞠通，名瑭，字鞠通"。

## （四）鞠通又是什么意思呢？

古时候有个善弹琴的人，叫孙风，他可以弹出非常美妙的音乐。但是后来孙风不弹琴了，这张琴却仍然可以发出好听的曲子来，因此号称"自鸣琴"，一时名闻遐迩。有一位道士听说这件事，便去一探究竟。只见道士从琴里翻出一只小虫后，琴则不复鸣矣。人问其故？道士答曰此虫名"鞠通"。所以说鞠通就是小虫。为什么要当小虫？（下述未寻及原文，据其意演义）吴鞠通说我已经将伤寒、金匮等经典学习得差不多了，前人已经将一些道理阐述得比较明白了，我可以学会并继承前人的东西，然后将我学到的东西交给别人继续传承下去，就像录音机一样，可以把声音录进去，也可以把声音放出来，而我就是这样的小虫。号鞠通就是这样来的。原来我也不知道这个故事，2007 年我作为《吴鞠通研究集成》的执行主编，在编书时询问来自江苏淮安的主编严冰老师才知道此故事的。后来我又查找资料，确实如此。

综上所述：吴鞠通，名瑭，字鞠通。

## 二、《温病条辨》内容概要

首先需要明确中医四大经典是什么？一般的说法是《黄帝内经》《伤寒论》《金匮要略》、温病学。但温病学是一门学科，不像其他三大经典都是书籍，这样就显得有些不对等。若要求对等同时也是一本书的话，那就应该是《温病条辨》。所以把《温病条辨》作为中医四大经典之一的说法（作法）是存在的。

温病学的四大经典又是什么？包括《温热论》《温病条辨》《湿热病篇》《温热经纬》。中医四大经典和温病学四大经典这两个概念需要搞清楚，后面关于这些介绍我将不再赘述。

《温病条辨》有265条之多，全收录并讲解的话，时间不允许。今以《温病条辨》问心堂之影印本为据，将其内容分门别类，分析总结，提炼出吴氏学术思想之精华要旨，用表格示之（表5-1）。

**表5-1 《温病条辨》内容概要表**

<table>
<tr><th colspan="3">学术思想概要</th><th>支撑内容</th><th>涉及条文</th></tr>
<tr><td colspan="3" rowspan="3">（一）<br>确立四时温病病名，揭示三焦传变规律</td><td>1. 四时温病病名及病因病机</td><td>上焦篇1条</td></tr>
<tr><td>2. 温病发病的部位及受邪途径</td><td>上焦篇2条</td></tr>
<tr><td>3. 三焦病证的传变规律</td><td>中焦篇1条自注</td></tr>
<tr><td rowspan="15">（二）<br>三焦为纲，构建温病辨证体系；病名为目，详备温病理法方药</td><td rowspan="15">上焦篇<br>主要包括肺与心包病变</td><td rowspan="15">温热类</td><td>1. 太阴病脉证</td><td>上焦篇3条</td></tr>
<tr><td>2. 风温等四种温病初起证治</td><td>上焦篇4条</td></tr>
<tr><td>3. 风温犯肺证治</td><td>上焦篇6条</td></tr>
<tr><td>4. 热入气分，肺胃热盛证治</td><td>上焦篇7条</td></tr>
<tr><td>5. 太阴温病气血两燔证治</td><td>上焦篇10条</td></tr>
<tr><td>6. 手太阴温病血分证证治</td><td>上焦篇11条</td></tr>
<tr><td>7. 手太阴温病营分证证治</td><td>上焦篇15条</td></tr>
<tr><td>8. 邪入心包及热厥证治</td><td>上焦篇17条</td></tr>
<tr><td>9. 温毒虾蟆温证治</td><td>上焦篇18条</td></tr>
<tr><td>10. 暑温病营分证治</td><td>上焦篇30条</td></tr>
<tr><td>11. 小儿暑痫证治</td><td>上焦篇33条</td></tr>
<tr><td>12. 成人暑痫证治</td><td>上焦篇34条</td></tr>
<tr><td>13. 秋燥肺胃阴伤证治</td><td>上焦篇56条</td></tr>
<tr><td>14. 秋燥燥气化火证治</td><td>上焦篇57条</td></tr>
<tr><td>15. 秋燥膹郁痿喘证治</td><td>上焦篇58条</td></tr>
</table>

续表

<table>
<tr><th colspan="3">学术思想概要</th><th>支撑内容</th><th>涉及条文</th></tr>
<tr><td rowspan="33">（二）<br>三焦为纲，构建温病辨证体系；病名为目，详备温病理法方药</td><td rowspan="6">上焦篇<br>主要包括肺与心包病变</td><td rowspan="6">湿热类</td><td>16. 手太阴暑温新加香薷饮证治</td><td>上焦篇 24 条</td></tr>
<tr><td>17. 手太阴暑温气分证证治</td><td>上焦篇 26 条</td></tr>
<tr><td>18. 暑温、湿温、伏暑之异同</td><td>上焦篇 35 条</td></tr>
<tr><td>19. 太阴伏暑气分兼表证治</td><td>上焦篇 38 条</td></tr>
<tr><td>20. 太阴伏暑血分兼表证治</td><td>上焦篇 39 条</td></tr>
<tr><td>21. 湿温初期卫气同病证治</td><td>上焦篇 43 条</td></tr>
<tr><td rowspan="16">中焦篇<br>主要包括胃肠和脾病变</td><td rowspan="7">温热类</td><td>22. 阳明温病提纲</td><td>中焦篇 1 条</td></tr>
<tr><td>23. 阳明温病小承气汤证治</td><td>中焦篇 3 条</td></tr>
<tr><td>24. 阳明温病调胃承气汤证治</td><td>中焦篇 5 条</td></tr>
<tr><td>25. 阳明温病益胃汤证治</td><td>中焦篇 12 条</td></tr>
<tr><td>26. 阳明温病黄连黄芩汤证治</td><td>中焦篇 19 条</td></tr>
<tr><td>27. 阳明温病邪在血分证治</td><td>中焦篇 20 条</td></tr>
<tr><td>28. 阳明温病小便不利证治</td><td>中焦篇 29 条</td></tr>
<tr><td rowspan="9">湿热类</td><td>29. 阳明温病痰热结胸证治</td><td>中焦篇 38 条</td></tr>
<tr><td>30. 暑温蔓延三焦证治</td><td>中焦篇 41 条</td></tr>
<tr><td>31. 湿热弥漫三焦证治</td><td>中焦篇 56 条</td></tr>
<tr><td>32. 一加减正气散证治</td><td>中焦篇 58 条</td></tr>
<tr><td>33. 二加减正气散证治</td><td>中焦篇 59 条</td></tr>
<tr><td>34. 三加减正气散证治</td><td>中焦篇 60 条</td></tr>
<tr><td>35. 四加减正气散证治</td><td>中焦篇 61 条</td></tr>
<tr><td>36. 五加减正气散证治</td><td>中焦篇 62 条</td></tr>
<tr><td>37. 湿热蕴阻中焦气分证治及治禁</td><td>中焦篇 63 条</td></tr>
<tr><td colspan="2" rowspan="11">下焦篇<br>主要包括肝和肾病变，多为肝肾阴伤，邪少虚多之候</td><td>38. 温病后期真阴耗伤证治</td><td>下焦篇 1 条</td></tr>
<tr><td>39. 下焦温病大便溏证治</td><td>下焦篇 10 条</td></tr>
<tr><td>40. 少阴温病肾阴亏心火旺证治</td><td>下焦篇 11 条</td></tr>
<tr><td>41. 温病后期邪入阴分证治</td><td>下焦篇 12 条</td></tr>
<tr><td>42. 阴亏痉厥的防治</td><td>下焦篇 13 条</td></tr>
<tr><td>43. 虚风内动证治</td><td>下焦篇 14 条</td></tr>
<tr><td>44. 厥哕并见证治</td><td>下焦篇 15 条</td></tr>
<tr><td>45. 误治阴衰，风动欲脱证治</td><td>下焦篇 16 条</td></tr>
<tr><td>46. 邪入厥阴，痉厥神昏证治</td><td>下焦篇 18 条</td></tr>
<tr><td>47. 暑邪深入少阴厥阴证治</td><td>下焦篇 36 条</td></tr>
<tr><td>48. 温热病后，胃阴耗伤证治</td><td>下焦篇 35 条</td></tr>
</table>

续表

<table>
<tr><th colspan="2">学术思想概要</th><th>支撑内容</th><th>涉及条文</th></tr>
<tr><td rowspan="7">（三）<br>创制三焦治疗大法，详论温病下法证治</td><td rowspan="2">三焦治疗大法</td><td>1. 治病法论</td><td>卷四　杂说</td></tr>
<tr><td colspan="2">此即吴氏原著中的“治病法论”，论述外感内伤治则的区别及三焦病证的治疗大法</td></tr>
<tr><td rowspan="5">温病下法内容</td><td>2. 阳明温病增液汤证治及治禁</td><td>中焦篇 11 条</td></tr>
<tr><td>3. 五加减承气汤证治</td><td>中焦篇 17 条</td></tr>
<tr><td>4. 下后数日，胃阴耗伤，余邪未尽证治</td><td>中焦篇 15 条</td></tr>
<tr><td>5. 三焦俱急，承气合小陷胸汤证治</td><td>中焦篇 10 条</td></tr>
<tr><td>6. 湿温久羁，三焦弥漫，大便不下证治</td><td>下焦篇 55 条</td></tr>
<tr><td colspan="2" rowspan="8">（四）<br>细察温病脉证之异，明确临证治疗禁忌</td><td>1. 白虎汤四禁</td><td>上焦篇 9 条</td></tr>
<tr><td>2. 湿温三禁</td><td>上焦篇 43 条</td></tr>
<tr><td>3. 温病忌汗</td><td>上焦篇 16 条</td></tr>
<tr><td>4. 斑疹之禁</td><td>中焦篇 23 条</td></tr>
<tr><td>5. 斑疹下法宜忌</td><td>中焦篇 24 条</td></tr>
<tr><td>6. 淡渗之禁</td><td>中焦篇 30 条</td></tr>
<tr><td>7. 苦寒之禁</td><td>中焦篇 31 条</td></tr>
<tr><td>8. 诸方之禁</td><td>下焦篇 17 条</td></tr>
</table>

## 三、重点条文及自注选讲

“重点条文”是指按照教育部中医教学指导委员会确定的中医经典等级考试的条文，并参考北京中医药大学谷晓红教授主编的《中医经典能力等级考试指南》而定，仅上文《温病条辨》内容概要表中就有 60 余条，今天讲座仅选其中几条与各位老师共同讨论。

### （一）温病大纲

温病大纲包括上焦篇的第 1 条和中焦篇第 1 条自注的一部分及上焦篇第 2 条，三者合起来就确立了九种温病的病名，揭示了三焦的传变规律，同时指出了温病初起的发病部位，故可称之为“温病大纲”。

**1. 上焦篇第 1 条**　第 1 条原文为：“温病者：有风温，有温热，有温疫，有温毒，有暑温，有湿温，有秋燥，有冬温，有温疟。”“温病者”的“者”有提示的功能，意思是温病有多少种呢？紧接着就回答一共有9种温病。这9种温病的内容，是我们编教材时的重要依据，现行教材上的病名等内容基本上是和它一致的。有人问温病发展到今天，为什么还用那些个老名字呢？我说不用也可以，请你给我说出些新的病名来，但不要用西医病名来代替中医病名，这样病名会有很多。如中医风温在西医中包含很多病，把那些病名全部都用上是不可能的。所以目前最可行的方法还是沿用吴鞠通所说的9种病名。吴鞠通的功绩之一就是确立了温病的病名，并且沿用至今。

关于这9种温病，在这里我简单解释一下，虽难准确，但可知梗概。

风温是“风温肺热病”。“风温”病这个病名最早见于《伤寒论》的第6条，但张仲景讲的风温和温病中的风温不一样，它是误治之后形成的坏证、变证，而我们现在讲的是叶天士所说的新感风温。风温是肺部疾病中的热性病，也就是呼吸系统的热性病。“风温肺病”先确定了一个大的范围，然后再加一个热字就更加精确了，这样就和现代医学结合起来了。如病历上写西医病名是“上呼吸道感染”或者“扁桃体炎”或“肺炎”，中医诊断病名则为“风温肺热病”。当诊断为风温肺热病时，没有人会说你错了，因为风温的范围非常大。“风温”来源于东汉的《伤寒论》，“肺热病”见于《黄帝内经》，将两者结合起来，“风温肺热病”这个病名就诞生了。1982年冬天，我大学还没有毕业，在河南开封市中心医院实习。当时全国有一个重点科研项目叫“风温肺热病研究”，这个项目由中国人民解放军总医院牵头，全国30多所医院参与，我实习的医院也参加了这次项目。研究的内容是观察患了“风温肺热病”的患者，其微循环是否发生了改变。可见当时风温肺热病的概念就已经提出来了，而且直到现在全国还都认可这个病名，仍然把它叫作风温肺热病。

温热就是春温，春温是脑病，是神经系统疾病，流行性脑脊髓膜炎属于春温病。温疫是具有强烈传染性的疾病。温毒主要是指有局部症状的温病，局部出现红、肿、热、痛、溃疡、流脓水等症状，如大头瘟。暑温是多发于夏季的流行性乙型脑炎。湿温是肠胃病，具有传染性，在秋天多见。秋燥是发生于秋天的风温。冬温是发生在冬季的风温。中医疟疾分为正疟、温疟、寒疟、瘅疟和劳疟，而温疟是疟疾中的一种，表现为寒热往来，发有定时，主要发生在夏秋季，病在少阳。

**2. 中焦篇第1条自注** 中焦篇第1条自注中有这样几句话：“温病由口鼻而入，鼻气通于肺，口气通于胃，肺病逆传则为心包，上焦病不治则传中焦，胃与脾也，中焦病不治即传下焦，肝与肾也，始上焦，终下焦。”这里讲的就是三焦传变，由上焦传中焦，中焦传下焦，这是温病传变的基本规律。我在前面温病辨证时画了一个图（图 3-1），是一个带箭头的“十”字，其中的竖就代表了三焦的传变规律，就是《温病纵横》的“纵”字和《温热经纬》的“经”字的内在含义之一，即疾病由上焦传至中、下二焦的传变规律。

这 2 条条文合并在一起就是温病的提纲，它对全书起到提纲挈领的作用。具体内容是：吴鞠通确立了 9 种温病的病名，为何说是“确立”？因为有些病名之前已经存在，如汉代的风温，现在也确实称其为风温，没有改变。并且揭示了三焦传变规律，这里为何用“揭示”？三焦传变规律在之前也存在，但没有人将它说出来，将已经存在的东西说出来就是“揭示”。也就是说，《温病条辨》的提纲确立了九种温病的病名，揭示了三焦的传变规律。

**3. 上焦篇第 2 条**　第 2 条原文为：“凡病温者，始于上焦，在手太阴。”一般的温病，其症状和病机都是从上焦开始的。这与叶天士在《温热论》中所说的“温邪上受，首先犯肺”可以相互印证。

关于温病发病的部位，大部分的温病是这样的。因为呼吸系统疾病属于温病的占很大的比例；反过来说，温病属于呼吸系统的同样占很大的比例。从现代医学来讲，发生在呼吸系统的传染性、感染性疾病即温病较多，其病变部位在手太阴。“凡”是指大多数，并非全部之意。

## （二）上焦篇第 3 条

上焦篇第 3 条原文：“太阴之为病，脉不缓不紧而动数，或两寸独大，尺肤热，头痛，微恶风寒，身热自汗，口渴，或不渴而咳，午后热甚者，名曰温病。”此条我将按原文顺序展开详细讲述，要重点掌握太阴病的主脉、主症和特色症状。

在我编写“十五”教材时，曾想把该条列为提纲。该条属于上焦篇，作为上焦篇提纲还算说得过去；然原文末尾有“名曰温病”4 字，故作为温病提纲也未尝不可。但后来还是将其列为上焦病的提纲。

现在我们列为提纲的主要是上面所讲的那 3 条，包括确立 9 种温病病名，揭示三焦传变规律，以及温病初期的病变部位。这些都是全局上的东西，作为提纲，当之无愧。而这一条（即第 3 条）作为全书之提纲，似有牵强。但作为上焦篇提纲，就没有任何问题了。

下面我将按照原文顺序串讲该条。首先来看句式，《伤寒论》中太阳病第 1 条是“太阳之为病，脉浮，头项强痛而恶寒”，这是太阳病提纲。温病的句式与之相同，是“太阴之为病”。伤寒走足，属足太阳膀胱；温病走手，属手太阴肺。

学习这一条应当重点掌握太阴病的主脉是什么、主症是什么、特色症状是什么。“脉不缓不紧而动数”是其主脉，这里省略了一个“浮”字。脉象不是浮缓的，也不是浮紧的，而是浮而动数的。简单来说，太阴病的主脉就是浮数，但是这与一般的风热证浮数脉象还是有所不同的。温病太阴病的脉是浮而动数的，伤寒太阳中风的脉是浮缓的，伤寒太阳伤寒的脉是浮紧的。吴鞠通和叶天士都是伤寒大家，都是和伤寒相比较来说明两者区别的。温病太阴病的脉浮数有什么特点？是浮而动数的。动即跳动，说明脉象跳动比较厉害，幅度比较大，且没有规律，时高时低，躁动而快速。这是太阴病主脉。

主症是什么？条文中有“尺肤热，头痛，微恶风寒，身热自汗，口渴，或不渴而咳”这么多症状，那么主症是什么呢？“而”字表示强调之意，其后面的就是主症，即“咳”。伤寒太阳病是“而恶寒”，“恶寒”是太阳病的主症；温病太阴病是“而咳”，咳是太阴病的主症。肺病的标志性症状就是咳嗽，当然“五脏六腑皆令人咳，非独肺也”。太阴病的主症是手太阴肺的症状，即咳嗽，其余的为兼症。

特色症状是什么？临床头痛见得多，微恶风寒见得多，身热、自汗、口渴或不渴都见得多，午后热甚见得也多，所以这些都不是特色。温病太阴病的特色症状是“尺肤热”。什么叫尺肤热呢？首先我们先讲什么是尺肤。尺肤由“寸口”的尺部脉起。“寸口”现在是一个诊脉的部位，但实际上其原始的意义并不是这样。大拇指前（上）面有一块掌骨叫寸骨，口是接近的意思，接近寸骨的这个地方就叫寸口。我和高伯正同志合著了一篇文章，题名为《尺、寸口本义来历考》，就是考证了“尺”“寸口”的意思和来历。今天我们要谈的问题与此有关，即从“寸口”这个部位起始，到肘关节的“尺泽穴”为止，这一段上臂内侧的皮肤叫“尺肤”。

那尺肤为什么会发热呢？就我在临床上的体会来说，确实如此，“古人诚不我欺也”。临床上往往有这样的患者，医生在摸脉时，摸到“尺肤”处觉得皮肤有点发热，于是让患者去量体温。患者量完体温果真是发热了。为什么会这样呢？人有十二经脉，十二经脉的流注次序从手太阴开始，这是容易被我们忽视的地方。我曾经面试过一个本科针灸学专业考温病学研究生的同学，问他“十二经脉的走向和交接规律”，他不会；又问“十二经脉气血的流注次序”，他又不会。我告诉他“一肺二大肠，三胃四脾乡，五心小肠七膀胱，八肾流注心包九，三焦胆枢肝家当”。

这个“寸口”作用有多大呢？除了诊脉以外，还有很多的用处，此不赘述。“寸口”是十二经脉的起始部位，是手太阴肺经的循行部位。“尺肤热”说明肺里有热，属于手太阴肺病。这就是温病太阴病的特色症状，是没有写入教材但我认为有用的东西。

### （三）上焦篇第4条

上焦篇第4条原文："太阴风温、温热、温疫、冬温，初起恶风寒者，桂枝汤主之；但热不恶寒而渴者，辛凉平剂银翘散主之。温毒、暑温、湿温、温疟，不在此例。"本条问题较多，我将从以下5个方面展开理解：串讲原文、银翘散的方药组成及煎服方法、银翘散的剂型改革及银翘散治疗艾滋病。

**1. 串讲原文** 原文中提到8个病，即风温、温热、温疫、冬温和温毒、暑温、湿温、温疟，涉及桂枝汤和银翘散这2个方，以及恶风寒、但热、不恶寒、渴这4个症状。

首先看条文中关于这8个病的有关问题。风温、温热、温疫、冬温这4个病都属于哪一类温病？是温热类还是湿热类？答案是温热类的。其中温疫虽有温热和湿热之分，但此处所指是温热类的温疫。这4个温热类温病在初期都可能会出现桂枝汤证，也可能会出现银翘散证，因此这几个病初期如果出现了桂枝汤证就用桂枝汤，出现了银翘散证就用银翘散。这是一个选择依据。

条文中最后一句话"温毒、暑温、湿温、温疟，不在此例"，为什么不在此例？若是温毒，桂枝汤、银翘散能用吗？温毒有毒，要加入清热解毒的药物才行。着眼于毒，桂枝汤、银翘散力量不够，所以说温毒不能用，必须加入清热解毒的药物；暑温为什么不能用？暑温里面有暑，桂枝汤和银翘散不是清暑之方，而且暑温里面还有暑湿病，包括有湿。那么暑湿是否能用这两个方呢？不能，要加入化湿、祛暑的药物才能胜任；湿温初起是湿多于热，对于湿热类的温病，化湿是治疗的关键，这两个方少有化湿的药物，因此也不能用；温疟是疟疾的一种（注：中医内科的疟疾分正、温、寒、瘴、劳5种），疟疾要针对疟邪，即所谓的疟原虫进行治疗，这两个方也不能胜任。故此4种病不在此例。

其次讲桂枝汤和银翘散的选择使用问题：在风温、温热、温疫、冬温这4个病的初期，一种情况是"恶风寒"，另一种情况是"但热、不恶寒而渴"，前者用桂枝汤，后者选银翘散。然而，对吴鞠通此种说法，非议甚多。

有一个流行甚广的说法"桂枝汤是伤寒第一方"，既治风寒外感又治内伤杂病。桂枝汤是治伤寒的，不是治温病的，所以温病不能用桂枝汤。但我认为，是否能用桂枝汤的关键是温病初期会不会恶寒。温病初期是会恶风寒的，原文第3条有"微恶风寒"，本条也有，是"恶寒"，较"微恶风寒"更重。实际上在临床中得了温病的患者，不恶寒、恶寒较轻、恶寒很重均有可能出现。

温病也有初起不恶寒的，“但热不恶寒”。发热，不恶风寒，再加上口渴苔黄，是什么证？这是气分证。我们都知道银翘散是卫分证的代表方，那为什么气分证还用银翘散呢？这里共有 2 个问题，即：①既然是温病不是伤寒，为什么还用治疗太阳伤寒的桂枝汤呢？②既然是温病气分证，为什么还用治疗卫分证的银翘散呢？

其实伤寒也好，温病也好；恶寒也好，不恶寒也好，皆是由人体气血运行失常所致的。人的体质不同，表现在临床上的反应也就不同。吴鞠通给了我们一个在临床上简便易行、切实可行的应用方法。温病初起恶风寒者有之，不恶风寒者也有之，渴者有之，不渴者也有之，关键是要全面地衡量。如果是有恶风寒，不管程度轻重，先用桂枝汤解除恶寒；不恶寒者就表现为发热、渴，此时专用银翘散即可。但是很少有自始至终都用桂枝汤者；有初起用一两剂桂枝汤，患者恶寒解除，即转银翘散，这很多见。对于初期恶寒怕冷者，还有一种方法，即银翘散中加桂枝，服后也可解除恶寒。恶寒消失后，可把桂枝、荆芥都去掉再服。

我写过一篇文章来研究这个问题。不管理论上怎么说，之所以会有不同的临床症状，是因为人的体质不同。但只要具备这样的临床表现，我们就按照吴鞠通的方法进行治疗。

**2. 银翘散的方药组成** 银翘散里面用量最大的就是“银、翘”，但原方顺序是“连翘一两，银花一两”，且用量最大，这说明什么？银翘散是治疗什么的？是治疗感冒、治疗卫分证的。感冒，西医叫上呼吸道感染。感染了我们就认为有毒，那是什么毒呢？结合现代医学来看，我们可以说是病毒。所以银翘散里面金银花、连翘都是抗病毒的，且用量最大。从中医来说，重点不在辛凉解表而在清热解毒；从中药分类来说属于“清热解毒药”。那么方子里边有没有解表药呢？有，“薄荷六钱，牛蒡子六钱”。这两味药均属于辛凉解表药，能利咽，用来治咳嗽。此外，牛蒡子还有解毒的作用。因此，不管是从中医还是西医，这都是可以说通的。

辛凉解表药在咱们的中药学书中共有 12 种，且分在第二类中，正如歌诀“辛凉解表第二类，此类药有 12 味，薄荷菊花牛蒡子，葛根浮萍全蝉蜕，升麻柴胡蔓荆子，豆豉桑叶和木贼”。在这 12 味药中，薄荷是第一味，是辛凉解表的代表药；牛蒡子除解表外，还有利咽喉的作用，作用于上呼吸道；桔梗专治喉咙。另外，桔梗、甘草合起来就是桔甘汤，也是治疗喉咙症状，作用于上呼吸道的。所以我们不能单纯强调这是治表证的方子，桔梗这个药物在上呼吸道症状中用得很多。

还需要强调的是，银翘散中也有辛温的药，如荆芥。有的教材里说荆芥在这里发挥发汗透邪、祛邪解表的作用，这是不对的。本身就是热性病，再用荆芥这种温药，岂不是火上浇油吗？实际上是方中用了大量的寒凉药物，佐以荆芥来制约方子寒凉太过的。豆豉分两种，香豆豉和淡豆豉，香豆豉辛温，淡豆豉辛凉，所以这里用的是淡豆豉。此外，还要注意淡渗利湿药的应用，本方利湿作用并不强。这就是银翘散大致的方药组成，临床上我们要注意解毒利咽药物的应用。

**3. 银翘散的煎服方法** 原文中指出其煎服方法为“上杵为散”。“上”就是指上面药方中的这些药，“杵 chǔ”字，三声，粉碎之意，不是竖心旁的“忤”，“杵为散”就是粉碎成面。那一次吃多少呢？“每服六钱，鲜苇根汤煎”。这是散剂，俗称面药，用鲜苇根熬汤，用汤煎煮面药，等香气大出，即取服。此为“水煮散”的煎煮方法，但不宜煎煮时间太长。至于吃药的次数，原文提到“病重者，约二时一服，日三服，夜一服”，即 4 个小时吃一次，白天吃 3 次，夜里吃 1 次，一日共吃 4 次。但现实情况是，有人会交代你说，中药熬好后，“一日 2 包，早饭前、晚饭后各 1 包”。其实在临床上并非如此，轻症的尚可这样，重的肯定不行。按吴鞠通所言，一般情况下，一日是吃 4 次的。那么病情再重怎么办呢？“病不解者，作再服”，再加 1 次就是 5 次了，也就是说 20 个小时都在吃药。如此，这个药力在体内才会持续不断地发挥作用，比抗生素的效果还要好。总之，银翘散的煎服方法非常讲究，服药的次数也很多，应当学习。

**4. 银翘散的剂型改革** 银翘散的剂型改革是所有中药剂型改革中最为辉煌的，有丸剂、片剂、冲剂、口服液、针剂、滴鼻液等，不胜枚举，应用极为广泛。

银翘散本身是个散剂，后改成丸剂等剂型。最常见的丸剂一个是银翘解毒丸，一个是加上羚羊角的羚翘解毒丸。有蜜丸、有水丸；有大丸、有小丸，大丸三钱重，小丸一钱重。现在的片剂有银翘解毒片、羚翘解毒片、维 C 银翘片，其中最常见的是维 C 银翘片。有个伤寒老师跟我说，桂枝汤是中医的第一方，外感能治，内伤还能治，十分重要。我说是很重要，但温病的方也很重要，比如银翘散就很重要。何以见得呢？到街上去买维 C 银翘片，哪怕是再小的药店都是有维 C 银翘片出售的，但没有桂枝片、桂枝丸。也有人说银翘散是中医的第一方，为什么呢？因为销售量大，服用的人多。后来片剂有了发展，又有了口服液、冲剂、滴鼻液等，现在用得最多的是颗粒剂。市场上现在有许多根据银翘散改革而来的中成药，尽管药名不是银翘散，但组成还是银翘散或其加减。

有人说银翘解毒丸效果不好，原因是什么？首先我们看剂型。“丸者，缓也”，适用于慢性病，急性病不用丸剂；“散者，散也”，发散，适用于新感疾病、表证；“汤者，荡也”，适用于新感疾病。散剂、汤剂都是适合这个疾病的，但丸剂不是。风温是急性热性病，用丸剂不符合中医理论。凡是不符合中医理论的剂型改革，其效果注定都是不好的。这是第一个原因。第二个方面的原因是用量。银翘解毒丸的用量是每服 1 丸，日服 2 次，温开水送服。1 丸是多重呢？按现在的度量衡进行折合，一钱等于 3.13g，1 丸是三钱，就是 3.13g×3。每日 2 次，那就再乘 2。合起来即一日的用量是 18.78g。散剂按照要求是吃多少呢？吴鞠通云：每服六钱，日三服，夜一服。一日吃 4 次，“病不解者，作再服”，再服 1 次就是 5 次，而且要用鲜芦根汤去煎服。按照清代的度量衡来算，一钱是 3.73g，每服六钱，一日 4 次，就是 89.52g，这是一日的药量，而且还不包括芦根，若包括的话那就更多了。也就是说，一日的用量大约是 100g 散剂，而现在的丸剂还不到 20g。散剂的用量大约是丸剂用量的 5 倍，亦即丸剂用量大约是散剂用量的五分之一。用量如此的悬殊，疗效岂能相当？

另外一个就是临床上常说的煎服方法问题。根据《温病条辨》的内容及临床经验，归纳起来有两点：第一药物要足量地使用，药量不够不行；第二服药次数要多，一日要吃 4 次，甚至吃 5 次。现在的煎（煮）法是怎样的呢？除了把散剂改为汤剂在临床上常用外，散剂的使用方法一个是水煮散，另外一个叫水冲散。水煮散就是用芦根汤（芦根熬的水）或者薄荷水去煮。其方法是在芦根汤或者薄荷水沸腾 10 分钟后，把散剂倒进去，再煮 5 到 10 分钟，澄清后喝上面的清水，这就叫水煮散。如果有患者说他咽腔比较粗，就可以将药水和药渣一块喝下去，效果可能更好。另一个叫水冲散，就是拿芦根汤或薄荷水直接将银翘散冲服下去，或用芦根汤或薄荷水将银翘散调成稀粥样服用。这两种方法都是可以的。总之，就是量要够，用法要规矩。吴鞠通原方用芦根汤煎（煮）散，现在有老中医用薄荷水送服，效果都很好。

上文提到银翘散的丸剂效果不好的原因是量不够，不符合中医理论。另外一个原因就是丸剂不好吸收，尤其是在冬天，又硬，又黏，又凉。那吃的时候怎么办？可以先把它分成若干份，揉成圆的小粒，再用温开水一冲就可以了。由于以上原因的存在使丸剂效果不如散剂，而剂型改革以疗效为标准。如果疗效不好，剂型再方便也没用。

从上可知，银翘散剂型虽多，但临床上仍以汤剂、散剂效果最好。

**5. 运用银翘散治疗艾滋病的体会** 《温病条辨》中的方剂不但对常见的温病效果显著，而且对当今新发的艾滋病也有确切的疗效。笔者在参与国家自然科学基金、“十五”国家科技攻关计划、国家重点基础研究发展计划（973

计划）等重大的针对艾滋病的科研项目及河南省对艾滋病的关怀救助工作中，运用鞠通方取得一些成效。今仅将银翘散治疗艾滋病的点滴体会抛砖引玉，仅供参考。

（1）银翘散为治疗艾滋病外感的主方：我是河南省艾滋病防治专家组的成员。十几年前，我经常下乡治疗艾滋病，常常用到银翘散。我认为，银翘散是治疗艾滋病风热卫分证的主方。艾滋病分三期：急性期、潜伏期和艾滋病期，这三期都可以用到银翘散。平时我们最常见是潜伏期和艾滋病期。潜伏期又叫无症状期，无症状并不是一点症状都没有，而是症状相比较而言不太严重罢了。从临床来看，艾滋病“感冒”属风热夹湿证者最多，且湿邪在风热夹湿证中占有比重较大，用银翘散可加重芦根、竹叶用量，并酌情加入杏仁、薏苡仁等宣湿、渗湿之品；单纯风热者次之；风寒者最少。银翘散是治疗温病初起风热在卫证的主方，主治发热，恶寒，咳嗽，头痛，口微渴，苔薄白，舌边尖红等肺卫表热证。艾滋病的三期均可表现为此种证候。

在艾滋病的急性期，该方是对证主方。由于确定感染人类免疫缺陷病毒（艾滋病病毒）的时间难度很大，急性期的感染者较难认定。但从一些潜伏期和艾滋病期患者的回顾口述中可以了解到他们曾有急性期的症状，并且用银翘散中的药物进行治疗都获得了良好的治疗效果。曾用银翘散治愈过的某些当时并不知道究系何病的风热卫分证患者，后来被确诊为艾滋病。从我们的临床经验估计来看，艾滋病急性期表现为风寒者较少，风热者居多。而对于风热者，银翘散有很好的疗效。艾滋病的无症状感染期（又称潜伏期）并非没有症状，正像常人亦会“感冒”一样，此期“感冒”多于常人，且有频次逐年增多的现象。此期“感冒”亦以风热卫分证为多，但患者常见舌苔白腻，口黏等症，表现为风热夹湿，此时银翘散中可加重竹叶、芦根之用量，并酌情加入杏仁、薏苡仁等宣湿、渗湿之品，其效颇佳。

患者女性，36岁，病例编号是F74，F代表服药组，其舌象是舌苔色白厚腻，舌淡红，症见感冒症状兼乏力脘痞，带下黏稠等。湿热带下，这是她的一个特点。我们出了一本书叫作《艾滋病舌诊图谱》，英文版的，里面有很多典型的舌象。风热兼湿的患者除有舌苔白腻外还常常有口黏的表现，他这个黏不是一般的黏，张嘴后上颚到舌，舌到下颚之间，丝丝很多，撕拽不断，像一道叫“拔丝苹果”菜里面的丝。我们认为这就是湿，是一个特色的症状。另外还有胸闷脘痞、头昏身重，这都是湿象。因此，它是风热夹湿证。选用银翘散，加重里面竹叶、芦根的用量，再加杏仁宣湿、薏苡仁渗湿。经治疗后，症状就会缓解。

艾滋病期，银翘散的运用概率更大。此期元气亏乏、肺脾虚极、动辄外感，所以外感次数更多。其证还是风热夹湿，症状常兼瘙痒，还有皮损感染、流水，且气味难闻。治疗仍以银翘散为主，加上黄芪、人参等补脾益肺之品；再加上蝉蜕、丹皮祛风止痒；或加龙胆草、蒲公英以抗感染，随症用药，灵活加减。就改善症状而言，其效尚可。

（2）银翘散治疗艾滋病外感的剂型和煎服方法：治疗艾滋病外感风热所致的肺卫表热证多用汤剂和散剂。银翘散原本是散剂，我的体会是汤、散二剂效果均好。

笔者体会，银翘散的丸、片之剂似不如汤剂、散剂。艾滋病急性期属新感无疑，其潜伏、艾滋期亦属慢性病之复感外邪，感而即发，故散剂疗效较丸剂为好。至于汤剂，临证时可紧密结合患者的特殊性而随证组方，其效更佳。

如本文前述，散剂的使用应按鞠通所云："每服六钱……病重者，约二时一服，日三服，夜一服……病不解者，作再服。"其服法是"鲜芦根汤煎"至"香气大出"时，冲服散剂，或将芦根煮沸 10 分钟后，兑以散剂，续煎至香气大出，连渣带汤（或仅喝药汤）服下，其效亦佳。

艾滋患者兼夹湿邪者为多，其外感时，芦根为必用之药。若改为汤剂，临床可按叶天士所云，加"芦根、滑石之流"。由于临床条件及病情的需要，笔者临床上多用汤剂，其效果远较丸剂和片剂为好。

（3）银翘散和桂枝汤治疗艾滋病外感时可配合使用：《温病条辨·上焦篇》第 4 条云："太阴风温、温热、温疫、冬温，初起恶风寒者，桂枝汤主之；但热不恶寒而渴者，辛凉平剂银翘散主之。"对于本条，非议者甚多。有人云既是手太阴温病，又不是伤寒，寒温有别，为什么还用桂枝汤？既是风温，就不能用桂枝汤。又有云但热不恶寒而渴，可知内热已甚，且无表证存在，为什么还用银翘散？

"实践是检验真理的唯一标准"，一切理论的正确与否，均需要实践的检验。鞠通先生此条所言是他临床丰富经验的总结，是符合临床实际的。验之于艾滋病（亦包括诸多其他温病）之卫表证，初起恶风寒者，有之；不恶风寒者，亦有之。恶风寒者，先用桂枝汤以辛温散寒（或者用银翘散加重荆芥用量，并加用桂枝、芍药等）；后继用银翘散以辛凉疏卫，则风热可解，直至痊愈。不恶寒者，可直接用银翘散治疗。

临床所见，直接用银翘散或者先用桂枝汤，后用银翘散者居多，外感期间自始至终都用桂枝汤者居少。温病大家吴鞠通先生给我们提供的简明的便于应用的方法，是颇符合临床实际的选方用药的指导规范。

## （四）下焦篇第48条

下焦篇第48条原文："喘咳息促，吐稀涎，脉洪数，右大于左，喉哑，是为热饮，麻杏石甘汤主之。"因吴鞠通说"是为热饮"，故我们简称"热饮证 "，即各种《温病学》教材风温病中的"邪热壅肺证"。

我将从以下五个方面讲解。第一个是热饮之症状，第二个是热饮之形成，第三个是"热饮之主方"应灵活加减，第四个是中西医治疗热饮各有长处，第五个是治疗"慢性热饮"的体会。

**1. 热饮之症状** 原文中症状：①喘咳息促，"喘"和"咳"是主要症状，"咳"似乎轻一些，"喘"似乎重一些，"息促"实际上就是喘，是对喘的进一步解释，"息促"即呼吸得快，呼吸表浅。②吐稀涎，稀涎就是稀痰。③脉洪数，即脉比较快，不但快，而且还像洪水一样，来势凶猛。右脉大于左脉，因左手心肝肾，右手肺脾肾，故右手的寸脉大于左手的寸脉，说明病位在肺。④喉哑，喉是呼吸道器官。这4点合起来就是"咳""痰""喘"，是呼吸系统的主要症状。

各种教材中的症状有身热，汗出，烦渴，咳喘，胸闷，胸痛或咳痰黄稠或带血，或痰呈铁锈色，舌红，苔黄，脉滑数。其中高热、咳喘是其辨证要点，其余是气分证的共有症状或其或然证。上述症状为多种肺炎的共有症状，西医叫肺炎，中医叫风温肺热病，辨证为热饮证或者邪热壅肺证。其中"发热，咳嗽"为必有症状。肺炎类型不同，临床表现也不同，但是高热、咳喘是共同的。"汗出，烦渴"在热饮的早期并不明显，而是在大热将去，病将向愈之时才最为明显。在早、中期发热很重，甚至是高热，但一点都不出汗。出汗了体温就降下去了，不出汗，干烧，体温就不降。另外要注意，汗出和烦渴不是同时出现的。如果汗出过多的时候才烦渴，说明已到疾病的后期。早期体温很高的时候是不出汗的，也不渴；病快好时就开始出汗，然后出现口渴，体温也就逐渐降下来了。书本上的症状是包括了疾病的全过程的，是有阶段性的，故应当分阶段来理解。此外还要注意肺炎的种类，如成人出现咳痰带血，可能是大叶性肺炎；如果咳出腥臭脓痰，可能是支气管扩张。肺炎不同，病原体也不同，机体反应性亦不同，此时原有的中药可能不行，故应加入相应的药物。临床上抗生素及退烧药物的使用也要根据肺炎的类型来选择。

**2. 热饮之形成** 风热病邪通过口鼻首先侵犯肺卫，导致肺的功能失调，然后卫表之热入里，形成了邪热壅盛证。肺热壅盛，宣降失常，气血津液不布，停留于肺之局部，这就叫"热饮"。

"热饮"有形，痰饮亦有形，两者需区别。痰饮为有形之阴邪，而热饮为有形之阳邪，一阴一阳，都有形，这是其一。其二是两者的治法不同，《金匮要略》中“病痰饮者，当以温药和之”，而“病热饮者，当以凉药清之”。

什么是热饮？热饮之体，实是现代各种肺炎的炎性渗出。怎么知道是炎性渗出呢？X线检查有阴影，听诊有湿啰音，有气过水声。可知清代乾隆年间的吴鞠通已知有病理产物的存在。如何诊断热饮呢？很简单啊！若遇到“发热、咳、痰、喘”为主的患者，听诊有啰音、血常规高、胸片有阴影，脉象、舌苔合参，即可诊断为热饮、风温肺热病中的邪热壅肺证。

**3. “热饮”之主方** “热饮”的主方是麻杏石甘汤，在《温病条辨》和《伤寒论》中都有这个方子，但两本书中这4味药的用量并不同。

我在临床中的体会是：①《温病条辨》中麻杏石甘汤药量太小了。其中石膏三钱，用量较少，应按《伤寒论》中的用量，成人可加至半斤，甚至更多一些。麻黄用量则不宜过多，尤其对于有高血压者。②药味也不够多，原来是4味，现在要加味，并随不同的热饮类型进行灵活加减。一般情况下，应加入治热饮之有效药物，如在麻杏石甘汤中加用黄芩。《用药传心赋》中说：“黄芩泻肺热而最妙。”还可加用鱼腥草，鱼腥草治肺炎效果颇佳。需要注意的是，鱼腥草煎煮时间不能过长。败酱草是治肠痈的药物，但用它治疗肺炎，效果也很好。

**4. 中西医治疗热饮各有长处** 现在急性、细菌性肺炎及重症肺炎的治疗都是西医的长项。只要诊断为肺炎，就会用到西药或抗生素，鲜有用单纯中药治疗。那么中医有什么长处呢？慢性、迁延性肺炎的治疗是中医的强项。我将会在下面第5点中详细讲述。

**5. 治疗“慢性热饮”的体会** 所谓“慢性热饮”指的是现代医学的慢性、迁延性肺炎。此病从症状上看好像不重，也不影响工作，偶见咳嗽，气色较差，表现为气阴两虚，少气无力，无精打采，自汗盗汗，饮食欠佳等。X线、CT可发现肺部有一小阴影，不能吸收，排除癌症、寄生虫、结核，最后诊断为慢性、迁延性肺炎。

我曾经治疗过一个慢性肺炎的患者，治疗时我对患者提出的要求是：第一，在我治疗期间不准找别人看病，若确实需要，需我允许，此举是为了治疗措施的贯彻延续；第二，必须按照我的治疗方案，一丝不苟地执行下去，不能随便停药；第三，要结合其他治疗方法，如理疗、灸疗等；第四，要坚持锻炼身体，每天至少2个小时，可以练气功、走路等。

慢性、迁延性肺炎患者患病的时间长、正气虚，故治疗的首要是培护正气；第二个要注重全身结合局部治疗，这是治疗的原则。从全身来说，我有个内服的方子，命名为“一参二丹三仁汤”。“一参”主要是补正气的，这类患者以气阴两虚为主，因此“一参”主要是用西洋参；“二丹”就是丹参、牡丹皮，这两个是活血化瘀药。为什么用它们呢？我认为“热饮”的病变部位就是湿邪聚集的部位，而加速血液的流动能带走湿邪，所以要活血化瘀；“三仁”是杏仁、蔻仁、薏苡仁。既然“热饮”属于湿，属于炎性渗出，那么就要用三仁，或据情况用三仁汤全方治疗湿邪，然后再根据具体情况进行加减。如果阴虚比较重，可以加沙参。这是我在考虑了患者的全身情况之后提出的基础方。局部用药，应外贴膏药，将膏药贴在距离炎症阴影最近的胸壁表面处，即在阿是穴处贴敷。膏药的主要成分有肉桂、丁香、乳香、没药、红花、川乌、草乌、白芥子等，贴于离病灶最近之处。

上述患者在内服、外用，再加上理疗、锻炼等多法合用之后，终于痊愈。

# 《温病条辨》说课

成都中医药大学　冯全生教授

今天授课的目的是与大家交流、分享如何讲解《温病条辨》，以说课的这种方式，深入了解吴鞠通《温病条辨》的主要学术思想。因本书内容很多，本讲仅以湿热类温病为例来跟大家进行交流。

对于经典的学习，应该强调的一点是，我们应该从作者的视角出发，以原作者的思想背景和知识结构为基础来理解原著、解读条文，这样才能够把握经典著作的核心思想。中医要"传承精华、守正创新"。守正，从大的着眼点来看就是恪守正道，不能把经典理解偏了。正本清源是创新的基石。

## 一、如何理解《温病条辨》的学术价值和作者的学术观点

首先我们要分析《温病条辨》的作者吴鞠通的人生经历，可以把吴鞠通的人生经历划分为两个阶段。

第一个人生阶段是他在 25 岁到 35 岁期间在四库馆阁读书、学习。在四库馆阁，他看了吴又可的《温疫论》，发现他发前人所未发，于是便专心学习《温疫论》。因此吴又可是他的医学启蒙老师。后来吴鞠通在学习过程中又看了叶天士的著作，很受吸引，于是他改学叶天士，真正深入研究叶天士，然后有所心得。"进与病谋，退与心谋，十阅春秋"，这样他的知识才真正地积累起来。因此，我们在研究吴鞠通时就应该去挖掘他在这个阶段到底做了什么，然后再把他介绍给学生，这样学生在学习温病学的时候就能够很快地受到触动，从而产生兴趣。

吴鞠通的第二个人生阶段，始于 1793 年京师大疫。他经众人推动积极投身救治，随后结合自身医疗经验整合历代医学精华，历时 5 年完成《温病条辨》（1798 年）。该书独创三焦辨证体系，但他却未敢贸然发表，历经 15 年沉淀方在友人汪廷珍敦促下面世。此阶段奠定了他作为温病学宗师的地位。晚年 73 岁时著《医医病书》（1831 年），思想从临床诊疗转向医学哲思，直言医界时弊，展现出与其早年严谨风格不同的学术突破。这两部著作及其晚年医案（去世

后20年辑录）共同勾勒出吴鞠通从医学革新到医道升华的完整学术轨迹，折射出清代温病学派的演进脉络。

对于吴鞠通，有这样几个标签：苍生大医、医德高尚、医术高超。吴鞠通为一代苍生大医，既有术，又有道。

第一，他医德高尚、医术高超。道光三年，吴鞠通回乡，遇到一对母子，母亲病重躺在担架上，无以为治。于是吴鞠通看诊后，诊断为燥热伤津，发现周围生长有生地黄，于是就地取材予以饮用，母饮后病愈。体现了吴鞠通的医德医术，正如其说"未敢轻治一人"。

第二，吴鞠通为人谦虚低调。他有三不敢，其一，如上所说未敢轻治一人。其二，未敢轻易落笔。即使他在1793年京师大疫时，功效卓绩却未敢自专。他认为若医生开方没有规矩准绳，患者就不是死于病，而是死于医。"是书原为济病者之苦，医医士之病"。其三，未敢置信。1798年他已经把书写好了，写好以后他自己说"恐以救人之心，获欺人之罪"。历时5年（1793—1798年）完成《温病条辨》，经15年审校，直到1813年问心堂将此书刊出，体现严谨的治学态度。其医案真实性源于两大特征，一是全部手书原稿（见《吴鞠通医案》序），二是医案时间跨度长，从1786年开始，到他过世前3年，共近50年的连续记录。其医案完整性表现在医案最长记载了复诊73次及30余例天花病案的全程记载，辅以自注"举其大略，以备一格"的批注传统。这种做法值得我们学习。

第三，吴鞠通博采众长，守正创新。其尊古又不泥古，古人必不可不尊敬，不尊敬则学无根基，但又需要大胆质疑。①发扬叶天士的学术思想。系统整理叶天士医案，比如三仁汤，不止取自叶氏医案当中的某一案，而是把几个医案整合在一起的。吴鞠通发掘整理，系统分类，然后将其升华、提炼，总结名称和治法，从而使温病学从一种学说走向独立的学科，并使其能够与《伤寒论》六经辨证并驾齐驱。②对张仲景的传承和创新。《温病条辨》里的198方，直接引用伤寒的有30多首，而且将桂枝汤列为第一方。我们讲授温病学时经常出现误解，如有人说温病的第一方是银翘散，其实《温病条辨》的第一方是桂枝汤。比如还有一系列的承气汤和复脉汤，均是从仲景方发展而来。吴鞠通用条文的形式写作《温病条辨》是仿《伤寒论》，但又怕后人妄议妄注，于是他采取自问自述的形式以避免歧义和后人妄注，更能够反映出其对条文的理解。

第四，吴鞠通善起沉疴怪证、屡获奇效。在京师大疫期间，因疗效卓越而声名鹊起。其在《医医病书》中批判当时医界回避重症之弊，强调医者担当精神。曾治妊娠七月并发厥脱（感染性休克）的温热病妇人，印证了《温疫论》所述脉厥、气厥等危象，揭示温病学包含丰富急重症救治经验。当前温病教材对危重症内容呈现不足，存在临床能力退化隐忧。实践层面，中医治疗外感热病（包括伤寒与温病）具有确切疗效，典型如小儿外感发热，往往疗效显著，体现了传统医学的临床优势。

第五，吴鞠通处方风格的变化。吴鞠通早年和晚年的处方风格不一样，其晚年更重视养阴，可以看出思路是不断变化的。

接下来说一说《温病条辨》这部著作，它真正体现了传承精华，守正创新，是一部典范性的著作。

第一，《温病条辨》明确了温病的含义和范畴。《伤寒论》用伤寒来统领所有的外感病，张仲景所谓"温病"只是其中发热而渴不恶寒的一类，而吴鞠通结合季节重新对温病进行了分类，包括风温、温疫、温毒、湿温、秋燥等 9 种病名，把温病的概念和范围扩大了。叶天士只是把温病跟伤寒进行了区分，所谓的"温邪上受，首先犯肺，逆传心包"强调的是温病的传变过程，并没有对温病概念进行深入论述，而吴鞠通明确了其含义。

第二，《温病条辨》创建并完善了温病的辨治体系。包括四个方面：其一，以三焦为纲，将脏腑辨证引入温病的辨治体系；其二，以病名为目，将辨病和辨证结合起来；其三，从性质上将温病划分为两大类，弥补了伤寒在治疗湿热方面的不足；其四，与叶天士卫气营血辨证相结合，形成了温病纵横辨证体系。①吴又可提出温疫有九种传变，这种温病传变理论没有得到主流的温病学家的认可，只是体现了一种整体辨证思想。叶天士提出了卫气营血辨证，有了一些进步，但还是定位不准确。《温病条辨》中病位、病性、病势、治则、治法、方药是一体的，是临床上采用三焦辨证能够取得疗效的关键。吴鞠通对于脏腑的辨证还分阴阳，如脾胃两伤者还要进一步细分伤胃阳、伤胃阴、伤脾阳、伤脾阴。曹炳章评价吴鞠通的《医医病书》是医论著作，强调精准化辨证，进入营血分仍然要进行精准化的辨证。②《温病条辨》是辨病与辨证的结合。《温病条辨》以九种病名为目，将温病与发病的季节、气候特点、证候特点紧密结合起来，除了强调辨证，更强调辨病。③《温病条辨》以是否夹湿为切入点，将温病分为了温热和湿热两大类。从相应的条文中可以看出这两大类温病在病因病机、治则治法方面有很大差别的。温热类温病的证治相对比较易理解，而湿热类温病的形成和病机就比较复杂了。吴鞠通对于湿温的变证，"较之风火燥寒四门之中，倍而又倍，苟非条分缕析，体贴入微，未有不张冠李戴者"，"温病之不兼湿者，忌刚喜柔，温病之兼湿者，忌柔喜刚"，可以看出对温病夹湿与不夹湿的治疗是相矛盾的。④三焦辨证和卫气营血辨证相结合，形成了纵横的辨证体系。卫气营血辨证是横向的，相对而言气分证又可以分为上焦、中焦、下焦的相应的变化。纵向就是从上焦、中焦、下焦来看，两者相结合即纵横结合。吴鞠通三焦辨证体系与叶天士的卫气营血辨证体系是相辅相成的，形成了一个三焦辨证与卫气营血辨证相结合的全面、系统、集大成、有创新的辨证体系，温病学真正地成为了一门独立的学科。

第三，《温病条辨》创制了一些流传千古的名方。温病发展里程碑式的人物就是刘完素。刘完素创新说、立新法、定新方，在其所著《素问病机气宜保命集》里面讲自己梦中得遇天人授饮美酒，醒来之后就领悟了六气皆从火化的道理。他十分强调“火热”之邪致病，主张用寒凉的药物来治疗当时肆虐横行的传染性疾病，奠定了温病的用药准则。《温病条辨》记载了诸多名方，比如辛凉解表的系列方，以轻清辛透为主的桑菊饮、银翘散；清心开窍的系列方，牛黄丸、紫雪丹、至宝丹。承气系列方在伤寒承气三方的基础上创制的攻下兼开窍、宣肺、导赤、增液、扶正、化瘀的方剂，解决了阳明证的兼证和合并症，为通腑法在急性热病中的临床应用提供了参考。养阴的系列方，上焦篇有沙参麦冬汤，中焦篇中有益胃汤、增液汤、麦门冬汤，下焦篇当中有复脉汤、定风珠等。化湿的系列方，上焦篇第 43 条三仁汤，中焦篇泻心汤、五个加减正气散、杏仁滑石汤、黄芩滑石汤、三石汤、薏苡竹叶散、宣痹汤（上焦宣痹汤、中焦宣痹汤）、宣清导浊汤、椒梅汤等。这些系列方都体现了温病学丰富的治法。

## 二、湿热病概述

接下来介绍第二个板块，就是用重点条文来引领理解。从条文中可以看出，与温热类的条文相比，湿热类的条文占多数，所以抓住湿热，对于理解《温病条辨》很有帮助。此处我举的例子是湿热类温病。它包括了三个病种：暑温、湿温和伏暑等。吴鞠通说：“暑温者，正夏之时，暑病之偏于热者也。湿温者，长夏初秋，湿中生热，即暑病之偏于湿者也。”另外还讲到了一些治疗上的差异，“暑兼湿热，偏于暑之热者，为暑温，多手太阴证而宜清，偏于暑之湿者为湿温，多足太阴证而宜温，湿热平等者，两解之，各宜分晓，不可混也”，三气杂感，浊阴弥漫，有寒有热，传变不一，全要细察兼证，辨明经络脏腑气血阴阳，湿热二气，偏多偏少，方可论治，可见湿热治疗起来很难。故湿热类温病是《温病条辨》中的一个重点和难点。

第一，湿热类温病的病因。湿热的形成因素有外湿、内湿，另外还和体质有关，和内外相合有关。外湿，主要是和季节有关系；内湿，主要是从内而生，和脾胃有关系，要与叶天士“外邪入里，里湿为合”和薛雪《湿热病篇》的条文联系起来解读。讲湿温时，要让学生联系邪气的轻重和体质状况，尤其是要强调体质因素。吴鞠通有一句原文，“有自表传来，有水谷内蕴，有内外相合”。其实“自表传来，有水谷内蕴”，最后落脚点还是在“内外相合”上面，“内外相合，客邪既从表入，而伏邪又从内发也”，这样才能够发生湿温。

第二，湿热类温病的病机。我们用这样几个字来概括：湿郁热蒸。湿邪郁滞，热邪蒸腾，湿郁热蒸，三焦俱受。湿热可影响三焦，阻滞气机、损伤阳气，在一定的情况下还可伤阴液，这是其总体的病机特征。从病性上来看，是“盛热蒸动，湿气流行”。“热”和“湿”一个属于阳，一个属于阴，两者相互蒸腾，阻滞人体的气机，进而影响人体的三焦气化。从病位上来看，吴鞠通说的三焦郁滞是以脾胃病变为中心的。从《温病条辨》的条文分析，以中焦篇居多。因此，三焦郁滞是以中焦脾胃为中心的。从病势和传变上来看，湿为阴邪，具有湿性重浊的特性。所以湿邪侵犯人体以后，湿郁热遏，热邪不容易透发出来，呈现身热不扬之势。另外，由于湿邪重浊的特性，它的传变、发展是比较慢的。湿邪其性氤氲黏腻。氤氲是形容气的一种弥漫状态，本无形实，没有什么形状和质地，但它可以充斥于人体的表里上下内外，从而导致病情复杂多变。这也是为什么吴鞠通说治疗湿热类温病比较困难的原因。湿多怪病，湿热变化很多，合并症、危急重症等都有可能出现。如果分三焦来看，三焦的病机，其一是上焦的湿热，主要是以表湿证为主。从脏腑来看主要是肺卫，同时可以兼见中焦脾胃的症状，所以教材里面讲到不管是湿温初起还是伏暑初起都可以有脘痞、纳差等表现。其二是中焦的湿热，主要表现为里湿热证。从脏腑来看，里湿热证以脾胃乃至三焦的气机阻滞为主。其三是下焦的湿热，主要表现为一个虚实夹杂的湿热证。从脏腑辨证来看，在下焦肾脏，可以出现气阻、气闭、气虚甚至阳虚。湿热导致肾的气机闭阻、神昏窍闭等这些病变。

第三，湿热类温病的辨证。其一，湿热类温病发热的热势是高的，但是皮肤温度不高，即身热不扬。其二，湿热类温病汗出的特点是汗出热解，继而复热，热不为汗衰，还有头汗出、汗出粘手等。其口渴而不甚渴饮，面黄而垢，神志大多安静淡泊、呆钝，或时清时寐，大便难解，或便溏、大便黏腻。此外还有头身首如裹、目如蒙等表现，这是湿热类温病的证候特点和辨证要点。

第四，湿热类温病的治疗。因湿热胶结难解，所以分解湿热是治疗湿热的基本大法。中焦湿热以升降中焦为总的原则，三焦湿热以分消三焦为原则。具体要点有以下几个方面。一是忌柔喜刚。《温病条辨》中指出“温病之不兼湿者，忌刚喜柔”，“温病之兼湿者，忌柔喜刚”。柔是指一些甘凉滋润的治法，而刚则是指辛温苦燥的一类治法。如治疗下焦湿温“不惟不忌辛温，且用辛热也”。二是宣通肺气。吴鞠通提出一个著名的观点，即“气化则湿化”。气化就是指宣通气机，主要是宣通肺的气机。肺主一身之气，宣通肺气就能宣通一身的气机。统计分析全书当中用杏仁的方一共有 25 个，以杏仁命名的方一共有 8 个，如三仁汤、杏仁石膏汤、杏仁滑石汤、杏仁薏苡汤等。可见宣通肺气在湿热类温病的治疗中具有比较重要的地位。三是分消三焦。条文中提到“三焦均受者，则用分消”，这是叶天士的观点，“三焦受邪……以升降中焦为定法”。中焦湿热应以通降脾胃之气为主，即所谓“升降中焦为定法”。而最常用的是辛苦通降法，如三石汤、白虎加苍术汤、杏仁滑石汤、黄芩滑石汤、五个加减泻心汤。对于热重，治疗以苦辛寒为主，用栀子等；湿重，治疗以苦辛温为主，用苍术、半夏、草果、大腹皮等。另外还有苦辛淡法，用茯苓、薏苡仁、通草等。可能有人会问吴又可的达原饮可不可以用呢？吴鞠通认为吴又可的达原饮适用于“藜藿壮实之人之温疫病”，不可用于膏粱纨绔这一类人。下焦的湿热以通利膀胱之气为要，主要在于淡渗利湿。这充分体现了叶天士所讲的“通阳不在温，而在利小便”。淡渗利湿法不仅用于下焦，在中、上二焦湿热类温病中也是可以用的，如代表方剂有宣清导浊汤、茵陈五苓散、二金汤、滑石藿香汤等。此外，还有其他的一些化湿法如疏风散湿、温阳化湿、理气化湿等。

关于湿热的危重证候，吴鞠通在《温病条辨·上焦篇》第 11 条的自注中指出了温病的五大死证。其中有一种死证是“脾郁发黄，黄极则诸窍为闭，秽浊塞窍者死”，类似于急黄，常见于暴发型肝炎，重症黄疸型肝炎。湿热温病的代表性证候，一个是痞证，一个是湿蒙心包、弥漫三焦，还有一个是湿邪走窜于经络。

接下来说教学的方法。现在的年轻老师确实讲得比我们好，表达能力比我们强，还会做精美的 PPT，这些我们应该学习。但是我还是觉得应该要重视一些传统的方法，尤其是条文当中的归类法。我接下来要给大家讲的就是用归类的方法对相关的条文进行整理，归类之后，学生就可以看懂湿热类温病的一些主要特点。

痞证，《温热论》第 11 条“……或痞胀……可与小陷胸汤或泻心汤，随证治之”，这个条文比较简单。但是联系《温病条辨·中焦篇》第 58 条：“三焦湿郁，升降失司，脘连腹胀，大便不爽，一加减正气散主之。”吴鞠通自注“以升降中焦为定法”。“脘连腹胀，大便不爽”讲的其实是三焦的湿邪郁滞，跟叶天士开泄法、苦泄法是相关联的。在授课时就要把《温热论》第 11 条跟这个关联起来。宣通气滞以达归于肺，宣通要用辛苦宣通流动之品。如何开泻，重点是开宣肺气，在此基础上用理气、芳化、温燥、淡渗利湿这些方法。

加减正气散在临床上的应用是很广的。讲了一加减正气散以后，一定要把二加、三加、四加、五加顺便给学生提一下。一加减正气散需要学生去深入体会，湿阻中焦，升降失司；二加减正气散为湿阻经络，身痛舌白；三加减正气散为湿郁化热，舌黄脘闷；四加和五加针对寒湿。五个加减正气散要抓住脘痞是共同的症状，按之痛，大便稀溏也是其主要症状。如果要深入讲解，可以用三仁汤来体现开泄法。三仁汤用轻苦微辛流动之品，轻开上焦肺气，使气化则湿化。在讲三仁汤的时候，可以结合《临证指南医案》来分析，分析不能凭空想象，要有依据。川派中医里面有一位医家叫曾懿，是晚清时候的一位女医家，她有一个方叫古欢室湿温初起方，其组成就是来源于三仁汤。

上焦宣痹汤是张之文老师非常喜欢的一首方，开宣上焦，轻清宣透，用量都很轻。要注意的是，上焦宣痹汤跟中焦宣痹汤完全是不一样的。三香汤是温病学中除了三仁汤以外，可用于上焦开宣的方，“不饥不食，机窍不灵，三香汤主之”。三香汤虽然是在中焦篇，但是它的用量都很轻。三香汤宣通上焦，宣化中焦，体现了叶天士所讲的轻苦微辛，具流动之品。所以气化则湿化，开宣肺气是一个很重要的治法，这也是中焦湿热为什么要开宣上焦肺气的原因。

关于加减半夏泻心汤一共有两首，一首出自《温病条辨·中焦篇》第 39 条，另一首出自《温病条辨·中焦篇》第 64 条。第 39 条“不食不饥不便”，虽然跟和上面说的三香汤证有点类似，但还是有一些区别的：三香汤证里面没有大便的异常，而第 39 条中有大便的异常；三香汤是上、中二焦同病，所以它有浊邪蒙蔽心窍的表现，如出现神志昏蒙；三香汤证是湿重于热，所以要用轻开、开泄的治法。第 39 条是湿热并重，所以要用苦泄的方法，也就是辛开苦降法。方中黄芩、黄连苦寒清泄，半夏、枳实、杏仁辛开化湿。第 64 条就比较好理解了，与第 39 条相比，以生姜易杏仁，体现了苦泄的治法。还有一个方是小陷胸加枳实汤，即由我们非常熟悉的小陷胸汤加枳实而来。吴鞠通用它来治疗“阳明暑温，水结在胸”，也可以借用本方来治疗胸脘痞满。

湿蒙心包也是湿热类温病的一个特点。前面讲到有人参泻心汤、三香汤，还有一个就是人参泻心汤加白芍。原文说“里虚内陷，神识如蒙，舌滑脉缓，人参泻心汤加白芍主之”。吴鞠通在自序里面说人参泻心汤证是由于中阳素虚或者误治伤阳邪陷所致。因此它既有湿阻的表现，也有中虚的表现，在这种情况下可以出现由湿蒙心包引起的神志呆钝，症状表现虚实夹杂，这充分体现了下焦篇病症的一个特点。

暑温弥漫三焦，治疗以三石汤为主，还有滑石藿香汤。教材里并没有提到滑石藿香汤，《临证指南医案》中有三石汤的原方。另外一个病案，就直接选自叶天士《未刻本叶氏医案》，记载“暑热郁蒸发黄，分利三焦，亦为正治”，用三石汤治疗。杏仁滑石汤、三仁汤是苦辛寒法，但是并不是所有的苦辛寒法都是苦泄，我们这里讲的苦也并不都是苦辛寒法，这两个概念一定要注意区别。苦辛寒法是前面吴鞠通的分类方法。滑石藿香汤，大家不一定很熟悉，原文指出“三焦气机阻窒，故不肯见积治积，乃以辛淡渗湿宣气，芳香利窍”。痹证、发黄、痢疾、疟等都跟湿有关系，对于湿邪致病，吴鞠通强调阴化、寒化、热化，这是疾病的一种发展趋势。

湿热病其实可讲的内容有很多。我们只是从大方向讲，并没有分病种，但是教材是分了病种的。分病种的时候要注意什么问题呢？不同的病种中有相同的证型，这个怎么来处理？相同的证型略讲显然是不行的。因为暑温、湿温、伏暑三个病的病理特点是不一样的，虽然它们都可以有阳明气分热盛的证候表现。但是在不同的疾病中，具体表现是不一样的，要把这个病的特征给讲出来，要让学生明白什么叫异病同治。我个人认为，所谓的“异病同治”实际上其实还是“异治”。比如风温的白虎汤，暑温的白虎汤，两者症状的轻重、预后转归都是不一样的，在用白虎汤的时候是要考虑这些因素。暑温很容易出现闭窍动风、动血，但风温没那么重，它虽然也可以往里发展，但它没那么快，也没那么重。临床在使用白虎汤拦截病势的时候要考虑这些因素；药物组成可以不讲，但是关于这个病的加减要讲，因为加减能体现辨病的特点，这就是精细化辨证。只有这样辨证才能更加准确，才能真正地控制住病情的发展。这三个病当中的湿热，其实是有些类似的地方，但是因为疾病不一样。比如说伏暑属于伏气温病，由外邪引发。同样病在中焦，伏暑和由外入里的湿温，它的来源是不一样的。叶天士反复提到观点“暑必夹湿”，如果要引用吴鞠通的这个条文，怎么来给学生解释？这就要联系背景的介绍，以及王孟英的相关论述。另外，吴鞠通在《温病条辨》的自序中还谈到了阴暑和阳暑及中暑、中热、中暍等，也需要分析，不能混淆。只有把这些理清楚，我们在给学生讲解的时候，思路就很清晰了。

# 风温因机证治

安徽中医药大学　刘兰林教授

今天我和大家探讨的温病学主要内容是风温，讲风温就离不开它的病因、病机、辨证及防治。所以我今天主讲的题目是风温的因机证治。

首先我们要对风温进行一个概念上的认识，从概念的外延来说，风温是温病。在总论部分，我们讲了温病的范围，温病是一类急性的外感热病。风温是温病中的一种，吴鞠通《温病条辨》中将风温列为九种温病之一。

风温病既然是外感热病，那我们经常说的温病和外感病，这两者有什么区别？从隶属关系上讲，温病属于外感病。外感病是和内伤病相对而言的，外感病感受的是外界的病邪，由外邪引起。外感病有外感热病和外感寒病两大类，包含伤寒和温病。我们一直呼吁，要将伤寒和温病融汇成外感病学。关于伤寒和温病的争论历史悠久，在清代达到了高峰。现在温病学教材在讲温病概念的时候，也会讲到寒温争论。我个人认为，伤寒是外感寒病，温病是外感热病。温病感受的是温邪，以发热为主症，热象偏重，容易化燥伤阴，故温病是外感热病。伤寒之邪和温邪性质不同，传变有别，正如叶天士在《温热论》中所说："伤寒之邪留恋在表，然后化热入里……温热虽久，在一经不移。"

## 一、概述

### 1. 定义

主要发生于冬春季，一年四季皆可见；由风热病邪引起，初起以发热，微恶风寒，咳嗽，口微渴等为主要表现；以肺卫表热证为特征的急性外感热病。

①风热病邪：春季阳气升发，气候温暖多风；冬季气候反常，应寒反暖，故冬春两季易形成风热病邪。春季感受风热病邪引起的温病为风温，冬季感受风热病邪引起的温病为冬温。故冬温和风温实为一病，只不过发病季节不同而已。

②肺卫表热证：为什么风热会引起以肺卫表热证为特征的病证？风具升散疏泄的特点，多先侵袭人体上焦肺系和肌表皮毛，风热病邪致病特点之一

即为先犯上焦肺卫，故风温初起病位多在上焦肺卫，临床以发热、微恶风寒、咳嗽、口微渴等肺卫表热证为特征。

注意：风温与风热不同。风温是一种具体温病的病名，有其特定的病因病理、发病特点及治疗规律，而风热可以是一种温邪，如形成于春、冬季节的风热病邪。

**2. 源流**

①《伤寒论》首载“风温”之名。《伤寒论》第6条：“若发汗已，身灼热者，名曰风温。”此指温病用辛温发汗后所产生的坏证。

②朱肱首述风温的病因和证治。宋代朱肱《类证活人书》中指出风温的病因为“其人素伤于风，因其复伤于热，风热相搏，即发风温”。

③叶天士首确新感风温的概念。清代叶天士明确提出“风温脉尺寸俱浮，头痛身热，常自汗出，体重，嘿嘿不欲寐”，“风温治在少阴、厥阴，不可发汗”。

④陈平伯首编风温专著。“风温者，春月受风，其气已温”，将风温作为新感温病。清代陈平伯列有专著《外感温病篇》来论述风温，对风温的因、机、证、治作了系统的论述，指出“风温为病，春月与冬季居多（发病季节），或恶风或不恶风，必身热、咳嗽（为临床特征，必具之证）、烦渴”。

大家在学习风温病时，必须要明确风温概念含义的发展变化。教材所述的风温以叶、陈二氏所论为对象，属于新感温病之列，不仅如此还把文献所载的冬温亦包括在内。因此，既不能认为风温和冬温是两个病种，也不能把现在所述的风温与《伤寒论》《活人书》中所载的风温相混淆。

**3. 与现代医学病种的关系**

①呼吸系统急性感染性的疾病：如急性支气管炎、肺炎等相当于风温的范畴。

②呼吸系统某些急性传染病：如流行性感冒、流行性脑脊髓膜炎（普通型）。

注意：现代医学中肺炎可分为大叶性肺炎（肺炎双球菌性肺炎）、小叶性肺炎（支气管肺炎）、支原体肺炎、间质性肺炎（病毒性肺炎）等，而风温包括全部肺炎。

## 二、病因病理

**1. 病因和发病**

其发病条件有两方面：

外在：感受春季或冬季病邪。

内在：正气不足，如素禀患慢性支气管炎、肺气肿等；或感邪太盛，超过机体抗邪能力；或起居不慎，寒温不调导致卫气功能失调。

风热病邪 {春季温暖多风，正气不足；冬季气候失常，应寒反暖，正气不足} 邪自口鼻侵入机体发为风温

**2. 病理传变**

叶天士说："温邪上受，首先犯肺，逆传心包。"明确指出风温初起病变所在与传变规律。

以卫气营血为层次，风温病理传变图示如图 7-1：

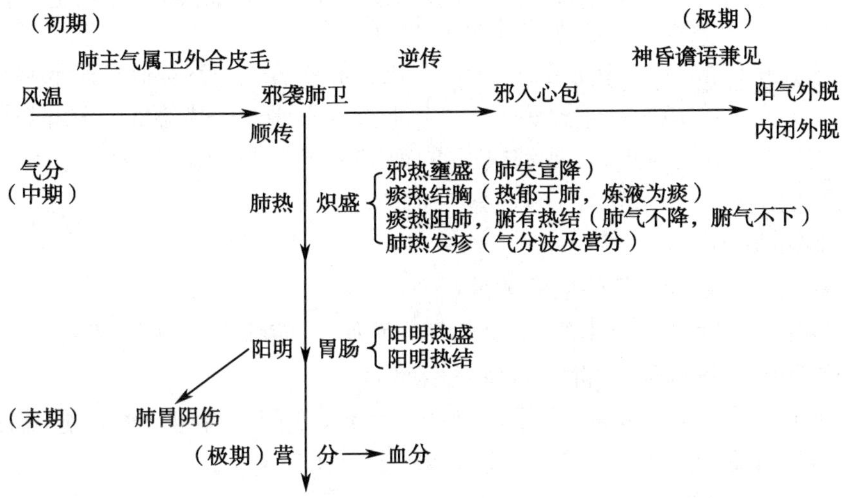


图 7-1　风温病理传变规律

说明：风温病病情的发展与感邪的轻重、正气强弱、治疗是否及时正确、护理是否得当等多方面因素有关。因此，有的患者可以出现全过程，但并非所有证候均可见到，而有的患者则可至某个阶段就不再发展，转向痊愈。

## 三、诊断和鉴别诊断

**1. 根据季节(好发季节)**　发生于春、冬二季的外感热病，应考虑本病的可能。

**2. 根据病候特点**　本病初期有发热、微恶风寒、咳嗽、口微渴、脉浮数等邪袭肺卫表热证(口渴、口舌干燥、干咳无痰或少痰等)表现，为诊断本病的主要依据。

**3. 类病鉴别**　主要与春温鉴别。本病初起以表热证为主，属新感温病；

春温初起多以里热证为主，属伏气温病。春温亦有新感触发者，虽表里同病，但以里热证为主，病势深重，病情复杂。

## 四、辨析要点(从辨证、辨病特点出发，供参考)

**1. 重视肺经证候分析** 风温病的病变中心在肺，故在辨证中特别要对肺经证候进行分析。

①表里浅深：风温
- 初起以肺卫证为主(肺之表证)——浅
- 继则以肺经病变为主，转为肺热炽盛或痰热壅盛(肺之里证)——深

②邪热轻重：以察热势的高低辨别，一般来说
- 正实邪盛者——热势高——邪势盛
- 正实邪不盛——热势低——邪势浅

说明：亦有机体正虚，或邪热过重而内陷，热势反而不高或出现体温陡降者，则属例外，病多危重。

③病机变化：

邪热——导致肺部感染的关键。

痰壅——肺气不布津液，热邪灼津，而为痰，使肺通气功能下降。

气闭——痰致肺气郁闭，气管痉挛而喘。

不同的证候，其侧重点不同。邪热、痰壅、气闭三者间互相影响，临证时需分清谁为主，谁为次，谁为因，谁为果，治疗亦分主次。

**2. 注意病情演变**

①由表入里，渐次内传。如呼吸系统感染性疾病中急性支气管炎、肺炎等。

②邪热内陷，病情突变。如呼吸系统传染性疾病中流行性感冒、流行性脑脊髓膜炎等逆传心包。

**3. 辨别主次兼夹**

①夹湿：发病时阴雨较多或患者素体湿痰偏盛。

②内伤宿疾：呼吸道感染如慢性支气管炎、支气管扩张症、糖尿病等引起肺部感染。

**4. 审查特异表现**

皮疹(有无麻疹)、头项强痛(有无脑膜炎)、咽喉肿痛(有无白喉、猩红热)

从传统看
- 皮疹——肺胃风热走窜血络
- 头项强痛——肺胃风热伴肝胃之火上冲
- 咽喉肿痛——热毒搏结

（以上）分析病机的动态变化

## 五、辨证施治

治疗总则：风温仅针对病因拟定治则，不能概括风温全过程。故应根据病情发展不同阶段的特定病机来拟定治则。

- 解表为先——疏风泄热
- 继进清热（控制感染）——清肺、胃、肠、心
- 酌予攻下——通腑泄热
- 养阴善后——滋养肺胃（甘寒生津）

清代温病学家陈平伯著有《外感温病篇》专论风温因机证治，南京中医药大学儿科江育仁教授认为《外感温病篇》中讨论的风温在现代中医儿科临床占据一半病例，故要求中医儿科研究生熟背《外感温病篇》。

### （一）邪袭肺卫证治（初期）

上篇病因，风热病邪的致病特点<br>上篇卫气营血辨证的卫分证<br>上篇治疗章解表法的疏风泄热法

} 从不同场合，不同角度已论述。从病因、辨证、方药的具体运用，体现了风温的这个阶段，有深化讨论的意义。

证候：发热、微恶风寒、无汗或少汗、头痛、咳嗽、口微渴、苔薄白、舌边尖红、脉浮数。

风温初起以肺卫表热证为特征，我们再思考一下临床还会出现哪些症状？还会有咽喉疼痛。

病机：邪袭肺卫、肺气失宣。

**1. 辨证**

①见于发病初期（特定的发病阶段，不可能在中、后期）。

②以肺卫见症为主要表现（肺经见症和卫表见症）。

③以表热偏重征象为辨证关键（发热、口微渴、舌边尖红、脉浮数等）。

**2. 治疗**

从药性出发：辛凉解表。

从审因论治，祛邪功能出发：疏风泄热。

治法：辛凉解表，疏风泄热。

方药：

主方：银翘散（辛凉平剂）。选用方：桑菊饮（辛凉轻剂）。

此二方适用性很广，但针对性不强，故在临床上需随证加减，优化组合。

①二方如何煎服：

中药治疗外感病的服药不能拘泥于早晚2次。《温病条辨》中对银翘散的煎煮和服法要求是“上杵为散，每服六钱，鲜苇根汤煎，香气大出即取服，勿过煎。肺药取轻清，过煎则味厚而入中焦矣。病重者约二时一服（时辰，一时辰为2个小时），日三服，夜一服，轻者，三时一服，日二服，夜一服，病不解者作再服”。

银翘散服法：每服六钱，病重者，一日4次，4小时1次；病轻者，一日3次，6小时1次。

桑菊饮服法：水二杯，煮取一杯，日二服。

另外，介绍查少农教授的煎药方法：第一次煎煮中药时，不服。将药水倒入杯，加水第二次再煎，两次所煎兑在一起摇匀后再服，这种煎服法可供参考。

②二方如何区别：

从方组来看：银翘散与桑菊饮中均有连翘。银翘散中有荆芥，豆豉辛散透表之品，以辛凉为主，稍佐辛温之品，取其辛散开郁，非发汗解表，为“辛凉平剂”；而桑菊饮中大多为辛凉之品，且药量较轻（二钱、一钱、八分、五分）——解表力好，且止咳功优（有杏仁），为“辛凉轻剂”。

③有关银翘散问题：

A. 银翘散的主要药物是什么？

方剂学中银翘散以金银花、连翘为主药——为清热解毒药，非解表药，辛凉解表的方子以清热解毒药为主药，是否矛盾？

以前期刊中有人对这个问题进行讨论，认为银翘散中荆芥、豆豉为辛温透散之品，可用金银花、连翘的寒凉来制约辛的过散，以防其伤津之弊。上海姜春华教授、四川黄星垣教授均强调治疗外感病要清热解毒。其中，黄星垣教授认为温病的病因是“热毒”，提出“热由毒生”，“变由毒起”，所以应以清热解毒之金银花、连翘为主药。

实际上我们所讲的辛凉是针对病候表现而设的，如：

辛凉——肺卫表热证 { 辛——表，辛向外；凉——热，凉向内 }

辛凉本身就是一对矛盾的用药。病在表，非辛不可；病属热，非凉不可。辛制凉的过遏，凉制辛的过散，使矛盾统一，故温病辛凉同用是矛盾的统一。

B. 银翘散中有无玄参？

《温病条辨》银翘散中无玄参，教材“肺热发疹”用银翘散去豆豉加细生地、丹皮、大青叶、倍玄参方。据此有人说，银翘散中有玄参。大家认为银翘散中用玄参可不可以？特别是咽喉肿痛时用玄参可不可以？玄参是滋阴降火药，如有咽痛时可加玄参。故可以认为玄参不是银翘散方组成药物之一，是在运用银翘散时按需要而另外加入的。

C. 银翘散中为什么要用芦根、甘草？

吴鞠通说："此方之妙，预护其虚。"体现了温病学派立法制方的鲜明特点。王孟英说："存得一分津液，便有一分生机。"温邪最易伤津，故温病的治疗要时刻注意护津，在辛凉解表的银翘散中用芦根、甘草甘寒生津，以"预护其虚"。

**3. 用药特点**

①解表宜微辛轻散——清中有透，寒而不滞，散而不烈（荆、豉），既能解表，又防止阴伤。

②泄热宜予轻清之品——清中有透，寒而不滞（用银、翘、竹、薄荷等，而不用芩、连、栀之苦寒），不致表邪遏伏不解。

③酌佐宣肺，调整功能——桔梗、牛蒡子、杏仁等既止咳嗽，又可解表。

④甘寒养津，预护其虚——芦根、甘草甘寒生津。

**4. 注意随证加味**

①热势偏高：加鸭跖草、马鞭草，或用柴胡注射液退热。

②咳痰浓稠：加鱼腥草（后下）、平地木。

③咽喉肿痛：加土牛膝根、野菊花、挂金灯。

④病毒感染：加板蓝根、蒲公英。

⑤表闭重（恶寒、无汗）：加羌活、防风。

### （二）热入气分肺热壅盛证治（中期）

根据风温病的特点，由卫入气，由表入里，随着病理发展，风象消失，出现里热表现。与邪袭肺卫的肺气失宣不同，此证肺经热邪加重，肺气壅滞，儿科称肺热气闭。

证候：身热、汗出、烦渴、咳喘或胸闷胸痛，痰黏不爽，舌红苔黄，脉数。

温邪化热入里，恶寒消失，发热升高，表证的无汗、少汗变为汗出，咳嗽加重甚喘，舌苔由表证的边尖红变为舌红苔黄。

病机：热邪壅盛，肺气闭郁。

**1. 辨证**

热、汗、渴、咳喘
- ①以咳、喘为主症——定位性的特异症状
- ②伴有热在气分的一般见症（发热、汗出、口渴、苔黄、脉数）
- ③可见咯痰，胸闷、胸痛等症——可能见症

**2. 治疗** 宣肺泄热（清热宣肺）——麻杏石甘汤

**3. 用药特点（从方药的结构来看）**

①宣开清泄，相辅相成：麻黄配杏仁，药性偏温，宣肺平喘，相辅相成，可防石膏寒滞之弊，以致影响肺气的通降；石膏大寒清泄里热，配麻黄既宣肺又泄热外达，同时可防麻黄辛温发汗之性。

②临床运用须随证加味

须配以
- 清肺：加鱼腥草、银花、黄芩、平地木（山东银花合剂）
- 化痰：肺部痰热重，加瓜蒌
- 活络：胸部闷痛，肺络不利，加郁金

临床报道：从统计学角度来说麻杏石甘汤与青霉素治疗大叶性肺炎的疗效，两者没有区别，但青霉素引起迟缓性过敏反应较多。有人报道，用本方治疗30例表现为发热、气喘、咳嗽、咽痛、咽部充血，肺部可闻干性啰音等症状的小儿肺炎患者，痊愈26例，显效1例，好转3例，总有效率为100%。笔者认为本方具有降温、消炎、化痰、扩张支气管，缓解痉挛等作用。

**4. 兼证权变**

①在热、汗、渴、咳、喘的基础上出现胸脘痞满，按之疼痛，苔黄滑，脉滑数等，为痰热结胸所致，治宜清热化痰，宽胸开结。清热主以苦寒首选黄连；化痰选用清化通降的化痰药，可用瓜蒌或麻杏石甘汤加小陷胸汤；若气机阻滞，配半夏以辛开，枳实宣通气机，或小陷胸加枳实汤。

②在热、汗、渴、咳、喘的基础上出现潮热便结，苔黄腻或黄滑，脉滑数等，为痰热阻肺，腑有热结，阳明腑实，治宜宣肺化痰，泄热攻下（清上泄下），选用麻杏石甘汤加调胃承气汤或单用宣白承气汤。此证并不是单纯的二证相加，而是两者在病机上互相影响，互为因果。肺气不降，可致腑气不通；腑气不通，可致肺气不降。

现代研究表明，胃肠道气体大部分进入肠吸收，然后入血液，通过肺部或肛门排出。肺部感染，肺通气功能障碍，使胃肠道气体不能通过肺排出，造成腹胀、便秘。临床上有经验的肺科医生往往会观察患者的大便情况。

宣白承气汤：是以麻杏石甘汤合承气之意加减衍化而来。

石膏（清热15g）、杏仁（化痰宣肺6g）、瓜蒌皮（化痰宣肺4.5g）、生大黄（攻下9g）具有宣肺通腑功能。痰饮偏重者，可加化痰之竹沥、葶苈子等改善肺的通气功能。

③在热、汗、渴、咳、喘的基础上出现肛门灼热，下利色黄热臭，腹不硬痛，为肺热下移大肠所致，治宜清热止利，合用葛根芩连汤来苦寒坚阴，且芩、连对肠道感染有良好的抑制作用。需要注意的是，若单独出现肠热下利，没

有热邪壅盛的热、渴、咳、喘的表现，不能诊为风温。

④在热、汗、渴、咳、喘的基础上出现胸闷，肌肤红疹，为肺经气分热邪波及营分所致。为肺热发疹，治宜清肺凉营，选方银翘散去豆豉加细生地、丹皮（清凉泄热）、大青叶、倍玄参方。清热药寒滞遏伏，不利于疹外透，故选清中有透之金银花、连翘，顺应宜外透的自然规律；邪不在表，故去解表药；透而不汗，故去豆豉。

⑤在热、汗、渴、咳、喘的基础上出现胸痛明显，可用麻杏石甘汤加理气止痛活血之品，如郁金、延胡索、丹参或赤芍等药。

⑥兼阳明热盛证：太阴与阳明为表里，肺之病变每易影响胃肠。本证因肺热未解，出现热邪内传，由上焦传入中焦气分，无形之邪热燔炽阳明之经而为阳明热炽。

证候：壮热，大汗，口渴引饮，咳喘气喘，苔黄而燥，脉洪大。

病机：肺胃热盛，正邪剧争。

治法：清热保津，宣肺止咳。

方药：麻杏石甘汤加白虎汤。

⑦兼阳明热结证：本证多由肺经邪热不解，顺传阳明，与肠道积滞相结而成。

证候：热、汗、渴、咳、喘加日晡潮热，腹满便秘，或泻下清稀粪水，臭秽异常，苔黄而燥，脉沉有力。

病机：肺气不降，腑气不通。

治法：清上通下，泄热逐邪。

方药：麻杏石甘汤加调胃承气汤。

吴鞠通《温病条辨》一般不轻易用大承气汤，全文中只有1条大承气汤证。他认为枳、朴性偏温燥，易伤津液，而阳明热结本来就有热盛津伤之表现，故去枳朴，而用调胃承气汤。

教材中调胃承气汤的煎服法：上三味，以水三升（以容量计算，一升折60～80ml为宜），煮二物至一升，去滓，内芒硝，更上微火煮一二沸，温顿服之，以调胃气。

现代药理研究显示，调胃承气汤中的大黄是同煎，测定大黄的蒽醌甙含量较低，鞣质的煎出率较高；大承气汤中的大黄是后下，故所测定的蒽醌甙含量较高，而鞣质的煎出率较低。由于蒽醌甙是泻下成分，鞣质是收敛成分，故同煎法的泻下程度要比后下法的缓和。

### （三）热入营血，内陷心包证治（极期）

#### 1. 热入营血

证候：（营分）身热夜甚，心烦谵语，口干不甚渴饮，斑疹隐隐，舌红绛，脉细数。

（血分）身热灼手，昏狂谵妄，出血见证，舌深绛。

病机：营分——热灼营阴，心神被扰。

血分——热盛动血，热瘀交结。

治法：清营泄热，或凉血散血，前者针对营分，后者针对血分。

方药：营分——清营汤（《温病条辨》方）。

血分——犀角地黄汤（《备急千金要方》）。

大家要熟记并会运用清营汤。清营汤是邪入营分，透热转气的要方，出自《温病条辨》。

犀角（可用水牛角代）、生地黄——清热凉血
丹参、黄连——泻心经有余之火，防其邪扰神明，丹参清热凉血，活血散瘀
玄参、麦冬——清热养阴
金银花、连翘、竹叶——透热转气

举一病案：

李××，女，28岁，农民，2005年3月10日入院。

患者因恶寒发热1天入院，身热达40℃，伴头痛，右胸隐痛，经X线透视，见右肺下段阴影，诊断为肺炎，用青霉素、卡那霉素、棕色合剂治疗，热度持续不退。4月4日会诊：发热有汗，略有咳呛，胸痛，胃纳欠佳，舌红苔薄黄腻，脉象滑数，诊为风温，邪热逗留气分，尚未入营，用栀子豉汤加减3剂后，发热未退，咳呛胸痛已止，出现神烦少寐，便闭，舌红绛，脉数，此风热之邪已从气入营，急用清营汤加减（竹叶6g，连翘、金银花、麦冬各9g，玄参、丹参、天花粉各12g，水牛角15g，全瓜蒌18g）治之。服4剂后，热退，便解，舌红减，惟纳差，口干，力怯形瘦，续用沙参麦冬汤加减，5剂后，症状消失。

**2. 热陷心包（病邪深入，病情危重）**

风热病邪特点之一，就是致病较急，传变较速，病程中易出现“逆传心包”的急剧变化。这在风温病变过程中是最为危重的病变，病势较凶险。

证候：身灼热，昏谵或昏愦，肢厥，舌謇，舌鲜绛。归纳言之，即热、厥、昏、绛、謇。

说明：呼吸系统感染出现中枢神经系统症状是不多见的，肺炎、支气管炎不大容易出现。而在呼吸系统传染病中，如脑膜炎可出现。

治法：清心开窍。

方药：清宫汤（专清包络之邪热，包络为心之宫城，故清心包之热谓之清宫）、叠服安宫牛丸或至宝丹，紫雪丹。

清宫汤为《温病条辨》方，其方药为五心一尖，以心入心。即玄参心、莲子心（清心滋液）、竹叶卷心、连翘心（清心泄热）、连心麦冬（清心滋液）、犀角尖

磨冲（清心热）。

开方时注意：①玄参单用心是不行的，要用带心玄参。②竹叶无心，为卷心竹叶。③犀角现已禁用，水牛角代。

此外，清宫汤着重清心热，而清营汤着重清营热，这是两者的不同。

三宝的选用：（糊里糊涂牛黄丸、乒乒乓乓紫雪丹，一声不响至宝丹）。

<table>
<tr><td rowspan="3">安宫牛黄丸<br>紫雪丹<br>至宝丹</td><td rowspan="3">清心开窍<br>苏醒神志</td><td>长于清心兼能解毒，清热解毒力量强——热毒内闭高热神昏者</td></tr>
<tr><td>镇痉力量强，兼能息风——窍闭动风，神昏痉厥者</td></tr>
<tr><td>化浊开窍作用较好——痰热内闭明显之昏愦不语，痰热气粗者</td></tr>
</table>

兼证权变：

①在热闭的基础上见便秘、腹部按之疼痛，苔黄燥，脉数沉实，为热入心包，阳明腑实，治宜清心开窍，泄热攻下，选用牛黄承气汤（安宫牛黄丸加生大黄）。

注意；如果心包证严重而燥结不甚者，可先予清心开窍而后再行攻下。本证与单纯的阳明腑实证都可见身热、神昏、肢厥，但是单纯的阳明腑实证不会出现舌謇而言语不利，舌质不绛，辨证时需注意。

②在热闭的基础上见痰热，加竹沥、贝母、瓜蒌清化痰热或用猴枣散（猴枣、月石、礞石、贝母、天竺黄）。

**3. 内闭外脱**

证候：身热，神昏、舌謇，肢厥或兼汗多气短，脉细无力，或兼面色苍白，汗出淋漓，手撒遗尿，脉微细欲绝。

病机：热闭心包，气阴外脱；或热闭心包，阳气暴脱。

治法：清心开窍，益气敛阴；或清心开窍，回阳固脱。

方药：“三宝任一宝”合生脉散（或生脉散化服安宫牛黄丸），或“三宝中任一宝”合参附汤（或参附汤化服安宫牛黄丸）。

内闭外脱原因：热毒内闭，开闭不及时或不得法，热毒内阻而闭，阳气外越而脱。

内闭——热邪内陷，心窍闭阻，指（外感病）温病急剧变化过程中，正气不支，邪气内陷，闭阻包络，表现为身热，神昏，肢厥等证。

外脱——指正气外脱（气阴外脱，或阳气暴脱）。由于其病理和症状均以精气外泄为特点，故称“外脱”，主要表现为汗多气短，脉细无力或面苍，身热骤降，汗出淋漓，手撒遗尿，脉微细欲绝。如果温病过程中出现热闭心包的同时，兼见阴精、元气过度损耗，正气外脱者，称为“内闭外脱”。病情危重，病机复杂，治疗须开窍固脱并举。

### （四）余热未尽，肺胃阴伤证治（末期）

本证表现为邪热基本解除，以上呼吸道黏膜或上消化道黏膜干燥为主症。

**1. 辨证**

①以口咽干燥（胃津伤），干咳少痰（肺津伤）、舌红少津为主症（肺胃阴伤）。

②可伴见低热（邪热退而未尽）、纳呆（胃阴伤）、便结。

说明：风热病邪特点之一，就是易化燥伤阴。由于风温病病位以上焦肺系为中心，故肺胃阴伤在末期较为常见。此外，小儿麻疹、肺炎后期可出现干咳；大叶性肺炎恢复期可见舌红无津或稍有黏痰，口舌干燥而渴等。

**2. 治疗** 清养肺胃

教材中为“滋养”，笔者认为此处“滋”不太适合，因末期患者可能会有黏痰及邪热退而未尽的情况。

方药：沙参麦冬汤《温病条辨》。

沙参、麦冬、玉竹、天花粉——滋养肺胃
扁豆、甘草——和养胃气
桑叶——清除余邪

**3. 用药要点**

主用甘寒：滋而不腻
可随证加味：便结加润肠通便药

**4. 加减变化**

①热病之后或高热时长期使用寒凉药太过，胃气郁遏，在生津养阴方中适当加芳香之品以鼓舞胃气，如蔻仁。

②热病后纳呆，可用猪肝汤（香味）促进食欲。

③此期应注意保养调适，不要再感受外邪。

## 六、结语

根据病机的演变规律，我们分型论治了风温病的初期、中期、极期、末期的临床证候。需要注意的是，基于疾病一个完整的过程，我们讲述了所有的证型，但是这些证型并不是一定要在一个患者身上全部体现的。首先，要知道风温病是好发于冬春季节的急性外感热病，初期以肺卫表热证为辨证要点。对于病因病机，无论是顺传还是逆传，风温病始终都是以肺为病变中心的，初期是邪袭肺卫，中期是邪热壅肺，末期是肺胃阴伤。所以总体上讲它是以肺为病变中心的，这个中心是我们需要抓住的点。

其次，从传变方式上讲，风温病有几种病机传变方式，这些病机传变方式是与患者和医者有关系的，故此时需要医者能够采取及时且正确的治疗以防止传变。另外，方药（如银翘散、桑菊饮）的剂量、煎煮方法和煎煮的时间也是要注意的。还有中期肺热壅盛证用方中麻黄与石膏的比例、极期热邪闭阻心包证中三宝的选用、末期余热未尽肺胃阴伤证中沙参麦冬汤鼓舞胃气的作用等问题都需要在治疗中注意。

本病以卫气营血为传变层次。初期邪袭肺卫，若表证明显，选用银翘散治疗；若咳嗽较著，则桑菊饮合适。中期肺热壅盛，治宜选用麻杏石甘汤，若兼痰热结胸，则用麻杏石甘汤合小陷胸汤或小陷胸加枳实汤；若痰热阻肺，阳明腑实，则用宣白承气汤；若肺热发疹，则银翘散去豆豉加细生地、丹皮、大青叶、倍玄参方；若肺热移肠，则选葛根芩连汤；若兼阳明热盛，则用白虎汤；兼阳明热结，则选用调胃承气汤。极期热入营血，热闭心包，根据病位所在，选用清营汤或犀角地黄汤，或选清宫汤合安宫牛黄丸，紫雪丹或至宝丹；若热闭兼阳明腑实，选用牛黄承气汤；热闭正气外脱，治宜“三宝”合生脉散或参附汤。末期余热未尽，肺胃阴伤，则宜用沙参麦冬汤。

# 湿热辨治概述(上)

北京中医药大学　谷晓红教授

首先介绍一个病例。这个患者是我的老乡，山东威海人，2011 年 8 月 10 日来诊。自诉一年内一直间歇性发热，且发热的时候还伴有恶寒，大概每个月一次，出现不明原因的高热，持续几天经过对症治疗后，热就退了。这样的发热每次都神出鬼没的，所以他就很紧张，在山东进行了许多的检查，没有查出来什么结果，就跑到了北京的大医院就诊。他当时在北京某大型医院治疗花了好几万块钱，却什么效果都没有，也不知道自己是什么疾病，也没有病灶，最后遗憾地出院了。出院以后他是下午回去的火车，当天上午我正好是在学校，然后他就问能不能给他开个药方拿回家，也算是没白跑一趟。就这样，我见到了这位发热的患者。当时患者的情绪非常低落，他就感觉自己得了一种非常怪的病，刻下症是：发热，伴有恶寒，脘腹胀满，大便不爽，舌红苔黄厚腻，脉弦滑。大家可以看到后面要讲的湿热辨证概述，对于湿热的辨证有六大主症。可能我们都会有这种共识，觉得这个患者对研究温病的我们来说根本不算什么，不用任何抗生素，就能有疗效，这里我们一定要有温病学的自信。所以当时我给他辨证为湿热病证，病性是湿热。这个患者有发热、苔黄，说明有热，那湿呢？患者有湿郁导致的卫阳被遏，所以有恶寒、舌苔腻，且脘腹胀满，说明湿邪阻滞了气机。这种间歇性的发热是湿与热动态相蒸的结果，湿遏热伏，热蒸湿动，所以发热汗出而热不解。病在气分，定位是三焦膜原，半表半里。那这个患者的病因是什么呢？从我们的询问中得知，他是一个渔民，搞海田养殖养扇贝的，平时在海田里面工作时，穿着大皮裤一直到胸上，这个正好给了我一个非常重要的提示。有时候我们医生就会说：你问那么多干什么？其实患者从事什么工作，对我们来说特别重要。对于这个患者，我们倒果求因，就可以看出来他发病是外感加内伤共同作用的结果。所以说，外感病的内伤基础很重要，包括小儿温病中的内因，这都是属于外感病的内伤基础。患者的病势处于邪盛而正气不衰，病理上主要是湿阻膜原、气机郁滞，所以治法就是疏利膜原、化湿清热，于是我就开了这个方子：柴胡 10g、青蒿 10g、黄芩 10g、厚朴 10g、焦槟榔 10g、半夏 10g、茯苓 15g、陈皮 10g、菖蒲

8g、炒栀子 10g、豆豉 10g、瓜蒌 15g。这个方子以达原饮为基础，在“三剑客”中去掉了草果。后来他拿着这个方子就回去了，吃了一个月的药，没有发热。到 2011 年 10 月 15 日，他的女儿来找我看病，他女儿是什么体质呢？经常脸上会有疹子，且脸上、头发都容易出油，一派湿热郁蒸之象。湿热郁蒸实际上跟体质有关系，她爸爸也是这样的体质，再加上她爸爸又是一个海田渔民，就出现了湿热阻于膜原，湿热进一步发展可以到内膜，到脏器，但是这个患者目前来说还没有。我就问她关于她爸爸的情况，她告诉我说她爸爸没有再发热。一直到 12 月底也没再发热。2020 年 11 月 9 日，这个患者又来了。他说他上个月有一次发热，但是只有 1 天时间，当时赶紧用药就给控制住了，所以他很担心。我不知道他整个夏天在威海都干了什么？吃了什么？他有点反复，湿热很容易反复，即使在八九年后仍然可以反复。

这湿热反复涉及膜原和三焦的关系、少阳膜系及经络的关系。膜原不是脏腑，但是它和脏腑有关。发生在膜系的病变，就是膜病。对于膜病，西医现在没有诊断，而中医是有诊断的。所以在中医诊断中，我们可以看到很多湿热三焦辨证，当然伤寒的少阳病也是，还有很多一些片段的东西，我们都可以进行梳理。大家可以关注一下我的一个博士后姜欣，他有几篇理论的文章已经发表，实验我们还要准备。西医也会认识这个膜，但它并不知道怎么诊断这个膜病，还没有这方面的技术支撑，而我们中医的理论比它要更透彻一些。虽然我们有理论，但是我们还未形成系统及相互之间的关系，它的概念、范畴等方面还需要再梳理。

由此我们引出对于湿热证的思考。古今温病学家们对湿热病的论述是比较多的，但一般我们认为湿热病证是温病中的一类证候，它包括了外感湿热病邪所引起的一类病证，比如说湿温病也包括了温热夹湿、春温夹湿、暑温夹湿和伏暑。在临床杂病相关的一些热证中也有一些是湿热病证，比如皮肤科中的湿疹，风湿免疫科的湿热痹痛，脾胃消化科的胃肠炎症，包括肝炎等。痤疮也有湿热型的，妇科、男科中也有下焦湿热的，脑病中也有。我曾经跟脑病专家探讨为什么免疫性脑炎用藿朴夏苓汤和三仁汤有效？就是因为这是湿热。为什么到处都有湿热？这是因为湿热具有弥漫之性，隐匿之性，以及流动之性。热蒸湿动，可以向上，可以向外；湿遏热伏，可以向内，也可以向下，且湿性趋下，所以它就无所不在。从西医的诊断来说，湿热引起的病很广泛，包括的疾病范围及病种是非常多的。所以我们今天有必要专门把湿热病证拿出来，对它进行一个概述性的探讨。

我个人认为在湿热证与病的理解方面，强调湿热证比强调湿热病更重要。证不同于病，证是见于各种温病的某一个阶段，它的气、血、津、液，包括化生的状态及邪正的对比，不管是内伤病还是外感热病，证在临床上具有广泛性、灵活性和准确性。它的广泛性是因为在临床上一个证可见于多个病，异病同证要异病同治就是因为证相同。第二是灵活性，它不局限于病，有是证即可治，只要医理和法理非常相通就可以了。第三是准确性，就是在病的诊断不清楚的情况下，我们以证来辨病。这个病除了指西医的病，也包括中医的病，这不一定能够说得清楚，但没有关系，只要有证就可以，所以我们说证准确又灵活。在湿热病证中，相互也有些参考，比如说在暑温病中的暑温夹湿和湿热病，我们可以看到它们是相互参考的。所以吴鞠通有一句话“伏暑，暑温，湿温，证本一源，前后互参，不可偏执”，凡是讲过本科生温病课的老师都应该知道这句话。今天我们再进一步探讨湿热病证时，要将西医的病和中医的证联系起来。外感的湿热证和内伤湿热证也是有病理联系的，不能孤立来看，我个人认为都离不开脾胃。我认为脾胃系统是膜的一个关键所在，脾胃膜系太重要了。

接下来我们谈湿热病证发病的原因，总的来说是内源于肺、脾、肾，外感风、湿、热、暑邪。如果从温病的温邪来进行一个分类，它的外因是风、湿、热、暑邪，再进一步我们来看它的内因，任何一个外感热病都不能只强调外因，应该还包括内因，内因还容易被忽略。湿热病证的内因有虚有实。虚在我们传统教材中指脾胃素虚、中气不足，“若湿热之证，不夹内伤，中气实者，其病必微”。薛生白和叶天士都强调了内因内伤。太阴内伤，湿饮停聚，客邪再至，内外相应，故病湿热。这是关于脾胃这部分，而肺和肾不足，上受和下受这部分我认为强调得不够，需要各位高度关注。“正气存内，邪不可干”，“邪之所凑，其气必虚”，肺气不足，所以容易上受，温邪上受，风湿热暑邪容易上受，这是在强调肺。另外，我认为还有下受，有上受就有下受。在我们的传统温病学中并没有过多强调下受，但我认为在现在社会和生活中，下受很多，这点我们自己要重视，还要告诉学生。从泌尿系的感染到妇科的很多感染，包括艾滋病等，主要是下受的，而且都是膜感染。除了虚之外，我还要在这里提到实。因为有很多人并不是肺气虚、脾胃气虚，一看舌象，舌红苔黄腻，没有舌淡胖、有齿痕、水滑等，所以它不是伤寒的太阴病，也不是少阴病，所以不能用理中丸和四逆汤。那这个实是什么？它是由于饮食，可能患者是个酒客，是嗜冰饮冷者或者是嗜肥甘厚味者，导致湿停热蕴。我们看糖尿病患者中胃热脾湿证型的最常见，因为有胃热，所以它常往营血分走，患者舌红点越来越多，舌苔厚，然后又从腻化燥，这种类型的糖尿病患者最难治，很容易有合并症。所以这些也是黄连为什么有效的原因。我们得感谢王氏连朴饮，湿热中阻嘛，是温病中湿热并重的，治糖尿病肯定管用。脾湿胃热，这个热可以再进一步入营血分，然后产生营血分的虚证，就有了合并肾、心、脑、神经、眼底等的问题，就成了虚证。由实至虚，这其实和温病的传变是一样的！虚和实在内因中同样的重要，然后再说外感风、热、湿、暑，这就是湿热病证的病因。但实际上我们主要还是要以调整内因，预防为先。

从病位和传变来说，湿热证以脾胃为中心。讲湿温病是这样，讲暑温夹湿也仍然是以中焦为基点，脾胃为中心，实传少阳，虚受心肝肾，我在这里用了"少阳"是否可以？实传少阳，实际上就是实传膜系。对于病证的二重性、矛盾性、广泛性，正局和变局这些，大家都很清楚了。我想结合薛生白的《湿热病篇》46条，同时结合吴鞠通、叶天士等诸多医家关于湿热的辨治来说。这里有正局、有变局，在这个过程中，湿热正局出现了湿遏热伏、热蒸湿动，我们知道热是可以蒸腾的，热伤津而湿阻气，热可以化燥入血，动血迫血，同时也可以阴盛阳虚出现阳虚证，这是两种不同的走势。在《湿热病篇》中谈到变局还出现了耳鸣、干呕、昏厥、发痉、斑疹、出血等，包括肢体的拘挛麻痹，形成了虚实夹杂的、更深的、脏器的实质性改变，这是属于变局。今天我们重点要谈正局。

比如说卫分肌表的湿热证会出现什么情况？疼痛的问题、发热的问题、胸痞的问题，对吧？如果病在气分，在上焦出现了湿热的咳喘，然后还可以出现清阳不升的眼欲闭、时谵语等。我们说气厥是实证，都在气分这个范围，是卫气营血辨证综合三焦辨证的体系。在中焦会出现什么情况？有湿热痞证，也有湿热呕吐，就是很多消化系统的疾病，比如董建华院士的学术思想就是从薛生白湿热辨治中得到了很多启发。这里的呕吐有各种相关脏腑的病机变化在里面，比如有胃的问题，有胆的问题，还有肺胃不和的问题等。研究生的课程是需要20个学时专门讲湿热证的，我们今天不可能这么讲。然后到下焦，有小便和大便的问题。这里也有气分痉厥到营血分证，即营血分的痉证和营血分的厥证，分为实厥证和虚厥证。对于湿热身痛、湿热咳喘、湿热呕吐、湿热痉厥这几个板块，把薛生白的《湿热病篇》和吴鞠通、叶天士的相关内容都揉在一起来说，一个板块可以说4个小时。比如说身痛，风湿免疫科的医生会听得津津有味；说呕吐，还可以把胃镜拿出来说，那就是消化科的问题；说咳喘呼吸科这一部分，我们可以说用抗生素效果不好的那些可以用中医的方法；说痉厥，就是神经内科脑病的范围。以此类推。

我们下面就谈谈这个湿热病辨证当中的主症。这个症是病字旁的症，我给大家总结了一下，一共是六个主症，即痞、腻、寒、热、汗、渴这六个，其中痞腻主湿存，寒热明表里，汗渴辨热势。接下来我们一个个解释。

第一个是痞的问题。"痞者，不通也"，它是一种气机的阻滞。在湿热病证中，由于病位的不同，以及气机无处不在，所以它的临床表现形式有很多。邪从口鼻而入，胸腔是必经之地，湿热熏蒸肺脾心胸，气机阻滞，首先可以出现上焦的胸闷、脘痞，或咳嗽不爽、恶心呕吐，这就是上焦往中焦走了；湿热弥漫上下表里，尤其是郁遏了头部的清阳，就可以出现头重如裹；湿热阻滞肾、膀胱，则会出现小便的气化不利；阻滞大肠则可以出现腹胀和大便的问题。腹胀和大便这是两个问题，一个是大便的异常，一个是肠壁的改变和肠的传导的改变，再具体一些说，大便是黏滞不爽。在临床上我们千万不要问患者：你大便黏滞吗？你大便不爽吗？我们要问他：你大便后马桶好冲吗？冲大便的时候挂不挂壁？如果有挂壁，那就是黏滞的。问诊很重要，我们问诊时要问有描述性的东西，来代替望诊所不能触及的地方。湿热阻滞三焦，可以出现黄疸；阻滞经络关节，则可以出现关节痹痛。这些都是痞，痞者不通，不通则痛，所以关节疼痛也属于痞，我认为他就是关节痞了。我们说膜，关节膜不通了，本来它是个通道，一个流体的通道，间隙不通了，那不就肿胀了吗？不就疼痛了吗？如果热性再强一点，那就红了，红、肿、热、痛，这就是痹阻了。

第二个是腻，主要是指舌苔腻。在临床上，我们都知道望舌，有望舌质、望舌苔、望舌形。我现在又加上了几个，伸开舌头后还要说“2”，这是为了观察舌下。舌下的表现有时很重要。有时我们会看到舌下出现漫肿的状态，实际上漫肿是膜的肿胀，说明这个人有湿聚、湿郁。还有的人舌下是瘀滞状态，但其舌质上并没有瘀滞，舌下是血瘀病理中一个非常敏感的地方。遇到这样的患者，我们在用药中稍微加一点活血通络药物，效果会更好一些。还有的人舌下是暗红的，舌质和舌下不一样，但是我觉得舌下的暗红，有时候要注意在清透热邪的药中加上宣畅透热之品，就会得到相对好一些的效果。还有一个地方，我要看上颚，要看扁桃体。往往湿热病证的上颚有几种表现：第一，呈一片黄色，往往这种患者齿痕舌很明显，可能舌质还是淡的，但是舌苔可以是黄腻的，说明有湿热，而且往往它还是太阴脾虚湿热。一看上颚，黄得厉害，有的人是淡黄，有的人是焦黄，还有的人是在肿的基础上发黄，这就得看湿停多少的问题。有的是脾虚，有的是脾虚湿盛，你看黏膜好像水泡了似的，那说明湿已经很重了。患者可能也有其他的肿，比如早晨起来时脸肿，或者到下午的时候脚和脚踝水肿。上颚漫肿和下肢肿，我们一定要将它们联系起来，因为液体是在流动的，有上下流动、左右流动、内外流动，这是中医系统思维的体现。关于舌苔的表现，经典温病中讲是白腻还是黄腻，这毫无疑问是准确的。我们要再往外看，可以发现这个人的脸也是不干净的，其实这也是一种腻。我们不能光看舌苔腻，不看面部。除此之外，我们再看他的头发也都是打绺的。一问他是不是每天都要洗头，一般人是 2 天一洗，除非是夏天出汗比较多，但是他不行，他必须每天洗，否则头发就都打绺了，这也是一种腻。所以这个腻可以以舌苔为中心，然后再把它类推。

第三个是寒的问题。恶寒是由湿郁所致，阳气被遏阻，热不外达，就出现了恶寒。湿热病证的恶寒很有意思，时轻时重，时有时无，所以患者经常是时有恶寒。记得我曾经问过很多本科生，什么叫寒热往来？临床情景实际上寒热往来是一直在发热，但是恶寒时有时无，不是一阵发热一阵恶寒这种书面语言的解释。有时候可能恶寒，只是时间短一点，但是发热的时间会比较长。发热和恶寒在这种波动之中正说明了湿热的动态郁蒸。湿热交结郁蒸的过程就像两个人在摔跤，一会儿湿遏热伏，一会儿热蒸湿动，所以就出现了时有恶寒，这主要是湿遏了阳气所致。至于湿和热孰多孰少，在恶寒的过程中都有一些区分度，我们还需结合其他的症状。有一些患者可以出现足胫冷，我在临床上见过不少，这是因为湿热阻遏后，湿邪趋下，湿遏阳气，所以出现足胫冷。30 多年前，我带着学生到临床病房见习，在东直门医院有一位支原体肺炎的患者，男性，大概 40 岁，发着高热，他的症状有两个特征，我记忆犹新。第一个特征是胸前有白痦。我在上大学时没有见过白痦，是在带学生见习时才看见的，也就是在这位支原体肺炎患者身上发现的。第二个特征是他整个小腿都是凉的，因为学生们都是大三第一学期的学生，刚学完伤寒，所以在做体格检查的时候，有个学生就说“老师，这是四逆证”，因为他一摸患者的两个脚和小腿都是冰凉的。然后我说同学你要从脚再往上摸，还要看他的整个舌象、面象，然后再切脉。系统诊察后，我说：“同学们，你们看这是个四逆汤证吗？”不是。实际上这个患者就是一个湿热郁滞，如果不加以辨别，学生是很容易被“局限”到伤寒上的。

第四个是热的问题。湿热病证中发热问题，我觉得大家都很容易理解。湿热证中发热的形式也是多样的，在临床上可以见到这种热势不高，热象不显，也就是身热不扬或者午后有起伏，且不为汗解。但是发热不重，热象不显，这并不是表明邪不重，因为它是湿热性质的，所以它表现在热势上没有那么强烈。临床上还有一种情况，热势起伏，发热是一直在的，但是呈间歇或有恶寒的情况，这说明它并不是单纯的一种邪气，而是阴阳合邪的湿热之邪。湿为阴邪，热为阳邪，湿遏热伏，热蒸湿动。当然也有湿热化燥的情况，我们说郁甚以后少火皆成壮火，就变成了高热和恶热。所以说湿热病证的发热，先是什么情况呢？先是热象不显的，我们看三仁汤、藿朴夏苓汤都是一个热的表现。从身热不扬，到发热汗出而热不解，再到最后可能就是高热、恶热，没有恶寒了。在不断地湿热郁蒸中，湿热最后可以化燥而成为纯温热性的。

第五个是汗的问题。关于湿热病证的汗出我们可以再强化一下。一个是在部位上，有的地方出汗，有的地方不出汗；一个是在时间上，有的时候出汗，有的时候不出汗。这种情况在内伤杂病中也可以见到，有患者来就诊就是治疗出汗的问题。他会告诉你“我老出汗”，问他哪出汗，他说“就是胸口出汗”，“有时候上半身有汗，但下半身没有汗”，或者说“有时候出汗，有时候没有出汗”，这种情况无一例外都和气机的阻滞有关系。而作为湿热病证来说，湿阻气机所导致的时有汗出和不同部位的汗出，正是由于气机不畅所致。因为湿邪要阻滞气机，热邪是蒸迫的，于是在交结的过程中就出现了汗出的异常，是部位和时间上的不通畅而让汗出不能淋漓尽致。那么这是汗出的异常。

第六个是口渴的问题。口渴在湿热病证中可以有这样几个表现。一个是渴不欲饮。湿邪阻滞，津液不能上承于口，所以会有口渴。但因为饮又内停，所以不欲饮。还有另外一个是在湿热并重或者是热重于湿的情况下，热邪又进一步伤阴，他可能感觉口渴想喝水，但想喝得多还是不多，根据湿热的偏重和偏轻，还可以再进一步分。所以我们的治法和用药都要有分寸方面的把握。实际在同一个治法下面，在方子的配伍中还有很多细微之处，需精准发力。我在临床问诊过程中，往往会把问症和问情结合起来。临床上对症的问诊还是非常重视的，但是在情的把握上，有的时候我们总是没问那半句话。比如说口渴，你是想喝水还是不想喝水？你想喝冷水还是热水？想喝得多还是想喝得少？可能这里面还有一些进一步的病机分析。辨证需要更加精准，当然我们有时候可能是问一句就完了，就问前半句话，没有后半句，那半句可能是情的问诊，你想不想问？你看这个“情”是一个竖心旁，它一定是跟欲望有关系的，跟心里的表达有关系。这个是我们问诊中有时候比较缺乏的。这何止是一个口渴的问题，还有很多其他的症状，需要症和情两者并重，这样我们才能更加提高辨证的准确性。

我们今天说到了湿热病证中的六个主症，薛生白《湿热病篇》的提纲证是六个主症——第 1 条：“湿热证，始恶寒，后但热不寒，汗出，胸痞，舌白，口渴不引饮。”我们接下来这样进行分析，看能不能进一步地把握它这六个主要的症状。

第一，痞和舌苔的腻是辨湿热的关键，只要有湿存就会有胸脘痞满和苔腻。换句话来说，有苔腻就会有湿，无论是外湿还是内湿。我们看到这个就可以以此类推，举一反三，有湿存就会有这些征象的存在。寒热可以辨表里，刚才我说了很多，而汗出和口渴是辨热势轻重和湿热蕴蒸的一个综合的表现。至于说湿热病证的辨析要点，我觉得大家都很熟了，因为湿热要辨它的偏重程度，谁轻谁重，有湿偏重，有热偏重，还有湿热并重。我们在临床上要通过这样的一个综合征来辨别它是属于湿重、湿热并重，还是热偏重？辨清孰轻孰重，对于我们的治疗立法是非常重要的。

第二，辨病位，是上焦，中焦还是下焦。大家看看赵绍琴赵老先生的《温病纵横》那本书，他对湿热的辨证，就是用上焦、中焦和下焦。但是我们再看传统教材中的吴鞠通的上焦证，概括了几个常见证型，你认为那就叫上焦证吗？我也经常问，我可以问学生，也要问自己，还要问我们的学术，你看上焦证中是怎么写的？银翘散证、桑菊饮证是，麻杏石甘汤证、痰热阻肺证也是，然后还有热陷心包证（用清宫汤加三宝），这就是上焦的几个证，是包括了心、肺和心包。到底是说的肺脏、心脏、心包，还有的上焦的膜病？我又说到膜这一块，上焦证和上焦所属的脏腑的病是不是一个概念？中焦脾胃，下焦肾膀、肝肾。所以这里面有一些概念实际上并没有特别清晰。按我说，现在辨病位，上焦就是头重如裹，神情呆顿，胸痞，CT 和核磁显示肺里没东西，但有的人就是胸闷或者呼吸不畅。那是什么概念？我们没有诊断但却在人体存在的那一部分。中焦也是一样，它可以是脾胃，但是也可能是脾胃的膜系病变。至于下焦，我在临床见到一些脾虚湿热的患者，到了夏天尤其是在夏秋季节的时候，他们动不动就阴囊潮湿，然后肛门周围长一些类似湿疹样的东西，有的人经常说湿乎乎的，有时候还有异味，男性、女性都有，做检查也没有明确的问题。但是他就是有这种表现，这也是下焦湿热，就是膜病。

第三，要辨湿与气的关系。我们前面有关温热类疾病中热与津之间的矛盾，这是自始至终的，所以我们说顾护津液是始终的，但是在湿热病证中要重视湿与气的关系。三焦是通道，是气的通道，是水的通道，是液体网状系统的一种通道。这个通道怎么让它通畅很重要，不通畅它就会郁阻，它就会渗湿，渗出来湿邪，就会有很多的征象。所以在治疗中，湿偏重以祛湿为主，有很多方法：宣表祛湿、芳香化湿、淡渗利湿，当然有热还要再辅以清透、清泄邪热的方法。湿热并重的话，仍然要以祛湿为主，我们传统的教材讲湿为有形之邪，热为无形之邪，无形之邪是依附于有形之邪的。所以要打掉依附的平台，就是要祛湿，那湿到底在哪儿？它在一个巢里头，它在间隙里头，必须要把它导出来。而导出来的方法，用分消走泄等和解法，还要重视顺应肺主宣发肃降的功能。你会发现治湿好像跟肺有关系，跟上焦也有关系，但又不完全是，还有另外的一个结构、形态的东西需要你去考虑，就是三焦膜原，治湿方法因此比较复杂。如果热偏重的话，应该以清热为主，但是仍然不能忘了祛湿。祛湿清热，启上闸，文献当中很多医家都给了我们这样的启示，要启上闸。湿热在上焦者，应该开宣肺胸之气、上焦之气来通调水道，以流动之品通阳化气，达到气行湿也行的目的。启上闸它一定是贯通的，还要开支河，导下源。用流动之品，通阳化气，它通的是气，是要统调气和津、气和液乃至气和湿的关系，使流动之性的物质在体内得到畅通。中焦之湿重在调和脾胃，主要是用芳化和辛开苦降之法。薛生白、吴鞠通、叶天士都谈到了湿热在中。辛开苦降本身有性味合化的功效，不仅用于治疗湿热，它最早应该是应用于寒热错杂痞。然后导下源，我们来看导下源怎么导？通利大小肠，渗湿于热下，湿去则热孤，给邪以出路，分消之前是渗利、清利，分消之后是通导，目的是使下水道要通畅，兵分前后两路。枳实、槟榔等，从阳明大肠走。我们说医道就是大道，你看治水、治湿，跟治水、治长江、治黄河是不是大同小异？要分，要导下源。当然治湿的同时不能忘了强正气，调理脾胃，因为脾胃是上下表里之枢纽。有关脾胃膜系的观点，就是在强调脾胃的升降，不仅是针对脾胃，它的气、津、血的运行，通达都在其内。关于祛湿比较复杂，所以我们在跟学生讲的时候，可能还不能分叉太多，你不能给他说太多，说太多他就糊涂了。我们大家本身都已经是很优秀的学者，所以我们今天可以这样深入一些，来引发我们共同产生新的思考，进一步做探究，对于一些模糊的东西，我们可以提出问题来讨论。刚才说到调理脾胃很重要，我们说它是中枢，是表里、上下的十字路口，所以要治理好这个十字路口，如果治理不好整个交通就会瘫痪，这个通道就不行了。

第四，是改善病理。在我们的教科书中并没有特别系统地说湿热病证改善病理的问题。之前我谈到无论是温热病还是湿热病，一定要辨病理，基于气郁、痰浊、血瘀和正虚来考虑理气、化痰、祛瘀、养阴及扶阳的问题。当然还可以化风，就涉及息风的问题。调补脾、肺、心、肝、肾来扶正祛邪，这是我们要非常重视的问题。当然湿热病证的调理、护理也很重要。

# 湿热辨治概述(下)

北京中医药大学　谷晓红教授

关于湿热证的概述，我们再梳理一下治湿的方法。秦伯未先生，是北京中医药大学创校时一位非常著名的中医教育家，秦老曾经谈过，湿热证清热不难，化湿较难，如果不先化湿，很难使热清解。关于治湿的方法，我们可以总结为以下几个方法。

第一是宣湿法。宣湿法主要是用芳香宣透和微辛微苦之品来治疗湿热初起的一种方法。在薛生白的《湿热病篇》中有宣湿法具体应用的条文，各位温病学教研室的老师都知道湿温病初起用的是什么？是藿朴夏苓汤或三仁汤，但是忽略了薛生白《湿热病篇》中的宣湿法。我们的教材强化了一部分但是也弱化了一部分，所以后来的一些教材，不管是特色教材还是规划教材，我们都把这种不同的化湿的一些用药特点呈现给大家。我今天没有再说熟悉的藿朴夏苓汤、三仁汤，那就要谈一下《湿热病篇》中原文第 2 条谈到的宣湿法，即"湿热证，恶寒无汗，身重头痛，湿在表分，宜藿香、香薷、羌活、苍术皮、薄荷、牛蒡子等味。头不痛者，去羌活"。微辛苦加芳香，芳香可以化湿、宣表之湿。第 10 条中"湿热证，初起发热，汗出，胸痞，口渴，舌白，湿伏中焦。宜藿香、蔻仁、杏仁、枳壳、桔梗、郁金、苍术、厚朴、草果、半夏、干菖蒲、佩兰叶、六一散等味"。湿在中焦，这个条文中表述为湿伏中焦。薛氏用苦温、辛苦温相配来宣气化湿、祛湿，给邪以出路。宣湿法还可以适用于浊邪蒙上之证，比如说第 31 条，这一条也可以归为宣湿法，"湿热证，初起，壮热，口渴，脘闷，懊恼，眼欲迷闭，时谵语，浊邪蒙闭上焦。宜涌泄，用枳壳、桔梗、淡豆豉、生山栀。无汗者加干葛"。这是一个气厥。神志异常的问题，实际上可以在气分，也可以在营血分，甚至在儿科疾病中，神志的某一些轻微的表现就在卫分，用银翘散、桑菊饮就可以解决问题。所以并不是所有的神志问题都要用我们说的清宫汤加三宝，这是个误区。

第二是化湿法。我们经常用气味芳香之品来醒脾运脾，促进脾胃的运化，消除湿浊，这主要是针对中焦的湿浊。如在《湿热病篇》中的第 8 条，"湿热证，寒热如疟，湿热阻遏膜原，宜柴胡、厚朴、槟榔、草果、藿香、苍术、半夏、干菖蒲、六一散等味”，这是芳香化湿法。当然第 10 条中“湿热证，初起发热，汗出，胸痞，口渴，舌白，湿伏中焦。宜藿香、蔻仁、杏仁、枳壳、桔梗、郁金、苍术、厚朴、草果、半夏、干菖蒲、佩兰叶、六一散等味”，也是集中在化湿。第 13 条“湿热证，舌根白，舌尖红，湿渐化热，余湿犹滞，宜辛泄佐清热，如蔻仁、半夏、干菖蒲、大豆黄卷、连翘、绿豆衣、六一散等味”，也是偏重化湿法的应用，以芳香之品化湿。

第三是燥湿法。燥湿主要是针对湿浊内盛，以苦温之品来燥脾土、健脾运。这个代表条文是《湿热病篇》中的第 12 条“湿热证，舌遍体白，口渴，湿滞阳明，宜用辛开，如厚朴、草果、半夏、干菖蒲等味”。其中，厚朴和草果是达原饮“三剑客”中的“两剑客”，半夏和菖蒲实际上是辛温、苦温之品的代表药物，这是我们要比较重视的。用苦燥之品来治湿，重点在燥湿，这是薛生白在《湿热病篇》中用得很广泛的一个方法，但用药又不是非常峻烈。所以薛氏治湿的这些思路对我们的临床应用是很有帮助的。当然薛氏在《湿热病篇》中还有用温阳法来祛除湿邪的，比如说第 25 条，大家看又有变化了。如果前面 12 条是湿热内盛中阻之证，那么后面 25 条大家看到它有什么呀？在祛邪基础上，要固本扶正。

我们可以看到强调内伤脾湿的重要性。太阴内伤，它是有层次的。薛氏的治湿也是有层次的，即使是燥湿，它也是在健脾基础上的燥湿，扶阳基础上的燥湿，温阳基础上的燥湿，标本兼顾，这是我们需要强调的。那么讲到湿热病证，常见的病证应该是有湿热的身重身痛、湿热的咳喘、湿热的呕吐、湿热的热痞和湿热的痉厥。其中身重身痛，实际上跟我们说的风湿免疫科疾病密切相关。湿热咳喘就在呼吸热病科，各地的医院现在往往直接就叫呼吸科，北中医的东直门医院最早是叫呼吸热病科，称呼吸热病就强调了热病和呼吸系统的关系。有段时间我们行业想强调中医的病种特色，就出现了很多奇奇怪怪的以千百年前的那些病种来命名的科室，然后导致老百姓不知道自己进了什么科。如果都这样去强调特色的话，只会让老百姓更加却步，那么我们就更加完不成中西并重的责任和使命。我们得让别人都能听得懂。

结合西医的病名，其实在湿热病证中也有一个目录可以参考，我给大家列了 20 个，但是绝对不仅限于 20 个：流行性感冒、急性扁桃体炎、急性胃肠炎、肠伤寒、钩端螺旋体病、血吸虫病、急性胰腺炎、胆道感染、病毒性肝炎、脊髓灰质炎、单纯疱疹、花粉症、登革热、回归热、败血症、系统性红斑狼疮、肾盂肾炎、非细菌性尿道炎、淋病、艾滋病。有呼吸系统的流行性感冒，五官科的急性扁桃体炎，消化科的胃肠炎，传染病科的肠伤寒，还有外科、肾病科等。我们可以看到，湿热病证与常见的西医诊断病名很密切，还有很多诊断待查的，西医根本就检查不出来的，它没有诊断技术和方法。我们上次谈过的关于膜的疾病就是这样。膜原病，西医就没有诊断，它写的是高烧待查。所以其实很多有病名和没有病名的疾病都是湿热证。我们教研室有一位老师，现在他去世了，他写了一本书叫《温病阐微》。在这本书中他就说，其实中医医生真正高明不高明主要是看他对于湿热病证有没有办法，他的治疗效果怎么样。当然他说得有点绝对，但也说明一个事实就是湿热难治，湿热如油入面，变化多端。热为阳邪，湿为阴邪，所以它的转化可以从阳、可以从阴，从阳化热、从阴化寒，寒湿伤阳、温热化燥伤阴，变化多端，病位广泛。历代医家关于湿热病证的论述还是比较多的。我们如果要真正研究湿热，那些专门论述它的篇章即吴又可、叶天士、吴鞠通和薛生白这几位医家相关的篇章和专著都要读。

下面我们继续谈湿热病证的内容。我们刚才说在湿热病证中，薛氏是很重要的一位代表、一位大家。第一，薛氏善用古方。在整个46条的《湿热病篇》中，古方占了三分之一，这里有白虎加苍术，也有仿凉膈、仿达原、仿白头翁汤等。所以任何一个医家的学术思想，它都不是凭空产生的，都是在传承基础上的进一步发展。本身温病学就是在继承伤寒论基础上的创新发展，而且是最好的一个典范。第二，薛氏在治疗湿热病证的用药特点中，重法而不拘泥于方名，我们大家都学过《湿热病篇》，《湿热病篇》中所列的药物近百味，涉及解表清里、攻下化湿、凉血养阴等18种治法，可以说概括了湿热病证的正局和变局，变证及各种证型的证治，这些都是用法来说明，没有方名。薛氏很灵活，他以药来代方，这是一种文体，也很值得我们学习。第三，薛氏用药轻重，权衡得宜。比如由肺胃不和引起的呕恶用连苏饮，这两个药加起来不过一钱，这是轻的。但也有重的，邪如果深入到营血分，需用大剂量解毒凉血之品。所以这是薛氏治疗湿热病证的一个特点。第四，薛氏喜用鲜品药，在南方地区用鲜品要比北方多，这是一个地域特点。用鲜品的芳香之气来宣气化湿，另外用鲜品中一些甘凉、甘寒之品来生津。可以说在整个湿热病证中包括恢复期，这都是有很好的疗效。同时它也可以作为一个食疗方，比如“四汁四香饮”。这是关于薛生白善于用药的几个特点。

接着我们来谈一谈以薛生白、吴鞠通等医家关于湿热常见病证的一些辨治，看看他们有一些什么样的经验。我们重点谈三个病证，即湿热咳喘、湿热呕吐和湿遏热痞。首先我们从湿热咳喘开始。无论是病毒性的呼吸道感染还是支原体等，往往都是带有湿热性质的咳喘，而且西医的治疗药物很有限。在薛生白的《湿热病篇》中第18条“湿热证，咳嗽，昼夜不安，甚至喘不得眠者，暑邪入于肺络，宜葶苈、枇杷叶、六一散等味”。这条是说湿热证，所有的条文都是湿热证开头接着一个逗号。“湿热证”三个字说明了什么？说明了我们前面所讲的提纲证中的六个主症应该都在这。六大主症后，然后再接着说“咳嗽，昼夜不安，甚至喘不得眠者，暑邪入于肺络”，把症状说完，就开始有一个辨证的基本要点。“暑邪入于肺络”，告诉我们这是它的病机要点。“宜葶苈、枇杷叶、六一散等味”，给我们发挥的空间就在“等”字之后。薛生白的条文还有一个特点是他的自注特别重要，我们一定要将自注和正文结合起来研究学习。薛氏有许多话不在正文条文中说，而是在自注中做一些引申。薛氏的这一条给我们什么样的启示？我们可以延伸一下。咳喘可以分为热、饮、痰、风、寒。饮为轻者，是水之气。痰为湿与火相搏之物，热、火炼液为痰，湿与热相搏的过程中，形成了痰热或者湿热。所以这一条的咳喘是一个急性的、发作的喘，有一些症状在条文中没有谈到，但我们自己经过大量的临床实践可能发现这是一个肺部的感染，也可能胸膜都有炎症，甚至可能有积水。在临床上我们可以看到伴有热、渴、尿黄欠利，舌和脉在这没有写，但是我们也可以判断一下，舌苔应该是薄的，至于是薄白还是薄黄都有可能。但是脉是实大或弦数的。弦是因为有饮，饮热搏肺，它属于湿热咳喘。我们看第18条，它说的是暑邪入于肺络，暑邪为热性，饮热搏结，导致肺气失于宣降。病位在哪儿呢？在肺胸、肺络。所以你看它的用药中，我们将其归为肺中的饮热，不是肺胃饮热，关键点在哪？我最早的时候跟我的导师孔光一老师请教，我想这个病可不可以是麻杏石甘汤证？身热咳喘，咳吐黄痰，舌红苔黄厚，脉右寸实大、脉弦数、滑数，为什么不用麻杏石甘汤而是用葶苈大枣泻肺汤之意的一个加减方？这两个方证的区别在哪？老师就跟我说，它跟麻杏石甘汤的区别在病位上。麻杏石甘汤是肺胃同病，而这是肺的饮热、痰热，病位重点在肺。所以为什么说舌苔是薄的？舌质可以是红的，但是苔是薄的。我们分析一下，我们谈卫气营血辨证时，卫分证的症状有什么？发热、微恶风寒、口微渴，咽红或有肿痛，舌边尖红苔薄白，脉浮数。舌苔是薄白的，是在肺卫。脏腑是在哪？在肺，但是到了气分以后就有广泛的病位，可以在肺，可以在胃，可以在脾，也可以在大小肠、胆。突出的中心的代表证型，就是气分证的四大一黄证（大热、大汗、大渴、脉洪大、苔黄），这是气分代表证，但这只是一个证型，其实还有很多证型。我们现在知道了气分阶段证型最多，因为它的病位是最广泛的。说到底主要是能清楚判断各种邪气的病位，如果胃受邪比较显著了，舌苔就会有很大的变化，他的舌苔就不会是薄，可以是厚，黄燥是厚的，黄腻是厚的，白腻也是，褐的也是，灰的也是。总之只要是胃受邪，它的舌苔土壤就被污染了，土壤被污染以后，就会有各种杂草丛生，他的舌苔就会有非常多的变化。但如果只是以肺为主要的受邪部位，舌苔的变化就会很小。可以看到此证用的是化饮泄热，用的是清利，清是清热、泄热，利是利水、化饮泻肺，重点就是取葶苈大枣泻肺之意。葶苈大枣泻肺是治疗寒饮的，现在转为热饮的治疗，当然他要用一些清肺、泻肺的药物，主要的药是葶苈子。小儿咳喘中我用葶苈子用得很多，我都是 1 剂药分作 2 日服，煎 2 次，分成 4 份，每日 2 份，在病历上一定要把煎服法写清楚，效果很好。葶苈子用 3～6g 就够了，但是成年人可以用到 6～10g 来泻肺。这条给我们的启示，就是清化、清利肺中的饮热。我们要把这个方子记住，“葶苈子，枇杷叶(去毛蜜炙)，六一散”。在治疗饮热时，我们想到用六一散的时候很少，但是薛生白给了我们一个很好的启示。这是他的有效病例，所以才有了条文，用六一散来清利饮热，说白了就是把湿泄出去，减轻上游、肺的压力。肺的压力、胸膜的压力减轻了，肺的通透性就好了，肺的通气功能就会改善，咳喘就会减轻。我们过去一说六一散，就是清暑利湿用六一散。一般来说，方剂课都是这么讲，但温病学家薛生白在《湿热病篇》中告诉我们六一散还可以治疗咳喘，对于内科咳喘的治疗也会受到启发。

所以温病学是临床基础学科，学理是共通的，临床上对于急性外感、肺水肿、胸膜炎、肺积水都可以用，这是临床的心得。我们在临床上还是屡试屡效的，当然不一定就这几味药，还可以在这几味药基础上，因地制宜、因时制宜、因机而治。下面这个病例很简单，是孔老师(孔光一)30 多年前口述的，这是他在 20 世纪 50 年代看的病，那时候他很年轻，还没有来北京，在江苏泰兴。江南到处都是湖畔，游泳的人很多，一个小伙子，天天游泳，结果有一天游泳结束后就发高热了，喘起来了。因为孔老师那会儿年轻，周围村里头也有其他的老大夫，老大夫就用了麻杏石甘汤，但是没有效果。孔老师就接手，他说刚开始他也紧张，地方名医看过但没看好，然后那小伙子家人就来找他，他一看患者的舌苔是薄的。麻杏石甘汤证与肺胃相关，所以舌苔一般是厚的，而这个患者舌苔是薄的，并且张口呼吸出大汗。孔老师就想到了薛生白的第 18 条，然后在这个第 18 条的基础上清化饮邪，泻肺平喘，加上了清热解毒的药，如鱼腥草。一剂药喘平热退。后来孔老师在治疗这一类疾病中又有一些变化，像一些支气管扩张症、肺气肿、肺源性心脏病(简称肺心病)的患者，一般来说可能都是由于复感，一个感冒新感以后逐渐就加重。面对这样的患者，孔老师特别强调要解决他发病之前的状态。慢性炎症状态常用两种药片，一个是鱼腥草片，还有一个是金荞麦片。我在临床上把金荞麦片和鱼腥草片合用。如果它有虚，无论是脾虚，肾虚还是肺虚，都要扶正，常加生脉饮，用生脉饮加金荞麦片和鱼腥草片。但现在剂型太丰富了，大家不一定拘泥于此。比如用颗粒剂，做一个小复方给患者进行预防，预防他的肺心病和支气管炎症或者肺气肿，调节改善其慢性炎症状态。它有热、有炎症，炎症一般属热，但炎症也可以有属寒的情况，也有属虚的情况，大家要了解在辨证基础上有一类是这样的辨治就可以了。

前些年我看病的时候，有一个患者，将近 70 岁，是一位老空姐，属阴虚内热证，每年秋天的时候就调治支气管扩张，到冬天就不发病。但有一年冬天她突然就来了，我就很疑惑，问她怎么了，她说她这次发病了。我问发什么病？她说她吐了半盆血。她说她一直吃我给她开的这个小方，每年这个时候都很好，但是这次发病了。我问她怎么发作的呢？她说她去做了一个疗程的艾灸、贴敷，然后就咳吐血了。我对她说您不能用这个方法，因为艾灸是热性的疗法。我觉得一定是要辨证施治，还要辨证施防。虽然有的患者用贴敷后，支气管扩张症、肺心病就好了，即患者可能是阳虚证。但是这个患者却是因为用了热性的治疗导致发病。每个人都有不同表现，同病异证，所以要同病异治。这类证属热者常见，要慎用热药或热疗法。这是关于薛氏湿热咳喘的一个条文，就先说到这里。

我们再看看吴氏的。既然说湿热咳喘，就不能局限在薛生白，要看看吴鞠通是怎么讲的。《温病条辨·上焦篇》第 47 条："太阴湿温喘促者，千金苇茎汤加杏仁、滑石主之。"这条条文说的是太阴湿温喘促，也是个肺部感染。这个肺部感染从病机上来说，是湿热在肺。湿是阻气的，这对矛盾是自始至终的，只要有湿邪就阻气，所以我们为什么说胸痞，痞是由气机不通引起的。除了有湿，还有热，那热是哪来的呢？热可以是湿热病邪外感的时候就是湿加热，也可以是湿邪在人体作用的时候进一步化热。湿邪化热，热可以伤什么？伤津伤血。所以从某种意义上来说，湿热的复杂性在于它可以伤及气血，可以导致肺的气分证和血分证。湿热相蒸，可以再化生痰饮。湿邪是弥漫的，湿热成痰，湿、热、饮、痰相结，伤及血分，血络不通，导致血瘀。所以从吴鞠通的这条条文中，我们还可以以方来测证，以方来测法，以法来测证，除了有喘促之外，我们还可以看到这样的临床表现：伴咳吐腥臭脓痰，甚至痰中带血，也可以有胸背痛等。选用千金苇茎汤加杏仁、滑石是因为湿热伤及气血。这样的湿热阻滞所导致的痰热、血瘀，气失宣降，舌脉可以表现为舌红苔黄腻，脉滑数。喘促是气的问题，气失宣降。当然，发热、憋闷等肯定是常有的，总的来说就是热、咳、喘，再咳吐腥臭脓痰，治疗要用清热化痰、化饮、活血逐瘀的方法。这个方证显然比前面薛生白的第 18 条严重。病机是气和血都有问题，病理上不仅有痰热，还有血瘀，因为它伤及血分。我们分析这个方子，千金苇茎汤是治疗肺痈的，反过来说肺痈是什么病理？热、毒、痰、瘀，还有气郁，痰热互结，腐肉化脓。那么我们今天说的是湿热所导致的化毒、痰热、血瘀。杏仁走肺，芦根、桃仁走血分，活血和血，杏仁、桃仁，气血同治。我在临床上经常是把杏仁、桃仁作为一个对药使用，一个走气分，一个走血分，而且这两味药都是上下通达的，肺与大肠相表里，两药都可以通导，贯通肺与大肠。所以我们看颜正华老的那本淡绿色的《中药学》，上面说滑肠、泄泻之人一定要慎用杏仁、桃仁，包括牛蒡子。用牛蒡子也是这样的，它可以利咽，宣降肺气，同时它又有通便的作用。药物配伍达到贯通，有的是上下贯通，有的是表里贯通。一个药有这种贯通性，也有一些是药对的贯通性。你看杏仁和桃仁，既有我们说的上下贯通，还有气和血两个层面上的贯通。再比如说苏叶、梗，那是上、中的贯通，表里的贯通。苏叶是宣发的，但是梗是入中焦的。起于中焦，外发于肺卫，卫表的卫，那就变成了表里的贯通，让气机有一个疏利，气的表里上下贯通了，就调和了。当然还有清利湿热的薏苡仁、冬瓜仁、滑石等。

由上述我们可以看到，叶氏夹湿善用芦根、滑石，渗湿于热下；薛生白也这么用；吴鞠通也这么用，用滑石、生薏仁、冬瓜仁来泄热利窍，治疗咳喘、湿热咳喘。这个走的又是两条道，往下走的时候，一个是疏利，疏利小便之道；一个是通导，通导大便之道。每一味药都代表着一个用药的方向，用药可以根据个人经验。疏利的药和通导的药都是可以变化的。我在临床上经常是用桑白皮加上瓜蒌、苏子梗这几味药。紧接着我们再看，吴氏不仅有刚才的千金苇茎汤加味治疗咳喘，还有上焦篇的第 29 条，“两太阴暑温，咳而且嗽，咳声重浊，痰多，不甚渴，渴不多饮者，小半夏加茯苓汤再加厚朴、杏仁主之”。这个方子很重要，给了我们很多启示。它是治疗暑温的，但是病位是在两太阴，是肺脾湿热，是手太阴暑热与足太阴脾湿，肺脾同病，感邪是湿热性质的，湿热伤肺，脾失健运。这种咳嗽特别难治，我在临床上见了很多例。前年，我们学校一位院长朋友的母亲咳嗽了一年时间，用了很多抗生素，治咳的药也用了很多，但是情况很不好，已经影响到睡眠、饮食，然后血压也不好，紧接着由于这个问题，身体出现了一系列病理改变。他也找了一些西医专家看，但是治不好，于是到国医堂就诊，一个星期后咳喘就大有好转了，我当时给用的就是这个方法和方子。人往往到了一定的年龄，脾虚生湿，这个时候治疗呼吸系统的这种咳喘，就不能只局限在呼吸系统，而是要治呼吸系统加消化系统。跟小儿温病不同，这又是另一种表现形式。小儿温病是胃肠的积热，纯热较多，风温病肺胃同病就会出现这种情况。但是成人、老人尤其是有糖尿病、高血脂、脂肪肝的患者，体型偏胖，脸上很油，肺部感染之后，咳嗽几个月的大有人在，怎么也好不了。就是因为一般的辨治思路总在治疗呼吸系统，没有考虑到消化系统，也就是太阴脾湿。湿热的咳喘往往跟太阴有关系，此时就要用小半夏加茯苓汤再加厚朴、杏仁。临床上我往往还会在这个方子里再加入桑叶皮、前胡、苏梗、枇杷叶等，如果觉得一味茯苓健脾利湿不够，也可以再加滑石。

我们稍微分析一下小半夏加茯苓汤再加厚朴、杏仁，这个方子可以和上焦篇第 52 条治疗肺疟的杏仁汤比较一下。第 52 条中"舌白渴饮，咳嗽频仍，寒从背起，伏暑所致，名曰肺疟，杏仁汤主之"，也是咳嗽，条文中说是"寒从背起，伏暑所致"。小半夏加茯苓汤再加厚朴、杏仁是治疗暑温的，两太阴暑温，渴不多饮但是痰多，而杏仁汤是伏暑，舌白渴饮。两个方子都用了杏仁和茯苓，这更让我们坚信治肺和治脾要同步进行。一方面治肺要肃降肺气，另一方面治脾还要健脾利湿，就先把茯苓和杏仁用上，然后再开始分这两路人马。第 29 条是小半夏加茯苓汤再加厚朴、杏仁，在这两味药的基础上，半夏、生姜、厚朴来化饮、除湿、燥湿，如果舌淡有齿痕，那就不光是用生姜了，还可以加干姜。我往往这个时候还用炒白术，协同茯苓健脾祛湿。杏仁汤中还有哪几味药呢？黄芩、连翘、桑叶、滑石、白蔻皮、梨皮。用皮者是因为要走表，微辛之品，轻苦之品，毕竟这是一个肺疟，还是要加重肺的宣发和肃降。用苦味和凉性的药物稍微地清泄，去清凉、清泄这个热。所以这两个方子还是有一些区别。这是关于两太阴暑温和肺疟的治疗，两者统归为湿热类的咳喘。由此引申出在治疗一些内伤病的咳喘证中扶脾利肺的重要性。有的肺脾同治还要注意外感和一些内伤咳喘的不同。外感可能重在涤除这种肺脾之邪，邪去则正安；而内伤所致的咳喘，还要注重调理肺脾的功能，正存则邪去。这是一种原则的把控，我们在临床上要注意把握正邪病势。但是在思路上我们要注意内伤和外感的联动，你会发现你的治疗思路就开阔了，临床效果也提升了。患者说他咳喘，然后你就盯着他的肺，临床效果就不好。你看看他的脾胃怎么样？他的肾、膀胱怎么样？这是在湿热咳喘中我们要强调的。

接下来我们看一下湿热呕吐。薛氏在《湿热病篇》中的第 15 条说"湿热证，四五日，口大渴，胸闷欲绝，干呕不止，脉细数，舌光如镜，胃液受劫，胆火上冲。宜西瓜汁、金汁、鲜生地汁、甘蔗汁，磨服郁金、木香、香附、乌药等味"。他说到了发病的时间，病程已到四五天，出现"口大渴，胸闷欲绝，干呕不止，脉细数，舌光如镜"。"胃液受劫，胆火上冲"，这是病机要点。接着是"宜西瓜汁、金汁、鲜生地汁、甘蔗汁"，这就叫"四汁"，"磨服郁金、木香、香附、乌药等味"，这叫"四香"，合起来就叫"四汁四香饮"。

大家都知道在湿热病的提纲证下面有变局，其中提到了干呕的问题。而第15条中的湿热证中有干呕不止，因此可以说这也是湿热证变局的一个证，即干呕证。干呕说起来不重，但就像“牙疼不是病，疼起来要命”一样，所以这种患者是很难受的。这条辨证为胃阴虚、阴虚火旺，胆火不宁。病位来说是在胆和胃，即它的中心病位是在胃，但是跟胆有关系。那么呕吐的特点是干呕不止，无呕吐物，这是一种火逆的结果，正如《黄帝内经》中所说“诸逆冲上，皆属于火”。前两年有一个关于上火研究的国家重点项目，那这个火到底是什么？过去我们可能局限在生化指标、免疫指标上，其实并不完全。火还有物理性，体内气流改变形成火。那它是怎么变成一个火象的呢？而且胃火、肺火、胆火、肝火还不一样。所以我们要用中医的理论去发展现代的生命科学，这里面可以有许多的内涵。我们去研究就可以发现，肝火跟情志之间的关系，有一个什么样的物质基础存在。我想我们可以这么说，中医理论是黄金法则，从某种意义说是终极理论。在很多年前就揭示了我们要在坚持中医理论为先导、主导之下去做我们的中医药的研究，包括经络的研究。中主它随，中主西随，“它”就是多学科，多学科是要匹配中医理论的，所以不要忘记我们的初心，我们的本是中医理论。

我们接着来看胸闷欲绝。胆腑湿存和胆火冲逆导致胸中大气被郁，卫气不降，故表现为胸闷欲绝。一般来说，单纯的湿邪阻滞气机不足以导致胸闷欲绝。欲绝是什么？前几天我们学校的老师，在公共汽车上突发胸闷，然后马上就胸痛，有濒死感，赶紧送到医院的急诊，医院诊断为心肌梗死，后来就赶紧做了抢救。这叫胸痛，胸闷欲绝。条文中这个患者呕恶不止，然后胸闷欲绝，推断其一定不是单纯的湿滞，而是胆火冲逆导致胸中大气被郁，出现气机的郁闭。

还有口大渴及舌象和脉象，都是化火劫液之象。舌光红无苔，提示津伤，但是红又说明有热，如果单是津伤或者是气津两伤，它不是舌象光红。所以这个病按薛生白的总结来说，有阴伤、有气逆、有湿阻，还有燥热。相关的脏腑定位是在胆和胃，从治法上有阴精不足，就要养阴生津；有热就要泄热；有气逆就要降逆，就是行清养、清疏之法，疏即疏利气机，就是理气。清要用寒凉之品，养要用甘凉、甘寒之品，疏要用理气之品，所以要用甘凉、甘寒、芳香之品来解决这个病证。寒凉要是过度的话，就会导致气郁，寒遏气机。寒遏热伏实际上就是由于气机不通畅导致热伏。这就正如锅盖只要是闷着，锅就会一直热着，把锅盖一掀开，热一散，就不会闷热了。所以说是气的问题，要设法改变气流。这实际上就涉及物理学的问题，而不仅仅是一个化学的问题。

我们可以看到他用药都很轻灵，用的鲜汁，西瓜汁、生地汁、甘蔗汁都是轻灵、清凉之品。临床上放疗的患者中阴虚火旺的很多，包括胃切除以后的患者，不管是胃癌还是胃溃疡，还有一些肝癌、肝硬化的患者，也有相当一部分是阴虚燥热的，脉躁疾，这个时候喝点生地汁就可以。用以上“四汁”来泄热养阴生津。其中，金汁泄热解毒，但是现在常用其他药来代替。我认为金汁和前面的这几个“汁儿”可能还有些不同。这个金汁带有生物疗法，可以调节胃肠道菌群内生态。用四汁来滋养，还要调气机，所以就用了“四香”，其实“四香”也可以认为是四磨饮子的化裁。“四香”量少意在取其气的辛香来疏理气机、降逆止呕，达到燥湿而不燥烈的目的，与“四汁”相辅相成。“四汁”为体，清润、通降；“四香”为用，量少清轻升浮，调气降逆而不耗伤阴液助热。因此，把握好药量，养阴泄热，理气降逆，滋阴而不滞气，又不碍湿，调气降逆又不耗伤阴液而助热，这就叫体用结合。临床上我见到的最多的就是应用于这两类疾病，一类是萎缩性胃炎，一类是干燥综合征。干燥综合征这个病和免疫有关系。

我们紧接着还是说湿热呕吐，“湿热证，呕吐清水或痰多，湿热内流，木火上逆，宜温胆汤加瓜蒌、碧玉散等味”。湿热证，突出的表现是呕吐清水和痰多，但从这些症状看，好像是脾胃虚弱引起的，水停于中，胃气上逆，用小半夏加茯苓汤，或者是吴茱萸汤也有可能。但是不要忘了薛生白第 16 条中“湿热证，呕吐清水或痰多，湿热内留，木火上逆，宜温胆汤加瓜蒌、碧玉散等味”。它的前提是湿热证，说明这个患者是素有痰饮又外感湿热，湿热郁滞影响肝胆的疏泄，导致胆胃不和，形成了这样一个湿热呕吐之证。湿热内留，木火上逆，木就是肝，脾胃不足，湿热痰浊，胆火犯胃，用温胆汤加味治疗，治宜清利脾胃、降逆止呕，这是一个治中泄下，以求分消的治法。临床上对于治疗胆系系统的感染，如胆汁反流性胃炎、胆囊炎等出现湿热呕吐有着确凿的疗效。此外我们大家要注意，胆囊的炎症可能会继发胆囊息肉，从病理形态上来说，息肉可以分很多种，但其中有一小部分可以化生胆囊癌。我认为湿热之物形成的慢性感染或微感染导致肿瘤，是现在急需解决的一个课题。从某种意义上来说，慢性的感染或者微感染可以导致所有疾病，包括很多慢性病和重症。比如肿瘤，我认为和感染有很大的关系，但是对于肿瘤和感染两者关系的研究不是很深入，主要还是集中在免疫。我们看肿瘤的发病与免疫有关系，有的也与感染有关系，感染这个途径当中所导致的机制需要我们展开更加全面的研究。感染有显性和隐性之分，比如风温是感受风热病邪、瘟疫是感受疫戾之邪，是显性的。隐性的，我们叫微感染，且微感染跟伏气温病有关系，这里头大有文章可做！上述证用碧玉散，它是清肝胆之热，利脾经之湿。这样一个温胆汤加碧玉散等，可以广泛运用于湿热所导致的胆胃气逆呕吐。

接着我们再看一下吴氏中焦篇第38条“脉洪滑，面赤身热，头晕，不恶寒，但恶热，舌上黄滑苔，渴欲凉饮，饮不解渴，得水则呕，按之胸下痛，小便短，大便闭者，阳明暑温，水结在胸也，小陷胸汤加枳实主之”。小陷胸汤加枳实这个方子很好用。本条中呕吐的特点是什么？呕吐清水，得水则呕。从辨证来说，舌苔黄滑腻、有热、有渴、大便闭、小便短，属于湿热并重，阳明失降，水结在胸和胃肠。这个病位既在胃肠腑，又在膜下，有些时候是在膜和胃肠，膜也有内膜和外膜，它有的是合病的，这个情况可以分别去进行诊断。小陷胸汤加枳实治疗湿热并重的呕吐，水结在胸，但不完全在胸，应在胸脘之间，如果只是在胸，它应该是以胸闷、胸痛为主要症状。这个呕吐跟胃脘也有关系。你要看到它有个趋势，是在胸脘之间游离着，漂移，没有固定的位置，是流动的气与空气，所以要清化湿热、苦辛通降，大家一定要关注苦辛通降法。从泻心类方到小陷胸汤加枳实，有其共性的法理，法理决定证理。水结在肺、在胸、在胃肠之间，尤其不能少了枳实，枳实是有贯通性的。刚才我们说的贯通性的药有很多，比如杏仁、桃仁、牛蒡子、瓜蒌等都属于贯通性的。

薛氏第17条“湿热证，呕恶不止，昼夜不差，欲死者，肺胃不和，胃热移肺，肺不受邪也，宜用川连三四分，苏叶二三分，两味煎汤，呷下即止”。这个是肺胃不和，而且是胃热移肺，肺不受邪出现的连苏饮证，用川连、苏叶这两味药来煎汤。这是肺和胃之间的关系，患者出现呕恶不止，甚至欲死。前面那条是胸闷欲绝，气凝阻滞所致，而本条的欲死是胃热肺郁所致。肺气郁闭，胃不升则肺失于肃降，肺失肃降则影响胃气和降，胃热肺郁，才出现这样的呕恶不止。连苏饮证，连就是川黄连，苏就是苏叶。薛生白用的药量还很轻，加起来一共不过钱，以此来通降清泻肺胃之热。清胃肃肺降逆，通治肺胃，胃清则肺安。你看胃热所导致的肺郁，表现在肺气、胃气失于和降为主，所以出现呕恶不止，这就涉及了消化科。但是若胃肠积热迫肺而咳嗽，就涉及呼吸科了。肺胃失调引起小儿咳嗽、扁桃体肿大就是这个机理。这个胃热肺郁证，肺郁又加重了胃热，胃气失于和降，所以患者呕恶不止。当然它可以出现在成人身上，也可以出现在小儿身上。有一些小儿咳嗽之后出现呕吐，这就是肺和胃在互相影响，上和中，肺在上，胃在中。故用药须调和上中之间的关系，有时候就加那么一味药，或者一味药的量大一点就行了。这里用药的灵活性及病的证态的多动性导致我们用药的多元性。只要稍微一调就过来了，这就是连苏饮的意义。

连苏饮证常用于一些肿瘤患者当中，尤其是肺部的肿瘤，再加上放疗、化疗，呕吐的症状很明显。这个用得就比较多，甚至可以研磨成粉每天冲着喝。患者天天化疗其实已经很痛苦了，吃饭已经受很大影响，所以大量用汤剂不现实，尤其是很多西医院不让用汤药。另外最常见的一部分患者是胎热上扰，偶感外邪的胎前恶阻，出现早孕呕吐，用这个小方特别好使。而且有的时候像这种早孕反应，我还不加黄连，因为黄连太难喝了，把它换成蒲公英或者是竹茹，清胃而不伤胃。早孕，用蒲公英加点鲜苏叶，一个很好的功能饮料方就出来了。还有就是竹茹，竹茹也非常好，它本身就是清胃热止呕的。苏叶、黄芩、竹茹、砂仁、白术这些都是止呕安胎的。

我们再看看吴氏的这几条条文，都和呕吐、呕恶有关系。

一个是上焦篇第 46 条“太阴湿温，气分痹郁而哕者，宣痹汤主之”。这儿又出现一个宣痹汤，这个跟湿热身重身痛的宣痹汤不一样。这是气分闭郁所导致的干呕、气哕，然后还有阳明湿温治用新制橘皮竹茹汤的哕，还有感受秽浊湿邪、湿邪弥漫三焦、热蒸头胀，都是蒙上流下证。有部分患者是在肾功能不全时出现这种情况的，湿浊上蒙的尿毒症前期也可以出现这种情况。尿毒症早期可以出现纳差、呕吐、呕恶，一去检查，原来已经尿毒症了，还全身痒，这是蒙上流下证。湿温讲的是外感的、湿热的，而肾功能不全、尿毒症是内伤病中的蒙上流下。两者有相同的病机，但是也不完全一样。

另一个是中焦篇第 64 条“阳明湿温，呕而不渴者，小半夏加茯苓汤主之；呕甚而痞者，半夏泻心汤去人参、干姜、大枣、甘草加枳实、生姜主之”。条文中讲到呕而不渴的阳明湿温，用小半夏加茯苓汤；呕甚而痞，用半夏泻心汤加减，加了枳实、生姜，去了人参、干姜、大枣和甘草，就不是半夏泻心汤主治的因虚而致的邪郁寒热错杂。随着时代的变迁，张仲景当时饥寒交迫背景下人的体质和后来温病学家们所面临的社会人群的体质是不一样的。吴氏结合临床实际，去掉了人参、干姜、大枣、甘草，说明患者之本并不虚，当然如果虚也照样用，这就说明变迁中有一些变化。我在想多年以后，也许我们在著写条文的时候，还会有变化。现在的年轻人的体质是什么？现在有很多年轻人面上痤疮，手脚冰凉，甚至一直到小腿都冰凉。我现在在临床上见到的患者，20 多岁的姑娘，手脚冰凉，秋天都穿上靴子了，羽绒服也都穿上了。这提示的是一个什么样的体质呢？我们的土质、水及人的行为，都会导致机体的阳气受损。好多年前我在广州的一次学术会上问过一位广东专家，因为我发现他们在抗感染过程中，很多病例都在用附子、人参、干姜。他说第一是南方人贪凉，天天喝凉茶。第二是在这样的患者中，大量输液和用抗生素也伤阳、阻阳。第三，现在这些人不注意日常生活起居，伤了阳气，导致阳气不振。但是无论如何，温病的一些相关热证也是同时存在的。

接下来简单看一下湿遏热痞。湿遏热痞的几个条文大家可以关注一下，第一是薛氏的第10条湿伏中焦“湿热证，初起发热，汗出，胸痞，口渴，舌白，湿伏中焦。宜藿香、蔻仁、杏仁、枳壳、桔梗、郁金、苍术、厚朴、草果、半夏、干菖蒲、佩兰叶、六一散等味”。这个条文中这么多的药，要注意虽与藿朴夏苓汤、三仁汤相仿，但还是有点区别。这是湿遏热痞，即发热和痞同时出现，热痞为它的特点，我们单独把它拎出来。第12条湿滞阳明“湿热证，舌遍体白，口渴，湿滞阳明，宜用辛开，如厚朴、草果、半夏、干菖蒲等味”。舌苔是遍体白，有口渴，病位主要在胃，治法重在辛开和降。第13条湿渐化热而余湿犹滞“湿热证，舌根白，舌尖红，湿渐化热，余湿犹滞，宜辛泄佐清热，如蔻仁、半夏、干菖蒲、大豆黄卷、连翘、绿豆衣、六一散等味”。一般来说第10、12、13条都是连着讲。第13条中的用药加强了什么呢？用了大豆黄卷、连翘、绿豆皮等一派清凉的药，在这有什么作用呢？因为热起来了，所以辛开苦泄的同时，要佐以清热。但是这个法又有别于泻心汤的辛开苦泄之意，我们来看薛生白和张仲景在用药上的区别，黄芩、黄连均为苦寒之品，苦寒容易化燥伤阴。此时已经是湿热痞，在湿邪阻滞气机的同时，热邪伤津自始至终也都存在。因此薛生白摒弃了苦寒伤阴化燥的黄芩、黄连，用了豆卷、连翘、绿豆衣，当然六一散中还有滑石。大豆黄卷含维生素，有滋养之用。除了薛氏的这几条，我们还要结合热痞中吴鞠通的中焦篇第42条杏仁滑石汤。在这几条中，尤其是薛生白的前三条，辨舌很重要。湿热证中的舌质，如果是湿邪偏重，第12条只提遍体白，不提舌质红，化热之后，就变成了舌尖红，苔根白。热上扰心肺，出现由滑由腻到燥，由白到黄这种动态的变化，热象显露，当然由腻到腐也是湿邪渐化的表现。苔腻是湿热，尤其是湿存就会有苔腻，苔厚表明湿重，湿越重苔越厚。所以在初期湿邪初伤人体的时候，舌苔可以是白腻的，不一定厚，随着湿浊越来越重，舌苔就可以腻得更厚了，由薄腻到厚腻；热逐渐起来的时候，舌苔可以由白到黄，由白腻到黄腻，这是一个湿渐化热的过程。大家可以看到这几个条文中都用了厚朴、半夏、菖蒲，这在薛生白这几个关于热痞的条文中是常用的。薛生白非常善用菖蒲。临床上内科医生用菖蒲很少，其实菖蒲是很好用的药，它走中焦化湿又开肺，是肺脾同治的。我们都知道菖蒲有挥发油，可以走肺开窍，畅肺、宣肺。同时它还可以走中，化湿化浊。所以在湿热证中有些缘于中焦的呼吸障碍，用菖蒲就很好。

下面关于湿热痉厥，我想说一句话。薛生白在湿热痉厥中谈到了湿热为重，但也有侧重，且湿热痉厥需辨在气在血，辨虚和实。多年前我跟着孔光一老师见过一个 8 岁的病毒性脑炎患儿，这个患儿抽了几个月，从山西大同来到北京，孔老师认为这个病就是在气分，根本不在血分，采用的就是薛生白湿热致痉、致厥的治法，用的就是薛生白《湿热病篇》这个药方。

具体内容就说到这里。无论我们现在是工作 10 年、20 年，还是我从事温病学的教学工作已经 30 多年，我觉得对学生也好，对我们本人也好，读经典永远在路上。每一次去读《湿热病篇》《温病条辨》，包括叶天士的《温热论》，都会有新的感悟。为什么？因为我们提高了，再去看他的书的时候，就看出上一次我们没有看到的水平。所以当你拍案叫绝每一本书的时候，说明你的水平在接近作者。当你自己的水平很低的时候，你不会把这本书看得特别重要，甚至可能只是随便翻翻而已。我们自己的能力和学术水平决定了我们看经典到底能看出几分。所以我们要多跟大师对话，从他们的文献著作中汲取学术营养，不断地提高自己的学术水平。这就是我们常说的传承经典，守正精华。

关于读经典，不仅是读《黄帝内经》《伤寒论》《金匮要略》及温病学的相关著作，还要读《神农本草经》《本草纲目》《景岳全书》《医学衷中参西录》等，包括内外妇儿，很多的经典都需要融会贯通地读。

读经典永远在路上，做临床永无止境。临床疾病千变万化，我们总是会有很多力不从心的时候。临床多了以后，我们会发现现在的临床有一种往下的拉力，看着看着我们就会去追求，我看多少个患者？看 10 个号不行，我就想看 20 个号，20 个号了我们还想看 30 个号，然后挂号费的提成就越来越多，觉得有点小满足，对吧？这种思想很可怕。因为我们被患者的数量影响牵扯了。孔老师就告诉我说，你年轻时看病一定不要把它当成一个主业，你还是要去读书，去做研究，不管是文献研究还是实验研究，你都要去做，这样可以把自己的思维变得更加开阔，让经典和现代结合起来。患者是永远看不完的，所以临床要挑着看，而且还不能多。

有一位 50 多岁类风湿性关节炎的女性患者，孔老师进行了 2 个小时的问诊，望闻问切完了之后立法处方用药，结果给开了两个中成药回去了。2 个月后，患者反馈说效果特别好。这两个中成药一个是地黄丸，一个是二妙丸。为什么效果这么好，因为辨证准确。但是除了辨证准确，还有其他。你想想孔老师他这两个小时问了什么？你爸妈多大年龄生的你？然后小时候怎么样？上学怎么样？什么时候结的婚？生了几个孩子？做什么工作的？你有哪些困难？有哪些苦和乐？孔老用 2 个小时真正地把一个人的生命信息做了全部的梳理，连细胞都是舒畅的。道术结合，精气神合一，所以我们做临床不能专做术、技的层面，还要有道。道需要我们自己去内修，内修完了以后回头再看这个患者，你就能跟他共鸣、共振。

当然做医生的，还要针药结合。因为扎针的时候，你跟患者是医患共体的，是形气神的一种融合，所以效果更是立竿见影。做临床永无止境，但是我们要有度。尤其年轻的时候跟名师带来的是一生的价值观、生命观、人生观的提升，这样才能成为道术结合的大师。向这个方向去努力，我想这也是我们所共同追求的，也是我跟大家一起共勉的。

# 春温因机证治

安徽中医药大学 刘兰林教授

今天我们讲四时温病第二个病种——春温病。风温病和春温病都是可以发于春季的温病，但各有自己的特点。春温病其实是有争议的，争议在于它是伏邪温病还是新感温病，这是温病学体系内部的争论。叶天士、陈平伯向我们讲述了风温病是一种新感温病。以我们现在对春温病的认识，春温病不是新感温病，但古人对春温病的认识却不尽然，有的医家认为发生在春天的温病既有新感也有伏邪。带着这个问题，展开我们今天的学习。

## 一、概述

**1. 定义** 发生于春季，由温热病邪引起，初起以高热、烦渴、尿黄，甚则神昏谵语、痉厥等里热证候为特征的急性外感热病。

①发生于春季：春季还有风温，其初起以肺卫表热证为特征，而春温初起以里热证候为特征，大家学习时需将春季两种温病区别开来。

②温热病邪：关于温病病因，古人认识的最早依据源于《黄帝内经》："冬伤于寒，春必病温"。这种"伏寒化温"而形成的致病因素，以温热性质为著，实质上就是春季的温热病邪。致病特点：A. 初起即犯气分或营分，而且易见斑疹，窍闭动风。B. 温热特性显著，不仅邪热炽盛，后期易见肝肾阴亏。C. 易伤阴液。

③春温病发病急骤，病情较重，变化较多。

**2. 源流** 本病在中医文献中的论述较多，概念也不尽一致，有人认为本病属伏气温病，有人认为属新感温病，还有人认为春温包括春季的各种温病。但大多数人根据《黄帝内经》"冬伤于寒，春必病温"的论述，视其初起即见里热证候，把本病作为"伏寒化温"和伏气温病。后世医家也是在这个基础上进一步认识和发挥的。正式把春温定为病名的，是宋代郭雍《伤寒补亡论》。在唐宋以前，温病未分类，统称温病。到宋代，郭雍根据《黄帝内经》"冬伤于寒，春必病温"，"先夏至日者为病温，后夏至日者为病暑"，推测发生在春季的温病为春温，发生在夏季的温病为暑温。郭雍在《伤寒补亡论•温病六条》还认识到“冬伤于寒，至春发者，谓之温病；冬不伤寒，而春自感风寒温气而病者，亦谓之温”。可见郭氏已认识到发于春季的温病，既有冬季伏而后发者，亦有感受春季时令之邪而发者。后世认为温病有伏邪、新感两类，实即导源于此。至清代叶天士认为春温指伏气温病，“春温一证，由冬令收藏不固，昔人以冬寒内伏，藏于少阴，入春发于少阳”。同时列举了理法方药，明确指出“昔贤以黄芩汤为主方，苦寒直清里热，热伏于阴，苦味坚阴及正治也”。现代教材中的认识是根据叶天士、吴鞠通的看法来的。我们在学习时要注意认识，不管它伏还是不伏，新感还是伏邪，只要发生在春季，初起见里热证候的外感热病，谓之春温。前几年杂志对新感与伏邪的争论较多，大家可以参加争论，继续研究。

①《黄帝内经》伏寒化温之论是后世春温概念的理论基础。

②宋代郭雍首提春温之名，伏寒化温，春感时邪。

③元末王履首述伏邪春温的基本特点，认为本病是热邪自内达外，为里热之证，拟以清里热为主的治疗原则。

④清代叶天士进一步完善了春温的概念及其证治体系。

**3. 与现代医学病种的关系** 重症流行性感冒、流行性脑脊髓膜炎、病毒性脑炎、斑疹伤寒、败血症等均属于本病范畴。从现代医学来看，发生在春季，中毒症状严重，有明显的血管损害和中枢神经系统病理损害的传染病和感染性疾病，如表现出春温特点的可参考本病辨证施治。

## 二、病因病理

**1. 病因和发病**

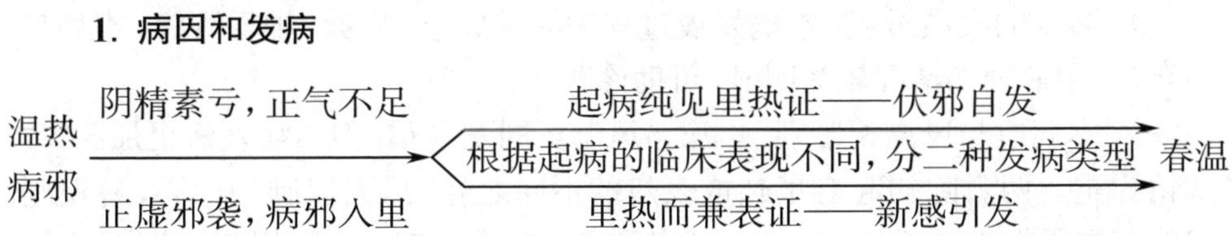


《素问•金匮真言论》记载“夫精者，身之本也。故藏于精者，春不病温”。“冬不藏精，春必病温”指出了冬天未能保养阴精者，在春天可发为温病。春天，由冬至春，气候由寒转暖，气温之变，气温上升，若人体正气虚弱，正虚邪袭，病邪入里，易发春温。

**2. 病理传变**

发于气分 ——→ 热郁少阳

- 热郁胸膈
- 热灼胸膈
- 热盛阳明
- 热结肠腑
  - 兼阴液亏虚
  - 兼气液两虚
  - 兼小肠热盛

热入内陷 营血 手足厥阴

- 气营（血）两燔
- 热灼营阴
- 血分热盛
- 热盛动风

→ 高热、神昏、出血、斑疹、痉厥、正气外脱等危重急症

肾阴耗损 阴虚动风 ——→ 余邪未尽，邪留阴分

## 三、诊断与鉴别诊断

1. 特定的发病季节：春季。

2. 独特的临床表现：不同于一般外感病初起。发于春天的外感热病，初起见高热，烦渴，尿黄赤，甚则神昏，痉厥等里热证候为特征。或虽有兼有恶寒，无汗或少汗，头痛等卫表证候，但表证较轻，很快消失，纯见里热证候。

3. 急重的发病特点：发病急骤，不是由表入里，由轻到重，而是一开始就可见高热神昏，或卧床不起，喷射性呕吐等。

4. 多变的发展过程：本病发展过程中易见斑疹、痉厥、神昏等症，本病自始至终，阴液损伤情况较为明显，可助诊断。

5. 本病应与风温相鉴别，本病与风温虽同发春季，但本病发病更加急骤，病情深重。两者除初起有里热或表热的不同之外，风温以肺为中心，春温则以热盛和阴伤为特征，因而易见斑疹昏痉。病之末期，风温为肺胃津伤，春温则见邪留阴分之证。

## 四、辨证论治

治疗总则：基本大法以清里热为主，酌兼养阴透邪；随证应用解毒、攻下、开窍息风、养阴固脱等。

## （一）初期

### 1. 热郁少阳证治

证候：

①具有热在气分的基本特点，但一般不是“四大”表现。

②伴有热邪内郁，胆火亢炽的见症，如有心烦尿赤（内郁）、口苦、干呕、脉弦数（火炽）等。

③可兼见恶寒、少汗（新感引发）的卫表症状。

治法：清泄少阳、宣郁透邪——黄芩汤加豆豉、玄参方或蒿芩清胆汤。（有人认为用黄芩汤治春温此证，仅示人以清热养阴之大法）

用药要点：

①清热主以苦寒（黄芩，非石膏、知母能胜化。邪热内郁，病位在里。用苦寒沉降直折里热，辛寒外达，隔靴抓痒。苦寒清热，解毒力强，热郁可化火，故清热抗感染三黄效比辛寒好）。

②透邪忌过于辛散（豆豉辛散力不强，可宣泄内热）。

③养阴须防腻滞。A. 用养阴以水制火，助清里热。B. 苦寒易化燥伤阴，加养阴防止此弊，但不可腻滞，可用玄参、芍药、甘草。

④可随证加减

A. 热毒重：加黄连、金银花、连翘、板蓝根、山栀——清热解毒。

B. 兼表：加薄荷、葛根、牛蒡子——表里同治。

C. 呕吐：加半夏、竹茹——和胃。

兼证权变：

①兼热郁胸膈（此证可理解为热郁胆腑证经黄芩汤治疗后，热邪未尽，扰乱胸膈，较胆腑证轻）

以心烦为主症（心窝烦闷不安，似嘈非嘈，似胀非胀，难以确切表达），伴有轻微的气分见证（发热、口渴不甚、舌苔微黄、脉数）。治宜轻清宣气，方用栀豉汤（关幼波用栀豉汤治更年期综合征或经前期紧张症，见心窝部烦闷，心神不宁）。

本证治疗要点：清热须清中有透，病位在上，透邪外达；邪热不重者，用药须质地轻清，有透之作用；宣气旨在宣发郁热，使之外泄。

临床注意要随证加减：若兼卫表证，加薄荷、牛蒡子解表透邪；兼津伤口渴者，加麦冬、天花粉生津止渴。

②兼热灼胸膈（本证邪热程度炽盛，熏灼胸膈，而上证是余热扰乱胸膈）

本证以胸膈灼热如焚，烦躁不宁为主要见症（心窝部有明显烧灼感，心位于胸，胸膈热邪熏灼，故伴有烦躁不宁），伴有热邪上冲口咽的见症（因胸膈位于上焦，火性炎上，向上熏灼，故可出现唇焦咽燥、牙龈肿胀、口舌溃破等）。兼见热在气分的一般见证，此外还可见肠腑燥结的大便秘结。

治宜凉膈泄热，方用凉膈散加减。凉膈热须凉中有透（如连翘、薄荷、竹叶、山栀等）清热解毒，宣透热邪；折火势宜釜底抽薪（硝、黄、草——调胃承气汤），气分热势亢盛，单纯透热不足以制止邪热亢盛程度，须硝、黄釜底抽薪，达到上下分解，清上泄下。

此方被临床医家所推崇，如浙江潘澄廉治风温就是以此方为主方。另外，有医家治疗妇女经前期综合征、口腔病（口腔溃疡，牙龈炎等）也用此方。

**2. 卫营同病证治**

证候：①具有卫分表热的基本特点。②同时具有热入营分见症。

治法：泄卫透营——银翘散去豆豉加细生地、丹皮、大青叶、倍玄参方。

**3. 阳明热结证治（着重讲其兼证）** 春温病胃热不解，下移大肠，与肠中积滞相结而成，它的临床表现、治法及方药均可参风温章。

值得注意的是：春温病发病特点即患者阴精素亏，病变中呈热势炽盛，更易耗损阴液和正气，阴液受损明显，故春温病阳明热结多为兼夹证。表现为虚实相杂之证，可兼阴液亏损，或兼正气阴液两虚，或者大肠热邪盛于小肠，形成二肠热盛的情况。

（1）兼阴液亏损：温邪最易伤阴，故温病之阳明腑实最易兼见阴液亏损而为阴虚腑实。

证候：身热、腹满、便秘（阳明腑实内结）、口干唇裂、舌苔焦燥、脉沉细（阴液亏损，以上呼吸道、上消化道黏膜干燥来辨别阴虚）。

治法：滋阴攻下。

方药：增液承气汤。

增液汤（玄参、生地黄、麦冬）、承气汤（大黄、芒硝泄热软坚）；用养荣承气汤亦可（大黄、枳实、厚朴来泄热通便），（鲜生地、当归、生白芍来养阴生津润燥；知母清热润燥通便）。

（2）腑实兼气液两虚：从阴液亏虚进一步发展导致正气衰竭，形成正气、阴液俱虚。

证候：身热、腹满、便秘（阳明腑实），目中不了了，苔干黄或焦黑、脉沉细或沉涩、口干咽燥（阴液亏损）、倦怠少气，或见撮空（正气虚衰）、肢颤。

治法：通腑泄热、补益气液（扶正攻下）。

方药：新加黄龙汤，《温病条辨》中吴鞠通认为是邪正合治法。

本方系从陶节庵黄龙汤加减变化而来，故名新加黄龙汤。由增液汤（玄、地、冬）加调胃承气汤（生大黄、芒硝、甘草）加人参、当归、姜汁、海参。以上兼证为阳明热结兼虚证。

（3）兼小肠热盛（实证）

证候：身热、便秘（阳明腑实）、小便涩痛、量少红赤（大肠邪热盛于小肠，下注膀胱）、时烦渴甚，舌红苔黄而燥，脉沉有力。

治法：二肠同治，通便泄热（导火攻下）。

方药：导赤承气汤。

由导赤散加调胃承气汤加减而成。吴鞠通认为是二肠同治，用导赤去导下之品，加连、柏苦泻火腑，赤苓滋阴泄热，硝，黄和胃气而通大便，属于大、小肠合治之法。

### （二）极期

**1. 热灼营阴证治**　本证可由气分证传来，也可直接发于营分，春温病初期可见邪热初发营分。

证候：身热夜甚、心烦时有谵语、口干不甚渴饮、斑疹隐隐、舌质红绛、脉细数。

治法：清营泄热。

方药：清营汤。

犀角、黄连——清营热
玄参、麦冬、生地黄——凉营滋阴
金银花、连翘、竹叶——清热解毒、透热外出（也代表温病学派的特点）
丹参——“丹参一味，功同四物”考虑病邪向血分发展，不使出现动血证，“务在先安未受邪之地”予见可能发生的趋势。也代表温病学派的特点（温病发病急，传变快的特点）

加减变化：

①兼有表邪：加薄荷、淡豆豉、牛蒡子来宣透表邪。

②出血加重，舌转深绛，神志异常，提示热邪由营渐转入血，可撤去银、翘、连、竹等气分药。

**2. 气营（血）两燔证治**　春温病极期，气分热邪未解，营血分热毒已盛。

证候：壮热、口渴、头痛、烦躁不安，肌肤发斑，甚则吐血、咯血，舌绛苔黄，脉数。

治法：气营（血）两清（此时气分、营分热邪同时俱盛，不可能单治一边）。

方药：加减玉女煎（景岳玉女煎加减而成）（实有三张方子可供选用）。

①即玉女煎（石膏、熟地、麦冬、知母、犀角）去牛膝、熟地，加生地，玄参方。

药用生石膏、知母、细生地、玄参、麦冬清气凉营，适宜用于气营同病而热毒尚不炽盛之证。

②出现热扰血络，如斑疹显露色深或吐血等，方选化斑汤。

化斑汤系白虎汤（生石膏、知母、粳米、生甘草）加犀角（现已禁用，水牛角代，后同）、玄参而成。

③证情严重，热毒亢盛，斑疹紫黑密布，头、身、腰疼痛，宜用清瘟败毒饮。

清瘟败毒饮由白虎加黄连解毒汤加犀角地黄汤加清营汤四方加减变化组合而成（生石膏、知母、甘草、粳米）、（黄芩、山栀、黄柏）、（犀角、干地黄、赤芍、丹皮、连翘、竹叶、玄参），集数方的综合作用，大清气血热毒。

加减变化：

①高热、谵狂、斑疹紫黑、大渴引饮、苔燥起刺、舌紫绛者，可用加减玉女煎加犀角、黄芩、紫草、金汁，或犀角大青汤加减（犀角、大青叶、石膏、黄连、黄柏、山栀、玄参、升麻、生甘草、人中黄等）。

②兼腑实者，可用十全苦寒救补汤（石膏、黄芩、黄连、黄柏、犀角、大黄、芒硝、厚朴、知母、枳实）。

**3. 血分热盛证治**　本证为血热炽盛，迫血妄行，比营分证病势更重。

证候：身热灼手、躁扰不安或昏狂谵妄、斑疹密布、吐血、便血、尿血、舌质深绛、脉数。

治法：清热凉血解毒。

方药：犀角地黄汤。

干地黄、生白芍、丹皮凉血散血；犀角清热解毒。

加减变化：

①血分热毒较重，热势较高者，加凉血解毒之品，如大青叶、知母、板蓝根等。

②斑疹紫黑，加大青叶、玄参、丹参、紫草。

③神昏较重者，加三宝。

④出血显著者，加凉血止血药。

⑤兼热与血结，血蓄下焦，可加活血化瘀药，或用桃仁承气汤。

**4. 热盛动风证治**　春温病病变过程中里热炽盛，易伤阴液，加之患者阴精素亏，故多见热盛动风，此动风属实风。

证候：壮热、头晕胀痛、手足抽搐、颈项强直、牙关紧闭、角弓反张、神昏、舌绛、脉弦数。

治法：凉肝息风。

方药：羚角钩藤汤。

| | |
|---|---|
| 羚羊角、钩藤——主药，凉肝息风止痉<br>桑叶、菊花——轻清宣透<br>芍药、甘草、鲜生地——酸甘化阴<br>茯神、竹茹、川贝母——化痰、宁心、通络 | 凉肝息风，增液舒筋 |

动风轻者，用葛根、钩藤、羚羊角等来息风；较重者，用全蝎等虫类药通经络，或用重镇息风的石决明、左牡蛎、明玳瑁、灵磁石等。

加减变化：

①清气：加知母、石膏（阳明热盛引起的动风）。

②凉营（血）：加生地黄、犀角、丹皮、玄参（营血热盛引起的动风）。

③通下：伴阳明腑实者加大黄、芒硝等。若无腑实也可通下，可降低颅内压，减轻脑水肿，止痉厥。

④化瘀：加紫草、玄参、丹皮、犀角等，有利于通气功能的改善，脑缺氧得以缓解，控制痉厥。

**5. 热入心包证治（亲见屯溪新安名医陈道南老先生用中医中药治之）**

证候：身体灼热、手足厥冷、神昏谵语，或昏愦不语、舌謇肢厥、舌质红绛。

注意：春温病热入心包证多系营分失治，热毒内陷，内闭心包，其症状、病机、治法、方药均同风温章。

治法：清心开窍。

方药：清营汤送服三宝任选一种；或用吴鞠通加味清宫汤送服三宝任选一种。

本证用药可在清宫汤的基础上加养阴生津之品，如竹沥、梨汁等。

本证若兼外脱而见内闭外脱证候，其症状、病机、治法、方药可参风温章。

## （三）末期

春温末期因邪正交争，正气消耗，热灼真阴，病邪深入下焦肝肾，可出现以下几种情况：

**1. 热耗肾阴，肝肾阴虚证治**

证候：

①以阴虚不能制阳的虚热见症为主要表现：低热、颧红、手足心热甚于手足背等。

②伴有心神失养的见症，如神倦脉虚等。

③并见脏腑组织失濡，黏膜干燥等阴枯液涸的干燥征象，如口干舌燥，便秘，咽干齿黑，舌干绛等。

治法：滋肾养阴。

方药：加减复脉汤。

本方由《伤寒论》中炙甘草汤去参、桂、姜、枣，加白芍而成。

用药要点：

①主用咸寒，合以酸甘，干生地、麦冬、白芍、甘草滋阴退热。

②酌佐润燥，阿胶、麻仁滋填养阴润燥。有人认为本方麻仁应是枣仁，因阴液不足，心神受扰，用之滋阴安神，而麻仁用于阴虚便结。本证肝肾阴虚厉害，用麻仁通便易伤阴，供大家参考。

兼证权变：

①如肝肾阴虚，阳热上亢出现身热、心烦不得卧、舌红苔黄、脉细数等，宜养阴清热（泻南补北），加黄连阿胶汤（黄连、黄芩、阿胶、白芍、鸡子黄）。

②如因误治，汗之不当，劫灼阴液，耗伤心气出现汗自出，心中悸动者，则用救逆汤（加减复脉汤去麻仁，加生龙骨、生牡蛎）以滋阴敛汗，摄阴固脱。如脉虚大欲散者，加人参以补益元气，增强固脱之力。

**2. 虚风内动证治** 本证为阴虚动风，因热邪深入下焦，耗损阴精，水不涵木，筋脉失于濡养所致。多表现于春温病的后期，临床表现为肾阴耗损证加动风表现。需注意，此动风为虚风，与实风不同。

证候：手足徐徐蠕动或瘛疭、口角震颤、心中悸动，甚则时时欲脱并常见低热、颧红、五心烦热、消瘦、神惫、齿黑唇裂、舌绛枯痿，脉虚。

治法：滋阴息风。

方药：三甲复脉汤。

本方系加减复脉汤（滋补肾阴为主，配合介类潜镇之品）加三甲（牡蛎、鳖甲、龟板来潜阴潜镇）而成。在滋阴的基础上加以潜镇息风。

加减变化：若因误治，阴衰严重，时时喘喝欲脱，纯虚无邪时，宜用三甲复脉汤加鸡子黄（大定风珠）补阴敛阳，以防厥脱之变。

| 方剂 | 病期 | 说明 |
| --- | --- | --- |
| 加减复脉汤 | 春温末期 | 炙甘草汤去参、桂、枣加白芍滋阴养液。为温病邪入下焦肝肾阴伤之治疗主方，滋补真阴，适用于热灼真阴证 |
| 三甲复脉汤 | | 加减复脉汤加三甲（牡蛎、鳖甲、龟板），为热邪深入下焦，肾阴耗损，水不涵木，以致虚风内动，滋阴息风，适用于阴虚动风证 |
| 大定风珠 | | 三甲复脉汤加鸡子黄、五味子，为春温末期误治阴衰严重时时喘喝欲脱，纯虚无邪，补阴敛阳，以防厥之变 |

**3. 余邪未尽，邪留阴分证治** 本证可由初起邪郁少阳或末期肝肾阴虚，虚风内动通过治疗，病情好转后而见。

证候：夜热早凉（为主症，早凉是邪复归阴分，非邪解），热退无汗（为辨证要点，早晨虽热退，但邪并未透解，且复归阴分，故虽热退而无汗），伴见能食、形瘦（邪留阴分，胃肠无病故能食，阴津暗耗则形瘦）。

治法：滋阴透邪。

方药：青蒿鳖甲汤。

本方为治阴虚发热的主方，由青蒿、鳖甲、细生地、丹皮、知母这五味药组成，吴鞠通说此方有"先入后出之妙，青蒿不能直入阴分，有鳖甲领之入也；鳖甲不能独出阳分，有青蒿领之出也"。青蒿为表药，芳香透络，鳖甲则咸寒滋阴，入络搜邪，两者配伍，领阴分余热外出；生地黄、丹皮、知母养阴清热。全方五味药共奏滋阴透热之效。

何廉臣的青蒿鳖甲煎仿此意，由青蒿、鳖甲、桑叶、丹皮、生地黄、知母、地骨皮、银柴胡组成，其清余邪作用强。

## 五、小结

1. 本病为发于春季的外感热病，临床表现有其自己的特点，初起以里热为主，病情深重，证型复杂，营血分症状明显。

2. 本病应与风温病相鉴别，除初起有里热或表热的不同之外，风温以肺为中心，春温则以热盛和阴伤为特征，故春温易见斑疹昏痉。病之末期，风温为肺胃津伤，春温则见邪留阴分之证。

3. 本病共有13个主要具体证型，较为复杂，这是由临床实践观察所得出的概括。由于本病发病较急，且因患者体质和感邪轻重的不同，故初起不仅可见气分证诸种类型，有的还可发为营血或昏痉者，混合证型十分常见。但只要掌握了各证的基本特征，有是证便用是方，灵活变通，随证施治，自能取得相应的疗效。

4. 本病初发证候有气分和营分的不同，可以兼见短暂的卫分证。气分阶段主要见热郁少阳、热结肠腑两个证型。营分阶段主要是营阴受伤，如邪盛正虚，也可形成热闭心包，甚则内闭外脱，若深入血分，可致热邪炽盛，迫血妄行，出现痉厥动风证候。病之后期，由于真阴受伤，出现肝肾阴虚，或余邪留恋阴分的虚多邪少证候。

5. 治疗方面以清泄里热为主，须注意顾阴，透邪外出。热在气分，初起即宜苦寒清热；热在营分，主以清营解毒，透热外达；如兼有表证，在清里的同时，佐以解表；如热盛动血，迫血妄行而见斑疹或出血，治宜清热凉血解毒；如热盛动风，佐以凉肝息风；如热伤肝肾之阴，治宜滋养肝肾之阴。本病也易出现虚证，如正气虚衰，在补正固脱的同时，还要考虑到本病的津液固护非常重要。滋阴的方法可贯穿整个疾病的过程。

6. 小儿较易发生本病。对此，文献摘录中所引王孟英之论值得深思。他说：父母以姑息为心，唯恐其冻，往往衣被过厚，甚则之以裘帛，虽天冷潜藏，而真气已暗为发泄矣。这对当前仍有重要参考意义，由于现在父母多对孩子倍加爱护，稍有不当，反使其抗病能力减弱，故而更易发病。

总之，以上是春温病因机证治的整个过程。我认为要从以下几点来进行把握：第一，春温病有其特定的发病季节、临床表现及自身发病特点，它可以是伏邪自发，也可以是新感引发。初期以里热为主，可以发于气分，也可以发于营血分。如果是新感引发，则会兼有表证。第二，春温病具有里热和阴伤两大特征。第三，春温病的主要证型由各个阶段（初期、极期、末期）的病机所决定。第四，气分阶段主要见热郁少阳证和热结肠腑的三个兼证。极期阶段主要见营分热盛证、气营两燔证、热闭心包证及热盛动风证。末期阶段主要见肝肾阴虚证、阴虚风动证、余邪留伏阴分证。第五，治疗总则以清泄里热为主，兼以透邪、解毒、凉营、攻下、散血、固脱、养阴、息风等方法。第六，本病易见于小儿。

# 温病学若干理论问题的讨论

南京中医药大学　马健教授

温病学是在总结前人防治温病的理论和经验，并吸取近代研究成果的基础上所形成的一门以研究温病发生发展规律和诊治方法为主要内容的学科。其既有全面而系统的理论，又有较高的临床实用价值。因此，它既具有基础课的功能，又具有临床课的性质。学习好温病学，对提高温病诊治水平，适应当前包括感染性疾病在内的发热性疾病的防治需要，具有十分重要的意义。但温病学中尚有许多理论问题存在争议，有待进一步探讨。

## 一、寒邪与温病

温病是感受温邪引起的外感热病，寒邪和温病究竟有什么关系？

### （一）传统认为寒邪是外感病的致病因素

在《黄帝内经》《伤寒论》时代，古人把寒邪作为外邪的总称，将温病归属于伤寒的范畴，如《素问·热论》说："今夫热病者，皆伤寒之类也。"为什么古人将所有的外邪都称为寒邪呢？其实也好理解。因为从古人的生活体验当中，只要受了凉就容易生病，而受凉生病的直接原因就是感受了寒邪，所以把寒邪作为所有外感热病的病因。但是如果有些病发病时不是寒象，怎么解释？古人认为还是寒邪引起的，只不过是寒邪伏藏在人体化热后才发病，所以虽然发病不是寒象，但感受的邪气仍然是寒邪。限于当时的认识水平，《难经》也把温病归属于广义伤寒之一，如《难经·五十八难》中说："伤寒有五，有中风，有伤寒，有湿温，有热病，有温病。"《伤寒论》将外感热病初起热象偏盛者视为温病，如"太阳病，发热而渴，不恶寒者为温病"。该书虽然没有明确指出温病的治疗方药，但论中所述的清热、攻下、养阴等治法、方药确可适用于温病，这对后世温病治疗学的形成产生了深刻的影响。但总体来看，《伤寒论》是详于寒而略于温的。

### （二）否定寒邪病因，是温病脱离伤寒体系的重要标志

随着社会的发展，经济和交通的逐步发达，城市的不断兴起，人口流动和集中也大大增加，导致疫病的流行及外感病的病种也不断增多。许多医家在实践中体会到完全遵循《伤寒论》经方已经不能适应临床治疗的实际需要，因而提出了发展和变革的主张。如宋代朱肱在《类证活人书》中即提出运用《伤寒论》麻黄汤、桂枝汤等辛温发表剂治疗外感热病时不能一成不变，须因时、因地、因人灵活加入寒凉清热等药。他说："桂枝汤自西北二方居人，四时行之，无不应验。江淮间，唯冬及春可行之，自春末及夏至以前，桂枝证可加黄芩一分，谓之阳旦汤，夏至后有桂枝证，可加知母半两，石膏二两，或加升麻一分。若病人素虚寒者，正用古方，不在加减也。"这对突破当时医家墨守经方、拘泥不变的局面产生了一定的影响。对于温病的病因，宋代有医家认为其并不限于"冬伤于寒"，如郭雍在《伤寒补亡论》中所述："冬伤于寒，至春发者，谓之温病；冬不伤寒，而春自感风寒温气而病者，亦谓之温。"提出发于春季的温病，既有冬季寒伏而后发者，也有感受春季时令之邪而发的。

明代医家吴又可编著了我国医学发展史上第一部温疫病专著《温疫论》，对温疫的病因、发病、治疗等提出了独特的见解。在病因方面，他认为温疫并非风、寒、暑、湿等六气所感，而是自然界中独特的致病物质"杂气"所致，其中致病暴戾的名之"疠气"，这是对温病致病因素的一大创见。

被誉为"温热大师"的叶天士，其门人据其口授整理而成的《温热论》，是温病学理论的奠基之作。在这篇著作中，叶氏系统阐述了温病的病因、病机、感邪途径、侵犯部位、传变规律和治疗原则等。他指出温邪从口鼻而入，犯于人体肺卫，在病程传变中有顺传和逆传的不同，创立了卫气营血辨证施治的理论体系。叶天士的"温邪上受，首先犯肺"明确指出了温病的病因是温邪，从致病因素的角度将伤寒和温病进行划分，使温病明确从《伤寒论》体系中分化出来，为温病学的自成体系奠定了基础。所以否定寒邪病因，是温病脱离伤寒体系的重要标志。

### （三）寒邪是温病发病的病因之一

在温病学体系形成后，对温病病因的认识都强调是温邪，包括风热、暑热、湿热、燥热等，并特别强调与伤寒的区别。但是结合临床，实际上寒邪在温病的发病当中仍然起到一定作用，若说温病过程中完全没有寒邪参与，也不符合临床实际。如夏月暑气当令，先受暑湿之邪蕴阻于内，再因起居不慎，贪凉过度，导致寒邪外侵，以致暑湿为寒邪所遏的新加香薷饮证，其发热恶

寒，头痛无汗，身形拘急的表现即是寒邪束表，卫气郁闭，表气不通所致。又如春天寒气尚盛，人体感受寒邪，外邪引动内伏邪热而新感引发的伏气温病，其早期就有明显的发热恶寒，无汗或有汗，头项强痛，肢体酸痛等表寒症状，代表方增损双解散中的荆芥、防风、薄荷叶、蝉蜕即为疏表散邪而设。

可见，寒邪在温病的发病中还占有一席之地，往往是作为温病的发病因素或发病的诱因。从临床角度来说，寒邪也不能和温病绝对划清界限，实际上温病很多证型当中还是有寒的存在。

## 二、戾气与膜原

### （一）戾气

古代医家根据“外感不外六淫，民病当分四气”的认识，认为温病的致病原因主要是四时“六淫”为患，只是在性质上具有属热的特点。传统六淫学说是根据四时不同的气候变化，结合发病的季节性和临床特点，从而对病因作出的理论概括。它贯穿了人与自然相适应的“天人相应”和“审证求因”的思想。其中将具有强烈传染性并能引起较大范围流行的一类病邪，因其致病暴戾，称为疠气，亦称戾气。戾气致病说起始于汉代之后。如《肘后备急方》记载“岁中有疠气，兼夹鬼毒相注，名曰温病”，《诸病源候论》提出时气、温病均为“人感乖戾之气而生病”。直到明代医家吴又可在《温疫论》中对戾气病因进行了系统阐述，认为“温疫之为病，非风非寒，非暑非湿，乃天地间别有一种异气所感”。

戾气的形成与非时之寒暑、疾风淫雨、久旱大涝等气候反常有关，亦与某些地域的特殊气候地理环境有关，如岭南地区山岚瘴气较易形成疠气。此外，战乱之后及灾荒之年，环境卫生恶劣均易导致疠气的形成。疠气的属性有寒热之分，属温热性质者能引起温疫的发病、传染和流行。

**1. 戾气致病说**

（1）戾气是一种特异的致病物质：天地间别有一种异气所感，虽然看不见，闻不到，摸不着，但其客观存在。

（2）其性暴戾，致病力强：疠气致病往往无论老幼，触之即病。

（3）具有强烈的传染性，易于流行：疠气致病来势凶猛，传染性极强，在短时间内可引起疫病的大面积流行。

（4）多从口鼻而入，有特异的病变定位：疠气的感邪途径以口鼻为主，即通过空气或饮食侵入人体。不同性质的疠气，对脏腑经络有不同的定位倾向。

如湿热性质的疠气多先犯于膜原；燥热性质的疠气多客于阳明胃腑。

（5）戾气致病有种属特异性：吴又可通过观察，提出鸡病鸭不病、牛病羊不病、人病而禽兽不病，说明戾气致病是有种族选择性的。这种观点实际上和现代微生物学的观点是非常一致的。

（6）病情严重，病势凶险：戾气侵袭人体，发病迅速，传变极快，症状复杂多变，病情险恶，致死率高。如《温疫论》中所说："此一日之间而有三变。""缓者朝发夕死，急者顷刻而亡。"

可见吴又可在观察了大量的传染病、流行病以后，对温疫病因作出了一种全新的判断，确实是深入到了病因层次。如从病邪侵犯人体的途径而言，自《伤寒论》开始，均认为外邪都是从肌肤侵犯人体，而吴又可认为病邪是从口鼻而入，这应该是属于创新性的、突破性的阐述。吴又可的这种观点影响了后世一代又一代的温病学家，包括叶天士、吴鞠通等。叶天士在《温热论》中提出的"温邪上受"，"上"即是指口鼻。

**2. 戾气致病说的意义及局限**

（1）对六淫致病学说的突破：传统的病因学说强调"受本难知，发则可辨，因发知受"，而戾气就是一个单纯的病因，非风，非寒，非暑，非湿，天地间别有一种戾气，是对六淫致病学说的突破。

（2）建立了正确的病因研究思路：与现代病原微生物学说极为相似，被学者高度评价，只是限于当时的科技水平，无法对戾气进行直接、深入的研究。

（3）倡导了温病治疗以"祛邪为第一要义"的积极治疗思想：既然戾气是外感温疫的致病因素，就给我们治疗上进行了非常强烈的提示，那就是要祛邪。所以温病治疗以"祛邪为第一要义"的这种积极的治疗思想是戾气病因学说形成以后对温病学的贡献。吴又可在整个治疗的过程当中，强调祛邪外出，用汗的方法，用吐的方法，用下的方法，目的就是导邪外出。比如在攻下法的运用上，吴又可就扩大了攻下法的运用范围。《伤寒论》使用攻下法是以痞满燥实为指征，有形的实邪内结肠腑才用攻下。而吴又可攻下法的目的则不是完全局限于祛除阳明腑实了，而是导邪外出给邪以出路。即使没有阳明腑实的见症，仍然可以用下法。攻下的目的并不是要去肠腑的燥结，而是要导邪外出，给邪以出路。这种对下法的运用，和其病因学说的思想是一脉相承的。

（4）缺乏有效治疗手段：限于当时的科技水平，难以找到"一病只有一药之到而病已"的方法。但随着现代科技的发展，吴又可的治疗思路有的已经实现了，如从黄连中提取的小檗碱治疗胃肠炎、从青蒿中提取的青蒿素治疗恶性疟疾等。

### （二）膜原

温病著作中经常出现“膜原”一词，究竟该如何理解？“膜原”一词最早出现在《黄帝内经》中。如《素问·举痛论》曰：“寒气客于肠胃之间，膜原之下，血不得散，小络急引故痛，按之则血气散，故按之痛止。”王冰对“膜原”进行解释：“谓膈募之原系。”丹波元简《素问识》云：“膜本取义于帷幕之幕，膜间薄皮，遮隔浊气者，尤幕之在上，故谓之幕，因从肉作膜。”可见，膜原跟五脏六腑一样，也是最早期的中医学当中的一个解剖部位，只是随着医学发展而淡化了。

**1. 横膈之膜与其空隙之处皆为膜原**　清代医家何秀山在为俞根初（名肇源）《通俗伤寒论》所作的按语中讲：“《内经》言邪气内薄五脏，横连膜原。膜者横膈之膜，原者空隙之处，外通肌腠，内近胃腑，即三焦之关键，为内外交界之地，实一身之半表半里也。”何氏认为膜原既包括横膈之膜，又包括膜中之空隙，处于半表半里、内外交界之地，与三焦气机的运行输布密切相关。膜原既是外邪侵入人体内的必由途径，又是体内邪气排出体外的必经通路。

**2. 人体内夹缝之处的间隙为膜原**　正如清代医家周学海所说：“膜原者，夹缝之处也。人之一身，皮里肉外，皮与肉之交际有隙焉，即原也；膜托腹里，膜与腹之交际有隙焉，即原也；肠胃之体皆夹层，夹层之中，即原也；脏腑之系，形如脂膜，夹层中空，即原也；膈肓之体，横隔中焦，夹层中空，莫非原也！原者，平野广大之谓也。”

周氏在《黄帝内经》有关“膜原”的论述基础上，汇通了一些西医学思想，对“膜原”的概念进行拓展，把它定义为人体内夹缝之处的间隙。膜原范围极广，包括皮与肌肉之间隙、腹膜与腹壁的间隙、肠壁与胃壁的中空夹层、脏腑的系膜与系膜之间的夹层、心包膜与横膈之间的夹层，这些地方都是邪气易于结聚潜伏的部位，而且由于腔隙相通，邪气浸淫的范围容易扩大，从而使病情加重。

**3. 人体之半表半里处为膜原**　吴又可认为：“邪从口鼻而入，则其所客，内不在脏腑，外不在经络，舍于夹脊之内，去表不远，附近于胃，乃表里之分界，是为半表半里，即《针经》所谓横连膜原是也。”即膜原为内外交界之地，乃一身之半表半里，居于卫表肌腠之内，是五脏六腑之外的膜及膜所围成的空样结构。膜原与肠胃相联系，上连于宗筋。它既是外邪侵入体内的必由途径，又是体内邪气排出体外的必经通路。

**4. 三焦之门户为膜原**　薛生白则认为“募原者，外通肌肉，内近胃腑，即三焦之门户，实一身之半表半里也”。膜原又为三焦之关键和门户，为手少阳所主，其与三焦气机的输布运行密切相关。膜原具有屏障气血、保护内部脏器、抵御外邪深入的功能。

**5. 现代温病学对膜原的理解** 膜原是膈肌还是大网膜？或是其他器官？都无法确定。古人的论述中较为一致的观点是膜原处于既不在表，又不在里的半表半里部位。其实膜原是先秦医家运用解剖手段，在直视观察下从形态学角度所得到的结构实体。自先秦开始，历代医家就分别从不同角度对其进行观察与论述，不断扩充和发展了对膜原在形态与功能上的认识。但也不可否认，中医学对人体脏腑形态部位的研究越来越淡化，而是更趋向于功能的探讨。

从温病学角度而言，与其把膜原理解为一个解剖部位，不如把它理解为一个功能概念。邪伏膜原是湿热类温病中一个特殊的证候类型，即是湿热类温病过程中一组特异性综合征的病机概括。临床上我们运用涤痰、开膜原、燥湿的方法来治疗有胸脘痞闷，舌苔厚腻，白如积粉等一类的症候，往往能够取得很好的疗效。我曾经治疗过一个顽固性高血压的患者，血压非常高，服什么降压药也控制不住。就诊时我发现他舌苔白厚如积粉，就采用了槟榔、厚朴、苍术这一类燥湿化浊的药来治疗。当患者厚腻的舌苔慢慢消退以后，血压也就控制了。可见，湿邪阻遏膜原的这种证候在临床上确实存在。我们也不必追究膜原究竟在什么部位了，临床上只要看到舌苔厚腻，白如积粉这类湿浊蕴伏的证候，我们就可运用邪伏膜原的理论，选用燥湿泻浊的方法来治疗。

## 三、卫气营血辨证

卫气营血辨证理论为清代温病学家叶天士所创立，其立论基础源于《黄帝内经》。《黄帝内经》对营卫气血的论述主要侧重于生理方面，认为“卫”敷布于肌表，“气”充养全身，卫气行于脉外，营血运行脉中，营气与津液相合化以为血。卫气营血的功能也各不相同：卫具有捍卫肌表、抗御外邪入侵、控制腠理开合、调节体温等作用；气是人体脏腑功能活动的主要动力，是人体抗御病邪功能的体现；营与血的作用相似，有营养和滋润全身及脏腑的作用。叶天士将《黄帝内经》及前人有关营卫气血生理与病理等方面的论述加以引申发挥，结合自己的临床实践，将卫气营血的概念用于温病病机演变规律、病程发展阶段的分析，对温病的病理变化及证候类型进行高度的概括，从而创立了卫气营血辨证理论体系，用以指导温病的辨证论治，对温病学说的发展产生了巨大影响。后世对叶氏卫气营血辨证理论进一步阐释补充，使得卫气营血辨证纲领的内容更加丰富完善。

## （一）对卫气营血证候的认识

### 1. 对卫分证的认识

（1）卫分证非单纯表证，而是卫气失调的体表病变：卫分证不同于感冒之类的表证，从病理变化来看，温病卫分证是温邪侵入体内脏腑而体表所出现的症状。因此，其不但有肌表病变，而且有脏腑病变，只不过是表证的表现显著而脏腑病变较隐蔽而已。

（2）恶寒并非卫分证的唯一诊断标准，必须注重整体表现：卫分证的诊断似乎较简单，一般注重于恶寒这一症状，故前人有"有一分恶寒便有一分表证"之说。但就临床而言，恶寒固然是诊断卫分证的重要症状，但并非卫分证的独有见证，有些里热炽盛者亦可见恶寒。如王履提出"热自内达外，热郁腠理不得外泄"，可致恶寒；又如气分里热炽盛，蒸迫津液外泄，致大汗出，腠理疏松，亦可出现恶寒。温病邪在少阳、邪留三焦出现的寒热往来、寒热起伏及战汗前所出现的寒战等，此类恶寒均不属于卫分证。有些温病初期患者虽无明显恶寒，而表现为发热、咽痛、口微渴、鼻塞、咳嗽、苔薄白、脉浮数等症状者，临床同样可诊断为卫分证。由此可见，恶寒并非诊断卫分证的绝对标准。那么，应如何掌握卫分证的诊断标准呢？应该掌握两点：一是注重整体表现，注意把卫分证的典型表现综合分析，不能只凭个别症状下结论；二是注意是否出现了非卫分证的特异性症状，如烦渴、大汗、尿短赤、舌红或绛，苔黄燥，甚至斑疹显露，神昏谵语等，若有上述表现，则不是或不单纯是卫分证。

（3）辨证求因，区别风寒表证：温病卫分证是因温邪侵袭肺卫而致的表热证候。它与风寒外感初期的表寒证候虽均属表证范围，且并见症有些类同，但其性质有寒热之别，治疗上亦相应的有辛凉解表与辛温解表之异，临床上只有排除了表证的风寒外感性质，才能准确地确立卫分表热证的辨证结论。

辨别卫表证候的属热属寒，临床除了根据热象轻重、恶寒微甚、口渴与否及舌苔、脉象等变化外，还应从以下五个方面认真辨析：①辨口气。患者自觉口气热或燥者，为表热；自觉口气不热或凉者，为表寒。②辨鼻气。患者自觉鼻燥、所出之气热者，为表热；鼻无燥热感或凉者，为表寒。③辨鼻涕。鼻涕易出，且清稀者，为表寒；鼻涕稠浊，而自觉热者，为表热。④辨面色。面白唇青或肌肤起粟而恶寒甚者，为表寒；虽恶寒明显而面白唇红者，为表热。⑤辨小便。患者自觉小便微有热感者，为表热；无热感而清长者，为表寒。

（4）注意兼夹，审察有无湿邪：温热虽为阳邪，但其在致病过程中，每常因气候变化和体质因素而夹湿邪为患。温热兼湿，较之单纯卫分表热证病情复杂，邪易留恋，因之在治疗上必须给予应有的考虑。叶天士治疗温邪在表时有“夹湿，加芦根、滑石之流”的提示，即是针对这种情况而言。若仅着眼于表热见证，纯予辛凉解表，而不考虑兼湿之治，势必导致病情迁延。因此，为了提高卫分证辨证施治的准确性，在辨证分析时不仅要排除风寒外感，还要审察有无湿邪兼夹。临床辨证要点：在卫分见症的基础上，兼有舌苔微腻，渴不欲多饮，胸闷脘痞，溲短浑浊等症。并注意与湿温初起出现恶寒身重，微热少汗，苔白腻，脉濡缓等湿邪困遏肌表见症相区别。

**2. 对气分证的认识**

（1）气分证即是宗气的生理功能失常所造成的一系列病理变化：气分证是指病邪入里，影响人体气的生理功能所产生的一类病变。气是人体脏腑功能活动的物质基础，具有对人整体的防御功能，《黄帝内经》形容它如雾露一样灌溉全身，有“熏肤、充身、泽毛”的作用。气分证的病理变化最为复杂多样，但均未离开咽喉、气道、肺、膈、脾、胃和胆这些宗气产生和作用的脏腑及部位。因此，凡病邪由表入里而未入营血的一切病证，皆属气分范围。

（2）分清气分里热外蒸内郁的不同态势：从病势而言，气分里热证一般可分为里热蒸腾于外与里热郁闭于内二类。里热蒸腾于外者，多见体表壮热、面红目赤、大汗大渴、脉象洪大等症；里热郁闭于内者，则见发热、口苦、心烦、溲赤等症。两者比较，前者体表热势壮盛，并见面赤、大汗、脉象洪大等邪热蒸腾之象；后者体表热势及蒸腾之象虽不及前者为甚，但里热内郁之象较显著，故见心烦不宁、口苦溲赤等郁火之象。

里热蒸腾于外与里热郁闭于内，两者虽然同属气分，但因其病势不同，故具体治法亦有异。一般而言，里热蒸腾于外者，治宜辛寒清气以透热外达，代表方如白虎汤，忌用苦寒沉降之品，以免遏伏邪热；里热郁闭于内者，治须苦寒清热之剂以直折里热郁火，代表方如黄芩汤、黄连解毒汤，而辛寒之品则力难胜任。此外，温邪深入，气分热炽，正邪剧争，常使气机升降受阻，致邪热郁伏，难以宣泄发越，即刘完素所说“阳热易为郁结”“病热极甚则郁结，而气血不能宣通”。在出现身热、口渴、心烦等里热炽盛见证的同时，反见无汗、肢厥、脉伏、疹发不透等阳热郁伏之象。对此类病证的治疗，当在大剂寒凉泄热方药中，酌伍豆豉、薄荷、桑叶、蝉衣等疏散宣透之品，旨在借其疏散升达之力，顺应正气抗邪之势，以助透邪外出，正如张锡纯所说：“大队寒凉之品与轻清宣散之品相并，自能排逐内蕴之热，息息自腠理达于肌表以透出也。”如胃热气闭，壮热烦渴而无汗者，法当清泄胃热，透达郁阳，可用寒解汤（《医学衷中参西录》）或白虎汤加薄荷、连翘等；治热郁胸膈，心烦懊恼者，当清宣郁热，方用栀子豉汤。由此可见，诊察气分证阶段的不同病势，是临床上使用不同清气法的前提和依据。

（3）明确病位重心，区别具体证型：气分证病变范围比较广泛，温邪入里后，每因病邪的轻重、性质不同和机体反应性的差异而出现不同的病位重心。常见的如邪热壅肺、热灼胸膈、湿郁少阳、暑湿弥漫三焦、热结肠腑、热结膀胱等。这些不同的证候类型，虽同属气分范围，但因其病位不同、病机有异，故具体治法亦各不相同。

临床辨治，除应掌握其共同见症，即发热、口渴、苔黄、脉数等气分证的基本特点外，还必须掌握能反映多种不同证候类型病位重心的特殊征象，以选择恰当方药。如见咳嗽气喘，胸闷胸痛者，为热壅肺气，治当清热宣肺平喘，方选麻杏石甘汤；见胸膈灼热如焚，烦躁不安，唇焦咽燥者，为热灼胸膈，治当清泄膈热，方选凉膈散；见寒热似疟，心烦脘痞，胸腹灼热，苔黄白而腻，脉弦数者，为暑湿郁于少阳，治当清泄少阳，兼化里湿，方选蒿芩清胆汤；见面赤耳聋，咳痰带血，胸闷脘痞，下利稀水，小便短赤者，为暑湿弥漫三焦，治当清热利湿，宣通三焦，方选三石汤；见腹部胀满硬痛，大便秘结或纯利恶臭稀水，时有谵语者，为热结肠腑，治当软坚攻下泄热，方选调胃承气汤；见小便短赤热痛，甚或不通者，为热结膀胱，治当清泻火腑，方选导赤散。

（4）掌握传变趋向，注意动态观察：气分证是温病过程中邪正处于剧烈交争状态的阶段，是病情发展的重要转折点。热盛气分，邪正交争，如正能胜邪，热达腠开，邪从外解，则病情向愈；反之，如正不胜邪，邪不外解，则势必内陷营血或消耗阴液，导致病情恶化。

临床辨治气分证，应密切注意证候的动态变化，特别要审察有无邪热内传及耗损营阴的先兆症状出现，以便及早采取有效的治疗措施，截断其传变。如气分证阶段出现斑疹隐隐，心烦不宁，舌转红绛者，提示邪毒已渐入营分，营阴被灼，心神被扰，治当在清解气分热毒的基础上，及时加入犀角（现已禁用，水牛角代）、生地黄、玄参、羚羊角等凉营泄热之品，以消散气营之邪，阻断气营传变的发生；若气分证阶段出现手足震颤，两目直视等症，则提示气热内炽，有引动肝风之势，当在用方中加入羚羊角、钩藤、地龙、全蝎等品，以清热凉肝息风，防止痉厥之变；若兼见口渴欲饮，舌面干燥，则提示胃津受伤，当及时配用沙参、麦冬、天花粉、玉竹等滋阴养液之品，以尽早补充胃津，防止阴液进一步消耗，有利于病体的恢复。据临床报道，有人在治疗肾综合征出血热时强调要早用、重用滋阴生津法，认为早用本法对减轻病情和安全渡过难关有较好的效果，而且也未看到有留邪为患、加重病情之弊。此外，气分阶段还应注意审察有无正气外脱征象，如汗多肢冷，神倦息促，面白脉微等，一旦出现上述表现，急用生脉散或参附龙牡救逆汤，以益气回阳固脱，待阳回脱止，再根据具体证候辨证施治。总之，通过动态观察把握证候演变的先兆表现，可以为判断病情的传变趋向、及早采取有效的治疗措施提供依据，从而有助于阻断病情的发展。

**3. 对营分证的认识**

营分证是指热邪深入，劫灼营阴，扰乱心神而产生的一个证候类型。对营分证的认识，强调以下两点：

（1）营分病理变化同于血分，但病势较浅：水谷之精气，其清者为营，流注脉中，化以为血，有运送营养物质、和调五脏、洒陈六腑、灌输全身、平衡阴阳、增强人体抵抗力等功能。热邪在气分不得清泄，则津灼正亏，邪深入营分；或因营阴素虚，邪由肺卫而内陷入营；或体内热邪郁伏，暗耗营阴而病发于营。营血分证的病理变化有共同之处，即邪热炽盛于营血和阴血的耗损，正如叶天士所说："营分受热，则血液受劫。"但营分证与血分证在病势深浅、病理特点和临床主症等方面仍有区别。

（2）营分是病势进退的枢机：营分病变较气分证为深，较血分证为浅。由于它有外转出气分或内入血分之机，故治之得法则可外出气分而邪退病减，反之则深入血分而病转危重。大致有这样几种情况：一是在营分的邪热得以转出气分，即原有的营分证症状如身热夜甚、斑点隐隐、舌红绛等消失，仅留下某些气分证症状，这是病情好转的表现。二是在营分的邪热进一步深逼血分，出现动血症状，如斑疹大量透发、腔道出血等，这是病情加重的表现。这两种不同的转归，主要取决于营热阴伤的程度及治疗是否得当。三是营热亢盛而严重影响到脏腑功能，特别是可能内陷手足厥阴，出现神昏、痉厥等症状，这些病变有可能引起正气外脱的危重后果。

所以营分是病势进退的枢机，进则深入血分，耗血动血，甚至阴竭阳衰而转危；退则犹可转出气分，邪却正复而向愈。因此对临床医生来说，在临床治疗的时候一定要把握好营分关。

**4. 对血分证的认识**

血分证是温病过程中最为深重的阶段，邪入血分为病变的最深层，多见于温病的极期、后期，病多危重。对血分证的辨识要注意以下几点：

（1）对血分证病理的认识：血分证是指热邪深入，引起耗血动血之变而产生的一种证候类型。血为营气和津液所化，是人体主要的阴液之一，它运行于脉中，周流全身，有输气布津，营养五脏六腑、肢体百骸的功能。营分热邪若未能及时透转出气分而久留不解，必进而深陷血分；卫、气分之邪未解，亦可能径入血分。但对血分证病理的认识并不完全一致。有的认为热迫血溢是血分证的特征，热邪入血，给所病脏腑、经络造成严重的损害。它除了较原有营分病变加重外，邪热入血，血热炽盛，灼伤血络，迫血妄行，溢于脉外，还可见多部位、多窍道的急性出血和斑疹密布，故血分证是实证。有的认为耗血动血是血分证的特征，如叶天士所说："入血就恐耗血动血。"血分证早期以"动血"为主，属实证；而后期则以"耗血"为主，属虚证。有的认为血分证是以瘀热互结为特征，大凡热性病晚期，由于血瘀引起的以出血为特征的证候才是血分证。比较公认的理解是血分证同时存在血热、血瘀、动血、耗血四个病理因素，血热为主因，血瘀、动血、耗血相互影响、相互为因、恶性循环，推动血分证的病变发展。如血热可以导致动血、导致血瘀、导致耗血；动血可以加重血瘀、加重耗血；血瘀也可以加重血热、加重动血、加重耗血；耗血又可进一步加重血热、加重瘀血等。因此，血热、血瘀、动血、耗血共同构成了血分证的病理特征。

（2）分清出血部位，明确病证类型：热毒深入血分，血热炽盛，迫血妄行是温病血分阶段最基本的病理变化。邪入血分除可表现为全身性的广泛出血外，还往往因病种不同、病位重心有异，而致伤络动血的部位有别，出现不同部位的出血见证。如全身广泛性出血（DIC）多因热盛迫血，咯血、衄血多因热伤肺络，大便下血为热伤肠络，小便出血则因热结小肠、膀胱血络受损。辨析出血部位，不仅有助于明确病位所在，分清病证类型，而且对于临床治疗采取何种针对性措施，具有非常重要的意义。

（3）辨析血脉瘀滞程度：对血分证的治疗，除清热凉血外，还应及时运用活血化瘀之剂，使凝滞的瘀血速以排除，气血流通，有利于病理过程的逆转。临床必须辨识血脉瘀滞状况及其程度，其要点为：①舌质深绛而紫，或舌体某一部位见瘀斑、瘀点，或舌下静脉曲张瘀血；②斑疹显露，色泽紫暗或紫黑；③出血紫暗，或有瘀块，或反复出血投以凉血止血之剂不效者；④神志异常，喜笑怒骂，如发狂者。临证一旦见有瘀血的征兆出现，当及早投以化瘀之品。对于某些传变迅速、预后凶险、以出血为主要表现的温病，尤当如此。

（4）注意正气盛衰状况：一般情况下，血分证以血热炽盛、瘀血内阻的实证表现为主，但在病程发展过程中，由于热盛、瘀阻、动血而致出血过多，气失依附则会出现气随血脱之危重病变。因此，在辨析血分证时，不但要看到热盛动血的变化，还要密切注视有无正气欲脱的征兆。临床辨识热瘀气脱的要点在于：①审视出血情况。出血是热瘀气脱的必有见证，以部位广泛、突然发生、出血难止或根本不凝为特点。②动态观察发斑的色泽形态。此阶段发斑多为皮肤、黏膜瘀点或瘀斑，并可随病情的发展而进行性扩大，甚至发展为大片广泛的皮下紫斑。③密切注视神志变化。神志变化是热瘀气脱的主症之一，轻则表情淡漠、反应迟钝，继则躁动谵妄，重则昏迷。④辨察气脱产生的征兆。以动态观察发热、汗出、面色、神情、气息、脉象为着眼点，如在血分证过程中骤然出现身热下降、汗出淋漓、面色苍白、神情萎靡、气息急促、脉微细急疾等变化，即为正气外脱之象，当及时采取益气固脱等措施，则有可能阻止脱证的进一步发展。

### （二）对卫气营血传变的认识

叶天士的“卫之后方言气，营之后方言血”创造性地从卫气营血的生理、病理方面，概括了温病病邪入侵的浅深层次、病变证情的轻重及其相互传变。对其传变强调：“温邪上受，首先犯肺，逆传心包。”总的来说，病在卫分浅于气分，而病在血分则深于营分。具体而言，邪在卫分，病位最浅，属表证，持续时间较短，病情最轻；邪在气分为病已入里，邪势转盛，病位深入一层，其病变多影响脏腑的功能活动，病情较邪在卫分为重，但此时正气尚盛，御邪力量较强，如治疗及时，每易祛邪外出，使疾病趋向好转或痊愈；邪热深入营分、血分，不仅营血耗伤，而且心神亦受影响，病情最为深重。王孟英在《温热经纬》中对卫气营血的传变进行了深入分析，指出：“温邪始从上受，病在卫气，得从外解，则不传矣，不从外解，则以邪从气分下行为顺，邪入营分内陷为逆也。苟无其顺，何以言逆？”由此卫气营血的传变就有了顺传和逆传之说，但对其认识却并不一致，我们大家应该了解。

**1. 对顺传的认识**

（1）顺传是指温病传变的一般规律，即由卫传气传营传血，依次渐进的传变，代表病情的逐步深入，由表入里，由浅入深，为病势的顺势发展。这是从病情演变的浅深层次而言的。

（2）顺传是由肺传胃，其特点是感邪较轻，正气较盛，传变过程是以脏传腑，邪易排出，本身具有向愈性，多至胃肠而不复传。这是从病情预后好坏角度而言的。

**2. 对逆传的认识**

（1）肺卫之邪不解，不经阳明气分而直陷心营，病情急剧变化，病势凶险危重为逆传。

（2）“逆传”一词是专指温邪从肺传心包而言。除此之外，并无所谓逆传之说。既不能把肺理解为卫，也不能把心包说成是营，更不能把逆传心包解释为由卫入营。

（3）根据病“以退为顺，进为逆，由内达外为顺，由外入内为逆”的原则，邪自肺卫内陷心营为逆传，病邪由表入里，即随卫气营血层次呈渐进性的传变过程亦称为逆传。

(4) 叶氏所称温邪逆传是相对于伤寒六经顺传而言的，温病本身无顺传、逆传之分。

总之各家对逆传的看法有以上四种，具体哪一种正确，大家可以自己考虑。但是教材基本上选择的还是第一种看法，即邪在肺卫，没有经过阳明气分阶段而直接传入心营者为逆传。大家注意这里是“心营”，既有心包也有营分，所以包括卫分及营的传变。

**3. 对影响传变因素的认识**

温病之所以会传变，是受很多因素的影响，病邪是其主要因素，同时也受体质强弱、治疗或处理等条件的影响。有人分析并归纳了影响温病传变的因素，认为其与发病缓急、高热情况、病邪所犯脏腑、机体正气盛衰、感受温邪热毒的强弱、是否损耗精血、是否进行及时有效的治疗等有关。

## 四、伏气温病与温热病邪

对伏气温病和温热病邪这两个概念，学术界也有很多争议和不同看法。

### （一）伏气温病

**1. 学术渊源** 伏邪的理论主要来源于《黄帝内经》。如《素问•生气通天论》中说：“冬伤于寒，春必病温。”《素问•热论》中说：“今夫热病者，皆伤寒之类也。”并进而指出“凡病伤寒而成温者，先夏至日者为病温，后夏至日者为病暑”。晋代王叔和在临床诊治温病的实践中发现，温病的发病情况有两种，一是感邪后即时发病，二是感邪后过时而发，遂提出温病有即时发病和过时而发两类。宋代郭雍在《伤寒补亡论》中指出：“冬伤于寒，至春发者，谓之温病；冬不伤寒而春自感风寒温气而病者，亦谓之温。”明代汪机明确提出了“新感温病”和“伏邪温病”的概念。

伏气温病是指感受外邪伏藏人体以后，当季没有发病，过季而发的一类温病。温病是四时温病，不同的季节发生不同的温病，若温病初期的临床表现与当季的致病邪气不同的话，就是伏气温病。比如春季应该是以风热病邪为主，却在发病初期出现里热内盛证候的疾病；秋季和冬季应是燥热病邪或寒邪当令的季节，却出现暑热或暑湿内盛证候的疾病，这时就可以用伏气温病来解释。

在《黄帝内经》《伤寒论》时代，伏邪温病的概念是为了说明寒邪为什么能够导致外感热病。如《黄帝内经》中所说“凡病伤寒而成温者，先夏至日者为病温，后夏至日者为病暑”。无论是春季的温病还是夏季的暑病，都是在冬季受寒，伏藏过季而发，因此伤寒是外感热病的总称。到了明清时代，伏气温病的概念实际上有所转变。伏气的概念主要是为了解释为什么这个季节出现的疾病，其病因和当令时邪不一致。比如说伏暑，于秋冬季节出现的暑热或暑湿内盛的表现，其原因是感受暑邪伏藏人体，秋冬时令之邪引动而发。所以现在的伏邪温病，实际上已经不是“冬伤于寒，春必病温”的伏邪温病概念了。

**2. 邪气伏藏的部位** 既然是伏邪，那么邪究竟伏藏在什么部位？王叔和认为受邪之处便是邪伏之处；巢元方认为邪伏于肌肉与骨骼之间；叶天士在《三时伏气外感篇》中提出冬季寒气当令，内应于少阴肾水，再者伏邪温病的患者大多肾精先虚，而至虚之处便是容邪之所，故寒邪易伏藏于少阴；俞根初则认为邪伏于膜原。至于伏邪初发的部位，大部分医家认为实邪病发少阳，虚邪则病发于少阴。

对于外邪伏而后发的机理，前人有两种观点：一种认为邪重则即发，邪轻则伏而后发；另一种观点认为正气盛则即发，正气虚则伏而后发。正如朱肱所说：“壮者气行则已，怯者着而成病。”对于虚的具体看法，有笼统的指正气虚，亦有气虚以及肾气虚等。第一个解释是说，如果感邪比较重的话，正气对邪气进行抵抗，当季就会发病；如果感邪较轻，正邪没有交争，邪就伏藏了，伏藏以后慢慢化热，过季而发。第二种说法则与正气的盛衰有关。如果正气盛的话，抗邪有力，正邪交争，就会马上发病；如果正气虚弱，抵抗力不足，正气没有能力祛邪外出，就会导致邪气伏而后发。这两种说法各有各的道理，后一种更容易理解一些。至于为什么后发，现在我们也不必过多去追究它到底是正盛还是正虚、邪重还是邪轻了。

**3. 伏邪温病的发病类型** 伏气温病初起必见里热内郁的症状，少数可兼见表证，故又有伏邪自发和新感引发的不同。即在春季温暖之气的促动下，伏藏在体内的病邪可以自内而发，伏邪温病初起以里热内发为主要特点，出现如灼热、烦躁、口渴、溲赤、舌红、苔黄等症状。有时亦可重感新邪而引动伏邪发病，重感之邪可以是风热之邪，也可以是湿热之邪，甚至是寒邪，临床以里热见症为主，兼有表证，此即古人所说的伏邪温病中“新感引动伏邪”的发病类型。

伏气温病病机传变的特点是其既可里热外达，亦可内陷生变。如病发于气分者，既可进一步深入营分、血分，也可外透而解；病发于营分，营分邪热亢盛者，既可深入血分、内陷厥阴，也可透热转气而解。

**4. 伏邪学说的临床意义** 对于新感温病与伏气温病这两种发病类型，不能简单地归咎于病邪伏藏与否。实际上造成不同发病特点的原因，主要是由于病邪的性质不同、病邪的强弱有异，再加上机体反应状态的不同等。辨别新感温病与伏气温病的临床意义在于：

（1）区分发病类型：一般初起以肺卫表证为特征的属新感温病，初起即见里热证候的属伏邪温病。当然尚需结合发病初起证候表现是否与当令时邪的致病特点一致，符合者为新感，不符合者为伏邪。

（2）判断病情轻重：由于新感温病初起病发于表，邪在卫分，故一般病情相对较轻，若治疗得当，邪不内传，即可在短期内痊愈；而伏邪温病大多由内而发，初起即里热亢炽，甚至充斥表里，故一般病情较重，病势复杂多变，病程往往较长。

（3）揭示传变趋向：新感温病大多循卫气营血的层次由表入里，依次深入，病情随之逐渐加重，也有少数突然出现"逆传心包"者；而伏邪温病的传变则较为复杂。通过新感温病和伏邪温病的划分，可以揭示不同温病的传变趋向，对把握各类温病的发生发展规律很有益处。借助这一点，可以正确地判断预后。

（4）提示治疗大法：新感温病的治疗，初起的基本治则是解表透邪，以阻断病邪的深入传变。若病邪由表入里，则依卫气营血的不同传变进行相应的治疗。伏邪温病的治疗，初起治疗大法是清泄里热，目的是使郁伏于里的热邪向外透达而解，以减少内陷生变的危重之证。若兼有表证者，还应兼顾解表。

### （二）温热病邪

温热病邪，是指春季的一种特殊的、温热性非常强的致病邪气，它导致的疾病是春温。提出温热病邪概念的意义在于明确春温的致病因素，不再用伏寒化温的伏气温病理论来解释。因为总觉得伏寒化温之说不符合现代常理，不太容易为现代人所接受，所以用温热病邪定义春温病的致病因素。随着温病理论和临床实践的积累，又发觉伏气温病理论还有存在的必要，能够解决一些临床问题，应该保留。所以就导致了温热病邪和伏气温病伏寒化温的共同存在。

温热病邪强调它是"伏寒化温"而形成的致病因素，实质也就是春季的一种温邪。因其不兼具风、暑、湿、燥等病邪的性质，而以温热性质为著，故称之。其致病特点是初起即见里热证；易闭窍、动风、动血；易耗伤人体阴液，后期尤易致肝肾阴伤。可见，其与伏寒化温本质上没有区别，只是说法上不同而已。

## 五、温病学科的地位与作用

温病学在其学科内容体系上具有理法方药俱全、理论与实践紧密结合和承上启下作用的特点，它既体现了中医理、法、方、药各基础学科内容的综合运用，又体现了对温病诊疗实践和其他临床学科的指导意义。

### （一）延伸基础

通过对温病学卫气营血和三焦为核心的辨证施治理论体系的学习和理解，不仅能够牢固地掌握外感热病的辨治理论和方法，正确地运用于临床实践，还可以借以开拓辨治思路，进一步提高对中医学理、法、方、药的综合运用能力。实践证明，仅仅学习《中医诊断学》中卫气营血和三焦辨证的内容难以真正掌握这两种辨证施治体系和方法。只有认真学习温病学理论及原著内容，并在临床上不断体验，才有可能把握卫气营血和三焦辨证体系，才能真正领悟中医辨证论治的真谛所在，才能对中医基础理论、中医诊断学、中药学、方剂学等基础理论和知识进行深化和延伸。

### （二）指导临床

温病学及温病学经典著作中蕴含着丰富的辨证论治的思路和方法，不仅对拓展和深化中医内外妇儿各科的辨治思路具有指导性作用，而且也是加强各中医临床学科立法处方用药基本功的基础理论。

温病学既有与《伤寒论》辛温解表、温阳、和解法相应的辛凉解表、滋阴、分消上下治法，更有温病学独有的清营法、凉血法、开窍法、息风法、祛湿法等治法。这些治法含有丰富的理论，是临床各科必须掌握的基础知识。温病方的来源有通过化裁《伤寒论》经方而成的变通方，如小陷胸加枳实汤、香附旋覆花汤等，也有自创方，如三石汤、三香汤、黄芩滑石汤等。这些方剂不仅疗效好，而且组方严谨，但现行的《方剂学》却较少介绍，因此只能通过温病学的学习才能掌握。叶天士、吴鞠通等温病学家在临床用药方面有很多独特的经验，如吴鞠通《温病条辨》认为枳实能"苦辛通降，开幽门而引水下行"，临床以此经验用枳实治疗胃痛确有卓效。此外，叶天士用虫类药搜剔络脉、用血肉有情之品补奇经的心得十分可贵，均已广泛应用于临床各科。

### （三）诊疗外感病

温病学同时又是一门实践性非常强的学科，其理论和方法长期以来一直有效地指导着诊治多种急性外感热病的临床实践，直至今日仍然承担着中医药防治多种急性传染病和感染性疾病的医疗任务。诚然，随着现代科学技术的发展，抗生素的不断涌现，有些感染或传染病能够得到迅速控制，但中医温病学的治疗优势依然存在。尤其如流行性感冒、病毒性肝炎、流行性出血热、流行性乙型脑炎等病毒性疾病，在现代医学尚缺乏可靠抗病毒药物的情况下，温病学的治法和方药仍为治疗此类疾病的可靠手段和方法。特别是近年来，在新发的严重急性呼吸综合征（SARS）、人感染猪链球菌病、人感染禽流感、新型冠状病毒感染等突发公共卫生事件的防治中发挥了积极作用，引起了国内外医学界的重视并获得好评。

## 六、温病学科发展的思路与方向

温病学科的发展必须遵循守正创新的基本原则，善于继承，敢于否定，勇于创新，要做好以下工作：

### （一）深化固有理论

学科发展的重要标志在于理论体系的突破，《伤寒论》对《黄帝内经》的发展在于形成了六经辨证施治体系，而温病学对于《伤寒论》的发展则在于卫气营血和三焦体系的确立。因此，发展温病学的着眼点应放在对温病学卫气营血和三焦辨证论治理论的深化和突破上。如有学者提出：对特殊病原体的重症温病，由于其来势凶猛，逆变也速，就不能按部就班，见症施治，因循等待，尾随其后，治疗思路上就必须要有预见性地先发制病，药先于证，这样不但不会引邪深入，反能主动迎头痛击，顿挫病邪，阻断、截止疾病的恶化，称之为“截断扭转”治法。“截断”学说虽尚有其不完善之处，但针对传染病这一独特对象，这种积极的治疗思想是可取的，是对温病传统理论的深化，具有较高的临床指导价值。

### （二）揭示运用规律

温病学有自身独特的理法方药运用规律，这是随着温病学体系的形成不断积累和完善的。从目前而言，虽对温病学代表医家叶天士、吴鞠通、薛生白、王孟英等的处方用药经验有所研究，但距真正揭示温病学的理法方药规律尚有相当差距。因此，在今后的研究中，还应加大文献研究力度，不断总结临床治疗经验，力求在揭示温病理法方药运用规律方面再有所突破。

### （三）指导各科运用

充分重视和发挥温病学理论对其他临床各科疾病的普遍指导价值。众所周知，历史上的温病学家如叶天士、吴鞠通、薛生白、王孟英等，在内科杂病、儿科、妇科等其他各科的证治方面均有许多建树，后世及近几十年来运用温病学理论治法治疗临床各科疾病也取得了很好的效果，特别是对温病学中常用治则治法的研究成果更是广泛应用于各科临床。因此，加强温病学理论和方法指导临床各科运用的研究，将成为温病学发展的重要领域之一。

### （四）提高临床诊治能力及疗效

随着时代的发展，“疾病谱”也随之发生变化。由于卫生条件的改善、防疫措施的广泛实施，原来对广大人民群众危害最大、最常见的各种急性传染病，其多数发病率和死亡率均有极为显著的下降，个别传染病如天花甚至已经绝迹。与此同时，又出现了许多中医古籍中尚无记载的严重危害人类健康的疾病，如严重急性呼吸综合征（SARS）、人感染猪链球菌病、人感染禽流感、埃博拉病毒感染、新型冠状病毒感染等。此外，随着社会的进步，广大人民群众对防病治病的要求也不断提高，对医疗有了新的更高的需求，如在药物的使用上，不仅要求治愈率高，而且要疗效迅速，使用方便。因此，一向以“创新论，立新法，制新方”见长的温病学也必须要随着“疾病谱”及群众需求的改变，在提高临床诊治能力及疗效方面做出更大努力。

# 温病的辨证理论

山东中医药大学　张思超教授

今天我和大家一起学习“温病的辨证理论”内容。

整个温病学由三大部分组成。第一，基础理论；第二，疾病的辨治；第三，文献选读。基础理论部分，我将它归纳为“114”结构。第 1 个“1”，是温病的一个特点，即教材中第 2 章内容。第 2 个“1”，是第 3 章内容，讲温病的病因，共有 7 个原因。“4”是 4 个方法，第 1 个方法就是今天要讲的辨法；第 2 个法是诊法；第 3 个法是治法；第 4 个法是防法。所以整个温病学的基础理论部分共分为 6 章内容，加上绪论，共 7 章。

辨法，也叫辨证。所谓证，是医生通过望闻问切对患者高度概括的一个病理阶段。一个证，包括了两个最基本的要素：一个是部位，另一个是性质。比如部位在肺，性质属热，热邪壅肺就是中医的一个证。患者来就诊的时候，一般是不会说“证”的，他可能会说“证”所表现出来的一些症状，如咳嗽，发热等，也可能会告诉医生疾病病名，如肺炎等。无论是症状还是疾病名称，中医都无法开方，必须明确了“证”，因证而立法，因法而处方。所以辨证这一章，是温病学基础理论中最重要的内容，同时也是一个难点。

温病的辨证方法主要有两种：第一，卫气营血辨证；第二，三焦辨证。下面先讲卫气营血辨证。

## 一、卫气营血辨证

《黄帝内经》主要论述了卫气营血的生理，而《伤寒论》主要讲了其病理。到了清代，叶天士在前人所论述的生理、病理基础上，结合自己的临床实践，创立了卫气营血辨证的方法。具体证候如下。

### （一）卫分证

**1. 卫分证的含义**　卫分证是温邪初犯人体，导致卫气功能失常所表现出的证候类型。

首先看卫气有什么样的生理功能？《灵枢·本脏》中讲了卫气的四大功能："温分肉，充皮肤，肥腠理，司开合。"其功能失常即是卫分证的病理特点。

卫的繁体字为"衞"，去了中间，两边合之就是"行"，说明了卫气的主要生理特点是动，卫气一旦郁滞，就会产生疾病。卫的繁体字中间类似层层设防的"士兵"，保卫着城市或人民的安全，故卫气为正气，有保护、保卫之功。中国汉字蕴藏中医的基因和理论，往往一个汉字即能表达。在教材编写的时候，温病学原著始终保留繁体字就非常好，因为繁体字能让人了解其真正含义，若用简体，就不一定知道其意思了。所以人体当中的卫气，通过繁体字分析，"运动""保卫"是其两个主要的生理特点。

**2．卫分证的表现**　我给大家画了一个整体观图，其表现可从图中推演（图12-1）。

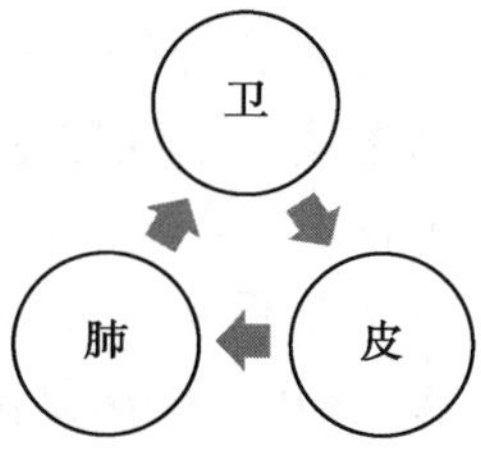

**图12-1　卫分证整体观图**

从图中可以看出，温邪从外侵入卫，而卫气通于肺，肺主皮毛，因此，"卫-肺-皮"三者之间构成了一个整体观。卫分证的临床表现，即三角各部位所出现的病理症状。

发热是卫分证的表现之一。在上图三角中，是"卫"与邪气抗争的结果。发热的同时伴有恶寒，是卫分证的热型，其恶寒是由于卫气被郁遏所致。寒邪容易导致恶寒，这容易理解，但是热邪怎么还会导致恶寒呢？我用了个"遏"字，遏即人体的卫气被邪气遏住了，其"温分肉"功能得不到发挥，故有恶寒之象，但毕竟感受的是热邪，所以恶寒也只是微恶寒。那寒邪为什么会导致人体恶寒严重呢？我认为一方面是寒伤阳，另一方面是寒遏阳。

无汗或少汗，是卫分证表现出的另外一个症状。在图12-1中，是"皮"的生理功能异常所致。卫气司腠理开合，其功能得不到正常发挥，所以患者出现无汗或者少汗。如果是寒邪，腠理闭塞就较重，恶寒、无汗的状态也就更明显。但其实温邪也可导致腠理闭塞，只不过是闭得相对轻一些而已。

咳嗽为卫分证常见表现。在图12-1中，是"肺"脏的功能失常所致，肺气失于宣发肃降则咳嗽。

因此，卫分证主要有三个部位所产生的临床表现：一组是卫本身；一组是皮毛；另外一组是肺。除此之外，尚有其他一些表现，如口渴，为热邪伤阴所致。卫分证，邪气刚开始进入卫分，伤阴不重，故其口渴是口微渴，如果往里传到了气分，则表现为口大渴。现在的教材又增加了咽喉痛、头痛等卫分证表现。苔薄白，脉浮数，是风热之邪侵犯人体卫分所表现出的舌象、脉象，但如果是湿热，上面的症状及舌脉则又会发生变化。因此，教材是以风热之邪为例，重点讲解了卫分证的表现。

严格来讲，卫分证还不是一个完整的“证”，其只说明了一个部位，但卫分证的性质是什么？临床还须具体分辨。除有上述风热犯卫外，尚有燥热、湿热之邪犯卫。燥热之邪侵犯卫分，其表现和风热非常接近，“燥盛则干”，故“干”的症状非常突出。而湿热犯卫的表现，很多症状与风热、燥热又不同，包括口的感觉、舌苔、热型都要发生变化。以上是导致卫分证最多见的三个原因。

除了图 12-1 三角部位功能失常外，卫分证的表现还有咽喉疼痛、鼻塞、头痛等。这些表现可以从中医整体观上进行认识和判断，在图 12-1 基础上，我给大家画了下图（图 12-2）。

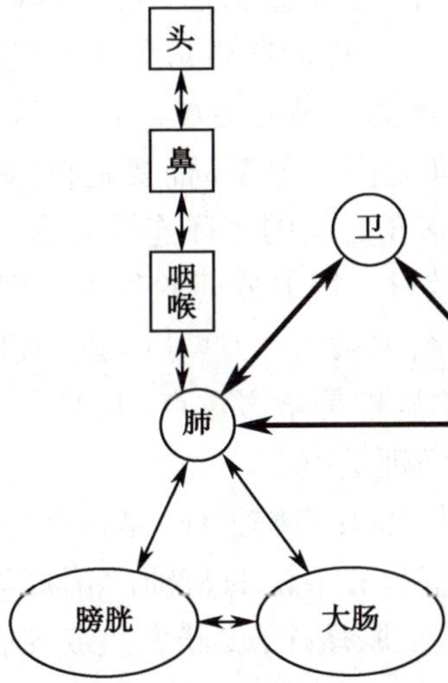


**图 12-2　卫分证相关表现整体观图**

如上图所示，咽喉是肺的门户，邪气从口鼻而入，势必涉及咽喉的问题，所以教材就加了咽喉的症状。不同的原因导致咽喉出现的症状是不一样的，有痒、有痛、有干、有无声，因而临床上须详辨。

教材中没有列出卫分证在鼻的表现。我们作为医生，在临证时需要问及患者有没有鼻塞不通的感觉？有没有流涕？如果存在的话，说明其皮毛的部位也是闭着的。我在治疗咳嗽的时候，经常问患者鼻子通气吗？我问这个症状是想了解什么呢？鼻子不通气，说明肺也不通，肺不通畅，皮毛也就不通。像这一类咳嗽，不一定要用很多止咳药，只要把皮毛打开，患者咳嗽就能好转。银翘散里的荆芥、淡豆豉都是温药，温药打开表闭最快，越用凉药，卫气越闭。

另外卫分证还要诊察膀胱有没有异常表现，如小便不畅等。有些老年男性，一感冒就解不出小便，如果看西医，西医可能会告诉患者有两个地方出了问题：一是感冒，二是前列腺的疾病。而如果中医诊治，主要是其肺气不通畅。肺为五脏六腑之华盖，采用提壶揭盖法，把盖打开，患者小便就正常了。

肺和大肠相表里，是传统的经典络属关系。虽然卫分证可能没有大肠的症状，但是作为医生，我们需要去问患者大肠的表现，尤其是孩子。有的儿童几天不排便，大便干、嗓子痛，又有发热，咳嗽，此时治疗方案就要用通腑药，比如大黄等。银翘散方中的牛蒡子不仅能够通便，还能够治咽喉疼痛、畅鼻窍，该药所治病变，从鼻、咽喉、肺到大肠全都有治疗作用。

以上讲的卫分证表现，并不只是教材中所写的这些，临床实际上会涉及更多的脏腑或部位。图 12-2 中的三角整体观，有大三角、小三角、角套角。我认为当中医医生非常难，患者坐在你面前告诉你鼻塞的时候，在医生的脑中需要建立一个多级环状结构，不能见鼻病治鼻。什么叫多级环状结构？比如说“卫 - 肺 - 皮”，这就是小三角之间的关系，而要是将“膀胱 - 肺 - 大肠”三角一起联络起来看，就呈现出了多角之间的多环连接关系。

**3. 卫分证的基本病理** 教材上把卫分证的基本病理高度概括为：温邪初袭，肺卫失宣。实际上就是将图 12-2 中“卫 - 肺 - 皮”症状所产生的机理进行归纳。卫气营血辨证中的基本病理是学习重点，也是考试内容。知道了病理就能推出症状，所以每个证的病理是重点。

近几年，我在琢磨另外一个问题：有肺卫证，是否有“心卫证”呢？《素问•刺热论》中“心部于表”，可以理解为心卫证的基础，“诸痛痒疮，皆属于心”（《素问•至真要大论》），临床上某些皮肤瘙痒，皮肤发热或皮肤怕冷等，可按“心卫证”治疗。

肠型感冒，实际上就是既有卫表还有肠的改变，我认为可称“肠卫证”。某些患者感冒后，胃脘胀满，恶心欲呕，可称为“胃卫证”。如果在座听讲的有泌尿科的医生，临床会发现，有些泌尿系感染的患者，往往外部有发热、恶寒、头身疼，下边膀胱还有小便不通，灼热疼痛，我称之为“膀胱卫证”。如果急性胆囊炎起病有寒战、发热、头身疼痛，并有胁痛、口苦，我认为也可谓“胆卫证”。这种思维能丰富你临床看病的能力，拓宽辨证的思路，也是对温病理论的重要发挥。我建议听课的老师们回去写写文章，题目为“脏腑卫理论探讨”，这是很有创新意义的。

**4. 卫分证的辨证要点** 卫分证辨证要点有发热微恶寒，舌边尖红，苔薄白，脉浮数。卫气营血辨证中，每个证的辨证要点是重点内容，也是考试内容。对于卫分证要点中的发热微恶寒，我想谈谈我对这个热型的体会。中医发热热型的获得，不像西医测量体温计这么直观。我认为卫分证热型，有以下几方面的特征：寒热的同时性；恶寒的全身性；恶寒的短暂性；恶寒的主观性；问诊的正确性；望诊的属阴性。其中，寒热的同时性是指发热的同时有恶寒；恶寒的主观性是指冷不冷患者自己说了算，现在没有仪器可测。因为温病卫分证热型是发热微恶寒，即恶寒不重，比较轻微，故在问诊上要准确。大家可以参考我写的一篇文章，题目为“温病恶寒辨”，发表在山东中医药大学学报，2001 年第 3 期。

**5. 卫分证的转归** 卫分证是第一个证候，经过积极治疗，大多可以痊愈。“卫之后方言气”（《温热论》），若失治、误治，卫分之邪可往里传变，形成气分证。老人或儿童患有卫分证，也可能出现高热、神昏谵语等，此为卫分之邪逆传心包。

### （二）气分证

**1. 气分证的概念** 气分证是气的功能失常所表现出的证候类型。气有推动、温煦、防御、固摄和气化这五大功能。气分部位很广，涉及脏腑较多，所以教材上以热入阳明为例来讲气分证的内容，因为阳明热盛证在临床较为常见，同时也可代表气分证的一般表现。我认为临床上见到的绝大部分都属于气分证，卫分证相对短暂，患者可能自己已经用了一些药，而营血分证比较重，故气分证在临床上最为多见。

**2. 气分证的表现** 气分证以阳明胃热为代表，其表现有大热、大汗、大渴、脉洪大。来源于《伤寒论》，发展于明清。《温病条辨》上焦篇第 7 条“太阴温病，脉浮洪，舌黄，渴甚，大汗，面赤，恶热者，辛凉重剂白虎汤主之”记载了热入阳明的主要表现。肺脏有热，出现咳嗽、喘、吐黄痰，则为气分肺热。另外，肝胆湿热、膀胱湿热、胸膈郁热等都是气分证。温热及湿热类邪气侵犯不同脏腑，皆可形成不同部位的气分证。

**3. 气分证的基本病理** 里热蒸迫，热炽津伤是气分证的基本病理。如果是湿热性疾病，病理则与此明显不同。

**4. 气分证的辨证要点** 壮热不恶寒、口渴、苔黄、脉数为气分证的辨证要点。气分证的不恶寒应当全面认识，其实气分证也有恶寒，但这种恶寒多是真热导致的假寒。如《伤寒论》白虎汤证、承气汤证等，在发热的同时，都可能出现背冷或四肢冷的表现，此即气分里热太甚，阳气被阻隔于外，这里面也可以有寒和热同时存在，所以寒和热同时存在的不一定都是卫分证。我认为舌苔黄是辨证要点中的要点，因为舌象是客观体征，只要不色盲，都能看得准确。由于目前治疗多大量补水，故大渴一症并不典型。若气分有湿邪者，本要点则发生明显变化。

**5. 气分证的转归** 气分证是第二个证候，可以向两方面转化：第一，经过积极治疗，邪气从里透发于外，病情好转；第二，气分邪热往里传变，形成营血分证，病情加重。

## （三）营分证

**1. 营分证的概念** 营分证是第三个证候，是营阴功能失常，扰神窜络出现的证候类型。

我认为营就是水的问题，即人体津液亏损之证，但又和普通的津液不一样，它也是人体重要的物质基础。营的繁体字是“營”，与火、房屋、人口、家园等相关。和卫相比，它居于内，为人体的物质基础，除了可以滋润五脏六腑外，还能供养卫气，实现卫气保护之功。营的简体为草字头，但我觉得繁体字更能认识营分的病理：上面两个火，体现了营有热，下面部分则体现了营是人体内的物质基础。营分阶段的实质是什么？主要还是营养、滋润功能出现了问题。《伤寒论》中的桂枝汤治疗的不是虚证，而是营卫失调证，用桂枝汤来调和，使营卫和谐。有些年轻人甚至是运动员，体质看起来很“壮”，但其实只要活动稍多就会全身大汗。大汗出有两种状态：一是气虚不能固摄；二是营卫不和。不和谐的原因是什么呢？按《伤寒论》来讲是营弱卫强，所以桂枝汤是用来调和营卫的。

**2. 营分证的表现** 身热夜甚，口干不甚渴饮，无汗或少汗，心烦不寐，或时有谵语，或斑疹隐隐，舌质红绛，脉细数等是营分证的临床表现。这些症状可以图示如下（图 12-3）。

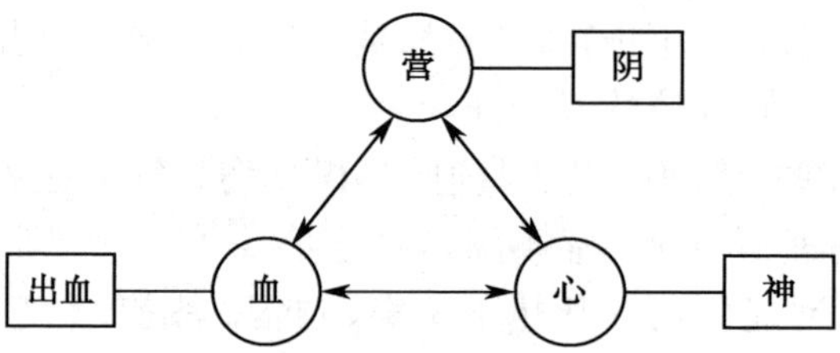


图 12-3 营分证整体观图

营分证的表现，就是以上三角（心 - 营 - 血）之间关系的呈现。关于人体的营阴水液出现问题，中医有个传统的解释，就是晚上发热较重。为什么晚上发热厉害呢？我们仍然从营卫上去理解。一般正常情况下，营卫是调和的。卫属阳，到了晚上卫气要入阴，太阳出来，卫气就行于外去抗邪。而营分证人体水液亏乏，不能够把卫阳涵住，所以身热夜甚，或者夜寐不安；阴液不足，则口干；热入营分，营气通于心，心神被扰，故有心烦谵语。营和血都在血管内，营是血的浅层，热入营分，势必影响血分，导致血络损伤，故皮肤出现出血点，但出血不多，只是斑疹隐隐。舌质红绛、少苔、脉细数为热入营分，营阴损伤的典型舌脉改变。

营分证表现虽然繁杂，但掌握了图 12-3 中的“营 - 血 - 心”整体观，即可推演出其相关症状。中医有两大特点：一是整体观念；二是辨证论治。在学校学习中医课程，必须要掌握整体观。到了医院跟着老师临证，要学会辨证论治。如果在学校没有建立整体观思维，临证所看到的就只是一个孤立的症状或方药的罗列。见到高血压患者只想哪个药治高血压？见到皮肤瘙痒只想哪个药治疗皮肤痒？如果这样学习中医，就永远不能掌握中医的真谛和精髓。所以我经常说一句话：“对于一个真正的中医人来说，整体观念、辨证论治，这八个字是一辈子在他的脑海和血液里贮藏和流淌的音符，少了它，就奏不出华丽的乐章。”

因营阴不足，导致夜甚的疾病较多。比如咳嗽，某些患者入夜咳甚，伴有痰少、咽干，可考虑是肺的阴液不足。每遇此，我喜欢用沙参，此药养肺阴功效显著。再有皮肤瘙痒夜甚，我们不能只想着哪些中药止痒，可根据营分证“夜甚”之理，予以滋养营阴，减轻瘙痒。营分证的病机及表现来源于《温热论》第 4 条：“营分受热，则血液受劫，心神不安，夜甚无寐，或斑点隐隐。”这条在本科教学中是要求学生背诵的内容，很有临床指导意义。

我前几年治过一个瘙痒的患者，皮肤痒，尤其是晚上痒得厉害，伴有夜寐不安。之前的病历记载，大多是用苦参、白鲜皮等清热祛湿止痒之品。我看了看患者的舌，绛而少苔。老人素有中风及消渴病，中医认为此两类疾病皆和阴虚相关，显然予以祛湿之法不妥。我运用清营汤思路，经过一段时间调理，效果很好。有些医生能看外感病，但不会看内伤病，有些会看内伤病，却不会看外感病。吴鞠通《温病条辨》虽是为外感温病而设，实际上也涉及很多内伤病的问题，我希望大家也要把外感和内伤疾病协调起来，这样临证就全面了。还有一位老人皮肤痒夜甚，我也是用这个办法，用养营阴的药物如生地黄、玄参、麦冬（增液汤），再根据“诸痛痒疮，皆属于心”理论，加一些长得像心的中药如连翘、栀子等，临床效果满意。失眠怎么治？有些中医医生见到不寐，大都用安神药，如合欢皮、夜交藤、炒酸枣仁、龙骨、牡蛎等，这是西医的治疗思路，而中医治疗失眠当考虑“夜甚”之理，树立温病营分证思维，滋阴清热治法很关键，这些思路大家要掌握。再如盗汗病的治疗，不要只想着麻黄根、浮小麦等止汗药，根据图 12-3 所示，当考虑“营—血—汗—神”多角相关的整体观。盗汗毫无疑问属于“夜甚”。从多角整体图看，晚上盗汗的人需要安神，神宁则汗止，同时还需要养营阴，以补充因汗丢失的津液。因此在治疗盗汗中，既能安神又能止汗的药物是最佳选择，如酸枣仁、五味子、龙骨、牡蛎等。上面讲的皮肤痒，有没有中药既能安神，又能止痒的中药？对于夜咳重者，有没有既能安神，又能止咳的中药？大家都要认真思考。

图 12-3 能够总结出很多治病的思路。比如说心悸怎么治？《中医内科学》中有心悸病，中医不能用“止悸”法，也没有单纯的“止悸”药。从图中的整体观看，心悸需要安神，睡眠安则心悸就能好转。所以张仲景《伤寒论》中用茯苓治悸的较多。茯苓和茯神的功效非常接近，都能安神、宁心。临床见到患者出血，中医处方时要考虑什么理论？神和血的关系。有些人看到身上出血就紧张，越紧张越出血。中医有首著名的方剂叫归脾汤，基于图 12-2 分析，该方可以治心悸，可以治出血，也可以治失眠和盗汗。归脾汤中含有多味安神药，有什么作用呢？安神药不只是治失眠，其他如心悸、汗出、出血等都能解决。我觉得这是中医的思维，是真正的中医处理问题的方法和思路。所以我每年讲卫气营血辨证，用时最长的就是营分证。我觉得当一个中医老师不容易，既要有完备的理论，还要有自己丰富的临床经验，理论与实践相结合，学生学起来才有兴趣，收获才更大。

**3. 营分证的辨证要点** 身热夜甚，心烦谵语，舌质红绛为营分证的辨证要点，其中红绛舌是要点当中的要点。绛者，深红色，在内伤疾病中见到绛舌或少苔、无苔者，提示阴液损伤，为阴虚之象。

**4. 营分证的基本病理** 营分证的基本病理是营热阴伤，扰神窜络，可谓高度概括。每两个字产生一组症状，营热、阴伤、扰神、窜络各出现相应表现。卫气营血辨证中营分证的基本病理归纳最为完善。

**5. 营分证的转归** 营分证是第三个证，经过积极的治疗，透热转气，病情向愈。患者初诊的时候没有舌苔，经过治疗长出舌苔；初诊时皮肤有少量斑疹，服药后消失；初诊时由舌质红绛变成红色等，均说明病情有好转之象，为透热转气之标志。营分往血分传变，表现为斑疹密布、舌质深绛，往往代表病情加重。

### （四）血分证

**1. 血分证的含义** 血分证是温邪深入血分，引起耗血动血，瘀热互结的证候类型。血分证为卫气营血辨证的最后一个证，与前面的三个证相比，血分证的辨证相对简单些，因为正常人不出血，所以只要出血了就是血分证。从血分证字面意义上讲，血分证当有许多，如出血证、血虚证、血寒证、血瘀证、血热证等，但从温病学中来讲，着重讲血分出血证。

**2. 血分证的表现** 血分证是出血的病变，是在营分证的基础上形成的，所以血分证的表现仍然有营分证的基本改变，如身热夜甚、口干不欲饮、斑疹、舌质绛、脉细数等，但邪热入血，又有血分证特有的改变，如身体灼热，斑疹也变得密布，甚至全身各部位均有出血的迹象，舌质也变得深绛等。所以血分证的表现，除了营分证表现外，还要再加上多窍道出血产生的特有改变，如吐血、衄血、便血、崩漏、尿血、咯血等。

**3. 血分证的辨证要点** 血分证的辨证要点是灼热夜甚、多部位出血、舌质深绛。个人认为，其中的多部位出血很关键，可谓要点中的要点。至于灼热夜甚和舌质深绛，如果出血量不大、出血时间不久的话，其舌质未必见深绛，身热也未必灼热。临床上有些孩子感冒发热时，突然出现鼻子出血，这也可按血分论治，但其舌质未必到深绛。

**4. 血分证的基本病理** 迫血耗血，热瘀互结为血分证的基本病理。迫血就是热邪亢盛，导致血液加速，耗血就是血耗。出血就会产生瘀血，和热互结在一起，就形成了恶性循环。关于其基本病理，重点掌握三个字。

（1）抓住一个“热”字

中医讲出血的病因有两个：一是血热；二是气虚。明代张介宾提纲挈领地把出血概括为“火盛”和“气伤”，很有指导意义。温病出血，大部分病因是热。如果患者是青少年，且为首次出血，病程较短，出血的部位又恰在上部，病因是火热的可能性很大。因为火性炎上，如急性脑出血、急性眼底出血、急性鼻衄等。血分证以出血为辨证要点，了解出血部位相对简单，但明确出血脏腑则非易事。比如鼻衄患者，出血部位在鼻，非医者也知，但鼻出血是由内部何脏腑之热所为？可能是肺热，因为肺开窍于鼻；可能是胃热，因为胃的经络正好起于鼻之交頞中；也可能是肝火，因为肝为百病之贼，肝脉上达颃颡。因此，就鼻出血而言，只有明辨脏腑之因，才能因证施方。我曾治过一男孩，只要大便一干，口里有异味，孩子就会鼻出血。我按阳明有热治疗，予以清热通腑之法，适当加入大黄，大便通畅，火热下降，出血就自止。张仲景有个大黄黄连泻心汤，用麻沸汤渍之，原治痞证，陈念祖称此方为“吐衄之神方”，确为经验之谈。还治疗过一个小女孩，晚上只要哭闹、烦躁就容易鼻出血，我按心肝之火热治疗，用栀子、黄芩等药，效果良好。我认为血分证出血的辨证，难在明确脏腑部位。实际上西医也很难判断具体出血部位，如血从口出，先要明确是消化道出血还是呼吸道出血，如果是消化道出血，还要判断消化道出血在哪个部位？食管静脉曲张、胃的贲门撕裂、胃黏膜的破损、十二指肠溃疡、肝硬化等都要考虑。消化道大出血时，又不主张做钡餐，只能靠医生的临床经验去判断。

（2）重视一个“出”字

受心气的推动，脾气的统摄等，正常血液在血管内流动不快不慢。若因血分有热，迫血妄行，则易导致出血，出血的部位及出血量的多少，直接影响着治法及预后。针对出血，中西医治法有所不同，西医用止血法，而中医则是明确其病因，若是火热引起，清热泻火则血自止，不必用很多止血药。

（3）勿忘一个“瘀”字

中医认为出血必瘀，出血以后，会导致人体血液不流畅，产生瘀血病变。血分证的治疗若不解决瘀血，不采取活血化瘀法，导致产生的瘀和热互结，形成恶性循环，因瘀而热，因热而出。因此，血分证治疗，活血为必用之法。对于出血采取活血治疗，西医的认识与中医有所不同。就我个人体会而言，在治疗急性出血的时候，提前加一些活血中药，能够减少并发症。那怎么把瘀血解除掉呢？我给大家画了个图（图 12-4）。

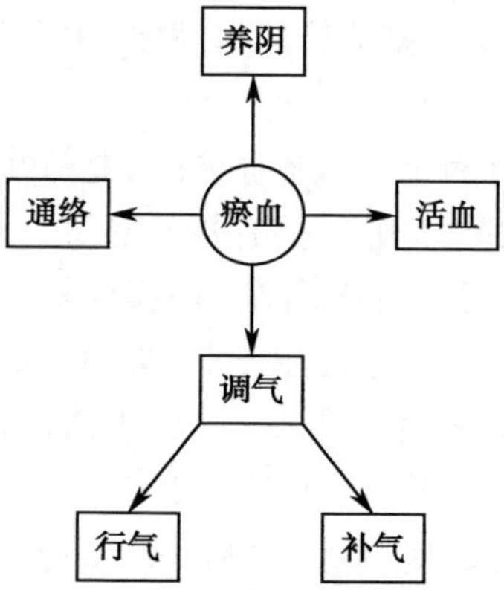


图 12-4　瘀血的治疗方法思维图

瘀血除针对病因重点立法外，活血、养阴、通络、调气是组方的重要方面，其中活血与养阴就是叶天士所说的“散血”。

**5. 血分证的转归**　血分证如果出血量特别大，就会出现亡血亡阳，即西医所谓出血性休克。血分证经过积极的治疗，可以转成营分证。若原来舌质深绛，治疗后转成舌质红绛；原来出血量大，斑疹密布，治疗后转成斑疹隐隐，则为病势向好。

### （五）卫气营血证小结

卫气营血四个证候的表现，第一个症状都是热型。卫分证的热型是发热微恶寒，气分证的热型是壮热不恶寒，到了营分证变成身热夜甚，血分证则是灼热。所以恶寒一症非常关键，在问诊及书写病历时，如果有发热之症，必须要明确患者有无恶寒，这是决定是否为表里证的关键。第二个症状是口的感觉。卫分证是口微渴，气分证是口大渴，营血分证则是口干不欲饮。第三个症状是舌脉。卫分证的舌苔与正常人一样，但舌尖稍有偏红，气分证则舌质红，舌苔黄，到了营血分，舌苔则变成少苔，甚至无苔，且舌质色泽越来越深，由绛变成深绛或紫暗。所以舌质能够大体上判断患者当前处于卫气营血证的哪一个阶段。另外，卫气分证不出血，没有斑疹，而营血分证则有斑疹隐隐或密布。

### （六）卫气营血证的传变

卫气营血证的传变有三种情况：自表入里；由里达表；传变不分表里渐次。由表入里多是新感温病的传变趋势。新感温病为感受时令之邪而发，开始有卫表证，然后往里传变，如风温、秋燥、湿温等。由里达表，一般见于伏气温病，因为本病为邪藏于里，病发之时，邪气可由里透发于外。还有一种不分表里传变，没有顺序性或者称之为无序性，一般来说病情比较重。关于其传变，可以看《温热论》第 8 条："大凡看法，卫之后方言气，营之后言血。"这两句话中间有个逗号，所以看起来就这两种传变，但实际上复杂得多。卫分证除了往气分证传变，也可以往营和血分证传，也有卫营同病、卫气同病、气营血两燔等同时存在的证候。卫气同病证，在儿科较为常见。比如孩子发热，父母讲是因为孩子穿衣少受凉所致，但看其舌象，舌苔特别厚腻，同时有鼻塞、咽痛，此证可辨证为两个证（卫分证、气分证）同时存在。孩子的舌苔厚腻，说明伤食或积滞已经在里藏了很长时间，正好遇到外邪引动，因此形成了卫气同病证。

再如某些皮肤病，患者一到春天就身上痒，有红疹，还打喷嚏、流鼻涕、眼痒流泪等，可按温病的卫营同病辨治。因为卫分证的喷嚏、流涕等症状很典型，同时还有皮肤出现红疹等营分证的症状。有些患者一发病就是气分和血分同时发病，如风湿科的某些疾病，在发热、关节疼痛的同时，身上又出现游走性的红斑。在《中医内科学》中讲这是痹证（热痹），但如果从《温病学》考虑，则是气血同病，或者气血两燔。

### （七）卫气营血辨证的意义

卫气营血辨证可以明确病变层次，判断证候类型，为治法提供依据。明确病变层次，就是卫气营血的四个层次，部位或病情有的轻浅，有的深重。判断证候类型，即能够判断是卫气营血哪个证候，从而为临床提供治法依据。应用此辨证方法的病种不只是外感病，更多的是内伤疾病。

## 二、三焦辨证

### （一）三焦含义

三焦辨证，是吴鞠通创立的一种辨证方法。“三”指的是上、中、下三个大的部位或层次。“焦”是上下结构，是会意字，上半部分“隹”念“zhuī”，是一种短尾巴的鸟；下半部分“灬”在古汉语中代表的意义颇为广泛，一个意思是“火”，试想一下，短尾巴的鸟在火上烤，意指三焦的含义之一就是“热”。“灬”也代表水的意思，故三焦的另外一个含义是“水”。因此，三焦的基本功能单位是“火”与“水”，也称“火道”或“水道”。凡是阳气盛衰或水液代谢失常，多数会涉及三焦。《难经·六十六难》中说：“三焦者，原气之别使也，主通行三气，经历于五脏六腑。”即三焦为原气运行的通路。《素问·灵兰秘典论》中也说：“三焦者，决渎之官，水道出焉。”渎就是小水沟，掌管水液的运行。掌握了焦字的基本意思，再去理解三焦，很多问题就会迎刃而解。学中医要学会识字，清代石寿棠《医原》的最后一篇写的是“医宜识字论”，说医生应该识字，他没说认字，认和识的含义是不一样的，有些人认字但不识字。

吴鞠通的三焦辨证是在古人三焦理论及辨证理论的基础上，结合自己治疗温病的经验而成。其具体脏腑是：上焦心、肺，中焦脾、胃、肠，下焦肝、肾。

### （二）证候特点

**1. 上焦证候** 温邪侵入心包（心）、肺二脏的病理类型。

上焦心肺的证型是如何划分的呢？温病分为温热类和湿热类两类，故每一个脏腑是按温热邪气、湿热邪气的不同而分。因此在肺脏疾病中，有一类是温热性的邪气犯肺，还有一类是湿热性的邪气阻肺。温病学中的这种分类方法在临床上很实用，临床上如果遇到温病，脑海里马上就要树立是夹湿还是不夹湿思维，夹湿的属湿热性疾病，不夹湿的则属温热性疾病。有关湿热性疾病的论述，大家参阅《湿热病篇》。现代社会随着高热量食物、不安全食品的摄入，抗生素的滥用等，导致湿热性疾病越来越多，因此我们要更加重视夹湿的证型。

（1）上焦肺

①温热性质的邪气犯肺：有两个证型。第一，温邪袭肺导致的肺卫失宣

证，也可称为肺卫证。第二，热邪侵犯人体肺卫后，入里化热，或邪热直接壅肺，导致肺气失于宣降，也可称为肺热证。前者肺卫证的证候特点，实际上就是卫分证的证候表现。但肺卫证和卫分证的不同之处在于三焦辨证中脏腑比较明确，肺卫证中肺的症状比较突出，咳嗽为必有之症。后者肺热证，其表现为热、咳、喘、渴四大症状，同时有舌苔黄。从卫气营血辨证角度，肺热证相当于气分证，属肺经气分热盛证。

温热性的邪气犯肺，教材上只讲了这两个证型，显然在临床上还不够，也和《温病条辨》中上焦证的疾病特点有差别。《温病条辨》中也讲了肺的痰热证、肺的营分证。肺营分证和肺阴虚证有什么区别？这些都要深入探讨。肺血分证肯定也是有的，比如说咳嗽带血。前面讲血分证的时候，讲的也是一个大的范围。吐、衄、便、崩、尿、咳、咯等不同部位的出血，就叫血分证。如果肺损伤，患者咯血，则可称为肺血分证。实际上，吴鞠通在《温病条辨》中都已进行了论述，只是教材没有详录。要想完整地理解三焦辨证，使之能更好地服务于临床，我们必须要熟悉《温病条辨》，如果把脏腑辨证和卫气营血辨证联系起来，五脏六腑均与卫气营血证相对应，温病学的辨证方法就更完美了。

②湿热性质的邪气犯肺：教材中只讲了一型，谓湿热阻肺证。湿热阻滞，气机失常，肺失宣发肃降，表现为身热不扬，胸闷，咳嗽，舌苔白腻。湿热阻肺作为一种病机，其所导致的病变不一定都是呼吸道的症状，也可产生其他脏腑的病变。比如中医说的阳黄，表现为身黄、目黄、小便黄，此“三黄”的产生，是湿热阻于何脏腑部位？有学说认为是湿热阻于肝胆，胆汁不循常道。胆汁外溢导致皮肤发黄，这较好解释，但目黄、小便黄用胆汁解释则不通，此时中医多以湿热上蒸或下注进行阐释。如果从湿热阻肺解释“三黄”，则更符合中医的基本理论。为什么目黄？目黄不是整个目都黄，而是巩膜发黄，中医称巩膜为白睛，而白睛属肺。为什么皮肤发黄？是由于肺主皮毛。为什么小便黄？是由于肺和膀胱为上下水源的关系。上源黄，下源必定黄；上源清，下源不一定清。用肺去解释“三黄”，完全正确也符合临床。我曾经写过一篇论文，题目为“阳黄治肺理论初探”，发表在北京中医药大学学报，1996 年第 6 期，大家可以参考。湿热阻肺也可导致消渴、癃闭等。湿热阻肺出现其他系统的病变，体现了叶天士“温邪上受，首先犯肺”、吴鞠通“凡病温者，始于上焦，在手太阴”理论。张仲景治黄三法中汗法治黄即是黄疸治肺的体现，麻黄连翘赤小豆汤则是从肺论治黄疸的常用方。

（2）上焦心包（心）：心包代心行使心的功能。然而在三焦辨证中，心包的病理只讲了代心神功能的失常，其分类仍是温热类、湿热类邪气侵入心包。

①温热性质邪气侵犯心包：温热性的邪气内陷心包，闭阻心窍，此证属于营分证范畴，但和营分有明显不同，本证偏于实，而营分偏于虚。邪热内陷心包，心神功能失常，故有神昏，谵语；证似营分，故舌绛；邪热内闭，阳气不达四肢，故肢厥。

本证如果用脏腑和卫气营血来定位，属于心营证，其既有营分的阴伤，又有心神的改变。给大家讲完温病的卫气营血及三焦辨证，我们要在脑海里建立起这些理念，如肺营证、心营证，还有肺卫证、心卫证、肠卫证、胃卫证等。

②湿热性质邪气蒙蔽心包：简称湿蒙心包，即湿热酿痰，蒙蔽心包。本证如果和卫气营血辨证相关联，则属于卫气营血证中的气分证。这个知识点是重点，也是难点。本证有三个病理因素：湿、热、痰。湿热本身可以蒙蔽心包，痰也可以蒙蔽心包，湿热酿了痰以后，也可以蒙蔽心包。中间用了一个动词“酿”，酿是需要有一个过程的。蒙蔽的“蒙”，是说神志一阵儿清楚，一阵儿糊涂，即时清时昧，呼之能应，醒后神呆，类似于西医肝性脑病、肾病尿毒症、肺性脑病等。

上焦病证有轻有重，吴鞠通在《温病条辨》中记载了上焦证死亡的两个原因：一是肺的化源欲绝。表现为咳嗽，吐粉红色的血水，类似于西医的心衰病。肺吸入清气功能衰竭，不能和脾胃所化生的水谷之精气结合，体内产生的宗气力量不够，因宗气贯心脉，行气血，故而导致心肺功能衰竭。二是心包被热邪阻闭，未能及时开窍，继而出现内闭外脱，类似于西医的休克。以上危重症的具体表现和治法，详见于《温病条辨·上焦篇》中第 8、11 条等。

上焦证分类概括：上焦证候有两端，太阴肺及心包添。每一脏腑有两类，温热湿热细分辨。

**2. 中焦证候** 温邪侵入中焦脾、胃、肠的证候类型。

整个中焦证，属于气分证。本证临床较为常见。

（1）阳明大肠：大肠主传导，变化出焉，为行糟粕之所，故大肠证型有多种状态。教材只讲了两种证型，即温热、湿热类。温热类邪气阻滞大肠，表现为大便干结，腹胀腹痛，身热，舌红，苔黄燥，脉沉实有力等一派阳明腑实之象，《伤寒论》阳明病中讲了许多此类型。湿热积滞搏结肠腑，致大肠传导失司证，从病因上看，涉及湿、热、食等多种因素。与阳明腑实导致的便秘不同，本证反而出现溏泄，但此泄非水泻，而是大便溏滞不成形，就像败酱一样，而且粘盆。现在这类人群较多，主要由于膏粱厚味的摄入过多所致。本证治疗的代表方是俞根初的枳实导滞汤，方中用大黄通腑，再加消食、祛湿、清热三类药。有些患者服用几剂后，大便即成形，排便也较为畅通。

我的硕士论文和博士论文研究的都是大肠。硕士论文研究的是大肠和肺的关系，选方宣白承气汤；博士研究的是肠道和脑的关系，即脑肠相通病机研究，选方牛黄承气汤。我主持的国自然、省科技厅等课题也是从这方面立项的。现在肠道不只是一个排泄糟粕的器官，只要你能想到的证，如大肠的气虚、血虚、阳虚、阴虚，大肠的伤食、痰湿、湿热、瘀血等，肠道证型应该都有。大肠传导糟粕，而阳明如市。从卫气营血辨证角度来看，肠道也应当有肠血证、肠营证、肠卫证、肠气证等。患者发热恶寒、头身疼，同时还有泄泻，就要考虑加减运用两首方剂：一个是治肠的方，另一个是治卫的方，两张方合起来即可，特别适合西医学中医的思维。我认为葛根芩连汤就是治疗肠卫证的良方，葛根属解表治卫药，黄芩、黄连是治疗肠道湿热的药。张仲景在《伤寒论》中运用葛根芩连汤治疗外有表证，内有湿热证。治卫的辛温解表、辛凉解表药等，皆可根据不同病因选用。

（2）阳明胃腑：在胃腑的证，教材只讲了温热性邪气的病理，完全等同于气分证，表现为大热、大汗、大渴、脉洪大。其实在阳明胃也有湿热证，不一定都是湿热在脾。教材讲了两个脾胃相对的病理证型，即温热在胃和湿热在脾。胃为六腑之一，属阳；脾为五脏之一，属阴。胃证中属湿热型的还很多，如半夏泻心汤、王氏连朴饮等方，吴鞠通《温病条辨》中半夏泻心汤加减方，都是用于治疗湿热证。其实也应有胃营证，只是教材没有涉及。胃营证类似于中医讲的胃阴虚，那胃阴虚和胃营证有什么不一样呢？大家可以思考。临床上，清营汤不只是治疗心营证，还可以治疗胃阴虚导致的萎缩性胃炎等。

（3）太阴脾脏：教材讲了湿热中阻证，湿热困脾，升降失司。有湿重、热重之分，偏于湿重者，表现有身热不扬，胸脘痞满，泛恶欲呕，舌苔白腻，脉濡缓；偏于热重或湿热并重者，表现为高热，烦躁，脘腹胀满，舌苔黄腻，脉滑数或濡数等。

如果结合卫气营血辨证，脾脏亦当有脾营证等，那有没有脾营证呢？脾和营的关系，中医有许多文献可以探讨，它和脾阴虚有什么不同？有些患者口唇干，甚则起皮，有些还痒。西医叫口唇炎，如何解释？我认为这就是脾营的问题。中医有首泻黄散方，我常用其治疗本病，效果良好。有没有脾血证？与脾统血、脾气虚有何关系？弄明白了脾卫证、脾气证、脾营证、脾血证等，就能发现很多新的治疗思路，进而实现理论的升华。

中焦证的形成，可以从上焦来，也可由邪气直接进入中焦。吴鞠通《温病条辨》第 11 条自注中，谓中焦病死亡的原因也有 2 条："一曰阳明太实，土克水者死；二曰脾郁发黄，黄极则诸窍为闭，秽浊塞窍者死。"

中焦证分类概括：中焦证候有两种，太阴脾经与阳明。

**3. 下焦证候**　温邪侵入下焦，导致肝肾病理变化的证候类型。肝和肾，一个藏血，一个藏精，精血互化、乙癸同源，故下焦主要讲的是阴精血的问题。温邪久羁下焦，损伤肝肾阴精，多是虚证。

（1）肾阴耗损：肾阴损伤，虚热内生，故可表现为低热，神倦，消瘦无力，口燥咽干，耳聋，手足心热甚于手足背，舌绛不鲜，干枯而萎，脉细数等。本证多由中焦病变发展而来，特别是阳明邪热不去，阴液耗伤过甚，更易引起本证，属于温病后期。正如吴鞠通所说："温邪久羁中焦，阳明阳土未有不克少阴癸水者，或已下而阴伤，或未下而阴竭。"如肾阴耗伤过甚，导致阴竭阳脱，可危及生命。

（2）虚风内动：是在肾阴虚损的基础上，水不涵木，致肝木失养，风从内生的证候，又称阴虚风动证。表现为手指蠕动，甚或瘛疭，神倦肢厥，心中憺憺大动，舌干绛而痿，脉虚弱等。

大家要重视虚风内动的表现形式。不同于实风内动的手足抽搐有力等，虚风的动风幅度及力量不大，以手指蠕动或瘛疭，或心中憺憺大动，或肌肉瞤动等表现形式为主。心中憺憺大动，即严重心悸。这种息风法给临床治疗心悸提供了新的思维方式。对于容易看到的外部肌肉出现动风很好认识，但心脏这块肌肉从外观不能觉察，当出现憺憺大动的时候，我们可以从动风思路去考虑，运用加减复脉汤类方治疗。此法可用于治疗西医某些房颤、高血压心脏病、甲亢性心脏病等。再如，膈肌也是一块肌肉，膈肌异常动的时候会导致呃逆，怎么治疗呃逆？大多中医见到呃逆就是和胃降逆止呃，吴鞠通有个小定风珠方就是治呃逆的，体现了运用息风法治疗膈肌痉挛的思路。支气管、肠道等也是由肌肉组成，当其动得太过，会出现何种现象？是否可从动风辨治？所以，大家一定要学会举一反三。

下焦证分类概括：下焦证候肝与肾，虚风内动肾阴损。

### （三）传变规律

《温病条辨》中焦篇第 1 条自注中说："温病由口鼻而入，鼻气通于肺，口气通于胃。肺病逆传，则为心包。上焦病不治，则传中焦，胃与脾也。中焦病不治，即传下焦，肝与肾也。始上焦，终下焦。"说明了温病传变的一般规律，但有些并不按此发展，如湿热之邪可直接进入中焦，暑热之邪也可直接入于下焦等。上焦病变多为初起，中焦病变多为中期，下焦病变多为后期。

## 三、卫气营血辨证与三焦辨证的关系

卫气营血辨证反映了温病的"四阶段"，三焦辨证体现了温病的"三层次"，两个辨证方法，一横一纵，既有联系，又有区别。上焦手太阴肺卫的病，相当于邪在卫分，但上焦邪热壅肺而无表证者，则属于气分证。邪陷上焦手厥阴心包的病变，可属于营分证范围，但其病机变化与营分证并不完全相同。中焦病变皆属于气分证。足少阴肾、足厥阴肝等下焦病变则与动血耗血、瘀热互结的血分病变有明显的区别，前者是热伤肝肾真阴、精血，其证属虚，而后者以热盛迫血为主，病变不限于下焦，其证属实或虚实相杂之候。

# 对暑温教学的几点思考

北京中医药大学　赵岩松教授

在这里谈一谈我在暑温教学中的一点疑惑，课堂授课中不太好解释的内容，在这次全国各高校的温病学教师交流中抛出来，希望大家给点意见，看看怎么讲比较好，这也是我这节课的主要目的。

## 一、暑温概念辨析

我们课堂上介绍暑温通常是按定义、历代沿革、和西医的关系、病因病机传变这样的路径来讲的。这会不会给学生一个狭义的理解，就是夏天的病就只是暑温的样子了。我们中医临床首先是观察表现，因此我想从临床表现开始说起。关于夏季的临床表现比较著名的一段就是张介宾的“暑有八证”，请大家注意，不是暑温八证，因为暑温是吴鞠通创立的词，而暑病是从《黄帝内经》就有记载的。那么为什么把这八证提出来呢？“八证”中“脉虚，自汗，身热恶寒，手足微冷，体重”，这与我们习惯认识中的暑病“高热、口渴、汗出、脉洪大”等表现不同，甚至我们看着是“扎眼”的。为什么将“脉虚”置于暑病八证之首？怎么会有恶寒或者畏寒，手足微冷？“体重”为什么放在一个暑邪为患的疾病里？我们喜欢从经典找依据，那我们看看《金匮要略》。《金匮要略》里这句话大家都很熟悉：“太阳中热者，暍是也，汗出恶寒，身热而渴，白虎加人参汤主之。”我们对比一下临床表现，就会发现白虎加人参汤的临床表现和张介宾所说的有一部分是吻合的。当然这个时候，张仲景著作中的暑病还不是我们现在温病课本里的暑病，温病课本里的暑病来源于吴鞠通的认识。因此，我认为在课堂上我们首先要跟学生交代清楚这一点，让学生在开始学习暑温这一章的时候就对暑病有个全面客观的了解，并且把握住理解温病学暑病的方向。

下面我把《温病条辨》上中下篇关于暑温的论述给大家列出来谈谈暑温的症状。《温病条辨》上焦篇第 22 条：“形似伤寒，但右脉洪大而数，左脉反小于右，口渴甚，面赤，汗大出者，名曰暑温，在手太阴，白虎汤主之；脉芤甚者，白虎加人参汤主之。自注：此标暑温之大纲也。按温者热之渐，热者温之极也。温盛为热，木生火也。热极湿动，火生土也。上热下湿，人居其中而暑成矣。若纯热不兼湿者，仍归前条温热例，不得混入暑也。”《温病条辨》中焦篇第 38 条：“脉洪滑，面赤身热头晕，不恶寒，但恶热，舌上黄滑苔，渴欲凉饮，饮不解渴，得水则呕，按之胸下痛，小便短，大便闭者，阳明暑温，水结在胸也，小陷胸汤加枳实主之。”第 39 条：“阳明暑温，脉滑数，不食不饥不便，浊痰凝聚，心下痞者，半夏泻心汤去人参、干姜、大枣、甘草加枳实、杏仁主之。”第 40 条：“阳明暑温，湿气已化，热结独存，口燥咽干，渴欲饮水，面目俱赤，舌燥黄，脉沉实者，小承气汤各等分下之。”因为下焦篇的论述主要是谈暑伤肾阴以后的表现，我们在此不谈。上、中焦篇的内容大家看着特别熟悉，“脉洪，面赤，汗出，不恶寒，但恶热”与我们课本上讲的是一样的。上焦篇第 22 条所说的是相对“单纯”的暑温，也就是吴鞠通所说的“暑温之大纲”。暑温的临床特征为右脉偏大，面赤，汗大出，口渴。其中大家在读原文的时候，会认为这个“汗大出”是真的出很多汗吗？吴鞠通自己的解释是“汗大出者，对伤寒汗不出而言也。”说明不是阳明证汗很多，是相对而言的，与暑邪耗气后的汗大出并脉呈芤象不同。在上焦篇中吴氏提出用石膏、知母治疗。而在中焦篇中，虽有“渴欲凉饮”，又提出“呕”“胸下痛”“心下痞”等表现，大家看吴鞠通用的方子，他开始强调用什么药呢？清热化痰药。也就是说当邪热传至中焦的时候，热邪炼液成痰的特征已经出来，暑邪有机会在中焦影响脾胃功能形成痰湿。

对暑温病因的认识，吴氏在自注里面用了“上热下湿”一词。夏天天儿一热，即使少降雨，但暑热蒸动地上的池塘湖泊而致湿气上蒸，久而久之，迟早会生湿。也就是说暑天有热就必然即将有湿。“上热下湿，人居其中而暑成矣”，“若纯热不兼湿者，仍归前条温热例，不得混入暑也”，可见吴鞠通对暑温的病因认识是暑热夹湿邪，以暑热为主。教材中对暑温的定义是“暑温是感受暑热病邪引起的急性外感热病，然后会生痰化火生风，再然后气阴两伤”。那我们在上课的时候该怎么给学生解释？这个暑温定义是不是吴鞠通的本意？很显然教材中这个暑温定义没有体现暑湿为患。那暑病有没有单纯以暑热为患的？是有的。但是多不多呢？目前来说，我在北京看到的极少。如果纯感受暑热的人，除了地区气候干燥，通常还有暴露在阳光照射下时间相对较长的过程，否则就很难说是一个纯粹的暑热。长江以南教书的老师们，如果你们的学生毕业以后主要是在本地区工作，那我建议大家讲暑温这章的时候，要补充暑湿为患的内容。我为什么把定义中的“暑热”改成暑邪呢？就是要在课堂讲授时给学生讲清楚这是暑邪为患造成的暑温。我是这样解释的：暑邪包括暑热和暑湿，暑湿是以暑热为主兼湿。如果以湿为主兼热邪，就要考虑是湿温。暑湿为患的时候，初起就不是阳明热盛证了，而是有一个暑湿卫表证，所以建议大家在定义里面要给学生适当地补充暑湿的概念，让学生在脑子里首先对暑温这个病有一个完整的印象，它是温热和湿热证候均可见的一个病。有时我会跟学生讲，夏天来了，如果有个患者给你呈现出的是一个高热口渴出汗，而且有脉洪大，你会特别欣喜，终于可以用到我们经典和方剂学里面的白虎汤了，那你是不是直接开出白虎汤原方？如果老师在临床前给学生的脑子里灌输一个印象“暑多兼湿”，也许就不会只开白虎汤方了。我不认为叶天士说的“暑必夹湿”是错的。为什么呢？在他的从医环境和临床视野里，用这句话去指导临床就没有错。如果我在江苏看诊，即使看到了一个表面纯粹的阳明热盛证，我也要在里面加荷叶、西瓜皮、扁豆，为什么呢？因为不是所有的湿我们都能看得见，但是客观环境我们却不能视而不见。我相信加了这类食材级别的祛湿利水药，治疗结局只会更好，而这个安全增效的祛湿药是由医生脑子里规范化教育的知识决定的。这也是为什么我们在讲课的时候一定要把概念给学生掰扯清楚的原因。

## 二、关于历代沿革

教材在暑温定义之后，谈到历代暑温相关记载。关于历代对伤暑以后的不同命名，如冒暑、中暑、伤暑。我在这想请问大家一下：如果学生问你这三个病是不是属于暑温，我们怎么讲？我个人认为它们属于暑病，但暑病不等于暑温，暑温是吴鞠通给的一个相对狭义的概念。而暑病的病因就很多了，除了暑热和暑湿，还可以夹寒湿，还有过于曝于阴冷环境的阴暑，比如夏季睡在石头上受凉了，这在古人是常有的。因为暑天而伤于寒湿的病，这都属于暑病。所以中暑、冒暑、伤暑，特别是这个伤暑，一定有不属于吴鞠通的暑温定义范畴的内容。再有就是阴暑和阳暑的问题，这是张介宾提出的，这个提法特别有意义。张介宾讲“阳暑者，乃因暑而受热者也……凡以盛暑烈日之时，或于长途，或于田野，不辞劳苦，以致热毒伤阴，而病为头疼烦躁，肌体大热，大渴大汗，脉浮气喘，或无气以动。此以暑月受热，故名阳暑”“阴暑者，因暑而受寒者也，凡人之畏暑贪凉，不避寒气，则或于深堂大厦，或于风地树荫，或以乍热乍寒之时，不谨衣被，以致寒邪袭于肌表，而病为发热头痛，无汗恶寒，身形拘急，肢体酸疼等证。此以暑月受寒，故名阴暑”。可见阳暑易避，阴暑难防。即使在大城市，室内空调太低，户外又太热，一日内冷热变换，贪凉饮冷，导致暑病就变得更加复杂了。所以，我认为应该跟大家讨论清楚阴暑和阳暑，它和暑温并不是完全一致的。再有教材中有一个小问题：有的医家明确提出夏暑之病有伏寒而发和感暑而发两类。对吗？然后紧接着举了个例子，如宋代陈言提出，伤暑是夏间即发，非冬伤寒至夏发为热病。陈言说的是上面那句话的意思吗？不是，陈氏是在说上面那句话是错的。暑病是新感，伏寒而发的是温热病，不是暑病。所以大家回去把教材上这个小问题调整一下，不要让学生读书的时候自己就读乱了。我刚才讲到阴暑是因为天儿热而伤寒湿了，而阳暑是因为天儿热伤暑热了，这个很好区分。所以治暑我们可不可以用辛温解表药？用得太多了！而且夏天辛温解表药用好了效果特别好，新安医学郑氏提出关于体质和暑的关系，我个人非常赞同。因为患者给我们呈现的不一定是他本来感受了什么，而是它在身体里转化成了什么，所以大家也就能理解为什么桂苓甘露饮里面一起用清暑药和肉桂，这是很有价值的观点。

## 三、暑温的传变

在暑温的传变中，有几点需要跟大家探讨。暑伤心肾证是不是一定要出现在营血分证以后？我们课堂上怎么讲？这个证是我们温病学的重点。另外，暑湿伤气证是不是暑温后期的证候？请大家思考一下这两个问题。暑伤心肾证还可能出现在哪儿？在暑温病的传变流程图中，把它放在暑伤津气证后面是否合适？暑伤心肾和暑湿伤气证都是我们课本里明确提到的暑温后期的证型，在此我表达一下我的个人观点，我觉得暑伤心肾证完全可以出现在阳明热炽证之后，与暑伤津气并列，或者暑伤津气证后出现暑伤心肾也是可以的。当然后期你也可以见到，未必一定要到热入营血以后。我个人认为暑湿伤气证可以出现在暑湿表证之后的气分证中。那么暑湿邪气来了它可以直接发生暑湿困阻中焦证吗？不太容易。湿为阴邪的特性决定了感受暑湿邪气的患者或多或少出现一段时间的表证，如薛生白的阴湿阳湿，更是极短暂的表证，只不过我们医院医生几乎没有机会可以看到，看到暑热夹湿更多一点。所以暑湿表证入里可见暑湿困阻中焦，而暑湿困阻中焦证可以和暑湿伤气证并列。虽然以上二证兼有虚证，但却可以出现在暑温病的中期，主要的影响因素就是体质状态。

## 四、暑风的解释

暑风之所以被称为暑温类证，就是因为它病机的单一性和临床表现的独特性。如果突然发生神昏，我们称它为暑厥，是暑热直中心包所致。暑厥特别好解释，因为在讲病因时讲过暑邪易入营血，所以学生们都很容易理解暑热直中心包。赵绍琴赵老将感受暑邪突然昏倒不省人事而手足不冷的叫中暑，手脚逆冷的叫暑厥，因为有厥冷。暑风是以抽搐为突出临床特征的，由暑热中于肝经所引发，暑厥与暑风在急重症中是可以同时出现的。在这里我想请教一下大家，可不可能看见一个发热的人突然严重抽搐而头脑却很清醒的呢？一般不会的。暑热邪气为患引起神志异常的同时，又出现抽搐的应该更多见一点。所以我们一般把暑风的定义都是放在暑温病的传变过程中去讲的，一般用紫雪丹、羚角钩藤汤配合清营汤治疗。

教材中暑风的定义是放在营血分证中讲的，也就是说暑风是在病变过程中出现的突然抽搐。但是暑风确实也有在起病初突然发生的，如《温热暑疫全书·卷三·暑病方论》言："病患忽然手足搐挛者，暑风也。香薷饮加羌活、防风，呕吐加藿香、陈皮，小便不利加茯苓、泽泻、猪苓、滑石，有痰加姜半夏，渴者去半夏加栝蒌根，泻利不止加白术，转筋加木瓜。……亦有先病热，服表散后渐成风者，谵语狂呼浪走，气力百倍，此暑风也，以寒凉攻劫之，与阴风不同，宜解散化痰，不宜汗下。""如中恶状，亦香薷饮加羌防，吐加陈藿，泄加白术，转筋加木瓜，痰加姜半夏。"这里已经出现神志异常了，所以应该有暑入心包。这里的暑风和我们刚刚讲的治疗完全是两个路子，这是解表的路子。表面上看这也是一个突然抽搐，我们也叫它暑风，但是为什么用解表剂呢？可以理解为表湿郁遏卫气导致气机不利，从而闭郁暑热而燔灼肝经出现了风证。所以我建议补充暑风定义内容，即暑风可以在疾病初起突然发生，也可以在病变过程中发生。后者多见于营分证，前者则可因表邪闭郁暑热夹痰湿内燔所致。试想一下，如果我们给这个兼有表邪的暑风证患者用了紫雪丹或者安宫牛黄丸，会出现什么结局？很显然，本应辛温化湿解表的治疗，却用了大凉的化痰开窍药，无疑是雪上加霜。

## 五、暑邪为何可以伤肾阴

下面我要说说为什么要强调暑伤心肾证的病位。

我一直在考虑一个问题，我们温病里面讲肾阴亏，也讲心肾不交。《温病学》某版教材里，左手页是暑伤心肾，右手页就是真阴耗伤，温病的肾阴亏和内伤杂病的肾阴亏概念是不是一样？为什么暑邪可以伤肾阴？下焦阴亏证，也就是加减复脉汤证，它的肾阴亏和我们暑伤心肾的肾阴受损是不是一样的？

第二个问题是关于消渴。六味地黄丸没提消渴，为什么暑邪所致的肾阴受损居然出现了消渴？消渴是什么意思？渴欲饮水，饮不解渴，得水则消，喝了跟没喝一样。那他为什么会这么渴？暑邪伤肾阴的严重程度难道会超过六味地黄丸证？

第三个问题是关于麻痹。麻痹是什么意思？怎么解释？现代汉语中的麻痹是指肢体或身体的某部分失去知觉或运动能力。也许用英文单词解释意思能更明确。

大家讲这个肾阴亏的时候，是怎么讲的？直接说暑邪伤肾阴吗？还是说热盛伤阴？书本上是这样讲的，暑热邪气耗伤肾阴，然后肾阴不能上济则消渴不已。如果你是学生的话，你可以理解吗？如果学生问你这个肾阴亏和他们学过的六味地黄丸的肾阴亏证有什么区别，你怎么回答？概念越清楚，临床用药越精当。以干地黄，生地黄，熟地黄这三个药为例：如果你认为它是精的层次的话，干地黄，熟地黄可用，生地黄其实不能用；如果是阴的层次的话，熟地黄不建议用，干地黄，生地黄可用；如果是津的层次，最好用生地黄。所以概念的辨析直接决定临床应用。结合《黄帝内经》的原文，结合《伤寒论》的原文，结合《金匮要略》的原文，然后我们再跳到整个大内科里面给学生把温病学讲明白，那我们就很厉害了。

（学员互动：熟地黄也还是一个养阴药，生地黄、麦冬也是养阴药，这个养阴不是一个意思。在温病养阴药里面找一个典型的养阴药往往是有清热作用的。我认为温病里面的肾阴虚，一般用一些偏寒、偏阴性的药物；而内伤杂病更多见精血的亏虚，更宜用熟地黄、山萸肉等。）

外感病和内伤病一个主要的区别点就是病程，病程很重要。内伤杂病是逐渐消耗的过程，病程长，因此可以用温性药补精血。而对于外感病阴亏以后，阴虚产生的内热，虚热还很明显，所以应选用寒凉养阴药，这是从治疗角度讲。但诊断清楚比治疗更重要，了解患者的疾病经历，比如问他前一段有没有发热感冒啊？他都干过什么？如果他否认发热，就是熬夜半年做项目了，那你就可以考虑在养阴的基础上加温性的养阴药，这是内伤杂病。曾经有个开发游戏软件的小伙子腰酸、眼睛干涩、睡不好觉。他说他老板跟他一个毛病，吃了半年六味地黄丸吃好了。他就是没日没夜地写程序，坐在电脑前不活动。看了看他的舌头，没有什么苔，但是在根部有一层黄苔。他说越到晚上越热，手脚烧得睡不着。这种阴虚内热的表现也出来了。他自己把故事讲完了，我基本上也诊断出来了，而且患者在故事里都告诉你怎么治了，你微调一下就行。其实切脉之前我就知道要用知柏地黄丸了，这就是故事的价值，所以病程很重要。如果病程较短，虽然阴伤程度严重，但主要是由外感温邪造成的，相对容易修复；而如果病程长，也不一定完全是由于内因造成的，人不可能完全屏蔽外邪的影响。所以在较长的病程中，内因、外邪在长时间缓慢作用下呈现出复杂的阴亏表现，既有阴亏，又有阳不足。阴中求阳，阳中求阴，这就是张介宾在治疗内伤杂病时的一个思路亮点。

我也查阅了一些资料来解释为什么暑邪可以伤肾阴？下面是李杲《脾胃论》原文中的一句话："有所远行劳倦，逢大热而渴，渴则阳气内伐，内伐则热舍于肾。肾者，水脏也，今水不能胜火，则骨枯而髓虚，足不任身，发为骨痿。"如果"逢大热"视为伤暑热，暑热伤津，津液迅速地被大量耗伤，津能载气，气也可随津而外泄，故正气受损，邪热就有机会入里去伤肾阴。如此看来，暑热确实擅长耗津伤阴，甚至在严重的情况下，它会迅速地耗伤肾阴。

再来看看消渴的问题。《伤寒论》厥阴病篇是怎么解释消渴的呢？大家要特别关注一下尤在泾的解释。他认为之所以出现渴欲饮水，得水则消，是因"二火相搏，水难为济，不消渴得乎"。温病学有些教材讲的是肾阴不能上济于口所以消渴，现在看来肾阴不能上济不一定就成消渴，也可以口干咽燥，或为口渴。也就是说，没有这个"火"的帮忙，成不了消渴。如果大家认可这种解释，处方就会受其影响。你会根据"消"的程度，来决定是养阴药用得多还是清热药用得多。比如患者抱怨特别渴，整天捧着水喝，喝完了也不解渴，这就是消渴了。再加上光剥无苔的舌象，多数中医医生会考虑使用生地黄、麦冬之类的养阴药。但如果你认同以上观点，你就会在处方中适当加入清热药，如黄连等，也许疗效就提高了。还有一种情况，患者一说他渴得厉害，一般医生就喜欢往处方里加养阴药，但是这就有可能犯一个错误，因为他后面还有一句："我喝得越多尿得越多，喝了就尿"，临床上这类患者并不少见。如果此时用大量的甘寒咸寒的养阴药，下焦阳气的宣发会不会受到影响？患者的尿会不会更多？这就属于下焦阳气失于温化布散津液而致的消渴，应注意温通膀胱气化而不是清热。所以临床鉴别诊断还是很重要的。

另外，我的第三个问题，麻痹怎么解释？"或消渴，或麻痹，或心中烦热"，麻痹作为或然症，不是必然出现的。反过来说，患者陈述什么内容时我们就按麻痹处理给予连梅汤呢？

根据《现代汉语词典》的解释，麻痹指人体某一部分的感觉或运动功能部分或完全丧失。通常指不能随意运动，也就是它有感觉障碍和运动障碍两方面的含义。那么，吴鞠通笔下的麻痹我们怎么解释比较好呢？我们可以用不同的英文单词来表达一下它的意思：①numb（注：麻木）；②spasm（注：痉挛）；

③sore（注：酸痛）；④over sensitive or dull feeling（注：患者对外界的感觉异常敏感或迟钝）。我认为我们可以把麻痹的意思拓展为以上均可以，或单独出现，或相伴出现。也就是说具有以上表现的，又有阴伤特征的，我们可以考虑使用连梅汤。

（学员发言：老师，我想说一下，因为我在临床上接触过这种事情。我接触过的这个患者说他手指尖感觉能力下降，主要是手指尖，一般是食指、拇指，还有中指多见，小指和无名指也有，这是第一个，感觉功能异常；第二个是局部性的这种痹痛感，就是一种热痛，短暂性的像一种电在触他一样，非常快速闪过的痛感，但是这种痛感比较轻；第三个是他在甩手的过程中会感觉舒服一点，这个麻其实主要就是像之前说的一种酸或者是感觉功能的下降。另外，这一类患者口渴是这样，我接触的那个患者他就是口干，咽喉也干，想喝水，但是不想喝很多，舌质很红，苔呈白腻，前中部舌苔很少，尤其是两侧苔很薄。患者自己觉得特别热，但你接触他的皮肤时，感觉体温是正常的。我当时就是用这个连梅饮，因为他还有点胃不舒服，所以又加了干姜。）

人体感觉功能归中医的哪个脏腑？除了清窍的反应以外，如果皮肤的感知反应都没有了，我们还能说心主神明的功能正常吗？这个病的指征中，患者为什么要强调指尖的感觉？这或许是因为在阴液初亏，失于滋养的时候，机体先出现肢体末端的异常现象。至此，我们把感觉异常、热邪扰心、阴亏失养等因素就串在了一起。这位学员所述的病例不是出现在温病中，而是内伤杂病。两者病机相似，但此病例邪热不盛，而连梅汤偏于凉润，所以服药不适又加姜，以和胃纳药。

吴鞠通说："肝主筋而受液于肾，热邪伤阴，筋经无所秉受。"上证中也可以出现筋的病变，如拘挛，也就是老百姓说的抽筋。那我们是否可以总结为：心火上盛，邪热扰心，导致肢端感觉异常，甚至疼痛；肾阴下亏，水不涵木，则筋脉失养，导致肢体肌肉痉挛。所以这个证启发我们可以从阴不养筋的角度去考虑肢体异常感觉的问题，同时也与心主神明功能相关。如情感障碍类疾病经常表现为身体感觉不适，比如胃疼、头疼、舌尖痛、手指头麻，总感觉有个虫子在爬等，但却查不出毛病。医生通常会建议患者去心理科做问卷，按心理问题治疗。中医要坚信自己的辨证治疗，不管是抑郁还是焦虑，只要我们抓住主症，辨证准确，就会见到疗效。属于阴亏失养的肢体问题，就养阴养血柔筋；属于热邪扰神的问题，就清心安神。见到抑郁症不一定非得用什么八月札、合欢花、茉莉花之类的解郁。解郁类中药的作用和西医精神药物的作用虽不可比，但中药的优势在于其可以改善身体的内环境，从而改善情志，这也是中医学五脏七情理论的体现。

我们再来看一下《温病条辨·下焦篇》论述的肾阴是怎么伤的。原文中说："温邪久羁中焦，阳明阳土，未有不克少阴癸水者。"注意"久羁"这个词，这里还强调了来路，即阳明和肾阴的关系。当然这个阳明指的不是阳明无形邪热在胃的白虎汤证，而是阳明腑实久羁导致的肾阴损伤。我们再看另外几段原文，大定风珠汤条文下，"热邪久羁，吸烁真阴，或因误表，或因妄攻"。这也是在强调热邪停留时间相对较长而造成的肾阴亏损。三甲复脉汤条文下，"外感邪气久羁而伤及肾阴"。这与暑热迅速伤及下焦肾阴的途径是不一样的。下焦篇秋燥中，"燥久伤及肝肾之阴，上盛下虚，昼凉夜热，或干咳，或不咳，甚则痉厥者，三甲复脉汤主之，定风珠亦主之，专翕大生膏亦主之"。吴鞠通说："暴虚易复者，则用二汤；久虚难复者，则用专翕。"他用了两个词，"暴虚"和"久虚"，在这里我把吴鞠通在下焦篇秋燥原文里面用到的两个词借鉴过来，来理解两个肾阴亏来路的区别。暴虚，易复，连梅饮；久虚，难复，专翕大生膏。

这个"翕"，大家都知道它是"鸟的羽毛合起来的样子"，这是一个吉利的词儿，"和顺"之意。用膏即表示服药的时间相对较长，日久他的身体状态就会有一个较大的改变。我们都知道，春温往往存在一个肾阴亏虚的内因，然后又感受温热邪气，因此春温后期会出现严重的肾阴受损的表现。吴鞠通又在下焦篇秋燥里，给出了肾阴亏的两个途径。这个严重的肾阴亏，居然还可以出现在一个很不起眼的秋燥里面。我给大家提个问题吧：秋燥和风温非常相似。秋燥通常止于气分，以肺为病变中心，是一个相对轻浅的温病，以至于有时候这个秋燥都可以自学，但是为什么它却可以出现一个和春温同样的三甲复脉汤证？为什么这么一个相对轻浅的病，有些患者可以呈现肾阴耗损证？除了与体质有关外，是否也与此病发生在暑季之后有关呢？暑温有严格的季节性，但暑邪对人体的影响并不会仅限于夏季，比如秋季可见暑湿引起的咳嗽，同样也会受到暑热伤阴的影响。

当然肾阴亏的解释并不仅仅是常见的"热伤阴"，《温病条辨·下焦篇》寒湿条下的解释也开拓了我们的认知："四十二、湿之为物也……其在人身也，上焦与肺合，中焦与脾合，其流于下焦也，与少阴癸水合。"吴鞠通在自注中说："《易》曰：'水流湿。'《素问》曰：'湿伤于下。'下焦乃少阴癸水，湿之质即水也，焉得不与肾水相合。吾见湿流下焦。邪水旺一分，正水反亏一分，正愈亏而邪愈旺，不可为矣。"吴氏以同气相求解释水湿盛与肾水亏的关系。为什么肾阴会亏呢？吴鞠通进一步解释，"夫肾之真水，生于一阳，坎中满也，故治少阴之湿，一以护肾阳"。并提出护肾阳一以"升脾阳，从上治"湿；一以利膀胱气化，从下治湿，从而解除寒湿之邪对肾阳的束缚而生肾阴，即"亦所以使水不没肾中真阳也"。严格讲这不属于温病的范畴。以上是关于暑温中肾阴亏引发的讨论。

## 六、暑湿伤气证

我们再挑战一下暑温与气虚的关系。我先请问一下大家怎么讲解暑温的内因，也就是什么样的人容易感受暑邪？众所周知，气虚是导致暑热外袭的内因，我们一般引用"气虚身热，得之伤暑"，对吧？但从《素问•刺志论》中原文："岐伯曰：气虚身热，此谓反也……气盛身寒，得之伤寒。气虚身热，得之伤暑。"可以解释为气虚的人应该有里寒，表现为身寒怕冷，可是此患者却表现为身热，这是因为伤了暑热，而非里热所致。从字面的逻辑看是"因为气虚者本不该身热，但却表现为身热，是因为感受了暑邪"，我们还可以理解为上述感受暑邪的人同时呈现身热和气虚的表现。温病学课程开课在黄帝内经课程之后，因此温病学教师更要准确理解原文的含义，引用"气虚身热，得之伤暑"时给出的解释应与黄帝内经课程讲解一致，使学生能够温故而知新。李杲《脾胃论》中说"气虚身热，得之伤暑"，紧接着又说："热伤气故也。"这说明暑热邪气可以耗伤元气。但是，如果不用《黄帝内经》中的这句话，我们可以用什么话来表达暑温的内因呢？王履说："人或劳倦，或饥饿，元气亏乏，不足以御天令亢热，于是受伤而为病。"所以气虚确实是暑温的内因。那是不是只有气虚才是暑温的内因呢？《医门法律》中说："外暑蒸动内湿，二气交通，最易中暑，所以肥人湿多。夏月百计避暑，反为暑所中者，不能避身之湿，即不能避天之暑也。"我们都知道暑热邪气多夹湿邪，但是湿邪对感受暑邪有没有影响呢？暑温的内因除了气虚还应有脾胃不和夹湿。如此，如果前面我们已经学会了治暑的时候要清热、要利湿。在学完这个之后，我们在治法上就会更加完善，即杨士瀛所讲："暑邪由口鼻而入，治法大要，虽贵于驱暑，犹贵于和中。"我个人更赞同暑温的内因是有一定的气虚或者夹湿，而当感受暑邪以后，元气更伤。我们可以把暑热伤气的途径理解成"壮火食气"，即暑热迫津外泄所致的津随气泄，就像有人在蒸完桑拿以后会觉得累一样。另外湿阻气机也可导致疲劳状态，比如患者说自己天天就想睡觉，睡都睡不醒，此时要注意与气虚证相鉴别。暑温中暑湿伤气证，大家在课堂上是怎么讲的？王孟英说东垣清暑益气汤有清暑之名而无清暑之实，这方子里没有石膏、知母、黄连、西瓜翠衣之类的药材，反而是黄芪、当归、白术、麦冬之类，怎么解释东垣清暑益气汤中的这些药物呢？再有就是怎么区分李东垣的清暑益气和王氏的清暑益气？东垣清暑益气汤的病机是素体元气亏虚复感暑湿还是感受暑湿之邪耗伤元气？我本人更认同前者。为什么呢，因为暑邪可以伤气，但湿邪首先是阻气。因此，虽然我们看到严重气亏的表现，但这并不等于有严重的元气亏虚。暑湿邪气有没有能力让一个平素正常的人在相对短的时间内出现严重的气虚呢？反过来讲，如果平素元气不足的人或者一个慢性病患者，是不是更容易感受暑湿邪气呢？沈金鳌说："凡暑病多生于元气虚弱之人，气本虚，暑复伤气，无气以动，故治暑，急补气。"这个因果关系说得特别明确。为什么要强调这个病机的逻辑关系呢？因为这样我们才能知道什么样的患者可以考虑用东垣清暑益气汤，患者的体质状态是一个指征。《内外伤辨惑论》中说："此病皆因饮食失节，劳倦所伤，日渐因循，损其脾胃，乘暑天而作病也。"所以我个人主张用元气素亏，复感暑湿作为这个证的病机解释。《脾胃论》里关于东垣清暑益气汤这段原文下有一段更生动的临床表现描述。下面我们看看药物分析，我不建议简单地使用中药功效的分析，还是谁的方子就用谁的观点来解释比较好。《脾胃论》中说："脾虚，缘心火亢甚而乘其土也；其次肺气受邪，为热所伤，必须用黄芪最多，甘草次之，人参又次之，三者皆甘温之阳药也。脾始虚，肺气先绝，故用黄芪之甘温以益皮毛之气而闭腠理，不令自汗而损其元气。"这句话说明了东垣清暑益气汤中为什么要用黄芪及它的作用是什么。由于元气受损，肺气受到影响，所以患者有气喘、懒言的表现，喘和短气也是我们使用黄芪的依据，如果合并疲劳加重，须用人参以补之，所以在这儿人参属于次要地位。汗为心之液，以麦冬、五味子养阴补心。药物剂量比例可根据临床具体病情定夺。王氏清暑益气汤是偏于清暑热、养阴津的，更容易理解和使用。东垣清暑益气汤证病机较复杂，气虚、湿邪、暑热、心、肺、脾等都有涉及。《湿热病篇》和《温病条辨》中都提到东垣清暑益气汤。薛生白在38条中说："湿热证，湿热伤气，四肢困倦，精神减少，身热气高，心烦溺黄，口渴自汗，脉虚者，用东垣清暑益气汤主治。"再请大家注意38条周边的原文，其中37条中"湿热证，壮热口渴，自汗，身重胸痞，脉洪大而长者，宜白虎加苍术汤"。37条谈热重兼湿的湿热证，38条紧接谈的湿热证，热象与37条相似，又见显著的虚象，说明38条并不是一条纯虚证。吴鞠通把方中黄芪和黄柏的用量调成一致，以增强该方清热的力量。我一般引用《内外伤辨惑论》中"此病皆因饮食失节劳倦所伤，日渐因循，损及脾胃，乘暑天而作"这句话来解释38条的病机，强调该证病机的内伤基础。我们教材引用的是吴鞠通的《温病条辨》中的清暑益气汤方。

## 七、结语

外感病的理论及治疗思想对我们临床治疗内科疾病也有一定的指导意义，因此讲好温病学，不但学生受益，教师在教学过程中也是不断学习进步和成长的，教学相长。我也希望大家能在此次培训中有所收获，交流教学经验，在暑温这一章的教学中不断完善。谢谢大家！

# 湿热类温病辨治思路

广州中医药大学　吴智兵教授

我讲的这个题目跟书上的内容不完全一样，主要是结合我临床的一些病案，特别是应用温病中湿热证相关的一些方子治疗的这些医案，对于温病湿热证的治疗有点思考。

这个题目最开始是我导师刘仕昌教授教我写的。在刘老从医从教 65 周年的时候，要介绍刘老经验，刘老就跟我说，岭南湿热证比较多，治疗的关键是要分解湿热，然后他跟我讲了一下怎么分解湿热，我就写了一篇文章。又过了几年，我觉得还有一些可写的东西，就是在治疗的过程中不但要这么治疗，有些东西还要注意禁忌，所以我又写了篇文章叫作温病湿热证的治法与治禁。其实这两篇文章差不多，后来我就把这两篇文章合在一起，整理成现在要讲的温病湿热证的辨治思路。

在讲课之前我先给大家讲一个关于月亮的故事。前几年在扬州参加学术会议，晚上月亮很好，我坐在外面看月亮，心里就想为什么这么多人夸扬州的月亮？扬州的月亮到底好在哪里？诗中讲“天下三分明月夜，二分无赖是扬州”，后来我想这些其实都是写诗人的感觉，那时候扬州的经济和文化应该都比较发达，且这样的地方都少不了娱乐场所，娱乐场所也少不了文人骚客在里面混，那时候不像现在有高科技的电光霓虹烘托气氛，最多有个灯笼，因此月亮对于娱乐活动的成功开展很重要。此时如果明月与美人相互辉映，明月为美人添姿，美人为明月增色，你就会觉得这里的月亮真美呀，就能写出来与月亮有关的美妙的诗。仔细想一想，其实月亮到处都是一样的，但是月亮给人的感觉确实又是不一样的。后来我又想到了中医，我想我对中医的感悟也像对月亮的感觉一样。

最开始是“月朦胧、鸟朦胧”阶段，这个是琼瑶写的一个小说的名字。我接到入学通知书的时候，说是中医学院，我以为西医学院和中医学院都是一回事。后来有人告诉我说西医学院就是打针吃药片的，中医学院就是开汤药喝的。我觉得中医这个蛮厉害的，因为我小时候生过病，在乡卫生院住了一个多星期都没好，人家就说你找老医生看一看，老医生就是给我开汤药，然后就出院喝汤药，病慢慢就好了。所以那个时候我以为开汤药的医生就是厉害的医生。

到了中医学院以后，接触了很多人，比我更了解这些东西的一些人，说中医不行，不如西医，总是拿中医和西医作比较，但是老师总跟我们说中医很好。有人说中医主要是现在不行，现在的中医不是真正的中医，原来的中医才是真正的中医。我想我们现在确实可能不如古代那些医生对中医有那么深刻的领悟，毕竟我们现在学的跟他们不太一样，是吧？这时我就想到“今人不见古时月，今月曾经照古人”，月亮还是那个月亮，中医也还是那个中医，我们中医原来很厉害，现在才是这样，我就是这么自我安慰的。

后来我考上中医诊断学研究生的时候，我导师叫我做脉象研究，那我就要先研究脉象仪，比如脉象仪的探头怎么弄。我就跑到理工科的大学去旁听电子学这门课程，跟那些学生聊天，有学生问我是干什么的，我说我是中医学院的，搞脉象研究。他说脉学是不是迷信呀，摸一下脉就都能知道？这话说得我心里很难过，我说我现在就是在研究这个东西，看看摸脉能知道多少东西。当然我心里还是很难受，心中充满惆怅，“不为那弯弯的月亮，只为那今天的村庄，还唱着过去的歌谣”，中医学这个弯弯的月亮很美丽，中医学院的校园是现代的，我们天天念着阴阳五行，就像在现代的村庄唱着古老的歌谣。

到了临床以后，尤其是一些疑难病症，有的时候用中医治好了，我就很有成就感，也慢慢体会到中医的博大精深，就有了“但愿人长久，千里共婵娟”的美好愿望，希望中医能够发扬光大，千里共婵娟，为普天之下人类的健康服务。

回到湿热证，我们知道湿热证是比较难治的，缠绵难愈，而且湿热证也比较多。我记得当年编教材的时候分任务，新疆的马成老师，由于西北那边燥比较多，就请他写秋燥，他说他们那边湿也多，他也可以写湿温。朱震亨也说“六气之中，湿热为病，十居八九”，特别是现在疑难性的病症，湿热证的偏多。湿热是阴阳合邪，病情比较复杂，治疗比较麻烦，“徒清热则湿不退，徒祛湿则热愈炽”。所以现在研究湿热证的人也比较多。我下面的内容主要分这么几部分，一是湿热证的证候特点，二是辨治思路，三是分享一些病案，病案里面也会有一些启发。

## 一、湿热证的特点

### （一）病位以气分为主

湿热证一般是以气分为主，很少见单独卫分证。湿始终在气分流连比较多，单独卫分证少，但不是没有。薛生白说“从表伤者十之一二，由口鼻入者十之八九”，我感觉从表入的其实也是蛮多的。可能好多从表入、很单纯的卫分证比较容易好，有可能只要你活动一下，气机调畅，很快就好了。我小时候在乡下，不像现在条件这么好，夏天的时候房子里面很热，都是跑到外面晒谷场睡觉，所以夏天农村的晒谷场很热闹，其实我们就是铺个草席在地面睡。晒谷场是很烫的，晚上又有露水下来，形成下面热上面露，这其实就是一个湿热。睡到第二天早上很疲倦，都不愿起来，小孩都得大人拿着棍子赶起来，这才能很不情愿地起来干活。干活的时候走一走跑一跑，那种疲倦、困重的感觉很快就没了。我感觉这个其实可能就是一个湿热表证，活动一下气机通畅，表湿就散了，所以让我们感觉湿热证好像从表入的少或者是单纯的卫分证比较少。其实薛生白《湿热病篇》里面也有好几个表证，比如第 2 条、第 3 条和第 21 条。

### （二）湿热很难入营血

这个观点很多人不同意，而且很多人专门写文章，大家可以去搜索一下关于血分湿热证的治疗。我觉得有些人讲的血分湿热证其实并不是湿热入营血分，而是气分湿热证夹有瘀血或者瘀热。湿邪是很难入营血的，入营血分的都是热，包括我们教材上讲的营血分湿热病证，也都是化火化燥才入血分，湿很难入营血分，热可以入，湿只有化火化燥才可以。我们学中药、学方剂，有哪个药、哪个方是专门治疗血分湿的？没有。特别是药，有哪个是入血分化湿的呢？有人说《金匮要略》里面的硝石矾石汤是，我说那个是夹瘀血。我觉得最像的是一个叫当归赤小豆汤的方，赤小豆可以清利湿热，但是好像也入血分，因为它是红的。所以我认为湿热病邪，只有化热化火才能入营血分，或者是热在营血分而湿在气分，这种情况很难治疗，后面我也会提到热入营血，但是湿在气分的治疗。

## 二、辨治思路

辨治思路我觉得主要从两个方面来考虑。第一个是要明确到底是治热为主还是以治湿为主，第二个就是分解湿热。

### （一）明确治疗主次

那么到底是治热为主还是以治湿为主呢？虽说徒清热则湿不退，徒祛湿则热愈炽，但是我们总不能两个各 50% 的治疗，是吧？实际我们在临床上肯定也不会这样。但是我们有没有考虑过到底是以治热为主还是以治湿为主呢？

大多数情况下应该是以治湿为主。即使大家没有明确提及这个问题，但是你在治疗时可能不知不觉中都会是以治湿为主。为什么要以治湿为主呢？因为在中医看来，有形之邪和无形之邪在一起的时候，一定要先解决有形之邪，无形之邪随之就容易自然消散。《伤寒论》中阳明腑实证就是无形之邪热与有形之燥粪结在一起，治疗时要釜底抽薪，把燥粪去掉，无形之邪热就容易消散。同样地，一般情况下湿和热在一起，湿是有形之邪，热是无形之邪，因此要以治湿为主。但是湿邪并没有燥粪那么好治，燥粪太有形了，而湿邪呢？它有触目之形，却无碍手之质，你摸不着，但是你能看到它确实是有形之邪，而且它很缠绵，很难去掉，不像燥粪一样可以一泻了之，所以湿热病证才会缠绵难愈。

但是也有不以治湿为主的时候，有的时候要以治热为主。那我们要从哪些方面来判断呢？

第一辨湿热的偏盛。我们讲湿温或者是湿热性温病的时候都会讲到辨证要点，第一就是辨湿热的偏盛。为什么要辨湿热的偏盛？其实就是要分清楚它到底是热重还是湿重，如果是热很重的话，本着急则治其标的原则，我们肯定要先治热，然后再去重点处理湿。辨湿热的偏盛我们都很清楚，无非就是从发热跟困重的态势，大便小便的情况，舌苔、脉象、出汗的情况及口渴与饮水情况等方面来考虑。

第二辨湿邪是本邪还是标邪。这是什么意思呢？就是我们在看到患者的时候，患者有可能湿和热都很重，或者是热重或者是湿重，但是我们要知道这个时候所看到的是已经变化了的，患者有可能开始的时候并不是这样，可能是先有湿后面才有热，或者开始是湿重热轻；也可能是先有热后面才有湿，或者开始是热重湿轻。也就是说有的时候湿邪是本邪，有的时候热邪是本邪。如果湿是本邪的话，我们要以治湿为主；如果湿是标邪的话，我们就不一定是以治湿为主了。

讲到这里的时候，我经常会举我的一个病案，已经这样讲了十来年了。这个病案和我们的治疗思路比较符合。

患者刘某，女，69岁，2009.06.10初诊。

主诉：发热5个月余，伴昏迷半个月。

患者于2009年1月初因发热、咳嗽、气促在当地医院住院，经抗感染治疗后好转出院。1周后因长期反复便溏、腹泻，行肠镜及活检（未发现异常）后又开始出现低热（37～38℃），伴畏寒，轻微咳嗽，在当地治疗无效。2个月余后体温逐渐升高至38℃以上，在多家医院住院，行肺、肠、血液、肿瘤、免疫等多方面检查均不能明确诊断，使用抗生素、激素、环磷酰胺等多种治疗方法均不能缓解，体温渐升高达40℃以上，时伴寒战，于5月24日开始昏迷，后出现呼吸、心脏骤停，经抢救后生命体征不稳定转入ICU，持续高温，要求中医会诊。

我去看的时候，老太太在ICU单独一个病房里，插着气管、胃管、尿管、输液管，心电监护心率大概有一百三四十次，呼吸也是三四十次。病房里味道很重，汗臭味，这个味道也是我们中医辨证的依据之一。味道很重，酸臭，所以后来我认为她是有湿，热偏重。我问了护工老太太的大便情况，老太太有大便，还是拉稀的，而且味道也是很重，很臭。再看她的舌苔是腻的，但舌质比较淡，甚至不红，因为她贫血。脉是滑数，而不是久病会出现的脉细。因为她人是昏迷的，上呼吸机也看不出太多。总的就是高热（需要一直开着冰床机），汗臭味很重，大便稀且臭，舌苔黄腻，舌质淡红，脉滑数，中医辨证的话它是一个湿热病因，病位弥漫三焦，有咳嗽、神昏、便溏，湿热以脾胃为病变中心，但以上焦蒙蔽心包为主。所以我就给她用了三石汤合菖蒲郁金汤治疗。

我是星期三去看她的，她女儿星期六给我打电话说要转到我们科来治疗。我说你妈妈上着呼吸机怎么转院？她说她妈妈吃了中药以后热在往下降，现在不开冰床机体温也就是38～39℃，而且今天早上撤掉呼吸机能自主呼吸了。我说你妈妈刚撤的呼吸机，稳定2天再过来，紧接着星期一就转到了我们这里。过来后继续给她用菖蒲郁金汤合三石汤治疗，治疗了1个星期却没效，体温越来越高，又回到40多度了。

后来我们就展开病例讨论，看这种情况怎么办。又问了她女儿关于老太太的一些情况，这个老太太平常就痰多，喘一样的，一风吹草动，就咳嗽一口白痰出来，到呼吸科看过几次，并没有慢性支气管炎、哮喘这样的病；再一个就是老太太的大便总是稀烂的，吃海鲜之类的食物后会拉得更厉害，所以她总怀疑自己的肠子里有问题，但做了肠镜也确实没什么问题；还有就是老太太虽然病了半年了，但还是白白胖胖的。我问是不是因为贫血才这么白，她女儿说她妈妈平常就白，那这样的人其实就是一个痰湿体质。后来我们又再次回想了发病过程，老太太体温开始就37℃多，很少超过38℃，后来越烧越高，到39℃、40℃、满（体温）表，这就是一个积湿成热的过程。开始这个患者应该主要是以湿邪为主，热邪很轻，但是后来湿在里面郁而化热，热象越来越明显，所以治疗开始的时候用比较偏凉的菖蒲郁金汤合三石汤，好像有点效，再用就没效，这是为什么？因为这2个方对她来说可能太过寒凉了，“徒清热则湿不退”，如叶天士《临证指南医案》中所言“热从湿中而起，湿不去则热不除”“热从湿中而出，当以湿为本治”。湿去不掉的话，热也去不了，如果是积湿成热这种情况，一定要把湿去掉。所以针对这个患者，后来我们用的是什么方呢？用的是小青龙汤加减。小青龙汤用了以后，这个患者热又往下退，但是小青龙汤我们不敢用那么长时间，大概用了 1 个星期后，改成了东垣清暑益气汤，东垣清暑益气汤比较偏温，里面有较多温燥的药，祛湿效果较好。大概 2 个多星期，这个患者就退热了，后来我们就单纯用补中益气汤为主治疗，慢慢病情就稳定了，醒过来了，坐起来了，也能自己吃饭了，在我们科住了 2 个多月出院了。所以这个人是积湿成热，重点是要把湿要去掉。

那如果是热蒸湿动呢？即使现在是湿重，但也许这个湿并不是本邪，而是标邪。热蒸湿动，就像烧柴火，柴火木材你晒得再干，放到炉子里面去烧的时候，还是会冒水气，这就是热蒸湿动，还有炼津为痰也是如此，都是痰湿，但这都是因为热煎熬正常的阴津导致的。原本可能没有或者开始时候少，因为热蒸湿动显得湿邪很重，患者可以出现舌苔厚腻。我们科也收过这样的患者，有个三四十岁的患者发热了 2 个多星期住院，我们也考虑他是个湿热，治湿为主，用药偏温化，但是热退不了。后来他跟我们说，你先给我把舌苔消掉一些，舌苔太厚了，太难受了，吃啥都没味道。我认为舌苔厚腻不就提示湿邪很重吗？又给他加上苍术、草果等，还用上了附子，但却还是不行，热不退，舌苔也更厚。有次查房时，他边向我抱怨的时候边喝水，我说你舌苔这么厚，不是说吃啥都没味道吗，怎么老喝水？他说他口渴厉害，口渴就喝水，我说你喝水不会难受吗？他说难受也要喝，渴得厉害呀。后来我想这患者有可能是热邪很重，伤津厉害，热蒸湿动，所以舌苔这么厚腻，他还总要喝水。后来我们改用一些比较寒凉的药物，患者马上就退烧了，总共住了将近 3 个星期就出院。如果是热蒸湿动，你一定要把热去掉，如刘完素所言“夫诸湿者，湿为土气，火热能生土湿也……湿病本不自生，因于火热怫郁，水液不能宣通，即停滞而生水湿也”。这个患者就是一个典型的火热生土湿，而前面那个患者是典型的积湿成热。

如果是湿热两者都差不多，还是要以湿为主。主要是前面两种情况要注意。

### （二）分解湿热

“分解湿热”这四个字喻昌曾提到过，但是像叶天士、薛生白说的“渗湿于热下……不与热相搏”“当三焦分治”“以分利为治”等，也有分解湿热的意思。分解湿热是一个很形象的大的原则，具体来说我觉得可以从以下三个方面或者三个途径达到目的，第一个是宣通散发湿郁，第二个清解蕴热，第三个祛邪外出。

**1. 宣通散发湿郁** 湿热证之所以缠绵难愈，主要就是因为湿性黏滞，它是有形之邪，有形而且黏滞的一种，所以要先宣通散发湿郁。那么宣通散发湿郁的关键在哪里呢？关键在于调畅气机，让它流动起来，里面的热就会容易消散，就像我们喝热水一样，拿两个杯子倒来倒去，水流动起来就凉得快。因此，热处湿中、湿郁热外，关键是要调畅气机，而调畅气机的关键是宣通肺气，因为肺主一身之气。这个话不是我说的，在“三仁汤”下面的注解里面就有。所以调畅气机以宣通肺气为主，气化则湿化，很多治疗湿热类疾病的方子里面，都会有杏仁或者桔梗之类的药物，像大家都很熟悉的所谓“宣上畅中渗下”中的宣上，“开窗牖之理”。所以回南天气打开窗户透气很重要，但有人就喜欢一直关着窗户，都已经回南发潮了，就应该开窗户通风，继续关在里面就会发霉。分消走泄，其实也有这个意思，关键是要宣通气机。

当然除了杏仁、桔梗宣通肺气以外，还可以根据其不同的病位、表现，对症选择一些药物。如果湿邪偏重，病偏中上，或初入中道者，可以选用杏、蔻、橘、桔等轻苦微辛流动之品，这是《温热论》第 11 条里面讲的，或香豉、枳壳、郁金等三香汤里面的成分；如果偏于中焦、膜原用厚朴、草果、半夏、干菖蒲、藿香、干姜等，这就是薛生白说的“辛开”；如果湿热侵入肌肉、经络，出现以肢体困重为主，或者是痛，有的热邪重的人可能会偏痛，湿邪比较重的人是偏重，可以选用中焦宣痹汤和二加减正气散里面的一些药物，如防己、薏苡仁、大豆黄卷、木瓜这些东西；如果是湿滞肠道，导致肠道气机不通畅，大便胶闭或者黏滞不爽，大便烂、黏黏糊糊拉不干净的感觉，可以选用枳实导滞汤或宣清导浊汤里面的一些药，如枳实、槟榔、皂荚、蚕沙等；如果是蒙蔽心包、机窍，导致神智有问题，或者是机窍不灵这样的情况，可以选用菖蒲郁金汤或三香汤里面的一些药，如石菖蒲、郁金、香豉等。当然还有很多。

但是宣通散发湿郁要注意这么几个问题，第一就是注意不要过于辛散温燥，太过的话就会伤津、伤正气，如果患者阴伤较多，燥象比较明显，这个时候就注意不要用那么多辛散温燥东西。再一个就是调畅气机，也不是一定就要有宣通，或者说一定要用行气的药，有湿邪在里面，如果能把湿邪去掉去，也能达到调畅气机目的，后面我们要讲到“通阳不在温而在利小便”就是这个意思，调畅气机不一定非得要用理气的一些药物。

**2. 清解蕴热** 刚才我说了，喝热水的时候，如果想要赶快喝，可以用两个杯子来回倒，使热容易透解出来，如果想要更快一点，还可以直接兑点凉水进去，这样马上就能喝。清解蕴热，就像兑凉水一样，就是用了一些寒凉的药物。病偏上的话可以选用栀子、豆豉、连翘、竹叶等清宣发越以消解，冀其热上来，还从上透解而去，以清宣的药为主；如果病偏于中下焦气分，就用苦寒泄降之品，使热邪下趋，就像张仲景说的苦降，叶天士说的苦泄，应该是一个意思，因为他们用的方都是一样的，都是泻心汤之类。

青蒿和黄芩是我导师刘仕昌教授在湿热证中常用的两个寒凉药。刘老是最老的抗非英雄，“非典”的时候他 90 多岁还去会诊了很多患者，包括所谓的毒王。他说青蒿是退虚热的，但它芳香，所以不单纯是清热，还有透的作用。青蒿对于湿热证处于热郁之中的热邪有清和透的作用；黄芩清热燥湿，虽然苦寒，但它有厚胃肠的作用，不容易伤脾胃。因此他说这两个药比较好，我也喜欢用这两个药。

清解蕴热要注意几点，一要注意伤阳。这个好理解，因为寒凉的东西肯定会伤阳气，所以叶天士说“法应清凉，然到十分之六七，即不可过于寒凉，恐成功反弃，何以故耶？湿热一去，阳亦衰微也”。再一个要注意苦寒化燥。苦寒化燥好像不是很好理解，我们还有个苦寒坚阴的说法，这好像是矛盾的。我不知道大家有没有想过这个问题，我原来也觉得这是矛盾的，后来想了想其实不矛盾。苦寒化燥并不是说苦寒的药能够直接伤阴，苦寒坚阴也不是说苦寒的药能直接养阴。其实苦寒坚阴是指苦寒能泻火，可以把热赶快去掉，从而保护阴津。苦寒化燥呢，是因为寒凝会导致燥，王孟英就提到阴凝则燥，阴津还在，但是因为寒凝失去了滋润的作用，表现出来就是燥，也有人说苦寒坚阴就是这个意思。所以说吴又可不喜欢用黄连是有一定道理的。有的时候用药不能太过苦寒，湿热证本身会伤到阴津，如果耗伤的阴津突然一下寒凝了，就会短时内显得更燥。

**3. 祛邪外出**　我们中医讲究要给邪以出路，不管什么邪都要祛除出去。当然，对于湿热病证的话，主要是祛湿邪为主，所谓“清理湿邪，气机升降自安”“湿走气自和”，这些都是叶天士《临证指南医案》里面的话。否则有形之邪在里面很容易复聚，就像“通阳不在温而在利小便”一样，利小便就是为了祛除湿邪，湿邪一去，气机就调畅。

要祛邪外出的话，其实张从正的汗、吐、下这几个方法都可以用，但是我们很少用吐法。其实吐也能祛湿，因为湿邪是以在中焦脾胃为主的。很多人都有痰湿之邪，有脘腹痞满、恶心呕吐，但是吐了之后会舒服一点，这就像喝酒喝多了的人知道自己催吐一样，所以吐是一个很好的方法。但我们很少用，一方面怕把握不好，另一方面很多患者不喜欢吐，如果吐了的话，患者会说，本来我只是想吐，吃了你的药却真吐了，是不是用错药啦？这时候你要问他吐了舒服不？大部分都会说舒服一点。还有在病房里面，有的时候患者吐了，值班医生马上就给他开一支甲氧氯普胺（灭吐灵），我说不用这么着急用这个东西，要看一看，问一下患者吐了以后的反应，如果吐了舒服了，后面也可能不会再吐了，那你用它还有啥意义呢？但如果患者反复吐的话，容易伤胃气，这时候我们就要给他止吐。不是所有的吐都需要治，所以吐法不好把握，但可因势利导。

下面重点讲利尿、汗和下法。

（1）利尿祛湿："治湿之法，不利小便，非其治也"，说明利尿是治疗湿病的一个大法。叶天士在《临证指南医案》中总结治湿的方法为"其用药总以苦辛寒治湿热，以苦辛温治寒湿，概以淡渗佐之"，无论是寒湿还是湿热都要利尿，并比作是"开沟渠以泄之"。

可能很多人印象中只有湿在下焦时才用利尿，但从治湿诸方如三仁汤、藿朴夏苓汤、蒿芩清胆汤、黄芩滑石汤、茯苓皮汤等的药物组成看，其实湿在上、中、下三焦都可以用，只是可能用药的轻重有所不同。如果湿聚在下焦，利尿可能会重一点。

利尿虽然是个大法，但是也有值得我们注意的地方，有的时候也不能太过，太过首先会伤阴，患者会出现口渴等。再者利尿也会伤阳，为什么会伤阳？因为阴阳是互根的。阴伤多了，阳气无根，迟早要伤阳；阳伤多了，迟早也会伤阴，是一回事。伤阴以后继发的伤阳会发生得更快，伤阳以后继发的伤阴则会慢一点。所以阳虚的人，在使用利尿剂时要注意禁忌，正如喻昌所说的"真阳素虚之人……以为湿热，恣胆利之，真阳无水维附，顷刻脱离而死矣，此法所不禁中之大禁也"。也就是说治湿之法，不利小便，非其治也，这是一个大法，但是要注意禁忌。就像我们现在在临床，如果水肿患者有效容量不足休克了，出现手脚冰凉，就是阴损及阳的表现，你还给他利尿，不是自找麻烦吗？你得赶快给他补液，补液相当于我们中医说的补阴。湿热在里，多少都有些伤阴。阴伤有湿，需要利尿，可选用芦根、白茅根等，这两个药既利湿又生津，气味、口味还好。

（2）发汗祛湿：发汗也能祛湿。当然这个时候发汗的目的不单纯是为了祛湿，还为了解除表郁。薛生白《湿热病篇》第 21 条中说："湿热证，胸痞发热，肌肉微疼，始终无汗者，腠理暑邪内闭，宜六一散一两，薄荷叶三四分，泡汤调下即汗解。"明确提出了"汗解"。但是吴鞠通把发汗当作湿温初起三禁之首，禁汗、禁下、禁润，认为"汗之则神昏耳聋，甚则目瞑不欲言"。

那么发汗会导致哪些问题呢？第一是伤阴，毕竟是出汗，出多了也会口干。第二是伤阳，汗出阳泄，《湿热病篇》第 29 条中"湿热证，四五日，忽大汗出，手足冷，脉细如丝或绝"说的就是这种情况。第三是引湿邪上蒙。发汗的药很多是偏辛温的，辛温升散，所以会引湿邪上蒙清窍，导致神昏耳聋，甚则目瞑不欲言。第四是致痉，张仲景说"湿家大忌发散，汗之则变痉厥"。这种情况在古代应该很多见，但现在并不多见，为什么呢？这不能不归功于西医。现在患者来了，你都给他检查，生化电解质看一看，还有补液，患者来住院你不给他打点滴，他都会说你不认真给他治。而在古代没有这些东西，人一生病，大部分都胃口不好，如果再大汗，很容易发生水电解质平衡紊乱或者低血糖，那么就容易抽。我们现在在病房里面，如果有患者突然抽起来了，我们得给他赶快查一下血糖跟电解质。其实前面说的几个变证跟这个也有关系，所以古代汗法有很多禁忌。

但是湿热证也不是一概禁汗，喻昌又说了“凡治湿病禁发其汗，而阳郁者不微汗之，转致伤人，医之过也”。所以发汗的主要目的是解除表郁、调畅气机，逐湿为次，这也是“开窗牖”的作用。薛生白的《湿热病篇》中有3条条文谈表证，当然他这个表证不一定完全是那种太阳表证，还有阳明之表、太阴之表，但是里面都有发汗的药物，说明湿温初起，并不是一定要禁汗，也可以用汗法。叶子雨在《温病条辨》三仁汤条下按语也出了一个方，发汗就很明显。很多人说三仁汤里面虽然没有辛温解表的药，但很多患者吃了三仁汤后都会有那种微微出汗的反应，这可能是药物宣通气机所致。

此外，使用发汗祛湿时要注意哪些呢？一是汗法适用于邪尚在卫表或肌表，或刚由口鼻走中道，表阳受郁之时。他不像利尿法在表里、上、中、下三焦都可以用。二是发汗以微微有汗为度，不能大汗。单纯伤寒或温热性疾病相对还好治一点，但湿热很难。因为湿邪黏滞，你不可能一汗了之，所以说“若治风湿，发其汗，但微微似欲出汗者，风湿俱去也”，如果发汗太过的话，就会“此但风气去，湿邪仍在也”。华岫云总结叶天士的治法，“此论外感之湿邪，著于肌躯者也……治法原宜于表散，但不可大汗耳，更当察其兼症。若兼风者，微微散之；兼寒者，佐以温药；兼热者，佐以清药”。所以发汗并不是一概禁用的，而且发汗不是非用辛散药，有时可以选用“轻苦微辛，具流动之品可耳”，以达到“宣通气滞，以达归于肺”，解除表郁而发汗的目的。

（3）通腑祛湿：通大便也能祛掉湿邪。正如叶天士所说“三焦不得从外解，必致成里结，里结于何，在阳明胃与肠也，亦须用下法，不可以气血之分，就不可下也”。所以并不是像吴鞠通说的禁下。但是吴鞠通说禁下也有禁下的理由，一个是如果湿邪没有结于肠道，有的时候下之就没意义。当然，这样说也是有条件的，很多时候没有邪结于肠道，也可以用下法，就像吴又可所说“逐邪勿拘结粪”。其实，有时候不但可以勿拘结粪，也可勿拘肠道是否有热、湿等，肠道里虽没有邪气，但其他地方有，因此也可以通过下法来祛邪。需要注意的是，如果肠道确实没有什么邪气，我们要谨慎地用下法。再一个是如果湿邪困耗中阳，再用苦寒攻下，则中阳受伤更甚，就容易出现洞泄不止，即吴鞠通说的“下之则洞泄”。那应该在什么情况下用下法呢？至少有两种情况可以下：一是湿热之邪结于阳明胃与肠道，导致气机阻滞，大便不通畅，或溏垢不爽，此时则“不可以气血之分，就不可下也”；二是如果湿已完全化热，燥结于阳明，也可以下。

但是湿热病证的下法跟伤寒下法不一样，叶天士已经说得很清楚，“伤寒邪热在里，劫灼津液，下之宜猛；此多湿邪内搏，下之宜轻。伤寒大便溏为邪已尽，不可再下；湿温病大便溏为邪未尽，必大便硬，慎不可再攻也，以粪燥为无湿矣”，此即章楠说的要“轻法频下”。正如湿热证的汗法要轻一样，下法也要轻，不能指望像阳明腑实证一样一泻了之，可能要反复下，下到“大便硬”为止。此处要灵活理解“大便硬”，临床不太可能下到大便硬。其实就是下到大便成形，或者通畅，甚至有的都不一定那么成形，但是很通畅，起码说明没有湿邪阻滞气机，这是湿热证下法的特点。

关于湿热证辨治的思路，从我自己体会来说，就这一些内容。总的来说，首先要明确到底是治热为主还是治湿为主，判断湿邪是本邪还是标邪。虽然大部分情况下是以治湿为主，但如果热邪很盛、热邪是本邪，湿邪是标邪的时候要以治热为主。其次就是分解湿热。分解湿热的话，要注意调畅气机，清解蕴热，导邪外出。关键是先调整气机，而调整气机的关键是通肺气，并根据不同的部位进行加减；清解蕴热时要注意用药不宜过于寒凉；祛邪外出时汗、吐、下、利尿法都可以用，但是均各有所忌宜。

## 三、病案分享

下面我和大家一起交流几个病案，以及这些病案给我的启示。

### （一）灼伤后疼痛案

这是个门诊病例，青年女性，因腹中拉扯样痛近 7 年、腹壁灼痛半年就诊。7 年前生小孩时行剖宫产，产后出现腹腔内粘连，导致腹中拉扯样痛六七年，然后就做腹腔镜松解。为了促进术口愈合，照了红外线灯，照着很舒服就睡着了，但是很不幸的是灯坏了，螺丝松了，灯头掉了下来，但又没完全坏，因此掉到离肚皮还差一点的时候就卡住了，等她痛醒时已经造成烫伤。烫伤后的痛比原来拉扯样的痛更难受，呈阵发性火烧火燎样痛、刀割样痛，而且一动就加重，连讲话都会引起疼痛，手术医院给她用了神经营养药和各种止痛药都无效。后来寻求针灸治疗，但因为针灸本身也会引起疼痛发作，转而寻求中药治疗。

因为是红外线烤得烫伤，而且是灼热的痛，喜用湿毛巾冷敷，开始我认定为热灼阴伤，以养阴为主，用六味地黄丸加减治疗，同时停用止痛药，保留神经营养药。如此治疗2周无效。后来我看这个患者舌苔浊腻，大便偏烂，所以我觉得这个患者应该是有里湿。其特点是“外焦里嫩”，也就是表面是热邪伤阴，里面有湿邪阻滞。因为里面有湿邪阻滞，导致阴津不能外达，不能发挥滋养濡润的作用，所以出现灼热样疼痛。这时如果仅予滋阴，里面湿邪没去掉的话，道路不通，阴津还是不能外达，再怎么补都没用，所以一定要把阻滞在里面的湿邪去掉。

那怎么治疗呢？我想起了叶天士《温热论》中提到的“通阳不在温，而在利小便”，湿邪阻滞导致阳气不能外达，通阳的关键是利小便祛湿，以使气机通畅，阳气外达。其实，湿邪阻滞气机，不仅会使阳气不能外达，也会导致阴津不能正常布散。如《素问·经脉别论》中提到“饮入于胃，游溢精气，上输于脾，脾气散精，上归于肺，通调水道，下输膀胱，水精四布，五经并行”。因此，要使阴津游溢布散于表，发挥滋养柔润的作用，必须利小便以祛湿，可将叶天士的话引申发挥为“散精不在润，而在利小便”。用什么方好呢？我们可以借鉴薛生白《湿热病篇》第29条的方：“湿热证，四五日，忽大汗出，手足冷，脉细如丝或绝，口渴，茎痛，而起坐自如，神清语亮。乃汗出过多，卫外之阳暂亡，湿热之邪仍结，一时表里不通，脉故伏，非真阳外脱也。宜五苓散去术加滑石、酒炒川连、生地、芪皮等味。”该患者也是用五苓散加减，主要是加了活血通络之品和少许生津之品。

这是我治疗疼痛效果最神奇的一个患者。因为不敢动，她平常都是吃了饭以后就到床上躺着，当天晚上吃了药后照常到床上躺着，她说躺下没多久，肚皮上突然就有一股退潮的感觉，哗地一下痛就退了，就不痛了。

所以这个病例对我的启示一是湿邪会阻滞气机，可以导致任何物质的流通障碍，从而影响到它的功能发挥，不单是阳气，阴津也如此，其他的也会如此。祛除湿邪最常用的方法是利小便，所以“通阳不在温，而在利小便；散精不在润，也在利小便”。二是任何邪气都可能阻滞气机，不仅仅是湿邪，痰、瘀等也可能会导致这种效应。三是对于疼痛的病机有“不通则痛”和“不荣则痛”，这两种情况有时候不是截然分开的，可因为不通导致不荣。

### （二）孕妇神昏案

青年女性，孕33个月，因头痛、咳嗽半个月，伴发热、神昏1天，于2018年11月住院。患者起初就是感冒样症状，有发热、咳嗽、鼻塞、流涕、头痛等，当地按感冒治疗2周无效。入院当天早上起床的时候突然寒战，发热加重，伴头痛、头晕、呕吐、胡言乱语、认人不清等，当地医院急用抗生素，查头颅CT提示有脑水肿转本院治疗，考虑为颅内感染或感染中毒性脑病。因怀孕，家属拒做腰穿，也提出尽量不用对胎儿有影响的药，所以治疗上与家属商量除保留原用的头孢类外，先以中医治疗为主，视情况再调整方案。

对这个患者，我们的辨证是什么呢？除上述症状表现外，她还有舌质淡红，苔白腻，脉滑数，辨病因是湿热，病位以气分为主，病久不愈，邪盛于气分，溢表扰营，故有恶寒神昏，属卫气营同病。这个患者神昏不是很厉害，不是那种昏迷不醒，就像营分受热，则血液受劫，扰动心神，出现心神不安，夜甚无寐一样，她可能比这个稍严重一点。所以治疗的话肯定要把窜入营分的邪去掉，而这关键是要把卫气分的湿热去掉，那么窜入营分的邪热也容易转出。具体的治疗上，我们给予甘露醇脱水，继续头孢曲松抗感染，中药以宣表、清利湿热的藿朴夏苓汤加减，再予中成药醒脑静清心开窍，患者第2天就体温下降不说胡话了，第3天就不发热了，其他症状也都好转，不到1周就出院了。后来门诊又开了一次中药巩固疗效。

这个病案提示我们，湿邪很难入营分，但是热邪可以。湿热流连在气分，可能发生邪热流窜营血分，而如果湿郁气分的话，营血分邪热就很难透转气分，因此一定要把卫气分的湿邪去掉，这样热邪才容易透转出来，患者才会很快清醒。

### （三）营热神昏案

患者邓某，男，60岁，因尿多、尿失禁1年余，发热伴双下肢无力3个月余，神志不清半个月余，于2009年9月16日入院。患者2008年因尿潴留行经尿道前列腺电切除术，后发展至尿失禁，尿量多，每日4 000～6 000ml，口渴多饮，喜饮凉水。2009年6月19日无明显诱因出现高热伴双下肢僵硬、疼痛、乏力开始住院治疗，外院行胸部CT示：双侧胸膜增厚；头颅MRI（磁共振成像）加MRA（磁共振血管造影）示：双侧基底节区、半卵圆中心多发性腔梗，弥漫性脑萎缩，MRA未见明显异常；骨髓活检大致正常，腰穿脑脊液检查未见异常；肌肉活检示：病变较符合炎症及免疫介导性肌病；生化提示低钠、低氯、低钾、肌酶轻度升高；血分析提示白细胞和中性粒细胞百分比轻度升高；相关抗原、自免六项、风湿四项、甲功五项、抗HIV（人类免疫缺陷病毒）、梅毒初筛试验均未见明显异常。给予甲泼尼龙冲击，抗感染、补充电解质等治疗后，肌酶降为正常，仍有发热。2009年7月20日转院，狼疮细胞检查阴性，肥达氏反应、外斐反应阴性，多次血培养、痰培养均未发现致病菌，PET-CT示左下肺支气管扩张并感染，痰培养提示铜绿假单胞菌。给予输血浆，丙种球蛋白及甲泼尼龙冲击，环磷酰胺抑制免疫，抗感染及纠正电解质紊乱等处理，无明显好转。2009 年 8 月 15 日再转院，行垂体 CT 平扫未见明显异常，病毒抗体监测示：单纯疱疹病毒 -I 型 IgG（+），巨细胞病毒抗体 IgG（+），风疹病毒抗体 IgM（+）；风湿、肿瘤相关指标阴性。给予抗感染、纠正电解质紊乱、针灸，垂体后叶加压素和糖皮质激素等治疗，患者病情仍持续加重，出现神志昏迷。2009 年 9 月 16 日转我科治疗。

患者转来后，我们的诊疗思路是：在未发现有价值的线索之前，不再做诊断方面的检查。停用所有抗生素、垂体后叶加压素（停后尿量没有比原来增多）、逐渐减停激素，保留补充钾、钠的口服液，以中医治疗为主。仔细分析，这个患者有个特点，清醒时口渴喜饮冰水，舌质红，无苔，脉细，因此我们判断热邪开始在气分，现在已深入了营血分，辨证为热入营血，治疗以清营养阴，凉血解毒为法，药用清营汤合犀角地黄汤加减。这样治疗后，患者第 3 天就神志转清可以认识人了，再过 2 天能看报纸了，大约 1 个半月后患者体温才逐渐恢复正常，口干多饮较前好转，小便量仍多，故中药方中曾给予“缩泉丸”加减口服，但每加用桑螵蛸、益智仁、乌药等药，稍见温燥药物则发热复作，复用清营养阴的中药治疗则体温可恢复正常。后来考虑患者已无发热，神志清楚，此时以下肢僵硬、疼痛乏力及小便多为主要表现，遂改用三甲复脉汤加减，配合成药“缩泉丸”，每日配合西洋参 40～60g，水煎代茶饮，并给予局部针刺治疗。约 1 个月后，小便量明显减少至 2 000～3 000ml/d，双下肢症状缓解可行走而出院。

上面两个病案都涉及营分证的问题，前面一个是湿热类入营分，后面一个是温热类入营分。究其不同，前一个病程短，虽病势急，但病情较后一个轻。叶天士在《温热论》第 4 条中说“从风热陷入者，用犀角、竹叶之属。如从湿热陷入者，犀角、花露之品，参入凉血清热方中。若加烦躁，大便不通，金汁亦可加入，老年或平素有寒者，以人中黄代之，急急透斑为要”。这说明从风热陷入营血分与从湿热入营血分的治疗方法是不太一样的。“入营犹要透热转气”，但其实透热转气并不是治疗营分证的主要方法，它只是一个辅助疗法，主要的治疗方法还是清营凉血，滋养营阴，须用犀角（现已禁用，水牛角代）、玄参、羚羊角等物，条文中的“犀角”即代表凉血清热之法。

需要注意的是，两者透热转气的方法不一样。如果是温热类的温病，透热转气一般用一些清宣气热的药，如清营汤中的金银花、连翘、竹叶等轻清之品，以利于透邪；如果是湿热类的温病，因湿性黏滞，阻遏气分，透热转气其实很难，所以要用一些芳香化湿的药物，如叶天士说的花露之品，也可参考《湿热病篇》第 5 条中的选药，上个病例我们就用藿朴夏苓汤加减。“若加烦躁，大便不通”，提示有燥粪，气机受阻，不利于透热转气，此时需要把燥粪去掉。第 4 条条文就是要告诉我们不同类型的病，透热转气的方法是不一样的。

此外，还有营血分证透斑的问题。叶天士说“急急透斑为要”，那要怎么透呢？其实我们很难把握透斑的方法。我认为透斑应该因势利导，不能为透斑而透斑，只要辨证论治正确，斑自然会透，但是我们不能强求透斑。叶天士说“斑疹宜见不宜见多”，这句话到底怎么理解？现在我们认为斑是邪气外露的一个表现，斑太多则提示可能是邪气太盛，或者是正气不足，但是斑出多出少并不是好控制的，不是每个出疹的患者都是麻疹。现在我们看到患者身上出斑疹都很紧张，患者也会很紧张，你如果非要给他透个斑，说让他的病好得快一点，你敢吗？不敢。就像前面谈到的吐法一样，患者说我本来只是想吐，吃了你的药就吐了；本来没有出疹子，吃了你的药就出疹子了，肯定会埋怨你。所以透斑要因势利导，不能强求透斑。还有就是透斑确实是一种透邪的方式，但是这种方式是从血分透邪，而不是常规的从里往外透，就像放血疗法一样。曾经放血疗法很流行，但是现在为什么很少用这个方法了呢？放血疗法对有的患者会有效，但可能很多时候没有疗效，甚至还会出现一些不良后果。所以我说透斑因势利导可以，但强求就可能出问题。

### （四）暑湿伤气案

男某，26 岁，因发热 2 个月余，于 2006 年 9 月 19 日入院。患者 4 月份因脑血管畸形出血在当地医院行介入治疗，随后出现发热，经治疗后好转出院。7 月份开始再次发热，以低热为主（T 37.2～37.6℃），下午明显，当地医院用青霉素等多种抗生素治疗，效果均不佳。9 月份以“不明原因发热”转入我科治疗。入院见低热，精神倦怠，面色苍白，少气懒言，纳差，大便少而不成形，舌淡红，苔白微腻，脉沉细数。西医查体：心脏可闻及明显杂音，结合实验室检查血沉、C 反应蛋白、心肌酶升高，血红蛋白降低，心电图表现及心脏彩超示感染性心内膜炎并有附壁赘生物形成，诊断为感染性心内膜炎。

这个患者有个特点就是病发于暑天 7 月。小伙子看起来就是那种木木的，好像湿性黏滞、重着的样子，所以我们判断病邪是暑湿病邪，病位主要是以中上焦为主。就邪正关系来说，少气懒言、精神倦怠等一派虚的表现和湿的表现应该是暑湿伤气所致。于是我们用了东垣清暑益气汤，患者很快就不烧了。

后来这个患者被确诊是感染性心内膜炎，且有附壁赘生物形成。患者愿意做手术，但外科说要退热 1 个月才能做手术，于是我们马上又用上了青霉素。可能有人会问，患者已经退热了，为什么还要用？是因为没有信心吗？是的，我没有信心。但这个患者原来也用过这类西药，低热一直不退，所以应该还是中药起了主要作用。我们都知道清暑益气汤有两个，一个是东垣清暑益气汤，还有一个是王孟英的王氏清暑益气汤。可能我们对王氏清暑益气汤更熟悉，因为方剂学里面主要介绍王氏清暑益气汤，而且温病学五版以前教材中都没有东垣清暑益气汤。

东垣清暑益气汤来自《脾胃论·长夏湿热胃困尤甚用清暑益气汤论》“时当长夏，湿热大胜，蒸蒸而炽，人感之多四肢困倦，精神短少，懒于动作，胸满气促，肢节沉疼；或气高而喘，身热而烦，心下膨痞，小便黄而数，大便溏而频，或痢出黄如糜，或如泔色；或渴或不渴，不思饮食，自汗体重；或汗少者，血先病而气不病也。其脉中得洪缓，若湿气相搏，必加之以迟……宜以清燥之剂治之。……以黄芪甘温补之为君；人参、橘皮、当归、甘草，甘微温补中益气为臣；苍术、白术、泽泻，渗利而除湿；升麻、葛根，甘苦平，善解肌热，又以风胜湿也；湿胜则食不消而作痞满，故炒曲甘辛、青皮辛温，消食快气；肾恶燥，急食辛以润之，故以黄柏苦辛寒，借甘味泻热补水虚者滋其化源；以人参、五味子、麦门冬，酸甘微寒，救天暑之伤于庚金为佐。名曰清暑益气汤”。吴鞠通《温病条辨》里面也引用了这个方，“发热恶寒，身重而疼痛，其脉弦细芤迟，小便已，洒然毛耸，手足逆冷，小有劳，身即热，口开前板齿燥……东垣清暑益气汤主之”。前面那些症状性描述是《金匮要略》中的原话，但《金匮要略》未出方，吴鞠通认为可用东垣清暑益气汤。薛生白在《湿热病篇》里面也用到此方，“湿热证，湿热伤气，四肢困倦，精神减少，身热气高，心烦溺黄，口渴自汗，脉虚者，用东垣清暑益气汤主治”。但王孟英对此有异议，他认为“此脉此证，自宜清暑益气以为治，但东垣之方，虽有清暑之名，而无清暑之实”，对东垣清暑益气汤“有清暑之名，而无清暑之实”的评价就源于此。他接着说“余每治此等证，辄用西洋参、麦冬、石斛、黄连、竹叶、荷秆、知母、甘草、粳米、西瓜翠衣等，以清暑热而益元气”，疗效如何？“无不应手取效也”。从此我们都记住了王孟英的清暑益气汤，却差点遗忘掉了李杲的清暑益气汤。

但是现在我觉得王孟英的方发挥的机会不多，反倒是李杲的方往往能够力起沉疴。不是说王孟英的方不好，这个方确实是好，所以在他那个时代像他说的“无不应手起效”很有可能。为什么？因为这两个方针对的病因病机不一样。我们知道，在古代医家中，王孟英是少有的对中医概念规范比较清晰严格的人，他说的“暑”就是“纯阳无阴”的暑热病邪，是不兼湿的，而其他医家说的“暑”大多是带湿的，从《黄帝内经》时代到张仲景、李杲、叶天士、薛生白、吴鞠通等，都没有把暑热和暑湿严格区分开来。所以，王孟英的“暑”是暑热，容易耗伤津气。那个时代没有西医，在很多患者发热，胃口又不好的情况下，很容易出现津气不足，即现代所谓水电解质紊乱，王氏方中清热生津、益气养阴之品较多，用它效果会好一点，而李杲的方中温燥药较多，如果患者真是发热了那么多天又没吃什么东西，再用李杲的方子就容易引动肝风。现在我们知道水电解质平衡紊乱很容易导致惊厥抽搐，本来阴虚就容易风动，再用温燥的药更容易引动风。现代医学的发展应用确实改变了一些疾病的进展模式，一些原来很常见的变化现在不会那么容易出现，比如因误汗、误下导致伤阴耗气，厥脱动风等情况比较少见，现在水电解质代谢方面的检查很容易做，也很容易纠正，而《伤寒论》中讲到的误治却大多与此有关。因此我们用王孟英方的机会会少，用李杲的会多一点。为什么会多一点？一者，李杲的“暑”多含湿，而湿性黏滞，致病容易缠绵难愈，反过来说，很多缠绵难愈的病证可能就有湿。再者，现在对于感染性疾病用抗生素用得太多了，抗生素大都是苦寒之品，多用会伤脾生湿，甚至寒化，所以对于那些反复用了多种抗生素却效果不好的难治的患者，从湿热或暑湿论治或从寒论治的多，所以我们用东垣清暑益气汤的机会就多了，而用王氏清暑益气汤的机会就少了。

### （五）斑出热不解案

青年男性，因发热伴反复抽搐、意识障碍 1 个月余，于 2019 年 9 月 29 日转入我科住院。患者 1 个月余前出现发热，最高体温不详，伴有头痛，社区医院予以对症治疗未见明显缓解。3 天后患者工作时突发抽搐 1 次，伴有意识障碍，同事立即送至深圳市某医院就诊，住院期间患者病情加重，昏迷不醒，反复抽搐，脑脊液培养出猪链球菌，予气管插管、抗感染 [ 先予美平（美罗培南）、斯沃（利奈唑胺片），后改予罗氏芬（头孢曲松钠）加万古霉素 ]、补液、退热等治疗后，患者仍发热，呈昏迷状，反复抽搐，遂转至广州某医院治疗。2019 年 8 月 27 日查头颅 MR 示双侧额颞顶枕叶皮层区广泛异常信号，并颅内软脑膜及硬脑膜异常强化，考虑感染性病变，予抗感染（先予万古霉素加头孢哌酮钠舒巴坦、后予万古霉素加哌拉西林钠他唑巴坦钠）、抗癫痫、镇静等治疗约半个月后，病情有所好转，拔除气管插管，意识水平有所恢复，但躁扰不安，意识内容不完整，抽搐次数减少，仍有高热，于 2019 年 9 月 29 日转我院治疗。入院查体：体温：38.0℃，脉搏：119 次 /min，呼吸：24 次 /min，血压：117/86mmHg，颈稍硬，心肺腹部查体未见明显异常，背部可见散在皮疹，意识混乱，认知功能下降，喃喃自语，时躁动不安，不能对答，张口困难，双上肢强直屈曲，四肢肌张力升高，肌力检查不能配合，无呕吐腹泻，留置胃管，大便稀，日一行，汗多，舌红，苔黄白相间后部苔厚腻，脉细数无力。中医辨证为湿热阻络，气阴两伤，治疗以黄连温胆汤合东垣清暑益气汤加减，方如下：竹茹10g、茯苓20g、生姜5g、黑枣10g、炙甘草6g、熟党参20g、广升麻5g、葛根20g、知母10g、麦冬10g、泽泻10g、神曲10g、法半夏10g、黄连片10g、蒸陈皮10g。2019年10月10日，患者神志较前清醒，精神一般，认知功能较入院时好转，但仍不能对答，躁动较前缓解，四肢僵硬有改善，无抽搐，无咳嗽咳痰、呕吐腹泻等不适，留置胃管，眠一般，小便正常，大便2天未解，昨日体温最高37.4℃。今日查体：体温37℃，脉搏86次/min，呼吸20次/min，血压93/65mmHg，舌尖红，苔黄厚腻，脉弦滑。改用三甲散合竹叶石膏汤加减，方如下：太子参15g、法半夏10g、麦冬15g、生石膏20g、淡竹叶10g、甘草泡地龙15g、燀桃仁10g、石菖蒲10g、郁金10g、醋鳖甲30g、青蒿10g、连翘10g。2019年10月24日，患者神清，精神可，认知功能好转，可简单对答，可自行走路，无发热，无烦躁，无咳嗽咳痰、肢体抽搐、呕吐腹泻等不适，纳眠一般，二便调，生命体征平稳，于今日出院。

对于该患者的病因，我们一致都认为是湿热，病位在“络”，即经络和心包络，所以患者有肢体僵硬、抽搐和神昏。治疗初期，因患者狂躁明显，不时地大喊大叫，故有人主张以黄连温胆汤合安神定志汤加减。后来我们讨论，这个患者现在有一个特点就是有皮疹，不多，在背部，前面我说过，我见了出疹都会紧张。我问家属是什么时候出的，家属说好多天前就有，开始很多，现在留下这么一点。当时我就想，这不就是斑出热不解吗。叶天士讲“若斑出热不解者，胃津亡也，主以甘寒，重则如玉女煎，轻则如梨皮、蔗浆之类”，那这个患者是胃津亡还是其他原因呢？如果是胃津亡应该会有口渴喜饮，也不会有那么多汗。这个患者汗多，但他的汗多不像是热盛迫津外泄的汗，如果是热盛迫津，在体温下降后汗出就会减少，而家属反映患者这么多天一直都不停地出汗。还有一个特点就是患者脉细，不是热盛的脉洪大。据此我们认为患者虽然有伤阴之象，但伤气比较明显，气虚导致祛邪无力导致斑出热不解，所以最后我们还是用了黄连温胆汤合东垣清暑益气汤加减治疗。同时因患者抗生素已经用了很长时间，该起的作用已经起了，故停掉了所有的抗生素，保留了一些保护神经之类的药物，以中医治疗为主，疗效明显，患者10天左右发热已退，各种症状均有改善。后以三甲散合竹叶石膏汤加减，化痰湿清理余邪，2周后，患者出院。

这里有个斑出热不解的问题。《温热论》中提到斑出热不解的原因主要是

"胃津亡"，可能在很多情况下或者说在叶天士那个年代，阴津损伤的患者会比较多，从这方面去论治可能效果会比较好。也有可能是叶天士在游玩的途中挑主要的说，因此我们不能机械地认定斑出热不解只有"胃津亡"一个原因。总的来说，正气不足，或邪气太盛都可能是斑出热不解的原因，而正气不足又包括气、血、阴、阳多方面不足。如上述病案所讲，气虚等也会导致斑出热不解。

# 吴鞠通《温病条辨》主要方证探析

首都医科大学　车念聪教授

我从上大学开始到现在，一直在思考《温病条辨》到底给我们什么样的启示，我们要从中学习什么东西，而不是只是简单地学习书中的方子。《温病条辨》在写作的方法和表达的形式上，很大程度模仿了《伤寒论》的体例，而且开篇前3条讲的也都是伤寒的问题。在温病学界和伤寒学界中，温病学说与伤寒学说经常被认为在学术观点上是格格不入的、水火不容的，其实不然！这两者是一体的，是互相补充的。《温病条辨》发展和补充了《伤寒论》的内容，在这个问题上我们要有清醒的认识。我们现在以《温病条辨》为主讲温病学，其实温病教材一直都没脱离掉《温病条辨》的路数和部署，例如疾病的划分，四大病四小病，风温、春温、暑温、湿温、伏暑、秋燥、大头瘟、烂喉痧，这是主线也是核心内容。在个别教材里边，温疟、疟疾、霍乱等病种也被列入。根据现在教材编写的趋势来看，疾病的划分方法多数还是以《温病条辨》为主。所以我想和大家一起交流，一起学习探讨关于《温病条辨》所描述的方证体系。

中医学从伤寒到温病，始终是方证相应的：有是证，用是方，有相应的辨证规律。临床中医最主要的思维就是辨证论治，现在提倡中医思维方法的核心就是辨证论治。当然中医特点还包括整体观念，再加上人文关怀，这三者共同构成中医学的特色。在外感病的辨治中，《温病条辨》的方证特点，值得我们去深入思考和探讨。

## 一、吴鞠通生平简介

在讲到《温病条辨》这部专著时，不得不提的一位重要人物就是吴鞠通。他出身比较贫寒，但是是书香之家，有文化底蕴。中医从业者多是偏于文科，文学底蕴丰厚方可学好中医。他是在受到了很多的刺激和伤痛后才从事医学。吴鞠通19岁丧父，父亲身体不好，因病去世，23岁的时候侄子又得了传染病，没治好。26岁时在北京校验《四库全书》，吴鞠通参与其中，进行了10多年的校验。36岁时，京城发生瘟疫，他利用所学的医学知识给人诊治。那时候不像现在，执医没有严格的要求，只要可以开出处方就可以治疗。在治疗瘟疫后，吴鞠通小试牛刀，在实践中取得了一定的经验，开始走上从医这条路。吴鞠通写的医书，现在学得最多的是《温病条辨》，他还有医案，大家读得可能不多，也不太盛行。其实他留下来的文字不多，《温病条辨》也是薄薄的一册。他是大器晚成。青年吴鞠通从江浙来到北京，校验《四库全书》，然后在北京生活居住 50 多年，此间他往返江浙。过去通信不像现在，要靠书信或回乡后互相交流，然后再把一些新思想或新的方法带到当时的京城。

## 二、吴鞠通主要学术思想

归纳吴鞠通的主要学术思想，可圈可点的有很多，值得强调的是以下这 4 个方面。

### （一）立时气、伏气、戾气三因说

中医对于病因的认识往往是一分为二，吴鞠通在学术观点上创立了温病的三因论，提出温病的致病三因有时令现行之气、伏气和戾气。时令现行之气和疾病谱的变化密切相关，在清代吴鞠通所处年代中，温病盛行，各种传染病肆虐。与当时的疾病谱相比，现在发生了不小的变化。在座的大家可能见过麻疹、猩红热、水痘、天花，包括最近出现的鼠疫也是从外面传播来的，并不是在当地发病。现在时令现行之气所致的外感病确实少一点，但它致病的病种也确实发生了许多变化。《温病条辨》提出伏气的概念，但关于伏气的探讨认识不一。其最早根源于《黄帝内经》中“凡病伤寒而成温者，先夏至日者为病温，后夏至日者为病暑”，是指冬季伤于寒邪，到春季发为温病。现代有人将伏气概念偷换成传染病的潜伏期，这种认识是值得商榷的。伏气致病是在当时对病因学没有完全认识的情况下提出来的一种假说，没有必要和我们现在传染病的潜伏期画等号。就像《温疫论》提出戾气学说是一个道理，明代吴又可在《温疫论》中提到“温疫之为病，非风非寒，非暑非湿，乃天地间别有一种异气所感”，这是对中医传统六淫学说的补充和发展。传统的外感病因包括风、寒、暑、湿、燥、火六种因素，而温疫不属于其中任何一个，看不见摸不着，却有强烈的传染性，所以戾气学说是对传统中医病因学的一种突破。伏气实际上也是对温病发病假说的运用以致推崇。如果作为病因，伏邪有几类？发病的时候有哪些特征？我们的温病学里属于伏气温病的有两个，即春温和伏暑。其共同特点都是起病即发于里，发病时候没有表证或者说没有一个很明显的表证的过程，但是它发病的部位不同，表现不同，有发于少阳或发于阳明之分。初期可见卫气同病，气血两燔，气营两燔，这一发病特点不同于一般的温病，特别是不同于风温这一类从上而入、从口鼻而入的疾病。在吴鞠通的《温病条辨》中，在他的整个学术思想体系里也非常注重戾气学说。

### （二）创三焦辨证论治体系

《温病条辨》最大的学术的贡献，就是提出了三焦辨证论治体系。仲景伤寒先分六经，河间温热须究三焦。实际上三焦的这种辨证论治思路，在“金元四大家”刘完素的著作里已经有所体现，但却没把这个观点作为辨证体系放在刘完素的学说中而是归在吴鞠通的学术思想中，为什么？因为吴鞠通系统而全面地论证了三焦辨证，他三焦辨证的体系仿六经辨证，将温病的发展过程和不同阶段以上焦、中焦、下焦加以区分，因此《温病条辨》中也分成上、中、下三篇来论述不同阶段的温病，从而比较系统地归纳了三焦的辨证论治。

中医学的辨证体系包括脏腑辨证、气血津液辨证、八纲辨证、六经辨证、卫气营血辨证、三焦辨证，各辨证体系之间相互发挥不可替代的作用。每一套辨证体系适合哪一类的病症，都是有内在规律的。温病学的三焦辨证和卫气营血辨证体系是根据温邪侵袭人体后的规律提出来的，更适合温病的辨证，同时它也没有离开脏腑经络，没有离开气血津液，更没有离开八纲。八纲辨证是一切疾病辨证的总纲。这些辨证体系从各方面对疾病进行辨识，目的是对疾病进行判断，以解决临床问题。

对于任何一种疾病的判断，首先要确定病位。不管是现代医学，还是我们传统中医医学，对于疾病的认识均是如此。传统医学诸多辨证中都涉及了一个“定位”问题，如“太阳之为病，脉浮，头项强痛而恶寒”，“温邪上受首先犯肺”，只有确定病位才好治疗这个疾病。现代医学更不用说，各个体系应该有几条线，神经、内分泌、免疫都要有一个定位的问题。定位之后，还要定性，即判断这个疾病是什么性质的。中医的定性主要体现在阴阳、寒热、虚实等，现代医学定性则相对容易，如良性恶性、阳性阴性、急性慢性、正常不正常等。中医在辨证体系里边，除了定位，就是定性的概念。大家想一想，脏腑辨证，定的是心肝脾肺肾五脏，是定位置，在此基础上进一步确定疾病的性质。八纲辨证中有六个“纲”涉及定性，分别是阴阳、寒热、虚实，只有表里是定位。当然它们都有一定的局限性，比较笼统，所以才需要别的辨证方法来进一步补充。

除了定位、定性之外，还有一个是定量。要解决这个疾病，量化是很重要的，这也是现代医学做得非常完美的部分。现代医学突出的特点就是在定量上，而这恰恰是我们传统医学不足的地方，在我们所有的辨证方法当中，对于定量是很难解决的。那么这个定量在哪呢？在我们的心里，也就是我们所积累的经验。临床上我们会看到有些医生用药有 30g、60g、90g，也有用 3g、5g 的，这种药量上的差异，实际上是对疾病定量的一种揣测、衡量与判断，或者更多的是一种经验的反映。所以我经常会给学生们讲，别以为上大学学数学没有用，有些专家认为数学能解决一切问题，只不过我们不懂不会，没有用这种方法去解决，导致我们大家现在在临床上遇到的一个困难，可能就在测量上。现在连教育学发表论文的时候都要审核你的测量学如何。你光说自己搞教育搞得好，那好在什么地方？我提高了它的掌握的程度，百分比是最起码的了。你不拿出测量的数据来，怎么以理服人呢？对于疾病也是如此。认识疾病要有一个量的判断，如我们描述微恶风寒、恶寒，就这一个恶寒，你怎么判断它的程度到底怎么样，寒几分热几分，经过治疗以后解决了几分。所以这个“三定”在辨证中，在解决疾病中非常重要。我觉得我们中医学在这方面如果有突破的话，可能将来我们发展得会更快更好。但是我们现在总是一种模糊数学，在我们经验传承的论文当中经常出现这样的现象，如称某老中医“显著地”提高了疗效，取得了“优异的”成果成绩，这种表述的根据是什么？道理何在？没有定量，是不能仅用定性加以判断的。所以，在三焦辨证的体系当中，实际上也是在寻找如何将复杂的人体、复杂的问题简单化。只不过在解决定量问题方面，我感觉我们中医的辨证体系没有能找到很好的定量手段与方法，所以就出现了现在中医明明有很好的疗效，却经常是“说不清、道不明”。当然我们在方法学上，完全用现代的这些方法恐怕也不是解决问题的唯一路径，这值得我们进一步去探讨。

### （三）区分温病“温”与“湿”

将温病的类别区分成“温”与“湿”。“温”与“湿”是一个定性的概念，温热和湿热截然不同。深入学习温病学之后，我个人的体会就是在整个温病学体系当中，最具有特色的就是辨湿热、治湿病，尤其是在当下，很多的疾病谱都与中医所说的“湿”有密切的关系，符合湿邪的隐袭性、黏滞性、矛盾性、缠绵性等特性。现在很多的慢性病久治不愈，不能不说和它的疾病性质有关系，与湿密切相关。在温病学辨治体系中，对于湿的治疗是一个长项。温病学在指导治疗方面还有一个长处，就是其时刻注意护阴保津，注重保护人体的这种物质，不让它耗伤。所以在温病学的用药当中，往往用的都不是“虎狼药”，其用药的质地、用量都比较轻灵平缓。当然用药也有“疾风骤雨”时，但更多的是比较平和。在赵绍琴赵老的医案理念中，往往都是“四两拨千斤”。想要治病，绝非我们急匆匆地狂轰滥炸，恨不得把所有需要解决的问题全汇集到一个处方中。在临床上，我见过的最大的一个方子有 50 多味药，缺乏章法地“堆药”，还号称此方是寒热并用、补泻兼施。

### （四）倡导方药禁忌学说

在用药上，《温病条辨》倡导要分刚柔，即刚柔用药。对于刚柔用药的研究，大家可以去查阅中国中医科学院广安门医院团队发表的论文。把药物的性质分成两类，一类是刚性，一类是柔性。从字面上去理解，刚性的往往是具有对抗性的。过去我们说中医的治疗更多的是调和，而在温病学当中也凸显了对抗，如清热解毒法则的出现，刘完素“火热论”的出现，用寒凉药，这是对抗治疗的体现，也最符合现代医学的认知。现代医学总体的主导思想是对抗，例如肿瘤的治疗就是想方设法把它去掉。而中医学不同，其重在调和。受中国传统文化的影响，中医学讲究调和，“与狼共舞”，只要你别妨碍伤害我就行。《温病条辨·凡例》指出“再，法有定而病无定。如温病之不兼湿者，忌刚喜柔……温病之兼湿者，忌柔喜刚”，以“湿”作为用刚性药和柔性药的一个区别。因为这两类是截然不同的性质，只要兼湿，就不能多用柔性的药。这种理念对于当今的临床尤其重要，不要动不动就讲补。我们现在的治疗常常强调以补为主，自古到今，患者是言补则悦，只要你说他虚，说他需要补，患者就开心，觉得你是个好医生。他不知道，辨别不清的时候就用补法是在害人。也正因为如此，现在患者自己乱用药，出现了很多的问题。我临床所见患者吃得最多的一个是六味地黄，一个是人参归脾，前者治肾虚，后者治脾虚，吃着不对劲了再来看，到那时候我们说又有湿又有热，治疗起来很困难很棘手，因为治湿如抽丝剥茧。所以在用药的尺度上，《温病条辨》中吴鞠通的用药思想给了我们一个很好的启示。

他的学术思想还反映在其他很多方面，他的创新也是一个非常重要的内容。从刘完素的“创新论、立新法、订新方”到《温病条辨》仍是在创新论、立新法、订新方。在治疗法则中，辛凉清宣、甘苦化阴、增水行舟，还有承气通下、化裁复脉，这些都是在《伤寒论》的基础上进行补充和发展，从而形成的新的思路和方法。再有一个非常重要的观点，就是要强调治疗的禁忌。现在临床上出现了很多对中药不利的声音，特别是药物毒性的问题，“是药三分毒”，何况用药不当呢！在这些治疗禁忌当中，吴鞠通从不同的篇章、不同的角度，提示我们医疗中需要注意的禁忌。如发汗，温病是外邪在表需要发汗，赵绍琴教授在强调汗法的时候总结出一句话，即“此汗非彼汗”。也就是说温病有没有汗法呢？有。温病所谓的汗法是辛凉，是辛凉宣泄，达到汗出的目的，汗出为邪发的标记。但是发汗有禁忌，湿温的治疗有三禁，即禁汗、禁下、禁润。

营分证是温邪入里，病变性质发生了改变，从功能性的改变到了物质的耗伤、器质性的病变这样一个过程，其治疗也是有禁忌的。由于性质上发生了变化，所以治疗的手段也要发生相应的改变，但是要有禁忌，不能乱用的。还有白虎汤的著名“四禁”。温病治疗的禁忌学说，其主要内容反映在治法应用上，如湿温发汗之禁、湿温初起三禁还有后面诸证治疗禁忌，均给我们提示，给我们医者在治法上提出了很多的告诫。

现在在临床上中医的治疗，对于禁忌考虑得不够，当然这有主客观因素。就客观因素来说，我们现在有的医生一上午看100多个患者，连刷方子都刷不过来，怎么能考虑详细问病史呢？所以就出现了患者四处求医，把医生忙得够呛，也看不好病，于是患者总是换医生，这是客观的原因。主观来讲，我们自身的这种影响因素，那就更多了。有些无良者的趋利，我们在医院开展处方的点评，就发现有这样的医生，不管什么病，他在这一阶段都开这个药，都是一些名贵小包装的，什么病里面都加3g。这就是我们所说德行的问题。不是说所有的药物可以治所有的病，一定是要有针对性。所以我们要考虑这种禁忌的问题，现在这种禁忌在我们的脑子里恐怕不够。

在方剂应用方面，吴鞠通也讲了禁忌，如白虎“四禁”、清营“四禁”、“复脉辈”之禁。其中像上焦篇第43条治疗湿温的三禁，“汗之则神昏耳聋，甚则目瞑不欲言，下之则洞泄，润之则病深不解”。这些原文读起来看似没有什么，但是里边反映了一个很深刻的道理，给我们提出了很重要的一个警示，就是在湿温初起的时候，它有一些像这个病邪在表的寒象，但是这个时候忌辛温发汗，不然会鼓动湿邪，内蒙心包，上蒙清窍，导致神昏耳聋，甚则目瞑不欲言。初起的时候不能用错方法，一个是温热，一个是湿热，都不能过用辛温。现在在临床上，过用辛温的现象也不是没有。患者来看耳聋，突然就听不见了，你细问他吃了什么药，吃了哪些食物。在北方比如说北京，很多人感冒了都会吃点辣的比如麻辣烫、麻辣火锅等，觉得这样可以发汗。在座的不知道南方的同志多不多，四川、重庆虽然吃麻吃辣，但是你在当地吃没事，包括我们北方人到那吃也没事，可是如果南方人到北京来仍然保持原来的生活方式，那肯定得上火，口干舌燥都是轻的，何况再有病邪，再用这些温热类药物，就会出现清窍不利。“下之则洞泄”是指湿热病类似于腑实证，以湿阻气机，胀满痞满为主，如果误认为是腑实证用下法，就会出现下之则洞泄。“润之则病深不解”是指湿温的热多是身热不扬，如果误以为是壮热阴虚，用滋腻的方法，过用滋腻助湿，则会出现润之则病深不解。这就是著名的湿温三禁，值得我们深入思考。

在现代医学中也不是没有这种例子。我们大家都知道，很多药物有神经毒性，现在我们用得比较少了，比如说链霉素、庆大霉素，用了以后容易出现耳聋。现代药理学说它是一个神经性的耳聋，那和用药不当有没有关系？在抗生素当中，链霉素、庆大霉素偏温热，头孢偏寒凉，头孢用多了以后，容易出现菌群的失常，容易出现腹泻，严重的还会导致休克过敏。现在有很多的老年人，出现的一个最主要的问题就是便秘。我在临床上看了不下十几例，老年人一便秘他就用泻药，现在西医也是用泻药，轻的就是番泻叶，我们中医泻药里边最主要就是用大黄。有一个老人吃了含大黄的药吃了 5 年，结果出现了一个副反应，反而出现便秘，不管用什么方法大便都通不下，最后出现了肠梗阻，肠镜诊断是黑肠症。

所以治疗的时候一定要注意有所借鉴。像白虎汤，我们都知道是针对阳明气分热四大症：大热、大汗、大渴、脉洪大，表现上是四个大，实际上它告诉我们这样一个内在的机理，即邪盛正气不衰，这是对疾病性质的一种判断。邪盛正气不衰，可以用白虎，若“脉浮弦而细者，不可与也；脉沉者，不可与也；不渴者，不可与也；汗不出者，不可与也。”吴鞠通告诉我们在白虎汤的使用禁忌中一定要注意它是邪气胜正气不衰，邪正剧烈相争出现了阳明气分热四大症，所以他这 4 条信息完全是针对“大热、大汗、大渴、脉洪大”这四大，也就是说如果不是“大热、大汗、大渴、脉洪大”，就不能用。他潜台词是告诉我们一定要注意，这是一个气分的实热证，阳明无形热盛，白虎清气热。我在临床上亲历了几个患者，在春季表现为外感，刚开始发热，医者一见到发热，根据中药的药名就给用了以白虎汤、麻杏石甘汤为主要成分的中成药，仅凭发热 38～38.5℃就使用了气分药。患者吃完后第 2 天早上起来，50 多岁的成人就烧到 40℃。再详细问，身上汗不多，怕冷畏寒。我们成人烧到这个程度是真的受不了，都要入营血出现恍恍惚惚了。我根据患者的症状，赶紧用辛凉解表法，用了银翘散原方，用药后汗出，患者体温逐渐下降。这就是病没有到气分，过早用气分药。叶天士明确提出“在卫汗之可也，到气才可清气”，为什么病还在卫就要急着用气分药呢？所以我们在选择中成药时一定要掌握用药时机，根据药物组成及中医辨证用药。白虎汤一定是针对有大热、大汗、大渴、脉洪大这“四大证”，我们一定要注意用药有禁忌。

民国时期北京四大名医，都非常善用石膏。石膏是一个清气热最佳的药物，用得好立竿见影，但是用不好也会马上给你颜色看。我在课堂上、临床上经常告诫学生，用药千万要注意谨守中医辨证用药。中医治疗是有依据的，是辨病辨证相结合的。

清营汤有四个禁忌，其指征是根据临床表现，“若舌苔白滑、灰滑、淡黄而滑，不渴者”。如果有这样四种表现，提示不宜用清营汤。卫分气分病变主要是在功能失调，人体尚有抗邪能力，能够驱邪外出，所以邪可从外而解；而邪热入营是营热而阴伤、心神被扰，伴有营阴这一人体物质的损伤，所以这个时候补益药就要跟进了。清营汤清营热而养营阴，注意养阴护阴保津，因此在舌象上需要注意，如果有上述三种情况，都说明有湿。此外营分证里面还有一个症状表现是口反不渴，此为“湿气蒸腾之象，不得用清营汤柔以济柔也”。湿邪是一个阴柔之邪，所以我们不能再用这些阴柔的药物去柔它，去滋腻补益它。

关于复脉汤的禁忌。《温病条辨》中有著名的加减复脉育阴系列，这个系列是以养阴为主，名字叫复脉，实际上是复脉中之阴。其禁忌，一是壮火尚盛者，不得用定风珠、复脉。这一类壮火尚盛，为邪气邪热在里，有邪热当以祛邪为首务。二是邪少虚多者，不得用黄连阿胶汤，虽有火热而阴伤甚，因此不得用黄连、阿胶。三是阴虚欲痉者，不得用青蒿鳖甲汤。阴虚动风，一定要以填补真阴为主，不得用青蒿、鳖甲，因为青蒿具有发散、透发作用，可以透阴分的邪热。对于阴虚欲痉，本身它就有动风的趋向，所以不宜再用发散之品透发。

在《温病条辨》当中，对于药物的应用、药量、煎法、服法，饮食的调理等，有很多的认识。举一个煎服法，我们一定要看银翘散条下方解的注释，银翘散的服法有“二时一服”“三时一服”的不同，其服用药量多少都有详细描述。影响临床疗效的因素非常多，以上这些都是告诉我们如何提高临床疗效的。

## 三、《温病条辨》重要方证体系

下面我按照系列方证系列来归纳《温病条辨》中的五个方证，以期将书“读薄”。

### （一）清解方证系列

第一个系列是清解系列。清解是温病清热解除病邪的一个非常突出的系列，是一个对抗性治疗特色非常鲜明的系列。它包括了银翘散一系列的加减，如加减银翘散、银翘马勃散及银翘汤。清解系列，每一个方证都是有规律的，都有一个突出的特点和新方法。这个方子的灵魂在什么地方？它要凸显一个什么样的思路和方法呢？我们会发现在这些方药当中，那些共同的药物并不是简单堆砌，它凸显了清解，即用什么样的方子用什么样的药来解除病邪。在这个方子系列当中，金银花、连翘、桔梗、薄荷四味药虽然从组成上来看是它们共同的药，但实际上它凸显的是这样一种思路，即清热解表，就像麻黄汤、桂枝汤一样，它是针对表证温热，它不是解除寒邪，是解除热邪。辛凉解表，在银翘散这一系列方中体现得淋漓尽致。

第一个主方就是银翘散。上焦篇有3条，都是讲银翘散的适应证及银翘散如何应用。“太阴风温、温热、温疫、冬温，初起恶风寒者，桂枝汤主之”。吴鞠通在《温病条辨》中高举解表的旗帜，以《伤寒论》太阳病为先导，补充《伤寒论》未论及的表热证，补其不足而创新之。他认为表寒证用桂枝汤、麻黄汤，而当“太阴温病，恶风寒，服桂枝汤已，恶寒解，余病不解者，银翘散主之”。恶寒解决了，其他病症没有解决，说明这是温热，它不是狭义的寒邪所致，因此用银翘散来主治。他说“余证悉减者，减其制”，“太阴温病，血从上溢者，犀角地黄汤合银翘散主之”，叶天士的《临证指南医案》中很多都是银翘的加减，吴鞠通将其凝练组成了方，一改辛温解表而凸显了辛凉解表，这一点是补充了《伤寒论》的不足。表热证定位在肺，温邪上受首先犯肺，与叶天士的学术观点一脉相承，用以解决肺经的风热。因此金银花、连翘、薄荷、桔梗构成了整个系列一个核心的药物组成，以银翘作为代表。

我们一般说银翘散是卫分证的代表方，气分证的代表方是白虎汤，营分证的代表方是清营汤，血分证的代表方是犀角地黄汤。温病按卫气营血不同阶段选用代表方加减。银翘这个系列主要是用来清解。

第二个是银翘散去豆豉加细生地、丹皮、大青叶，倍玄参方。在温病学界当中始终有一个争议，就是关于去豆豉的问题。查《温病条辨》银翘散原方中没有豆豉，而这个方要去豆豉，加上生地黄、丹皮、大青叶、玄参，这些药物是凉的，入营血的还有养阴的。一个解表药，加上这些养阴的药，它是要解决什么样的病症呢？在这2条条文当中，他说“太阴温病，不可发汗，发汗而汗不出者，必发斑疹；汗出过多者，必神昏谵语。发斑者，化斑汤主之；发疹者，银翘散去豆豉加细生地、丹皮、大青叶、倍元参主之”。中医的古籍里边往往将斑和疹混称，有时候说的是斑，有时候说的是疹，并不像我们现在这么清楚。我们现在说斑是皮下出血，疹是皮下的充血，即充血性的是皮疹，而出血性的是斑。条文中都是热入营分，热邪扰动营血所出现的症状，所以治斑疹他用清热凉营的方药，加上了生地黄、玄参，在加减中去掉了发散药，实际上斑不宜发散，疹要用发汗散邪。因此读原文的时候就要活看，去不去这个豆豉，要看它表邪如何。如果是疹，用一些豆豉促其透发，未必是坏事；如果是斑，则没必要用豆豉，因为病邪已经在血了。这样一加减以后，就变成一个在上宣肺泄热，在里凉营透邪的方子了。

第三个是银翘散去牛蒡子、玄参，加杏仁、滑石方。这个地方也有争议，就是这个玄参的问题。原方里面没有玄参，此处却提出去玄参，还有一个误导的地方就是倍玄参。那么首先要明确方中有没有玄参？学界始终有争议。去牛蒡子、玄参，加杏仁、滑石，杏仁宣肺、滑石利水，加上之后，上边宣肺解表，里边清热化湿，这是告诉我们兼有湿，应该怎么处置。所以它治疗的是太阴伏暑病，有舌白口渴，无汗，银翘散去牛蒡子、玄参，加杏仁、滑石。秋冬季出现的具有暑热特点的病证，是在夏季感受了暑热邪气，当时没有发病，到这个季节才发生，称之为伏暑病。我们知道凡是与暑相关的病证往往多兼湿，因此它加了一个滑石，去掉了一些凉药。而玄参属于凉血解毒的药物，把它去掉以后，就变成了上边宣肺、下面化湿的方子。

第四个是银翘散加生地、丹皮、赤芍、麦冬方。加上这四味药，适合的病证是什么呢？卫营合邪，既有卫分证，又有营热证，所以它也是治疗太阴伏暑，有舌赤口渴，无汗者，用银翘散加生地、丹皮、赤芍、麦冬，清泄营热，辛凉解表。

第五个是银翘散去牛蒡子、玄参、芥穗加杏仁、石膏、黄芩，用石膏清气热、黄芩清肺热，所以可以宣肺解表，还可清热化湿。

在《温病条辨》当中，但凡需要宣肺的地方，都会用到杏仁，所以我们名老中医中温病学派这一支，对于宣肺的药物非常崇尚用杏仁，大家可以去看看赵绍琴赵老的医案。北京中医医院的关幼波老先生，在治疗肝病时也喜好用杏仁。在临床上关老看到患者恶心、胃口不好，即使没有咳嗽症状，他也会开杏仁、橘红，用这两味药来宣肺开胃。在《温病条辨》当中，但凡用到杏仁的地方，都涉及宣肺气。

后面这三张方子，银翘马勃、加减银翘和银翘汤，虽然和银翘散没有太多的关系，但我还是把它放在这个系列当中来讲。它是以金银花、连翘作为主要的药味，用来清热解毒、解散表邪的。银翘马勃散除了金银花、连翘之外，还用了牛蒡子、射干、马勃来治疗咽喉部的疾病，症见吞咽困难，咽部疼痛，伴面黄或灰暗，耳聋，耳鸣，头痛沉重，舌苔白厚腻，提示我们里边有湿，是湿温喉阻咽痛。现在这种急性咽炎、慢性咽炎有很多，很多患者有这种表现。只要是这种肺气不宣，里有痰湿的阻滞，我们就可以用银翘马勃。加减银翘散，虽然叫银翘散加减，但其实跟银翘散的关系也不是很大。它以金银花、连翘作为重要的药，里边还有玄参、犀角（现已禁用，水牛角代）、麦冬、竹叶，这些药物都是清心凉营的，因此可以用它们来清热透邪，息风定惊，治疗神志症状，症见高热神昏，甚至说胡话、发热、谵语、心中烦闷、口渴等。条文中称轻者用加减银翘散，如果重的就要用三宝，即安宫牛黄丸、紫雪、至宝丹来清心。最后一个是银翘汤，它是治疗温病下后汗不出，脉浮的。条文中说“下后无汗脉浮者，银翘汤主之；脉浮洪者，白虎汤主之；脉洪而芤者，白虎加人参汤主之”。下后无汗，偏于脉浮，说明病还在表，没有在里，因此轻的用银翘，重的脉浮洪的用白虎，脉洪有气伤的用白虎加人参。所以吴鞠通以这种条辨的形式告诉我们不同的方药有其不同的病症和适用范围。

在银翘系列里边，它的禁忌为“温病忌汗，汗之不惟不解，反生他患。盖病在手经，徒伤足太阳无益；病自口鼻吸受而生，徒发其表亦无益也。且汗为心液，心阳受伤，必有神明内乱，谵语癫狂，内闭外脱之变。再，误汗虽曰伤阳，汗乃五液之一，未始不伤阴也”。告诫我们不要以为发汗只是伤阳，它也伤阴，继而告诫我们“温病忌汗者，病由口鼻而入，邪不在足太阳之表，故不得伤太阳经也”，不要去伤太阳经，这是后面提出来的禁忌。

### （二）运中方证系列

第二个系列也非常有特色，就是正气散。正气散归纳其主要特点在运中（运化中焦），是用五个正气散以运化中焦为主题的一个系列。五个加减正气散的核心方药反映在藿香、厚朴、茯苓、陈皮四味药上，但凡中焦脾运失常，在《温病条辨》当中认为这四味药能够使中焦的正气得以恢复。在临床上，我们以藿、朴、苓、陈来运化中焦，用于应对中焦运化失常，并在此基础上衍生出无限的方药。

一加减正气散针对的病证是“三焦湿郁，升降失司，脘连腹胀，大便不爽，一加减正气散主之”。湿邪阻滞三焦，中焦脾胃运化不畅，出现了腹胀。现在消化科十个患者中至少有七八个都是胃胀，再有就是大便不畅，这都是中焦脾胃运化失常的病证。当今脾胃病等课题都在研究肠道菌群。肠道是人体的另一大器官，除了表面皮肤以外，人体就是胃肠道的表面积最大，肠道菌群失调肯定会出现胃肠病证，脘连腹胀是最主要的一个表现。吴鞠通认为它的定位是三焦升降失司，实际上取决于中焦脾胃运化的失司，“治中焦如衡，非平不安”。所以选用了藿、朴、苓、陈，然后再加上什么呢？宣肺的杏仁，祛湿的茵陈，健脾开胃的神曲、麦芽，理气的大腹皮。大腹皮可以促进胃肠的蠕动，既可以理气，又可以导滞。所以它凸显的是一个调畅气机，宣清湿热，调畅中焦脾胃，然后兼顾上下，上宣肺、下利湿。这是一加减正气散，在此基础上又衍生出了二三四加减正气散。

与加减正气散非常相似的方子就是藿香正气散。藿香正气散芳香宣化，对于中焦运化失常是一个非常好用的方法，胃肠道的很多疾病都可以用到。但现在藿香正气散说明书上标的是治疗夏季感冒，因此秋冬季节用药就受到限制。在《温病条辨》当中，这五个加减正气散都针对中焦脾胃运化失常。但凡兼有湿的，用来运畅脾胃都可以用正气散。

二加减正气散是加上了防己、大豆黄卷、通草、薏苡仁，加上这些药物其走向就发生了变化。神曲、麦芽、大腹皮针对肠胃的气滞食积，而防己、大豆黄卷、通草、薏苡仁，虽然也有健脾祛湿的功效，但是它们是走向经络的，是针对湿滞经脉。因此《温病条辨》认为“湿郁三焦，脘闷，便溏，身痛，舌白”这些都是里证的表现，出现脉象模糊表明湿在经脉，所以会有身痛。结合现在临床上高尿酸血症的患者，可以去尝试用这些祛经脉之湿的药物，效果会不错。这些病证表现出来的主要症状是脉象模糊，身痛，肌肉疼、骨头疼等湿在经脉表现，因此治疗当行气通经，化湿而解。

三加减正气散较为简单。上边宣肺用杏仁，下边利水用滑石，中间运化脾胃，这又体现了湿热病的治则，即开上、畅中、渗下，开宣上焦宣肺气，畅达中焦运化脾胃，渗利下焦排水湿。在本方中藿、朴、苓、陈主要调整中焦脾胃运化，上边宣肺、下边渗水，非常简单明快。我们在学习中主要是掌握这种组方的思路和对病证的辨识规律认识。任何疾病都是有规律可循的，就湿病总的治疗规律而言，吴鞠通《温病条辨》为我们做了非常好的总结：开上、畅中、渗下。所以在一张治湿的处方中一定含有上宣肺、下渗湿的，中焦则要抓住脾胃的运化。三加减正气散治“秽湿着里，舌黄脘闷，气机不宣，久则酿热”。

四加减正气散和五加减正气散这两个处方所选用的药物都有偏温、偏燥的，一个用了草果，一个用了苍术，这说明四加减和五加减正气散在湿病里边偏寒湿，属湿多热少。总法则是开上、畅中、渗下。其定位定性定量（三定）中定量如何解决？我们经常要探讨到底是湿重是热重还是湿热并重？我们中医的定量上又是用三分法，分成湿重为主的、热重为主的和湿热并重，既有湿也有热的，但是没有办法精细到百分千分。所以这个定量就是“大概”“大约”，表达为湿重、热重、湿热并重的“量值”。辨别湿重、热重、湿热并重靠经验积累、实践探索。其判断要结合患者的具体体质和病症表现。一是要辨热象，我们所讲温病八种热型，有助于判断热的性质与程度。二是辨口渴，口越渴就是热越重，口越不渴，热越轻，至少是伤阴不重；湿越重越不渴，湿热并重往往是口渴，这就是中医对定量的一种描述与判断。还有一种是口渴不欲饮，嘴里干，但是水喝到嘴里却觉得不舒服不想喝。三是辨出汗的情况，有汗无汗，汗的质地，汗多汗少，什么样性质的汗可以帮助我们判断它是热为主还是湿为主。四是辨尿，颜色黄偏热，颜色清偏寒偏湿。还有尿量，这些都是诊断学的内容。辨热、渴、汗、尿，还要辨大便。大便是干的还是硬的，黏的稠的还是溏的，气味如何，色泽如何，量如何，都可以帮助我们判断它是湿重还是热重。不同的病邪所造成的大便的情况是不一样的。中医辨识疾病不能离开辨舌脉。实际上我个人体会是温病的辨舌比辨脉还要重要、还要准确。舌象是唯一一个我们腔道里边的器官状况在外的表现，所以舌象能够反映内在器官的病变，且我们的舌象相对来说影响的因素要少一些，一般来说比较直观比较客观。而现在临床上影响脉象的因素太多，如路途奔波、饮食进水、服用药物、情绪波动等都容易影响脉象的真实性。概而言之，辨别湿重、热重、湿热并重，可以从热、渴、汗、尿、便、舌、脉这 7 个方面综合起来进行定量，但最终也没有数字化。一旦数字化就使得辨识简化了，只要输入相关信息就能得出湿热偏重情况，就解决了定量的问题。那么四加减和五加减这两个正气散中，藿、朴、苓、陈仍然是用来运化中焦脾胃，但是用到了草果、苍术这些温燥的药物，就说明是湿偏重。所以四加减正气散是治疗“秽湿着里，邪阻气分，舌白滑，脉右缓”，五加减正气散是治疗“秽湿着里，脘闷便泄”，这些都是脾胃运化失常，阳气不足，湿邪偏重的状况。我们将这五个加减正气散归纳为运中系列。

关于藿、朴、苓、陈这一基础方，不能不提到《医原》中的藿朴夏苓汤。温病学中湿温病的第一个证必讲三仁汤和藿朴夏苓汤方证。藿朴夏苓汤中用的就是藿香、厚朴、半夏、茯苓，这里边没有用陈皮，用到了三仁，即杏仁、薏苡仁、蔻仁，再加猪苓、泽泻。这是一张非常具有代表性的方，以藿香为主，用来芳香辛散、宣气化湿，可以说是集芳化、苦温、淡渗于一身。石芾南说“湿去气通，布津于外，自然汗解”，所以有汗无汗，也可以反映到卫气的敷布上及邪气的出路上。关于湿温的形成，是温病发病的一个最好的诠释。它的发病机理是太阴内伤，这是变化的根据，太阴脾出现了运化的失常，再加上外在因素才会发病。内因是变化的根据，外因通过内因起作用，这是中医认识论当中非常具有哲理的一个观点。因此湿温病的发病是“太阴内伤、湿饮停聚、客邪再至，内外相引，故病湿热”。所以要想防止湿热病变，首先要管好嘴。此外，湿热病、湿温病的病变趋势在性质上有偏寒偏热之不同，在病位上有偏于脾偏于胃的不同。一般而言初期都是在上焦，邪遏卫气；极期主要是在中焦，弥漫于上下，可以充斥于表里。它的转化趋向是其既可以转为寒湿，也可以转为温热。末期可以出现正虚邪恋，脾气未醒，胃气不舒，最终经调治才可以恢复。

我们要把握住病变的特点，根据不同的分期及“从化”来进行药物的使用。运中实际上是治湿的一个关键。藿、朴、苓、陈是用药的核心，内外相引是病机特征，广泛的病位，邪实的定性，病变的趋势以中焦为主，弥漫上下。其转化是在气分为主，所以湿热病主要的病位是在气分。正因为它有这样的一个特性，所以在辨别上就要区分湿重、热重、湿热并重，区分在上焦、中焦、下焦。因此三焦辨证运用在湿热病中就更为得心应手。这里谈到湿热病的病机，关于病机的概念是什么？病机就是探讨疾病的发病、病位、病性、病势及转化的机要、关键，即病变的核心问题。

在《温病条辨》中治疗湿病使用的药物也有一定规律。针对上焦、中焦、下焦，选用不同的药物，其基本的规律就是开上用的都是一些芳香的，都是一些叶、花、草，构成了温病治疗外邪的特点，如用藿香、佩兰、白芷、香薷、苏叶等来开上，很少用质地较硬的根块类药物；畅达中焦的药物在性质上多少有一点偏温，如厚朴、草果、白豆蔻、半夏、苍术、白术等，这些药物在性质上都偏温，偏于畅达中焦；湿在下焦用的最经典、最传统的就是渗利方如五苓散、四苓汤，用茯苓、猪苓、泽泻、车前子、滑石、通草、竹叶、木通等。这些构成了用药的一种特征，即开上、畅中、渗下用不同的药物。

关于湿温的治疗禁忌。湿温治疗有三禁：禁大汗、禁大下、禁大补（滋补）。化湿法的应用，在叶天士医案中已经有所反映。据统计，叶天士医案中有 8 个医案与三仁汤相关。三仁汤也是在总结叶氏医案的基础上，归纳出来的以化湿为主，清热为辅，可芳香宣透，行气化湿的方药，即分消走泄。

藿朴夏苓汤和三仁汤这两个方子实际上是各有所偏，也有所相似。我们在讲温病湿热在表的时候讲到藿朴夏苓汤和三仁汤，它们实际上都是以杏仁、半夏、厚朴、蔻仁、薏苡仁这五味药为主。杏仁开上，宣发水的上源；滑石渗下，渗水而利湿清热；半夏、厚朴、蔻仁来畅达中焦。这个核心是不变的。两个方子略有区别的地方，就在其他的药物组成上，如藿朴夏苓方用到了豆豉、藿香、薏苡仁、猪苓、泽泻，偏于解散表邪；而三仁汤用到了滑石、竹叶、通草来泄热利湿，偏于清泄里邪。我们教材上讲的三仁汤是湿中蕴热，化热入里，所以用了清凉渗利的药物。在治湿当中特别强调的一个法则，叫作分消走泄，使邪气、湿热、病邪一定是分道而消，走动排泄。而分消走泄常用的方药就是《外台秘要》中收载的温胆汤，用半夏、竹茹、枳实、橘皮、生姜、大枣，来治疗湿热稽留少阳三焦，胆胃失和，痰湿内扰，用分消走泄的方法使邪气分道而消。

### （三）通下方证系列

第三个系列通下系列以承气汤为核心。《伤寒论》中有三承气汤，即大承气、小承气、调胃承气。在此基础上，温病学发展了《伤寒论》，形成了我们以下所列的九个承气。在大承气、小承气、调胃承气的使用中，温病学和《伤寒论》应该是一脉相承的，一个是峻下，一个是轻下，一个是软坚攻下。学习三承气相关的条文，大家可以参阅中焦篇。中焦篇主要讨论阳明热盛、阳明热结。承气的方法主要是用于有形热结，以腑气不通为主，出现腹满硬痛，不大便。在温病学当中，诸多疾病都与腑气不通有关系，然而温病又有它的特殊性，有阴伤，所以在承气的基础上又补充了滋阴通下的方法。因此《温病条辨》当中又形成了宣白承气、导赤承气、牛黄承气、增液承气和护胃承气等新的承气系列。

宣白承气汤的"宣白"就是宣肺，上要宣肺，下要通腑，用来治疗肺与大肠上下同病。在上肺气郁闭，因此用杏仁宣肺，石膏、瓜蒌清气化痰，治疗温病的喘促不宁、痰涎壅盛；在下又是腑气不通，肺肠同病，用大黄清热通腑。

导赤承气汤用于治疗小便赤、涩、热、痛，大便秘结。这也是二肠同病，是大肠与小肠同病，大肠腑气不通，小肠有热。关于泌尿系膀胱病变，中医认为其病位在小肠。由于小肠热盛出现了小便的赤涩热痛，而心与小肠相表里，心火往往反应在小肠，形成二肠同病。导赤者，导心火下行，用黄连、黄柏、赤芍、生地黄，其中赤芍凉血清热，还可柔肝缓急，用黄连、黄柏清热而燥湿。我们会发现但凡用到芍药的病证都会有疼痛，这里是小便的尿道疼痛，芍药和甘草是中药止痛药中的绝配。导赤承气用于治疗"左尺坚牢，小便赤痛，时烦渴甚"，大肠与小肠同治。

牛黄承气汤即用大黄送服安宫牛黄丸。牛黄承气并不是一个典型的承气汤，它是安宫牛黄丸加大黄。可见大黄在通腑泄热中是一个"将军"，是一个最重要的药物。牛黄承气用于治疗上边窍闭神昏，下边腑气不通，也是属于上下同病。

增液承气汤适用于无水舟停者。机体津液不足，肠道的阴伤津亏导致出现腹气不通。"无水舟停"，即舟船在河道里边行驶却没有水，只有增加水才可以使它行驶起来。所以在通下法里边，增液汤是为了增水而行舟的。那动力在哪呢？用增液汤加上大黄、芒硝，促进通腑。因而这个方药是一个气血合治之法。

护胃承气汤其适应证在《温病条辨》中焦篇第 15 条为"下后数日，热不退，或退不尽，口燥咽干，舌苔干黑，或金黄色，脉沉而有力者，护胃承气汤微和之；脉沉而弱者，增液汤主之"。其脉象一定是脉沉有力，否则就是伤阴了，因为灰黑苔，这种是阴伤也可以热邪伤阴。如果脉沉实有力提示腑气不通，可以用护胃承气汤来清热养阴、通下热结。

桃仁承气汤针对蓄血证，在《伤寒论》中有桃核承气汤。这两个处方方名有一字之差，药物组成也相似，所不同的是在对阴阳的认识角度与侧重点。《伤寒论》的关注点在阳气的不通、阳气的受损，而温病学的关注点在阴液的受损、亏耗，所以《伤寒论》的桃核承气汤重在通阳，温病的桃仁承气汤重在护阴养阴。因此，护阴保津成了温病治疗的一个关注点。桃仁承气汤是用大黄来通腑泄热，用芒硝、桃仁、当归、芍药、丹皮来破血下瘀，其病位在血，治疗下焦小腹胀满的这种蓄血证。桃仁承气适用于“热病经水适至，十数日不解，舌痿饮冷，心烦热，神气忽清忽乱，脉右长左沉，瘀热在里也”，这是一个特殊时期，是妇人感受温邪，恰遇经期，中医形容这种病证叫热入血室。出现这些病证以后，用这个方子来活血清热，所以方中除了桃仁之外，还用了生地黄、丹皮、泽兰。其中泽兰可以凉血活血，可以“横行肝脾之间”，我们在临床上就用本草的这种描述，用它来治疗门脉高压。在临床上，我们汲取老中医的经验，就用两个泽，一个是泽兰，另一个是泽泻，来活血凉血利水。

新加黄龙汤方证所描述的是“应下失下，正虚不能运药，不运药者死，新加黄龙汤主之”。温病使用下法后应当通，不通肯定有其原因。这个原因是气阴受损，出现了腑气的不通，正虚不能运药，不能运药则死，此时要扶正攻下、益气增液。新加黄龙汤里边用到了人参，生地黄、麦冬、玄参是增液汤，还用了海参、当归，用来治疗阳明热结，气阴两伤。

承气合小陷胸汤。小陷胸汤中瓜蒌、半夏、黄连，加上枳实、厚朴、大黄，就构成了一个承气合小陷胸汤，治疗“温病三焦俱急，大热大渴，舌燥，脉不浮而躁甚，舌色金黄，痰涎壅甚，不可单行承气者，承气合小陷胸汤主之”，也就是说合并有痰热的。我们知道陷胸汤是治疗胸膈热的，胸膈三证热郁胸膈，热灼胸膈，痰热结于胸中用陷胸；下边腑气不通，用承气汤，所以这两个方子合起来治疗上边痰涎壅盛，下边腑气不通，上下同治。承气里边既注意到阳气，也注意到阴液；既注意到腑气的不通，也注意到瘀血、湿热等各种因素。温病学发展了承气，但并没有离开用大黄通腑泄热的核心。

承气的运用也有治疗禁忌。《温病条辨》：“阳明温病，下后二三日，下证复现，脉下甚沉，或沉而无力，止可与增液，不可与承气”。承气汤用了以后，下证又出现了，为什么？腑气通了以后应当是病情好转，却见脉下甚沉，或沉而无力，说明阴伤了，出现阴液不足，因此不可与承气。不能单纯通下，我们要考虑患者有没有虚的问题，要结合脉症来进行加减变化。中焦篇第 33 条提示我们“阳明温病，下后脉静，身不热，舌上津回，十数日不大便，可与益胃、增液辈，断不可再与承气也”。温病时时刻刻顾护着人体的阴液，“下后舌苔未尽退，口微渴，面微赤，脉微数，身微热，日浅者亦与增液辈”。热总退不净，表现出口微渴、面微赤、脉微数、身微热等一些微症状，这是什么原因？是机体出现了阴液不足，“日深舌微干者，属下焦复脉法”，用复脉法，“勿轻与承气，轻与者肺燥而咳，脾滑而泄，热反不除，渴反甚也，百日死”，告诉我们危重症要注意，这也是承气的治禁。

## （四）复脉方证系列

第四个系列是复脉汤类，我把它归纳在育阴系列。温病学关注阴液，关注人体的这种物质，是它的一大特色；祛除湿邪是它的又一大特色。直至我们今天，这两个法则在临床上都是非常适用的。归纳育阴系列以加减复脉作为主体，涉及下焦篇育阴的条文有 8 条，都在谈如何治疗温病的阴伤，这一点补充和发展了《伤寒论》。加减复脉中核心的方药有炙甘草、地黄、芍药、麦冬、阿胶，这些药味是把《伤寒论》中的复脉汤去掉了参、桂、姜、枣这些温热的药物，保留了其中养阴的部分，这样就一改温阳变成了护阴。所以通阳复脉用《伤寒论》的炙甘草汤，养阴复脉用温病的加减复脉汤。

与加减复脉相关的有这样一个系列：救逆汤，一甲复脉、二甲复脉、三甲复脉汤，大定风珠和小定风珠。这个“甲”是指加上了牡蛎、鳖甲、龟板。所以一甲、二甲、三甲是加重了不同的滋阴潜阳的药物，治疗阴虚欲动风。动风有实风、虚风之别，复脉汤主要用于阴虚风动，大定风珠、小定风珠是在养阴护阴、滋阴潜阳的基础上进一步加减，加上了血肉有情之品——鸡子黄。在黄连阿胶汤里也用到了鸡子黄，但小定风珠里还用了这样一味特殊药——淡菜，淡菜（即海虹肉）是滋补且比较清淡的一味食材。方中海参主要是用于滋阴潜阳息风，用了一些比较平和的血肉有情之品。方中没有用很多的胶，诸如鹿角胶、龟板胶之类，这些药物过于滋腻。治疗阴虚动风，这个动风主要是出现了一种危象，即哕，俗称呃逆。

加减复脉汤，实际上是从《伤寒论》复脉汤演化而来的方。在《伤寒论》中非常著名的炙甘草汤，方中参、桂、姜、枣主要是用来通阳复脉，温通阳气的。在临床上桂枝是能够走而不守，而肉桂是守而不走，所以肉桂是温肾，桂枝是通阳气，用桂枝来通阳复脉，这是炙甘草汤原方的主导思想。到温病当中，临床上也会出现心律失常，这个脉结代是由于阴伤，心阴受损。出现阴伤以后，怎么来复脉？要滋阴复脉，用加减复脉汤。所以它的演化就是去掉参、桂、姜、枣，加上一味白芍柔肝敛阴，一改通阳复脉变成了滋阴复脉。

与加减复脉汤方证相关的一甲复脉汤、二甲复脉汤、三甲复脉汤、大定风珠、小定风珠等是在这个方证基础上出现了变化，并以抓主症的方式来表达。这个主症肯定带有经验性，是经验的总结。一甲复脉汤为什么要去麻仁，加牡蛎呢？是因为主症是阴伤兼有便溏，我们知道麻仁有润肠的作用，去掉麻仁是避免其副反应。实际上也提示我们要注意到便溏的症状，对药物要进行对症的调整。二甲复脉汤适用于初见虚风内动，相对而言动风症不重者。三甲复脉汤则增加养阴药物，用于虚风内动的重症。阴虚如果要出现脱证，加有收敛作用的五味子，如在生脉散组成中有人参、麦冬、五味子三味药，人参益气、麦冬养阴，五味子用以敛阴。所以在临床中，五味子不能随便乱用，一定是要邪气少才可以用，否则就要出现敛邪的弊端了。阴虚动风出现了心律的失常，要养阴复脉，而《伤寒论》中所讨论的心动悸、脉结代则要通阳复脉，从这里我们可以看出疾病谱发生了变化。

在临床上，有人错误地认为炙甘草汤可以治疗一切心律失常。中医治疗一定要基于辨证，一定要区别它是阳气不通还是阴伤。我当年亲历了一次心律失常就深有体会：我在 1999 年时突然出现心律失常、早搏，24 小时心电监护，早搏发生 20 000 次之多，我自己的感觉是心动悸，尤其晚饭后最难受且不敢动，就像有东西堵在胸中心脏这里一样，自我感觉属复脉汤证。请教老前辈诊治，找了伤寒派的老中医，给我开了炙甘草汤加减。处方中加有桂枝 10g，为防过热又加了羚羊粉 1g，他认为我这个舌偏红，有一些热象是肝经郁热。吃完 3 天以后出现的第一个反应是口干舌燥、痔疮便血（鲜血，量多），我自己也害怕，就不敢吃了。第 4 天我就找我们另一位老中医诊治，他看后说诊治思路是对的，是炙甘草汤证，可以调方守方。这位老中医最擅长的是温病学派的治疗思路与方药，他在炙甘草汤原方基础上，把桂枝和羚羊粉去掉，加了生地黄 30g。我吃的第 2 天开始就有了反应：不便血了，出现水样便，一天水泄 4 次。3 天以后，再见到这位老中医，他笑问情况，我说有一定反应，血不出了，但是拉肚子，他说你接着吃就不拉肚子了。我再吃了 3 天后大便反而正常成型了。就桂枝换生地黄这一个变化，我亲身体验了什么是滋阴复脉，什么是通阳复脉。药物一定要适合人的体质，可能我体质就偏于阴伤，所以需要养阴复脉。除了中药，我也使用了门冬氨酸钾镁及胺碘酮，3 个月后我的心律失常就完全纠正过来了。因此见到早搏，脉结代，一定要分阴阳，判断到底是阴不足还是阳气不通？阳气不通用炙甘草汤，炙甘草汤可通阳、养阴、复脉。所以我们要了解加减复脉类的演化。

治疗禁忌中“壮火尚盛者，不得用定风珠、复脉。邪少虚多者，不得用黄连阿胶汤。阴虚欲痉者，不得用青蒿鳖甲汤”。这是下焦篇第 17 条里边反复强调的，目的是告诉我们一个用药的尺度。

### （五）退黄方证系列

第五个系列是茵陈蒿系列方。茵陈蒿汤是千年古方，用来退黄。现在在临床上，但凡是有黄疸的病证都会用到茵陈。但茵陈蒿汤也有不同的加减，这种加减中始终没有离开茵陈清热利湿退黄的核心。《温病条辨》这五张处方都以茵陈作为退黄的要药，就像青蒿截疟一样，到现在为止，临床上凡是退黄的中成药，说明书里边全都含有茵陈，最著名的方子就是茵陈蒿汤。但是黄疸要分阴阳，有阳黄和阴黄之分，阳黄加用大黄和栀子，是茵陈蒿汤的原方；阴黄则用附子和干姜，在《温病条辨》中分别列出了茵陈四逆、茵陈五苓、茵陈白芷，这些方子既针对湿热，又针对寒湿。总而言之，中医治疗黄疸立足于祛湿，只不过湿的定位不同而已。

大家学经典、读经典，《金匮要略》中关于黄疸的论述有 20 多条，其中认为黄疸的病位在何处？我们治疗疾病要定位、定性、定量。关于定量，我们可以借助现代医学手段进行观察，就是黄疸的总胆红素。那黄疸的中医定位认识到底在哪里呢？就脏腑而言，中医认为是在中焦脾胃，所以治疗黄疸务必要调理中焦脾胃，恢复脾胃功能，且黄疸有在气在血的不同，因此病位上还要进一步区分。《金匮要略》认为黄疸病的病位在血分，这一点和我们现代检测胆红素这种认识是一致的。胆红素通过血液可以查验出来，而中医真正传统的黄疸辨识，只要眼睛能看见，就可以辨别是阳黄还是阴黄。血中总胆红素在 17μmol/L 以内是正常的；肉眼所看见的黄疸，即身黄、目黄、小便黄，这三黄是胆红素在 34μmol/L 以上，就是 2mg 以上的显性黄疸。现在临床更多见的是隐性黄疸，患者就是黄疸指数高，血中胆红素高于正常，但并没有出现三黄的表现，来就诊往往是想解决胆红素高的问题。临床上脂肪肝、慢性肝病及各种肝损伤的患者，都会出现胆红素增高。

茵陈蒿汤系列的茵陈往往是临床上的必用之药。如何进行加减呢？《温病条辨》给我们提出了一个很好的思路。阳黄清热利湿退黄；若寒湿在里，可以用草果茵陈汤、茵陈四逆汤。所谓茵陈四逆汤，针对的是阴黄，用了附子和干姜。临床上有很多辨识黄疸的方法，如观舌象、看目黄。现在临床上的目黄，如果不在传染病院我们一般是看不见的，患者顶多是皮肤有点发黄，更多的患者表现出来是尿黄，自己叙述尿特别黄，而且有味，一查胆红素高于 17μmol/L。我们现在把它叫作隐性黄疸，有的老中医提出来，也可以叫作“隐黄”。上海王灵台教授提出将这种黄疸称为“介黄”，即介于阴性、阳性之间的黄疸，它既非阳黄，也非阴黄，从性质上来讲是一个与湿密切相关的病变。当然介黄里边有很多是那种虚性的黄疸，中医说的阴虚、阳虚、气虚、血虚。比如说贫血的患者，他容易溶血，胆红素有时候会高一些，这些都把它归在介黄里边。再如肝病中的慢性肝病，出现介黄就特别多，西医也叫残黄即残留黄疸，胆红素就总是不正常。这种黄疸的性质或多或少都会有湿，所以都会用到茵陈。就看我们用茵陈和什么去组合、怎么去加减。有茵陈四逆汤、茵陈白芷汤、茵陈五苓汤，针对湿性的、阴性的黄疸进行加减，都是治疗“诸黄疸小便不利”的。湿没有去处的，用茵陈五苓汤；阳气不通、四肢厥逆的，用茵陈四逆汤;“酒客久痢，饮食不减”的，用茵陈白芷汤。注意我们现在临床上这种“酒客”特别多，饮酒多了以后，患者一天能大便无数次，有患者出门之前都要去三次厕所，这种属酒精性的肝病，嗜酒过度导致体内湿痰瘀停聚，用茵陈白芷汤治疗。其中白芷是一个温热的药物，加上藿香升脾阳。

以上我们对《温病条辨》中的五个方证体系进行了概要解析。以银翘散一系列加减为代表的清解方证系列；以五个加减正气散为代表的运中（运化中焦）方证系列；以三承气汤加减为代表的通下方证系列；以复脉汤一系列衍化加减为代表的复脉方证系列；以茵陈蒿汤加减为代表的退黄方证系列。我们要掌握其辨证要旨，谨守病机大法，灵活加减变化。

《温病条辨》中还有很多方证系列，如以杏仁汤加减为主的宣肺方证系列、以四苓散加减为代表的淡渗方证系列、以五苓散加减为代表的利湿方证系列、以白虎汤加减为代表的清气方证系列等。此外，还有降逆、清火、宣郁、清络、凉血、温阳等代表方药加减系列。从这些方证系列不难看出《温病条辨》总结的温病辨证论治思路和方法。

# 读经典 做临床 继承创新

## ——从叶天士的文章看温病学派对《伤寒论》的发展

北京中医药大学　刘景源教授

清代著名医学家叶桂，字天士，号香岩，被后世尊称为温病学派的创始人。他有关温病学的论述最早见于《续选临证指南医案》，于公元 1775 年刊行，后又被清代著名温病学家王孟英收入他所著的《温热经纬》一书中，题名为《叶香岩外感温热篇》，简称《外感温热篇》，共分为 36 条。这篇文章充分地反映了叶天士对温病学理论的建树和辨证论治的丰富实践经验，对后世有重大指导意义，尤其是篇中的第 1 条至第 10 条，集中体现了叶天士的学术思想，更为研究温病学所必读。从文章中可以看出，叶天士的这篇文章继承了《伤寒论》的学术思想，又对其有所发展、创新，可以说给后世树立了读经典、做临床、继承创新的典范。下面我将对其中的第 1 条、第 2 条、第 7 条分列标题进行讲解、阐释，供大家学习《温病学》参考。

## 一、温病的发生发展规律及其与伤寒辨治的异同

温病，就其病变性质而言，可分为温热病与湿热病两大类别。叶天士在第 1 条中重点论述了温热病。条文中以精炼的语言高度概括了温病的发生发展规律及其与伤寒辨治的异同，并提出卫气营血辨证为温病的辨证纲领，从而为温病学说的形成提供了实践依据并奠定了理论基础。他说："温邪上受，首先犯肺，逆传心包。肺主气属卫；心主血属营。辨营卫气血虽与伤寒同，若论治法，则与伤寒大异也。"

本条内容可以分为三段。

### （一）温病的发生发展规律

这一段就是原文中所说的"温邪上受，首先犯肺，逆传心包"。这句话虽仅有短短十二个字，却论述了温病的病因、邪气侵入的途径、初起的病变部位、发展规律这四个方面的问题。

“温邪”二字，是对温病的定性，明确指出了温病的致病因素是温热邪气，这就把温病与外感寒邪所导致的伤寒病从病因上严格地加以区别。

“上受”二字，指出了温热邪气侵入人体的途径。“上”字，有两个方面的含义：一是指温热邪气侵袭人体，自口、鼻而入，而口、鼻都在人体上部；二是指肺开窍于鼻，肺气通于口、鼻，而且肺合皮毛，温热邪气无论从口、鼻还是皮毛而入，都导致肺的卫外功能失常而发生表证。肺为五脏六腑之华盖，居于人体上部，因此肺的病变称为“上受”。

“温邪上受”四个字，不仅是讲温病的病因与邪气侵入的途径，而且也与伤寒病做了鉴别。温为阳邪，其性上行，升散开泄，所以温邪袭人始从上受，由口、鼻、皮毛而入，先侵袭肺系。寒为阴邪，其性下行，收引凝滞，所以寒邪袭人始从下受，先侵袭足太阳膀胱经。温病与伤寒，病因有温邪与寒邪之分，发病初起有上受与下受之别，病机与治法当然也不相同，所以叶氏在本条最后强调指出：“辨营卫气血虽与伤寒同，若论治法，则与伤寒大异也。”由这句话也可以看出，叶氏对温病与伤寒的鉴别是非常重视的，他既然提出两者治法“大异也”，那么对两者病因与发病的区别就不可能不加以论述。本条中虽然未明确提出“寒邪下受”的说法，但从其“温邪上受”之说就可以推断应当是与“寒邪下受”相对而言，条文中温病与伤寒的鉴别之意已在不言中了。据传，《外感温热篇》并非叶氏手著，是叶氏游太湖洞庭山时，其门人顾景文随于舟中，记录他的口授而形成的文字记录。既然是笔记，在记录中就难免有省略删减之处。因为本段重点在于记录叶氏对温病发生发展规律的论述，所以有关温病与伤寒对比鉴别的内容就省略未录，这也不是没有可能。仔细推敲“温邪上受”这四个字，确实含义殊深，耐人寻味，由此更可以悟出古人“于无文处求文”的说法确实发人深省。

“首先犯肺”一句，指出了温病初起的病变部位。所谓“犯肺”，不是单纯指肺脏，而是指肺系。中医学的整体观念认为，五脏不是孤立的脏器，而是以脏为中心，通过经络与其相表里的腑及体表的组织器官相联系的功能系统。肺系，就是以肺脏为中心，通过手太阴肺经与体表的鼻、皮毛相联系的肺系统。温热邪气侵袭人体，首先导致肺系病变，所以称为“首先犯肺”。肺系病变可分为两个阶段，初起温热邪气侵袭口、鼻、皮毛，导致肺的卫外失司，以发热、微恶风寒为主症；或因邪气侵袭，导致手太阴肺经经气不利，从而引起肺失宣降，则以咳为主症。无论是卫外失司，还是肺失宣降，其邪气仅在口、鼻、皮毛或经络而已，并未深入肺脏，都属表证范畴，称为邪在肺卫，是卫分证。如果表证不解，热邪入里，循手太阴肺经而深入肺脏，导致热邪壅肺，以高热、喘咳为主症，则属肺的气分证。也就是说，肺系的病变根据其浅深轻重的不同，有太阴（肺）卫分和太阴（肺）气分之别，但两者均属“温邪上受”的阶段，所以统称为“首先犯肺”。

“逆传心包”一句，指出了温病的发展规律。“逆传”是与“顺传”相对而言的。顺传，是指温热邪气自上焦太阴卫分传入太阴气分，进而传入中焦阳明气分，见足阳明胃无形热盛，以高热恶热，蒸蒸汗出，渴欲冷饮，脉浮洪为主症。如果高热不解，津液耗伤，导致大肠燥热，燥屎内结，形成手阳明大肠腑有形热结，以日晡潮热，手足濈然汗出，腹满痛拒按，大便秘结，舌红苔黄燥或焦燥，脉沉实有力为主症。如果中焦燥热不解，吸灼真阴，消耗肝血肾精，进而深入下焦血分而成真阴耗损之证，甚至导致水不涵木，虚风内动。正如王孟英在本条按语中所说：“温邪始从上受，病在卫分，得从外解，则不传矣。第四章（指本篇第 10 条）云，不从外解，必致里结，是由上焦气分以及中、下二焦者为顺传。”如果肺系的温热邪气既不外解，又不顺传中、下焦，而是直接内陷心包，就称为逆传。因肺与心包同居上焦胸中，所以肺系的温热邪气最容易传入心包。由肺系逆传心包的传变途径有两种：一是太阴卫分的温热邪气不经太阴气分而直接内传心包，由卫分证直接转为营分证；二是上焦太阴气分的温热邪气不顺传中焦阳明气分，而内传上焦心包营分。因为两者都来势迅猛，病情凶险，所以都称为“逆传”。由此可见，“逆传”的“逆”字有两方面的含义：一是指传变途径不是顺传中焦，不顺则为逆；二是指病情危重，预后不良，属于“逆证”。这种传变形式是邪气由肺系内逼心包，攻陷心主之宫城而直犯心主，所以又称为“热陷心包”，如王孟英在本条按语中所说：“惟包络上居膻中，邪不外解，又不下行，易于袭入，是以内陷营分者为逆传也。”从本条的文意来看，叶天士的用意是讲述温病的发生发展规律，他既讲了“逆传”，顺传当然也应当在议论之中。条文中之所以未论及顺传，很可能是顾景文在记录中有所省略所造成的。因为顺传易于理解，所以省略未记，而逆传病机复杂，病势凶险，所以作为重点记录下来，以致文中缺少关于顺传的论述。依此推论，温病的发生发展规律可以概括为：温邪上受，首先犯肺，顺传胃肠，逆传心包。

温病顺传与逆传的规律可以用下面的简图加以概括（图 16-1）。

导致逆传心包的原因一般可以分为三个方面：一是因为心气或心阴素亏，正不敌邪，以致邪气乘虚而入；一是因为温热邪气猖獗，邪气盛而正气不支，以致邪气长驱直入；一是因为误用辛温解表药物，使心气、心阴被劫而致邪气乘虚直入。温热邪气一旦逆传心包，就必然灼伤心阴而导致营阴不足，所以它属营分证范畴。逆传心包证，不仅热盛，而且有痰，所以又称为“痰热蒙蔽心包”。其痰的形成原因，一是温热邪气灼液成痰，以致痰热互结而形成热痰；

一是素体痰盛，热邪内陷与痰相合而形成热痰胶结。正如叶天士在本篇第 14 条所说："或平素心虚有痰，外热一陷，里络就闭。"因为热陷心包证既有营阴不足，又有痰热蒙蔽，所以临床以身热灼手，四肢厥逆，痰壅气粗，神昏谵语或昏愦不语，舌謇短缩，质红绛苔黄燥，脉细滑数为主症。

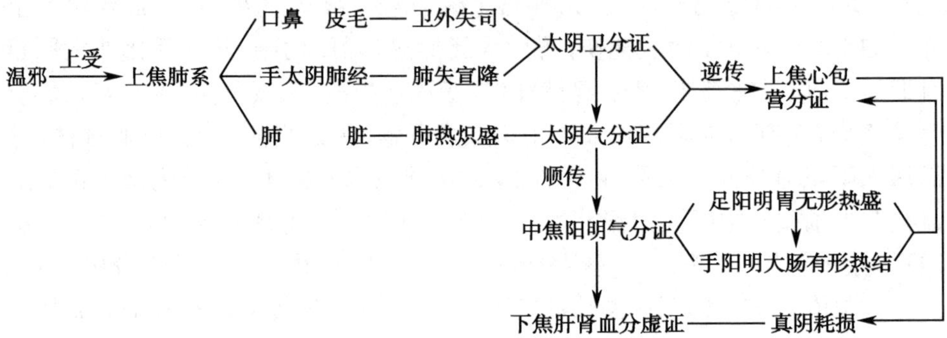


图 16-1 温病顺传与逆传规律简图

## （二）卫气营血辨证与脏腑的关系

这一段就是原文中所说的"肺主气属卫；心主血属营"。叶氏在上一段以"温邪上受，首先犯肺，逆传心包"十二个字对温病的发生发展规律做出了明确的脏腑定位，本段则又进一步阐明卫气营血辨证与脏腑的关系。

叶天士创立的卫气营气辨证，根据温热邪气侵袭人体后对人体损伤轻重程度的不同，把温病分为卫分证、气分证、营分证、血分证四大类。分，就是分界的意思，可以引申为阶段。卫、气、营、血四分证，实际上就是四个阶段。从生理上讲，卫，是指以各个脏腑的功能活动为基础而产生的人体的保卫功能，如果脏腑功能正常，则保卫功能健全。气，是指由气的运动变化而产生的各个脏腑的功能。可以说，卫是气的一部分，而营与血都是行于经脉之中的液态营养物质，营是血中的津液，因此可以说，营是血的一部分。一般来说，温热邪气侵袭人体，首先引起人体的卫外功能失常而发生卫分证，进而向里发展，影响脏腑功能而导致气分证。卫分证与气分证都是人体功能失常的病变，卫分证是气分证的轻浅阶段，两者虽有浅深轻重的区别，但并无本质的不同。温热邪气深入血脉，损伤人体营养物质，轻则消耗血中津液，称为营分证，重则损伤血液，称为血分证。营分证是血分证的轻浅阶段，它与血分证虽有程度轻重之差，但也没有本质的不同。

把卫气营血辨证与脏腑结合起来分析，肺主宣发，上通口、鼻，外合皮毛，卫阳由肺宣发于表而抵御外邪，保卫人体。由于温热邪气侵袭人体，引起卫外功能失常而导致的卫分证与肺系密切相关，所以称为肺卫病变。如果卫分热邪不解，邪气深入于里，就可以导致各个脏腑功能失常，统称为气分证，根据其具体部位加以区分，又有肺、胃、大肠、肝、胆等不同脏腑的证候。温热邪气深入血脉，轻者为营分证，重者为血分证。心主血脉，肝主藏血，肾主藏精，肝肾同源，肾精与肝血可互相化生，所以营分证、血分证多涉及心、肝、肾三脏。

在本条中，叶天士重点在于论述“首先犯肺”与“逆传心包”，所以他对卫气营血辨证与脏腑关系的分析也落实在肺与心两脏。“肺主气属卫”，是说肺有主一身之气的生理功能，如果热邪壅肺，导致肺主气功能失常的病变，就是气分证。这句话中的“属”字，依文意是统属的意思，引申为包括。“属卫”，是指肺主一身之气的功能包括宣发卫阳，抵御外邪，保卫人体，因此肺的病变也包括温热邪气袭表，卫外功能失常的卫分证。也就是说，在肺的病变中，先出现卫分证，后出现气分证，卫分是气分的轻浅阶段。“心主血属营”，是说热邪损伤心血，就是血分证。这句话中的“属”字，也是统属、包括的意思。“属营”，是指营为血中津液，所以心的病变也包括热邪损伤营阴的营分证。也就是说，在心的病变中，先出现营分证，后出现血分证，营分是血分的轻浅阶段。由此可见，“温邪上受，首先犯肺”，初起先导致肺的卫分证，进而则发展为气分证。无论是肺的卫分证还是气分证，深入发展都可以“逆传心包”。心包是心主之宫城，其功能是护卫心脏，在病变中代心受邪，所以热陷心包就是心的病变，轻则为营分证，重则为血分证。

### （三）温病与伤寒辨治的异同

这一段就是原文中所说的“辨营卫气血虽与伤寒同，若论治法，则与伤寒大异也”。从这句话可以看出，温病与伤寒都属外感病范畴，就其病变而言，都不外乎外邪损伤人体营卫气血而产生的各种证候，因此在辨证上都离不开营卫气血的内容，从这一点来看，两者是相同的。同时也应当看到，温病与伤寒虽然同为外感病，但因其病因有温热邪气与风寒邪气之分，两者对人体营卫气血损伤的机制有别，因而其治法也就大有差异。下面以伤寒的太阳病为例，讲述它与温病营卫气血证治的鉴别比较。

**1. 营**

（1）伤寒寒伤营（太阳伤寒）证的证候及治法：太阳伤寒证的病理机制是寒邪束表，卫阳内闭，营阴凝滞。临床表现是：恶寒重，发热轻，无汗而喘，头项强痛，周身疼痛，舌苔薄白，脉浮紧。太阳伤寒证的头项强痛，周身疼痛，脉浮紧都是寒邪凝滞营阴之兆，所以称之为“寒伤营”。治疗应当辛温发汗，散寒解表，代表方剂如《伤寒论》中的麻黄汤。

（2）温病营分证的证候及治法：温病营分证的病理机制是温热邪气深入血脉，耗伤营阴。临床表现是：身热夜甚，心烦躁扰，甚或时有谵语，或斑点隐隐，口反不甚渴或竟不渴，舌红绛少苔或无苔，脉细数。治疗应当清营养阴，透热转气，代表方剂如《温病条辨》中的清营汤。

**2. 卫**

（1）伤寒风伤卫（太阳中风）证的证候及治法：太阳中风证的病理机制是风邪外袭，卫外不固，营阴外泄，营卫不和。临床表现是：发热，恶风，头痛，汗出，鼻鸣，干呕，舌苔薄白，脉浮缓。太阳中风证的病变关键在于风邪外袭，卫外不固，所以称为“风伤卫”。因其风邪中又夹寒，治疗应当用辛温之剂，以解肌祛风，调和营卫，代表方剂如《伤寒论》中的桂枝汤。

（2）温病卫分证的证候及治法：温病卫分证的病理机制是风热邪气外袭，卫阳被郁，卫外失司，肺失宣降。临床表现是：发热，微恶风寒，无汗或少汗，头痛，咳嗽，口微渴，舌边尖红苔薄白，脉浮数。治疗应当用辛凉轻剂，以疏风清热，代表方剂如《温病条辨》中的银翘散。

**3. 气**

（1）伤寒气分（太阳蓄水）证的证候及治法：太阳蓄水证的病理机制是太阳经证不解，风寒邪气循经入腑，导致膀胱气化功能失常。临床表现是发热，恶风，汗出，烦渴，水入则吐，小便不利，脉浮。太阳蓄水证的病变关键在于气化不利，以致水蓄膀胱，所以称为病在“气分”。治疗应当外疏内利，化气行水，代表方剂如《伤寒论》中的五苓散。

（2）温病气分证的证候及治法：温病气分证的病理机制是温热邪气入里，导致脏腑功能失常。气分证的范围广泛，临床表现因所在脏腑不同而异，但共同的特点是邪气盛而正气不衰，正邪激争，功能亢奋，呈现一派里热炽盛之象，如：高热不恶寒，反恶热，渴喜冷饮，舌红苔黄燥，脉数有力等。治疗应当清泄热邪，代表方剂如白虎汤。

**4. 血**

（1）伤寒血分（太阳蓄血）证的证候及治法：太阳蓄血证的病理机制是太阳表邪化热入里，深入下焦，热入血络，耗损血中津液，致使血液黏聚成瘀，瘀血与热邪搏结于少腹。临床表现是：少腹急结或硬满，精神如狂或发狂，小便自利，舌紫暗或有瘀斑，脉沉涩。太阳蓄血证是瘀血与热邪相互搏结，所以称为病在“血分”。治疗应当泄热逐瘀，代表方剂如《伤寒论》中的桃核承气汤、抵当汤。

（2）温病血分证的证候及治法：温病热邪深入下焦，也可以导致蓄血证候，治法也与伤寒大体相同。但温病是热邪为患，它对血液的危害严重，所以温病中血分证的范围远比伤寒广泛。温病的血分证，大致可以分为动血与耗血两种类型。

动血，是指热邪鼓动血液而造成的出血证候。其病理机制是热邪灼伤血络，迫血妄行，致使血不循经，溢出脉外，导致人体各部位的出血。临床表现是：身热灼手，躁扰不安，甚则昏狂谵妄，衄血、吐血、便血、尿血、非时经血、发斑，斑色紫黑，舌绛紫，脉数。治疗应当凉血散血，代表方剂如犀角地黄汤。

耗血，是指热邪耗伤血液而导致阴血耗损的证候。其病理机制是热邪耗伤血中津液，甚则耗损肝血肾精而导致真阴耗损的虚热证。临床表现是：低热，手足心热甚于手足背，口干舌燥，心悸，神倦，甚则神昏，耳聋，手足瘈疭，舌红绛少苔，脉虚大或迟缓结代等。治疗应当滋阴养血，潜阳镇摄，代表方剂如《温病条辨》中的加减复脉汤、二甲复脉汤、三甲复脉汤、大定风珠。

综上所述，温病与伤寒虽然同为外感病，但温热为阳邪，其性上行，升散开泄，发病之初先侵袭手太阴肺系；寒为阴邪，其性下行，收引凝滞，发病之初先侵袭足太阳膀胱经。温病与伤寒虽然都可以导致人体营卫气血的损伤，但两者的实质却迥然不同，因此治法也就大异。

## 二、伤寒与温热病由表入里传变的区别及温病表证的治法

伤寒与温病，由于感受的邪气性质不同，所以传变规律及初起的治法也必然不同。叶天士在第 2 条中对伤寒与温热病由表入里传变的区别及温病表证的治法进行了详细的论述。

叶天士在第 2 条中，首先承第 1 条进一步论述伤寒与温热病由表入里传变的区别，进而具体论述温病表证初起的治疗方法。他说："盖伤寒之邪留恋在表，然后化热入里，温邪则热变最速。未传心包，邪尚在肺，肺主气，其合皮毛，故云在表。在表，初用辛凉轻剂。夹风，则加入薄荷、牛蒡之属；夹湿，加芦根、滑石之流。或透风于热外，或渗湿于热下，不与热相搏（抟），势必孤矣。"

本条内容可以分为两段。

### （一）伤寒与温热病由表入里传变的区别

这一段就是原文中所说的"盖伤寒之邪留恋在表，然后化热入里，温邪则热变最速"。这段的文字虽然不多，却高度概括地从病因、病机上揭示了伤

寒与温热病由表入里传变过程的区别，并进而分析出两者病变发展趋势的不同。伤寒是外感寒邪而致病，寒为阴邪，其性下行，初起先犯足太阳膀胱经，发为表寒证。寒主收引，主凝滞，所以伤寒初起寒邪束表，腠理闭塞，使卫阳被郁不得外达，临床以恶寒为主症，经过一段时间后卫阳之气郁极而发，正气奋起驱邪，正邪交争，才开始出现发热。因为寒邪留恋，所以这段时间持续较长。

《伤寒论》所说的“太阳病，或已发热，或未发热，必恶寒……”就指出了伤寒初起寒邪留恋在表的这一特点。如果表寒不解，且人体阳气充盛，经过一段较长的时间，卫阳勃发，正邪激争，寒邪才能逐渐化热入里而传入阳明，所以叶天士说“盖伤寒之邪留恋在表，然后化热入里”。从其发展趋势来看，伤寒病寒邪化热入里传入阳明的过程，也就是阳气与寒邪斗争的过程，在这段过程中，寒邪化热要大量消耗阳气。也可以说，伤寒病能由太阳表寒证发展为阳明里实热证，是以阳气的耗伤为代价的。如果患者素体阳虚，阳气无力与寒邪抗争，伤寒病是不会出现阳明病的，其发展趋势一般是太阳表寒入里而成为太阴虚寒证，就是通常所说的“实则阳明，虚则太阴”。由此可见，伤寒病传入阳明，尽管由于人体阳气充盛，表现为里实热证，但已经潜伏着阳气被寒邪所伤的危机。在阳明阶段，又呈现持续高热，热邪继续耗气伤津，阳气已耗而再耗，其结局往往是阳气大伤，导致三阴虚寒证，甚至形成亡阳厥逆之证。伤寒虽然也可以出现因阴虚内热而导致的少阴热化证，但总体趋势是以亡阳厥逆为主流。温热病是外感温热邪气为患，温热为阳邪，其性上行，初起先犯上焦手太阴肺系，发为表热证，也就是卫分证。因为温热主升散、开泄，所以温病初起温热邪气袭表，腠理开泄，卫阳立即奋起驱邪而正邪交争，临床以发热为主症而兼微恶风寒，而且由于热邪耗伤津液而见口微渴。如果表证不解，热邪很快就直接由表入里，或顺传中焦阳明胃肠气分，或逆传上焦心包营分，而转为里热证。因为邪气的性质属温热阳邪，不须经过转化，由表热变为里热的传变过程为时短暂而迅速，所以叶天士说“温邪则热变最速”。这里所说的“热变”，就是指由表热传变为里热。从发展趋势来看，温病是温热邪气直接由表入里，热邪在上焦卫分的表证阶段就已经耗伤津液，入里之后，无论是顺传中焦阳明气分，还是逆传上焦心包营分，都在继续伤津耗气，津液已伤而再伤，其结局往往是津枯液涸，进而深入下焦，消灼真阴而导致真阴耗损证，甚至形成亡阴脱液之证。温病虽然也可以出现因热邪耗气而导致的虚脱亡阳证，但总体趋势是以亡阴脱液为主流。

从上面所讲可以看出，伤寒初起是寒邪留恋在表，然后化热入里，传入阳明，这个过程时间既长，又大量耗伤阳气，传入阳明后再继续耗气伤津，所以发展到末期往往导致亡阳厥逆；温病初起是热邪在表，进而直接入里，或顺传中焦阳明气分，或逆传上焦心包营分，其传变迅速，时间短暂，而且始终以热邪耗伤津液为主，所以发展到末期往往导致亡阴脱液。伤寒与温热病由表入里传变的区别及两者病变发展趋势的不同可以用下面的简图加以归纳（图 16-2）。

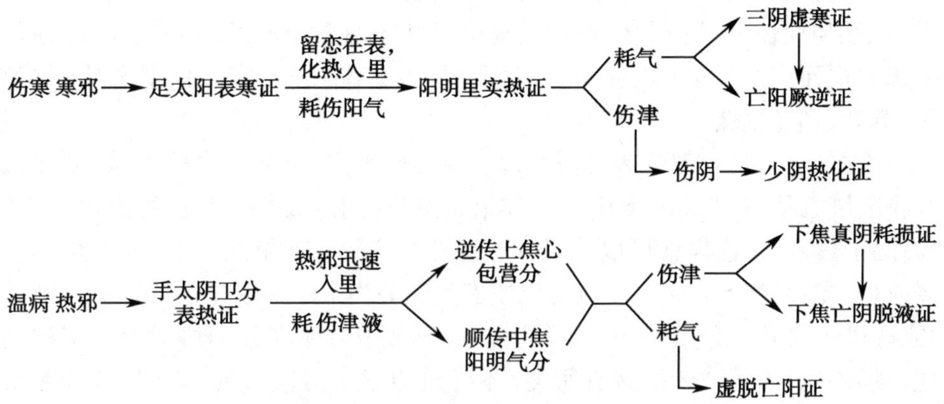


图 16-2 伤寒与温热病发展趋势简图

## （二）温病表证初起的治法

这一段就是原文中所说的“未传心包，邪尚在肺，肺主气，其合皮毛，故云在表。在表，初用辛凉轻剂。夹风，则加入薄荷、牛蒡之属；夹湿，加芦根、滑石之流。或透风于热外，或渗湿于热下，不与热相搏（摶），势必孤矣”。

条文中首先指出，温病与伤寒相比较，虽然传变迅速，但也不是一开始就见里热证，而是也存在着由表入里的发展过程。温病在未传心包之前，邪气仍在肺系。肺主一身之气，宣发卫阳于皮毛以抵御外邪，保卫人体，就是通常所说的“肺合皮毛”。温热邪气侵袭肺系的初起阶段，邪自皮毛而入，病在肺卫，部位尚浅，以发热，微恶风寒为主症，因此称为表证。

关于温病表证初起的治法，叶天士主张用“辛凉轻剂”。这就是说，选用味辛、性凉、质地轻而升浮的药物组成方剂，用辛味发散，凉性清热，轻扬宣透以清透在表的温热邪气，使其外达而病解。吴鞠通总结叶天士治疗温病表证组方用药的经验，制“银翘散”一方，以芥穗、豆豉之辛，配伍金银花、连翘之凉，而且方中药物大多是穗、花、壳类轻扬之品，是辛凉轻解表热的代表方剂。

“夹风，则加入薄荷、牛蒡之属”，指出了以温热邪气为主又夹风邪袭表的治法。风为阳邪，其性上行，所以温热夹风的表证除见发热，微恶风寒外，又兼头痛，咽红或肿痛，舌边尖红，脉浮数等风热上攻之象。治疗就应当在辛凉轻剂中加入辛凉疏散风邪的药物，如薄荷、牛蒡子之类，以使风邪外透，出表而解。“夹湿，加芦根、滑石之流”，指出了以温热邪气为主又夹湿邪袭表的治法。湿为阴邪，其性重浊黏滞，所以温热夹湿的表证除见发热，微恶风寒外，又兼头身重痛，胸脘痞闷，舌苔腻，脉濡等湿邪困表，气机阻滞之象。治疗就应当在辛凉轻剂中加入甘淡渗利湿邪的药物，如芦根、滑石之类，以使湿邪下行，从小便而驱。叶氏此处虽然只提出了甘淡渗湿的治法，但是依其法则在临床中推而广之，也可以在辛凉轻剂中加入芳香轻扬，宣表化湿之品，如藿香、苏叶、白芷之类。

总之，临床治疗温热表证应当以辛凉轻剂为主，如果是温热夹风，要加入辛凉散风之品，以“透风于热外”；如果是温热夹湿，要加入甘淡祛湿之品，以“渗湿于热下”。这样就可以使风邪或湿邪与热邪分而解之，不至于造成热与风或热与湿互相搏（抟）结，就可以使邪气的势力孤单而易于解除。关于叶氏“或透风于热外，或渗湿于热下”的说法，陈光淞在本条按语中的分析很有见地，他说：“盖温邪为病，必有所夹，不外风与湿之两途。风，阳邪，宜表而出之，故曰透外；湿，阴邪，宜分而利之，故曰渗下。”

## 三、“分消走泄”法在湿热病气分证治疗中的应用

叶天士在第 7 条中首先对伤寒与湿热病中少阳病的治法进行了辨析，进而论述了分消走泄法在湿热病气分证治疗中的应用。他说：“再论气病有不传血分，而邪留三焦，亦如伤寒中少阳病也。彼则和解表里之半，此则分消上下之势，随证变法，如近时杏、朴、苓等类，或如温胆汤之走泄。因其仍在气分，犹可望其战汗之门户，转疟之机括。”由文中所述“气病有不传血分，而邪留三焦”可以看出病变属三焦气分证。叶氏提出的治法是“分消上下之势”，所用方药为“杏、朴、苓等类，或如温胆汤之走泄”，所用药物都是祛湿之品，从其证候与治法可知本条所说的应当属湿热病。综合起来看，本条所讲的应是三焦气分湿热证无疑。

本条内容可以分为三段。

### （一）三焦气分湿热证与伤寒少阳病证治的异同

叶天士在文中提出，湿热病“邪留三焦”的证候“亦如伤寒中少阳病也”。这就是说，温病的三焦气分湿热证与伤寒病中少阳病的病机有相同之处。这句话的含义很深，可以说，叶氏在这里将少阳病的机理做了高度而深入的概括。伤寒少阳病的病位在足少阳胆，温病少阳病的病位在手少阳三焦，两者

病变部位并不相同，叶氏为什么用“亦如”二字把它们联系起来呢？关于这个问题，叶氏在文中未作解释，而清代的何秀山在《通俗伤寒论》蒿芩清胆汤的按语中阐发得非常深刻，他说：“足少阳胆与手少阳三焦合为一经。其气化，一寄于胆中以化水谷，一发于三焦以行腠理。若受湿遏热郁，则三焦之气机不畅，胆中相火乃炽。”

这段话是讲，胆经与三焦经同属少阳，所以“合为一经”。少阳是人体气机升降出入的枢纽，所以有“少阳为枢”的说法。足少阳胆经从横向主半表半里，为气机表里出入之枢，它的气化功能是疏泄胆汁，参与水谷的消化，同时胆的疏泄功能还可以促进脾胃的消化吸收功能，也就是通常所说的木能疏土。

手少阳三焦经从纵向贯通上、中、下三焦，为气机上下升降之枢，它是人体阳气和水液运行的通道，通过三焦的气化功能可以使阳气和水液敷布周身，直达腠理，以充养人体。手、足两少阳经虽然有所分工，但又密切相关。气机表里出入条达，则上下升降通畅；气机上下升降通畅，则表里出入条达，两者相辅相成，相互为用。如果气机出入障碍，则升降必然阻滞；反之，气机升降阻滞，则出入也必然发生障碍。气机的出入与升降之间的关系，可以用“╬”字来表示，它标志着南北纵向和东西横向的两条大道，其中任何一条道路发生了堵塞，则另一条道路也会相应堵塞。如果外感湿热邪气留恋于三焦，必然阻滞三焦气机，导致上、中、下三焦气化受阻而升降失常。

手少阳三焦经气机升降失常，则足少阳胆经气机的出入也必然受阻而导致胆失疏泄，郁而化热、化火。由此可见，在病变过程中手少阳三焦与足少阳胆往往互相影响，出现气机升降出入失常的病证。所以，治疗气机升降出入失常的手、足少阳病变，都要采用和解法。“和”，是指调和气机；“解”，是指解除滞障。

概括地说，和解法就是调和气机，解除滞障的治疗方法。和解法的治疗范围相当广泛，有和解表里、调和肝脾、调和胃肠、分消走泄、开达募原等具体治法，但总体来说，都不外乎以疏利调和气机，解除滞障为目的。具体而言，在和解法的大范围内，和解表里法适用于足少阳胆的病变，分消走泄法适用于手少阳三焦的病变。这是因为，两少阳经虽然有共同主司气机升降出入的密切联系，但毕竟又有手少阳与足少阳之分，在病变过程中，气机失常又有偏于表里出入失常与偏于上下升降失常之别。所以，少阳病的治法虽然都是采用和解法，但叶氏指出两者又有“和解表里之半”与“分消上下之势”的不同。因为证候有所不同，所以又应当在和解法的大前提下灵活变通，就是叶氏所说的“随证变法”。

### （二）伤寒少阳病的治法与方药

“彼则和解表里之半”，是伤寒少阳病的治法。《伤寒论》第96条说：“伤寒五六日，中风，往来寒热，胸胁苦满，嘿嘿不欲饮食，心烦喜呕，或胸中烦而不呕，或渴，或腹中痛，或胁下痞硬，或心下悸，小便不利，或不渴，身有微热，或咳者，小柴胡汤主之。”《伤寒论》第263条说：“少阳之为病，口苦，咽干，目眩也。”

《伤寒论》中的少阳病，是以足少阳胆为主，但也涉及手少阳三焦。由条文中可以看出，少阳病的临床特点不同于太阳病与阳明病有经证与腑证之分，而是发病就呈经腑同病。往来寒热，是因为寒邪侵袭半表半里，导致足少阳枢机不利，气机出入失常所致。正气出表与邪争则发热，但少阳为稚阳，与邪争则阳气伤而无力抗邪，以致邪阻气机，正气不得出而恶寒，待正气得续，又与邪争，就又发热，所以恶寒与发热往来交替出现。足少阳经行于胸胁部，邪郁少阳，经气不利，所以胸胁为胀满所苦。少阳枢机不利，木不疏土，脾胃升降失司，就见静默不欲饮食。木郁化热、化火，母病及子，上扰心神，就出现心烦。木郁乘土，胃气上逆，则喜呕。胆热上蒸，胆汁上溢，所以口苦。胆热伤津，则咽干。胆火循经上扰于目，就见目眩。在伤寒少阳病的主症中，“嘿嘿不欲饮食”“喜呕”虽然是胃气上逆的表现，但病变机理则是中焦痞塞，气机升降失常，所以在或有症中可以出现三焦气化不利，水道失于通调所产生的多种兼症。比如：三焦气滞，水饮蓄结胁下，可见“胁下痞硬”；水饮停于心下，可见“心下悸”；三焦水道不通，膀胱气化不利，可见“小便不利”等。可以说，伤寒少阳病的病位在足少阳胆，但又影响到手少阳三焦。治疗伤寒少阳病的主方是小柴胡汤，其方剂组成是：

柴胡半斤　黄芩三两　人参三两　半夏半升（洗）　甘草（炙）　生姜（切）各三两　大枣十二枚（擘）

方中柴胡苦辛性平，专主少阳，轻扬升散，疏气机而透表邪为君。黄芩苦寒，清泄少阳郁热为臣。柴胡与黄芩君臣合力，透解半表之邪而清泄半里之热，共奏和解表里之功。半夏辛温，和胃降逆止呕。半夏与柴胡互伍，升降相因，调升降而畅三焦气机；半夏与黄芩相配，辛开苦降，开痞散结。

人参、炙甘草、生姜、大枣既鼓胃气以拒邪深入，又扶正气以助驱邪。这个方剂以和解表里，疏调足少阳胆经气机的表里出入为主，兼顾手少阳三焦经气机的上下升降。《伤寒论》第230条说，服用小柴胡汤之后可以使“上焦得通，津液得下，胃气因和，身濈然汗出而解”。这是因为，服用小柴胡汤后，足少阳胆经气机表里出入条达，从而使手少阳三焦经气机上下升降通畅，于是上焦宣通，中焦和畅，津液四布，其下行则大便可解，小便通利，其发布于腠理则濈然汗出。可以说，服用小柴胡汤可以取得不通便而大便通，不利尿而小便利，不发汗而汗出的效果。由此可见，小柴胡汤是手、足少阳同治而偏重和解足少阳表里之半的方剂。

### （三）三焦气分湿热证的治法与方药

外感湿热邪气导致的湿热病，初起多以湿邪为主，呈湿热裹结，热蕴湿中的态势。因为湿性黏腻，氤氲弥漫，阻滞气机，所以容易导致三焦气化失权，水道不通的变化。治疗当然应当从祛除湿邪，通利三焦水道入手，所以叶氏提出“此则分消上下之势”的治法。至于具体方药的运用，他又明确指出了“如近时杏、朴、苓等类，或如温胆汤之走泄”，短短的一句话，就把理、法、方、药讲述得清清楚楚。因为湿热病的病变机理是湿邪阻滞三焦，上下气机不通，所以治疗要采用分消走泄法，以祛除湿邪，宣通上、中、下三焦气机。分消走泄法中的“消”字与“泄”字，是指消除湿邪，使其泄出体外。“分”字，是指祛湿的方法不是只有一条途径，而是要因势利导，从不同部位给湿邪以出路。比如，治上焦应当宣通肺气，一方面通过肺的宣发功能使湿邪从表而出，一方面通过肺的肃降功能使水道通调，湿邪下行而入膀胱；治中焦应当辛开苦降，使湿从燥化；治下焦应当淡渗利湿，使湿邪从小便而驱。分消走泄的“走”字，是行走的意思，是指用行气之品宣通气机，使气行则湿走，就是叶氏在第 11 条所说的“具流动之品可耳”。

综上所述，分消走泄法，是指用祛湿行气的药物，因势利导，使弥漫于三焦的湿邪分道而消，泄出体外。叶氏在条文中所说的“杏、朴、苓等类”，是列举因势利导祛除三焦湿邪的代表药物。杏仁苦温，降肺气而作用于上焦，使肺气行则水道通；厚朴苦辛温，燥湿行气，宣畅中焦；茯苓甘淡平，健脾利湿，导湿邪下行，从小便而驱。王孟英在叶氏本条的按语中说“杏仁开上，厚朴宣中，茯苓导下”，就指出了这三味药合用，可以共奏通利三焦，分消走泄之功。不过，王氏所说的“宣中”的“宣”字，往往用于“宣肺”，在这里不如称为畅中。其“导下”的“导”字，往往用于通导大肠，在这里不如称为渗下。合而言之，可以说杏、朴、苓这三味药分别作用于上、中、下三焦，有开上、畅中、渗下的功用。还应当看到，叶氏所指的这三味药是举例而言，临床使用可以随证灵活变通，不必拘泥，比如，开上也可用苏叶、藿香；畅中也可用苍术、半夏、蔻仁；渗下也可用泽泻、薏苡仁等。

叶天士在条文中所说的“或如温胆汤之走泄”一句，明确地指出了温胆汤是分消走泄法的代表方剂。这种说法对中医药学理论作了深刻的阐发。

温胆汤这个方剂出自唐代孙思邈的《备急千金要方·卷十二胆腑·胆虚实第二·胆虚寒》，原文是：

【胆虚寒】 左手关上脉阳虚者，足少阳经也，病苦眩厥痿，足趾不能摇，躄不能起，僵仆，目黄失精䀮䀮，名曰胆虚寒也。

治大病后，虚烦不得眠，此胆寒故也，宜服温胆汤方：

半夏　竹茹　枳实各二两　橘皮三两　生姜四两　甘草一两

上六味，㕮咀，以水八升，煮取二升，分三服。

孙氏在书中明确指出病在“足少阳经也”，以温胆汤主治“胆虚寒”证。但是，其证其方以胆虚寒立论却令人费解，所以后世医学家对这个方剂的运用多有发挥。宋代陈言（无择）在他所著的《三因极一病证方论》中对孙氏原方有所改动，仍然称为温胆汤，其方剂组成是：

半夏　竹茹　枳实面炒，各二两　陈皮三两　甘草一两，炙　茯苓一两半

上锉散，每服四大钱，水一盏半，姜五片，枣一枚，煎七分，去滓，食前服。

陈氏的方剂是在孙氏原方的基础上加茯苓、大枣而减生姜之量，成为后世所常用的方剂。对于这个方剂的功用，清代的罗美（东逸）在《古今名医方论》中阐发得非常精辟，他说：“胆为中正之官，清静之府，喜宁谧，恶烦扰，喜柔和，不喜壅郁，盖东方木德，少阳温和之气也。若夫病后，或久病，或寒热甫退，胸膈之余热未尽，必致伤少阳之和气，以故虚烦惊悸者，中正之官以熇蒸而不宁也；热呕吐苦者，清静之府以郁实而不谧也；痰气上逆者，土家湿热反乘而木不得升也。如是者，首当清热及解利三焦。方中以竹茹清胃脘之阳，而臣以甘草、生姜，调胃以安其正，佐以二陈，下以枳实，除三焦之痰壅，以茯苓平渗，致中焦之清气，且以驱邪，且以养正，三焦平而少阳平，三焦正而少阳正，胆家有不清宁而和者乎？和即温也，温之者，实凉之也。若胆家真畏寒而怯，属命门之火衰，当与乙癸同源而治矣。”按罗氏的说法，温胆汤主治证的临床表现有：虚烦惊悸，热呕吐苦，痰气上逆。其病机是：胆热内扰，加之脾胃湿热内蕴，土壅木郁，使足少阳甲木之气不得升，进而影响手少阳三焦，以致手、足少阳同病，气机升降出入失常。胆热内扰，则虚烦惊悸不宁；胆热犯胃，则热呕吐苦；土壅木郁，胃失和降，则痰气上逆。所以治疗就“首当清热及解利三焦”。清热，应从足少阳胆入手；解利之法，是针对手少阳三焦而用。方中以苦寒的竹茹为君，清热和胃，化痰止呕。甘草、生姜为臣，调胃益气止呕。以半夏、陈皮之辛温，配枳实之苦降，辛开苦降，行气开郁，燥湿化痰，降逆止呕。茯苓淡渗，健脾以升清，利尿以逐邪。方中诸药配伍，行气机，祛痰湿，通三焦而清胆热。方中的药物以行气化痰祛湿为主，治疗的部位在手少阳三焦而不在足少阳胆，但三焦的气机畅达，升降之枢通利，则出入之枢自然畅通

而胆热自清，可以说是不从胆治而治胆之法。所以罗氏作出了“三焦平而少阳平，三焦正而少阳正，胆家有不清宁而和者乎”的结论。至于温胆汤的“温”字，罗氏的解释是：“胆为中正之官，清静之府……盖东方木德，少阳温和之气也……和即温也，温之者，实凉之也。”张秉成在《成方便读》中也说：“此方纯以二陈、竹茹、枳实、生姜和胃豁痰，破气开郁之品，内中并无温胆之药，而以温胆名方者，亦以胆为甲木，常欲得其温和之气耳。”也就是说，胆为“中正之官”，应东方少阳春升温和之气，所谓温胆，是指通过宣通气机，祛除痰热，使胆热自清而恢复其中正温和的本性，由此可以认为，温胆汤其实是清胆之方。温胆汤虽然有清胆作用，但是方中并未用大队寒凉药物，而是以辛温为主，通过宣气机，祛痰热而使胆热得清。

可以说，温胆汤实际上是《金匮要略·痰饮咳嗽病脉证并治第十二》中所说的“病痰饮者，当以温药和之”的祛痰清胆之方。罗美、张秉成对温胆汤清胆热之论与孙思邈用温胆汤治胆虚寒之说虽然相悖，但似乎更符合临床实际。罗美的《古今名医方论》成书于清康熙十四年，也就是公元1675年，叶天士（1666—1746年）的《叶香岩外感温热篇》是他晚年所述的记录，所以叶氏对温胆汤的见地似乎应当是受到了罗氏的影响。但叶氏在罗氏的基础上又有所发挥，他的学术见解不仅与罗氏“三焦平而少阳平，三焦正而少阳正”的论点相同，而且更进一步，以温胆汤作为分消走泄法的代表方剂。

需要指出的是，叶氏在本条所说的是湿热邪气留滞三焦气分的治法。因为这种证候是以湿邪为主，热蕴湿中，湿不去则热不能清，所以虽然有热邪，却不能用寒凉药物，以免冰伏湿邪。用分消走泄的治法，选用杏、朴、苓等类或温胆汤的作用是祛湿行气，使湿去则热不独存。但是这类药物多属温燥、渗利之品，用于湿热邪气留滞三焦确有疗效，而对温热邪气留连气分者不能使用，以防助热耗津。

在叶天士倡导用分消走泄法治疗湿热病的思路影响下，后世的温病学家如俞根初、吴鞠通等在临床应用中更有所发挥。俞根初《通俗伤寒论》中的芩连二陈汤（青子芩、仙半夏、淡竹茹、赤茯苓、小川连、新会皮、小枳实、碧玉散、生姜汁、淡竹沥）与蒿芩清胆汤（青蒿脑、淡竹茹、仙半夏、赤茯苓、青子芩、生枳壳、陈广皮、碧玉散），吴鞠通《温病条辨》中的三仁汤（杏仁、飞滑石、白通草、白蔻仁、竹叶、厚朴、生薏仁、半夏）、杏仁滑石汤（杏仁、滑石、黄芩、橘红、黄连、郁金、通草、厚朴、半夏）与黄芩滑石汤（黄芩、滑石、茯苓皮、大腹皮、白蔻仁、通草、猪苓），都可以说是在温胆汤的启示下而组成的分消走泄法的有效方剂。

由上述内容可以看出，在张仲景《伤寒论》创立小柴胡汤作为和解少阳法代表方剂的基础上，叶天士又提出“彼则和解表里之半，此则分消上下之势，随证变法”的学术思想，倡导用分消走泄法治疗三焦湿热的病证，俞根初、吴鞠通等诸家又在临床治疗方药上有所发挥。

应当说，这些前辈学者都是在熟读经典的基础上又有所发扬，他们的继承创新精神给我们树立了良好的典范。其实在临床实践中，分消走泄法不仅适用于外感湿热病的治疗，凡是内伤杂病中的痰饮水湿类疾患都可以宗其法而变通应用。因此，如何“随证变法”以提高临床疗效，是我们今后应当努力研究的课题之一。

附：祛湿法的组方遣药规律

在湿热病的发展过程中，因为湿热邪气所在的中心部位不同，所以分为上焦湿热证、中焦湿热证、下焦湿热证三个阶段，其治疗也必须针对不同部位而组方遣药。湿热病的中心部位虽然有上、中、下三焦之分，但因热蒸湿动，往往又容易呈弥漫三焦之势，所以治疗又须兼顾三焦。湿热病是由湿与热两种邪气致病，因其湿与热的比重不同，所以湿热病有湿重于热、湿热并重、热重于湿三种证候类型，其治疗也有偏重祛湿与偏重清热的差别。湿邪易困阻脾胃，因而治疗中健脾醒胃的药物也必不可少。湿邪又易阻滞气机，所以治疗中使用理气行滞之品也是势所必然。根据湿热病的治疗特点，笔者整理历代名家运用祛湿法治疗湿热病名方中的常用药物并对其进行分类，总结出其组方遣药的一般规律，概括介绍如下。

**1. 辛温宣透，芳香化湿药**　这类药物可简称为辛宣芳化药，就是用辛温芳香，轻扬宣透之品，宣畅肺气，疏通肌腠，使腠理通达，邪从表解，适用于湿热偏重上焦者。常用的药物有：藿香、白芷、苏叶、香薷、淡豆豉等。青蒿虽非辛温之品，但因其有透邪之功，也可以归入此类。

**2. 辛温开郁，苦降燥湿药**　这类药物可简称为辛开苦降药，就是用辛温药物与苦温、苦寒之品相伍，辛开苦降，燥化湿邪，适用于湿热偏重中焦者。常用的辛温、苦温药物有：半夏、苍术、白蔻仁、草果、厚朴、大腹皮、陈皮、白术等。这些药物中，有的属于辛温，有的属于苦温，有的辛味与苦味兼而有之。常用的苦寒药物有：黄连、黄芩、栀子等。

因为中焦湿热病证有湿重于热、湿热并重、热重于湿的区别，所以临床中要视其湿与热的轻重，斟酌选取药物。湿重于热者，应当取辛温与苦温之品，辛开苦降，开郁燥湿，湿去则热不独存。治疗这类证候切勿早用寒凉，防其冰伏湿邪。湿热并重者，应当辛温、苦温、苦寒并用，取其辛开苦降，燥湿清热。这类证候虽然湿与热并重，但是应当考虑无形之热易清而黏腻之湿难除，组方时仍应以辛、苦温类药物为主而酌用苦寒。热重于湿者，可以重用苦寒，甚者辛寒的石膏、咸寒的寒水石也可以加入。

**3. 淡渗利湿药** 这类药物可简称为利尿药，就是用淡渗利湿之品通利小便，使湿邪下趋，从小便而解，适用于湿热偏重下焦者。常用的药物有：茯苓、猪苓、泽泻、生薏苡仁、滑石、车前子、通草等。这类药物的主要功效是利水渗湿，又兼有从湿中泄热之功，如果热邪偏重者，则应再加入苦寒清利之品，以增强其泄热之力，常用的药物有：栀子、木通、竹叶、灯心草等。

湿热病的病变部位虽然有偏于上、中、下三焦某一部位的区别，但是因其气氤氲，一般来说多呈弥漫三焦之势，所以治疗应当以其中心部位为主而又兼顾三焦，也就是上述三法并用，以使湿热邪气分道而消。

**4. 健脾醒胃药** 脾主运化水湿，而湿邪又易困脾，在湿热病中，往往呈湿盛脾困之态，所以治疗湿热病的组方中，健脾之药必不可少。常用的药物有：茯苓、生薏苡仁、白术等。这些药物既有健脾作用，又是祛湿之品，所以临床使用率最高。脾胃互为表里，两者升降相因，脾困不升则容易导致胃呆失降，如果湿热病中出现胃呆脘闷的症状，可以酌加醒胃消导之品。常用的药物有：砂仁、白蔻仁、山楂、神曲、麦芽、鸡内金、炒薏苡仁等。

**5. 理气行滞药** 湿邪黏浊，最易阻滞三焦气机，所以治湿不用理气行滞之品，非其治也。常用的理气行滞药物有：枳实、厚朴、槟榔、大腹皮、陈皮、藿香梗、苏梗、郁金等。

肺主宣发、肃降，肺气宣降失常，则水道不通，邪无出路，所以治疗湿热病应加入开通肺气之品，以“提壶揭盖”。常用的药物有：杏仁、苏叶等。

总之，祛湿法是治疗三焦湿热病证的基本方法，它的组方遣药规律也就是分消走泄法的组方遣药规律。先贤对其组方遣药虽各有心得，但总不外乎辛宣芳化、辛开苦降、淡渗利湿三类药物合用以兼顾三焦，同时伍以健脾醒胃，理气行滞之品。用之得法，湿热分消，脾运恢复，则三焦之气自然通畅而人即安和。

现将祛湿法的常用药物分类列简表说明如下（表16-1）。

**表16-1 祛湿法常用药物分类简表**

| 治疗法则 | | 常用药物 |
|---|---|---|
| 祛湿清热 | 辛温宣透，芳香化湿 | 藿香、白芷、苏叶、香薷、青蒿 |
| | 辛温开郁，苦温燥湿 | 半夏、苍术、白蔻仁、草果、厚朴、大腹皮、陈皮、白术 |
| | 苦寒清热燥湿 | 黄连、黄芩、栀子 |
| | 淡渗利湿 | 茯苓、生薏苡仁、猪苓、泽泻、滑石、车前子、通草 |
| | 苦寒清利 | 栀子、木通、竹叶、灯心草 |

续表

| 治疗法则 | | 常用药物 |
|---|---|---|
| 健脾醒胃 | 健脾益气 | 茯苓、生薏苡仁、白术 |
| | 醒脾消导 | 砂仁、白蔻仁、山楂、神曲、麦芽、鸡内金、炒薏苡仁 |
| 理气行滞 | 理气行滞 | 枳实、厚朴、槟榔、大腹皮、陈皮、藿香梗、苏梗、郁金 |
| | 开通肺气 | 杏仁、苏叶 |

# 温病辨证在皮肤病临床中的运用

北京中医药大学　宋乃光教授

我今天讲的题目是温病辨证在皮肤病临床中的应用。因为我们在座的老师们都上过临床了，我觉得大家对这个题可能还都比较感兴趣。温病辨证就是卫气营血辨证和三焦辨证。其实皮肤病不光是用到卫气营血辨证和三焦辨证，还会用到很多其他的中医辨证体系，比如阴阳辨证、气血辨证、脏腑辨证、经络辨证等。在这里我们为什么要专门讲温病辨证呢？温病学形成一个完整的体系是在清代，是比较晚的。卫气营血辨证和三焦辨证也是在清代的时候才形成的。另外，温病是讲热病的，卫气营血辨证、三焦辨证主要是针对温热病和湿热病的。而皮肤病呢，热证也多，所以这两个辨证体系在皮肤病中的应用就非常得体。今天我们要专门讲一讲这个专题。

首先我简单地复习一下温病学。温病学说是关于外感热病辨证论治的学说，它主要是卫气营血辨证和三焦辨证，对中医临床各科都产生了深远的影响。热证在临床各科中都有，内外妇儿、皮肤科都有，且在皮肤科热证更多。温病学说对于临床各科热证的指导有成熟的理论和行之有效的治疗方法。

我们再来说一下中医皮肤科，大家可能大多数都不是搞皮肤科的，我也不是搞皮肤科的。但是我觉得如果碰到一个皮肤病患者，特别是那种很典型的湿热性的、顽固性的皮肤病，我们也得给他看，不能说我不是皮肤科医生而拒绝。西医的分科是很严格的，我们中医分科没有那么严格。中医皮肤病学是中医学的重要组成部分，中医皮肤科的发展、形成体系经历了很长的时间，可以说有了中医学就有了皮肤病学。春秋战国时期就已经有了皮肤病病因、病机的论述及多种病名的记载，比如说《五十二病方》，这是比较早的，还有《黄帝内经》《难经》《伤寒论》《金匮要略》中就已经有了皮肤病的病名，但是它没有形成一个学科。这些经典著作对于皮肤病病因和治疗的论述，已成为中医皮肤病学的始祖。

我们要讲皮肤科就要讲到明清两代。明清两代是中医发展的鼎盛时期，也是中医皮外科快速发展的时期。明代出现了很多很有名的皮外科专家及专著，如陈实功的《外科正宗》，这本书里面的很多病名说的是外科证候，但实际上有将近一半多是属于皮肤科的内容。还有清代的王维德《外科证治全生集》、高秉钧《疡科心得集》、吴谦《医宗金鉴》。它们被后代认为是皮外科具有代表性的名家名著，所以后世就分正宗派、全生派、心得派、金鉴派。中医皮肤科也就得到了快速发展。

我们再往近了说，20 世纪 50 年代中医重新兴起，中医得以生存、得到发展，比如说赵炳南、朱仁康的书大家可能都看过，他们是咱们国家老一辈的中医皮肤科的专家。从那个时候开始，皮肤科才从中医外科中分化出来。这两个医家其实都是搞外科出身的，后来因为国家中医发展的需要，迫切需要增设中医皮肤科专科，于是他们就响应号召，主要从事皮肤科的研究。到了 1955 年，北京中医研究院下设中医皮肤性病研究所，赵炳南、朱仁康二老专门从事皮肤科临床和科研工作，这时候开始就有了独立的中医皮肤科这一临床学科。这个临床专科是最早在北京中医医院设立的，由赵炳南当主任。

## 一、皮肤病概述

第一个问题来讲如何认识皮肤病的外因、内因。

外因不用多说，肯定就是六淫了。大家刚入中医药大学的时候就是学这些基础知识。六淫有风寒暑湿燥火，它们可以单独致病，也可相合为病，还可转化。

第一个说一下风邪，无定处，发病急，消失快。这是指的什么呀？指的是由风邪引起的皮肤病，发病急、消失快。它在皮肤病上的表现主要是瘙痒，这个瘙痒排第一位，其次是风团，丘疹，脱屑。瘙痒是皮肤病最让人恼火的一个东西，不管是什么时期，90% 多的皮肤病都有瘙痒这个症状。患者会说身上痒得不得了，比疼痛还难以忍受，有的甚至要寻短见。清代末期的重臣曾国藩，听说他晚年的时候有皮肤病，他是什么皮肤病呢？牛皮癣，现在叫作银屑病。银屑病现在还有“皮肤病里的癌症”的说法，是很难治好的。他是大官嘛，就专门雇人给他挠痒痒。他晚上痒得不得了，睡不着觉，晚上就雇四个人轮流给他挠痒痒。风团大家都知道，荨麻疹起的那个包就叫风团。此外，还有丘疹、脱屑，这些都是风邪在皮肤病上的一些表现。

第二个是湿邪，湿邪有外湿和内湿之分。外湿主要是来自自然界的湿气，如水湿。淋雨，涉水，久居湿地，有的人长期住在地下室，或者比地下室条件更差一些的地方，这些都可感受湿邪，也容易得皮肤病。这是外湿，是从自然界来的。而内湿多有脾胃失调，脾主湿，五脏都可以带着湿，会肿胀。湿邪浸渍皮肤，能够见到糜烂腥臭，而且缠绵难愈，病情一天比一天重，或者是今天轻了明天又重了。这是湿邪的致病特点。

第三个是暑邪，暑邪是个开放的邪气，或者说是开泄的邪气，这个咱们在中医基础病因学中都学过暑邪。暑邪是个热邪，它跟一般的热邪有什么区别呢？它主要是指夏暑季节得的病。秋天得了皮肤病不能说是暑邪，暑邪跟其他热邪的区别就是其有明显的季节性。每个季节都有偏盛的六淫之邪，有的邪气是一年四季都可以有的，但暑邪是绝对在夏暑季节才有的。暑热，暑和热，实际上都是热邪，熏蒸肌肤，在皮肤表面也可以看到暑邪比如夏天身上红、肿、流液，这些就是暑邪。暑邪很容易和湿邪相夹、和湿邪相合，这个在其他病里也是这样的。夏暑季节，暑邪蕴蒸肌肤，出现皮肤潮红、糜烂、渗液。再比如小时候常得的痱子，一般都在暑天。痱子的治疗不光要清热，还要祛湿。只要是暑天得的热病，我们都要考虑湿邪的兼夹。

第四个是燥邪，什么是燥呢？燥就是缺乏水分。它可以有内燥，也可以有外燥。外燥多见于干燥性的红斑肿胀，可以在皮肤上看到红斑性的肿胀。久燥可以生风，生风即出现瘙痒无度，可以见到皮肤的干燥、粗糙、肥厚，这些都是因为瘙痒挠出来的，最典型的就是银屑病，越挠越痒，在座的各位老师可能都碰到过；神经性皮炎是一个很难缠的病，患者往往正睡着呢晚上就被痒醒了；慢性湿疹，这个就更难缠了，有的人一辈子都在跟湿疹打交道、受它的侵袭。

第五个是火邪，火、热、暑这三个邪气是一回事，为什么分开讲呢？分开有分开的道理。暑邪，主要是在暑季，不发生在暑季绝对不能叫暑邪。热邪，即和寒邪相对应的邪气。还有火邪，火邪和热邪在中医学中是有区别的，火也可以分内外。火邪是怎么来的呢？热聚成火，火聚成毒。这个火邪往往比热邪更重，火聚集到一块，就变成毒了，咱们一会还要讲到温毒，温毒是温病里面的火证。六淫之邪，不管是寒的、热的，最后都要化火才可以入里。脏腑功能失调，也可以化火，这都是内火。比如说气郁化火，风入里的时间长了以后也可以成火。成火那它就可以有火的颜色，火红的、聚在一块的、又疼又痒。比如说丹毒是不是火？丹毒是火，这是常见的一个皮肤病。口舌生疮也是火邪，白塞综合征这也是火，还有痤疮。有的年轻人长的痤疮太厉害了，一批一批往外发，因为痤疮都不敢出门。皮肤红斑紫癜，这也是火，这都是热到了一定的程度变成火了。所以火的治疗和热的治疗还是有所区别的。

最后我们来讲寒邪。寒邪的本质是阴邪，阴邪伤阳气。寒邪主病的特点，就是主收引主痛。举个例子：我这有一个患者，是肺和纵隔的肿物，疼得他难以忍受，每天都要吃好几片止痛药，止痛药不管用了以后，用麻醉药才能勉强维持。那怎么办呢？后来我就给他用了大建中汤。用了大建中之后呢，他的止痛药可以减量了，这就是温里祛寒的作用。所以虽然大建中汤、小建中汤是讲胃脘寒痛的，但实际上肺部的、胸膈部的、妇科的疼痛不能忍的都可以用大建中汤，只是说疼的部位不同有不同的配伍。大建中汤的药物都用上，然后配伍其他的药，这个说明寒邪是主痛、主收引的。再比如说肢冷苍白，如硬皮病，我们发现它没有热象，整个是一片比较寒凉的情况。我们可以认为是寒邪侵犯，所以它跟热邪是不一样的。

六淫讲到这，大家就可以很明确了。六淫中除了寒邪和湿邪之外，都是热邪；只有寒邪和湿邪的本质是寒。寒性的这两个邪又要分开。寒邪往往可以郁表，可以入里化热。寒邪还可作为一些过敏性皮肤病的诱发因素，比如在外面吹了冷风，起了一身的荨麻疹。又如，本来好好的，受了一次冷风，感冒了一下，起了荨麻疹，这时寒邪就是诱发因素。荨麻疹、湿疹这些往往都属于过敏性的皮肤病。湿邪郁久也可以化热，这个大家学温病应该都知道。湿热怎么来的？一开始是热邪，兼夹湿邪，变为湿热之邪。还有本就是湿热之邪，比如说夏暑之邪，就是湿热之邪。所以我们说皮肤病的皮损以火热性质、湿热性质为多。这也是皮肤病用卫气营血辨证、三焦辨证来指导治疗的依据，因为皮肤病的病因与温病的病因太相近了。卫气营血辨证、三焦辨证主要是辨温热、湿热的，而六淫之邪大部分都可以变成阳邪。风邪、暑邪、燥邪、火邪本身就是阳邪，然后寒邪和湿邪也可以转化。所以说温病和临床皮肤科更为贴近，因此我们要充分应用温病的辨证。赵炳南于 1955 年开始进入皮肤科，他的书里涉及很多卫气营血、三焦辨证的内容用于治疗皮肤病，所以赵炳南了不得，他原来并没有上过正规的大学，更没有学过卫气营血辨证、三焦辨证，但他善于学习，经过进修班学习，他就发现卫气营血辨证、三焦辨证很贴切皮肤病。

外因中除了六淫，还有虫毒。虫呢，那就太多了，包括有寄生虫、昆虫。大家都有过这种经历，外出的时候被那个虫子咬了一下，起一大片红疹，有的时候甚至全身都起。蜜蜂蛰一下也是啊，这个也包括对它的毒素过敏。还有一种虫，北京中医药大学老校区有个小花园，花园里头有好几棵核桃树。那核桃树上有好多荆条虎，被那家伙刺中了可了不得。我就见到有好几个学生去摘那个还没有成熟的核桃，结果被荆条虎蜇了，马上一溜“毒包”就都起来了，那叫火毒、虫毒。

毒还有另外的含义——药物毒。服药以后有的人是第二天发的，也有的是当时就发的，起一身皮疹。十几年前曾见过一个五六十岁的男性患者，来看病的时候，眼睛都睁不开了，他是吃了磺胺药，也就是一两个小时、两三个小时，全身马上肿胀流水，这是很危险的，马上送医院去了。食物毒、疫疠毒，这都可以导致皮肤上的皮损，有的还非常严重。这些还要加强宣传。

内因致病离不开体质因素。体质因素包括体质的类型、正气的多少、七情劳伤等。比如同样是去了一趟公园，你回来就一身的荨麻疹，他什么事也没有，这就是体质因素。其实我觉得在体质因素里还是和体质类型关系最大，体质类型就是人的体质的禀性，个体对外界事物的反应有差异，说得简单点就是过敏和不过敏。我们楼上有一个老师对桃花花粉过敏，每次出门之前都要蒙上头、戴上口罩、戴上眼镜，即使这样也过敏，但我们都没事。像荨麻疹、药物性皮炎、湿疹等，这些都是过敏性皮肤病，那有什么解决办法吗？患者会说是不是我免疫力太低了，其实免疫力“高”了，还有免疫力“高”的病。你最好是别碰过敏原，这便是最好的预防方法。

第二个问题是皮肤病的常见皮损。常见皮损有原发性和继发性两类。原发性的有风团、水疱、丘斑疹、结节等，可能大家都碰到过。风团，这个荨麻疹常常有；水疱，主要是在皮肤表面起的疱；丘斑疹，这就严重一点了；结节，那就更往里深入一点了。所以皮肤病也有浅深。你一看就明白了：这是原发性的，就是它自己出来的；那是继发性的，糜烂、渗出，浸渍。浸渍就跑到里头了；皲裂，干得裂开了，但是皲裂也不等于阴伤，不等于你用点补水的药或者养血的药就能治，它里面还有湿，裂到那个程度还得祛湿，这就是皮肤病难治的地方。溃疡就比较重了；苔藓样变纯粹是抓的，使劲挠，越挠越痒，甚至烦躁。我那年在太原看了一个牛皮癣患者，那个人实在是瘙痒难忍，几次跳楼，家里人都把他挡住了。苔藓样变，全身都发白，挠的左一道右一道；色素沉着，这个大家都知道，挠久了以后它就变成黑的了。这按中医来讲就是瘀血在里了，不仅是夹湿、夹风，还夹瘀了。后者指的是病变日久、搔抓无度、血虚风燥、气血凝滞，这就属于继发性的。正因为有原发性的，才有继发性的，都是人为干预出来的。

皮肤是人体最大的器官，遍布全身。一个人没了皮肤，这个人就活不成了。皮肤病种类多，目前已经认识到了两千多种，也有还不能诊断的。皮肤病初起轻浅的属于卫分；潮红焮热肿胀，那就往里头走了，属于气分。这是咱们用眼睛看的、目测的，当然现在也有皮肤的病理检查，现在的检查也进步了。皮肤广泛红斑，首先是广泛，或者水疱、大疱，比较严重的伴有心烦发热、严重的痛痒属于营分。皮肤大面积斑疹瘀紫伴有高热，或者是内脏出血，属于血分。从这儿也能看到卫气营血辨证中营分证和血分证的区别。营分证最重要的就是心神受扰，心神受扰表现为身热夜甚、夜不能寐，或者脾气大，这往往提示心经受伤、心神不定。而血分呢，最重要的标志是有出血。出血包括皮肤的出血，这就是皮肤病治疗需要管的。还包括内脏的出血，最轻的还是衄血。但是如果衄血（鼻子出血）多了也很严重的。如果是温病，它要伴随发热，甚至高热。如果皮肤病有高热的话，你也可以说它是血分证、营分证，也可以说它是皮肤病。再严重了就是气血两燔。皮肤病的浅深层次，也就是从卫气营血一步步来的。什么叫比较浅？什么叫比较深？什么叫营分？什么叫血分？辨皮损是极其重要的环节。皮肤病的辨证主要是靠皮损的辨证，这是皮肤病辨证必须要掌握的，以此来判定邪毒入侵处于卫表肌腠，还是营络血分，以及更为复杂的夹风夹毒、夹湿夹瘀、化燥化火等。所以为什么说“内不治喘、外不治癣”，把癣和哮喘来同等看待，说明它很复杂。卫气营血证候和三焦证候中，多有皮肤病的类证，特别是到了营血分证，它就有皮肤症状了，因此卫气营血辨证和三焦辨证也能提供相应的治疗方法及方药。所以在这儿又强调了为什么要用温病辨证。刚才咱们讲到了皮肤病的浅深层次，这个皮肤病初起轻浅者属于卫分证，比如说荨麻疹、风疹、轻微的药物疹等，这都可以属于卫分。皮肤潮红焮热肿胀属于气分，这是第二个阶段。比如说急性湿疹、多形红斑、药物疹，都可以属于气分。如果伴有心烦发热，严重的痛痒，属于营分。皮肤大面积的瘀斑紫癜、严重的出血，比如说有的药物疹、红斑狼疮，红皮疹，或者叫红皮病，就很严重了。我们从这个皮肤病态情况，就能预设到它的严重性。

卫气营血既是病程阶段，也有浅深轻重的概念。叶天士讲：“卫之后方言气，营之后方言血。”这是按次序来说的。皮肤病相对常见且相对轻浅的症状多为卫营同病证。为什么这么说呢？病深的为气血同病、营血同病，也可以出现卫气营血同病，且深重者病变广泛。复杂而顽固的皮肤病，往往是风、火、湿、燥、暑诸邪同时存在，形成湿象与燥象、水湿与火热、血虚与血滞、外感与内伤同在的病理，甚至还加一个寒邪。有些病还要用麻黄开表。所以我们看赵炳南的皮肤病方，一会儿用表药、一会儿用里药，甚至一个方子里面什么都有，祛湿的、清热的、活血的都有。

## 二、卫营同病、气血同病（两燔）是皮肤病基本的证型

皮肤位于人的体表，表皮下有血脉分布，皮肤是人的最表层，这个表层下面也有血脉，他们共同行使卫外及转输的功能。卫是气之表、营是血之表，所以卫营同病、气血同病当是皮肤病最基本的证候。一般卫营同病相对轻浅，多处于初期阶段；气血同病则比较深重，多处于急性发展期。咱们知道了皮肤病的浅深、皮肤病的轻重，这个就好理解了。

卫营同病，又叫卫营合邪。我们温病学教材里面就有。它的用药最典型

的是银翘散去豆豉加细生地、丹皮、大青叶、倍玄参方。卫营同病，多为风热之邪客于肌肤血络。风热之邪，带有风字的它都引导邪气往里头走。卫营同病常见的皮损有风团、水疱、肿胀、红斑丘疹等，来势快，色泽鲜红，或者是遇热加重。这个卫营同病在皮肤病来说，一般全身症状不太明显。如果有发热、嗓子红，那实际上就是风热袭表，属于温病，但这是皮肤病。皮肤病不到严重的时候，没有全身症状，多是皮肤损害。所以我们说皮损是一个重要的标志，比如说荨麻疹、玫瑰糠疹、血管性水肿、过敏性皮炎等。另外还有一开始就能够看见的麻疹样的、猩红热样的皮疹，这也都属于卫营同病，是比较表浅的，可以用银翘散加减方。陆子贤说“疹为太阴之风热”，太阴在这主要还是指的手太阴。风热既有夹风者，也有夹湿者，“夹风，则加入薄荷、牛蒡之属；夹湿，加芦根、滑石之流。或透风于热外，或渗湿于热下，不与热相搏，势必孤矣”，这一段话是叶天士的，也是咱们中医经典著作中非常重要的话，是要求学生背诵的，这段话指出了使用疏风药和渗湿药的必要性。风热之邪往往不但有风，还夹湿。皮损游走不定、来去皆快、皮肤干燥、瘙痒甚，这是夹风的表现。夹湿的呢，病情缠绵，不容易好，但是又不太重，时不时痒那么几天，皮损多形，有的是点的、有的是三角的、有的是圆的，或者渗出淋漓浸渍、瘙痒。临床上既有夹风的也有夹湿的，很少有单独的。所以没看见浸渍表现，该不该祛湿，主要是看你会不会用药了。祛湿的药诊疗太多了，在不同的部位、不同的时期，它有不同的重点用药。即使在上焦、在头面的时候，常用的药也都不一样。《温病条辨·上焦篇》第16条银翘散去豆豉加细生地、丹皮、大青叶、倍玄参方，这个方子是干什么的？疏散风热。后边加的药是干什么的？作用在营分。所以这是卫营同病证，卫营同病既有卫也有营。用这个方子来疏风清热，透卫清营消疹，夹湿者配以渗湿，以达卫营同治之功。临床上我们如何具体使用这条呢？疏风药经常用的有荆芥、防风、羌活、白芷、牛蒡子、蝉衣、白蒺藜等，渗湿药经常用的有萆薢、苍术、茯苓、茵陈、滑石、木通等，根据实际选着用这两种药。刚才我说的这些药对气血、津液的损伤影响并不大，都是可以用的，也是我们治疗皮肤病经常用的药。

我在这给大家介绍赵炳南的荆防方，也是针对卫营同病，邪气在卫营的。（荆防方：荆芥穗、防风、僵蚕、金银花、牛蒡子、丹皮、浮萍、生地黄、薄荷、黄芩、蝉衣、生甘草）。赵炳南先生搞了一辈子皮外科，中华人民共和国成立以后，专注于搞皮肤科。他这个方子中，荆芥穗、防风、薄荷、蝉衣都是风药，能散风的，方中必须要有能散风的药，不散风就不止痒。金银花、丹皮、生地黄是什么药呢？是营分药，用来清营热、透营热、和血络。所以这是一张很典型的卫营同病证的处方，也是我们常用的疏风散热、解毒透疹的代表方药，既不留邪又不伤正，临床上对于荨麻疹突然发作，用这个方子特别管用，往往两三剂药就能明显见效。临床上治疗急性荨麻疹、血管神经性水肿，病位比较表浅的，用这张方子也很好。风热又夹湿，可以见到皮损潮红瘙痒，糜烂浸润或有血痂。血痂是怎么形成的？挠的，挠的时间长了以后，皮肤粗糙肥厚，就变成这样了。我在这儿给大家推荐一张方，《医宗金鉴》中的消风散，方中也都是很普通的药，只不过在这里专门治皮肤病，既祛湿又祛风，还可以再加上滑石、芦根，这就是叶天士所说的“夹湿，加芦根、滑石之流”。《医宗金鉴》这本书不要小看它，它汇集了前人的很多经验，所以又称为金鉴派。刘渡舟，咱们大家都知道他名气很大。刘老学中医，他也不是科班出身，也是自学的，可能是有高人指点，他就学《医宗金鉴》，他可以背下来医宗金鉴里的好多病，那都是童子功啊，小的时候背的，后来才专门学的伤寒。所以不同的年龄段有不同的长处、不同的优势，所以不管是什么时候，我们都不能放松学习。

气血同病，又叫气血两燔。学习温病学的人都知道，本证是温病深重期的证候，已经到了气血两燔了，热病里头比较严重，它已经深入到卫营的深层。什么叫气血两燔呢？温病中，皮肤上出现了大量的斑丘疹，就是说气血两燔也可以有皮疹，这也是一个重要的标志。皮肤上的出血也是热入血分的重要的标志。温病中有大量的斑丘疹，或者伴有高热，舌红绛，神志异常，这为气血同病。这是很严重的，甚至可以出现神昏，治疗要清热解毒，凉血散血。皮肤病中如果出现了大量的红斑丘疹，我们可以参照温病营血分证或者气血同病证来治疗。

十几年前的一个病例，我记得特别清楚。患者高热来了，但是他神志还是挺清楚的，又喊又叫，说疼痛。问他哪里疼？他说身上疼。又问他是皮疼呢还是里头疼呢，他也说不清楚。当时医院给他的诊断是斑疹伤寒、副伤寒。但是做了一些化验，都不太支持这个诊断。我一看心里边也很发毛。他体温39～40℃，那么高的体温，要是放到现在我绝对不会给他看的，一定要让他去医院检查，万一是鼠疫呢？他身上有斑疹，之前已经做了一些化验，我也会再让他去补充一些检查。当时我就用的化斑汤、犀角地黄汤。那个时候心里边确实没底，我说：“我可以给你看，但是如果吃药还是不行，你就赶快去医院急诊。”我用了大量的大青叶，他服了三剂药，第二次来门诊的时候说：“我不烧了，烧退了。”我原来对这个血分的药不抱什么希望，我就觉得它们太滋腻了，能清了热嘛。不过我也用了大量的石膏，皮疹轻浅了很多，又吃了几剂药，好了。这个人太皮实了，要一般的人还不得养个 3 个月、半年的啊。这个病例说明古人的方法不可小看，有时候你用了不管用，觉得古人都是瞎说的，也许是你没用对地方，方子能流传下来有它的道理。再比如说红斑狼疮、寻常型银屑病、红皮病型银屑病，都有很明显的皮肤症状。现在患者的就诊意识太强了，我们要是给他治疗两三天，不太管用，马上就不让你治了。但是我们还是要谨慎一点比较好，这些病的某些病变阶段，某一些不是说全部的啊，皮肤红斑、丘疹，大量的外发，痛痒灼烧，甚至出现肿胀腐烂，脉急数，舌红绛等，这些症状是很严重的，可与温病气血两燔证同等对待。

皮肤病分类中红斑鳞屑性皮肤病、自身免疫性皮肤病、结缔组织病、血管性皮肤病等，这些都可以出现大量的红斑，它们的急性炎症反应期或者血管炎急性期，可以出现类似于温病气血两燔这样的表现。急性反应期可以见斑丘疹艳红，那红的肯定是不断地在出血。紫红则提示已经出血一段时间，或者皮下瘀斑，这个就很严重了。同时伴有心烦躁扰、脉数、舌绛，此时应大清气血、凉血化斑。化斑汤、犀角地黄汤，该用还得用，甚至要用清瘟败毒饮。清瘟败毒饮里含有好几个方子，是余霖（字师愚）《疫疹一得》专门治疫疹的，专门治皮肤的红斑，里头要大量地用石膏，可以用到 100 多克。这是急救，急则治标，重用石膏泄热。营血分证，决不能离开气分的高热。营血分证到了这个地步，往往都有气分的高热，气分高热也可以很快进入营血分。所以治营血分出斑、出疹，得用石膏，还得用一些苦寒的药，比如黄芩、黄柏、黄连，这些药都很厉害。陆子贤说“斑为阳明热毒”，雷少逸说“红轻、紫重、黑危”。这个斑疹就怕黑。

有一个患者身上起疹子、发热总不好，听信别人说四川的峨眉山有一个老头儿专门治不治之症，他就去了，去了以后人家给了他一个药，也不告诉他是什么药，是个粉末的药，一包一包的，说是吃了准好。他相信了，吃上以后第 2 天脸就黑了，黑到鼻子下面，很明显的啊，全身皮肤的紫癜。这是中毒了，但中的是什么毒也不知道，医院没法治疗。这个患者全身出血，但是他不是大片的，都是小粒的，就跟紫癜一样。去看他的时候他还跟我说话呢，还面带笑容，好像没有太大的痛苦。我过了 3 天后再去看他，已经不认识人了。高热 40℃不下，可能是个急性肝衰竭，人已经不行了，肝性昏迷了。他那个斑疹，就和金匮阴阳毒很像，如锦纹。织的那个锦缎，有红的、有黄的、有黑的，“紫重、黑危”，都很严重，两三天后就死了。

清瘟败毒饮大清气血，在银屑病急性进行期且全身症状明显时与赵炳南凉血五根汤合用。但是这里边有一个问题，虽然我也治了不少、接触了不少银屑病，银屑病里头用的阴柔药特别多，如生地黄、玄参、板蓝根等，对脾胃有伤害，所以这就是难治的方面。我最近看了一个从广东来的银屑病患者，皮损不到苔藓样病变的程度。他把他原来在广东看病开的方子拿过来，他说：“我现在不能吃这个方了，吃了以后肚子胀、拉肚子，拉得很厉害。”我一看这个方子用了大量的生地黄、玄参，寒凉药比较多。我就问他："你素来肠胃怎么样？"他说："我有慢性肠炎，天天不吃药还拉肚子，一天得四五次拉肚子。"所以我就跟大家说营血分证是要用凉血药，但是一定要谨慎，要问问患者爱拉肚子吗。我们起码别让寒凉药重了，否则患者就不吃药了。赵炳南和朱仁康治疗银屑病有很多成功的例子，我在这给大家选一个朱仁康的土茯苓汤。我们看这方子里头，有生地、紫草、大青叶，这都是比较寒凉的药，但是人家治好了好几个患者。

## 三、温毒类皮肤病

大家搞温病的知道什么叫温毒。温毒是温病的一种，它有个特殊点，就是在卫气营血证候变化的基础上还有局部的红肿热痛，比如口疮、皮肤长包、嗓子红肿。温毒类皮肤病包括的病种较多，温病学教材历版中就举了两个病，一个是大头瘟，一个是烂喉痧。这是古代的名字，但我估计这里头少不了传染病，但现在也说不清楚。烂喉痧现在弄清楚了，就是现在的猩红热。我们在座的都是学习中医学的，一定要把中医常见的病名弄清楚。你若没法和现在的西医病名对应，烂喉痧那个方子你就不敢用。所以一定要学习，古书要看，现代医学的书也要看。

临床上具有温毒特征的皮肤病很多，包括有病毒性的、细菌性的、物理性的、红斑鳞屑性的、变态反应性的。病毒性的如水痘、风疹、带状疱疹、手足口病，可以叫作温毒。细菌性的如丹毒、猩红热，这也可以叫作温毒。物理性的如日光性皮炎、夏季皮炎等。红斑鳞屑性的如银屑病、副银屑病。变态反应性的病最常见的就是湿疹，它们中有一部分具有温毒的特征。特有的皮肤或者官窍，官窍主要指的是口腔、鼻腔，这些部位的火毒、湿毒表现也可称为温毒性皮肤病。这是我起的名字，其实就是温毒，或者叫温毒性皮肤病。

温毒性皮肤病的治疗，在辨证论治的基础上，尤要重视辨皮损的类型和部位。那要辨什么呢？湿热火热、急性慢性、分布经络、脏腑所在部位等都要辨。你看那个带状疱疹，有的在头面部，这是少阳经，还有的在脾胃经。按赵炳南说的，带状疱疹分为干湿两类。干并不是说一点湿都没有，干者属肝心二经风火，湿者属脾肺二经湿热。干的用龙胆泻肝汤，湿的用除湿胃苓汤，这是赵炳南特别喜欢用的方法。又比如丹毒，病因上外因为感受湿热火毒，内因为血分伏火。部位上发于下肢为流火，即为丹毒，为什么叫丹毒呢？因为它还可以流；发于面部为抱头火丹；发于眼部为眼丹；发于胁部为内丹等。丹毒还有急慢之分，尤其是慢性丹毒很难治，不知道怎么就会又发出来。急性者清热解毒为主，用金银花、大青叶、菊花、黄芩、黄连等清热泻火之药。慢性的为湿热蕴毒，清利湿热为主，辅以活血解毒，如紫草、白芷、乳香、没药之类。不得不佩服赵炳南对一个病的观察是如此的细致，这个细致来源于实践，所以他不愧为皮肤病的一代大师。又比如白塞综合征，中医叫狐惑。主要表现在口、眼、生殖器皮肤损害，它也属于温毒的范围。这个病在温病、皮肤病里都有，我们要根据病变的轻重来选方，特别要处理好养阴和祛湿的关系，尽量做到互不妨碍，或者是少妨碍。养阴和祛湿本身是一对矛盾，祛湿怕伤阴，养阴又怕留湿。甘草泻心汤、龙胆泻肝汤、知柏地黄汤、泻黄散、一贯煎等都是常选的方子。要处理好两者的关系，我们就得对这个药方特别清楚，这也是皮肤病难以彻底治愈的原因。

大家要推进中医思维，这个中医思维要回归到《黄帝内经》《难经》的思维；中医药技术要回归到华佗外科的思维，这个大家好好想想该怎么样再努力。刚才我讲的那些常见病都是属于湿热夹风夹火伤阴，在大量的皮肤病中都存在，尤其是在湿疹、神经性皮炎、接触性皮炎中，是一个重要的致病因素。

## 四、三焦辨证在湿疹皮炎类皮肤病中的应用

湿疹、皮炎都是过敏性疾病，三焦辨证用得最多。体内之湿与体外之湿相合，生热以后充斥于肌肤腠理，甚则深入血络，往往形成顽固性的皮肤病。湿热夹风表现为游走善变、奇痒难忍；湿热相蒸则见糜烂渗液；湿热化火伤络则皮肤焮赤或出现红斑疹；病程久后皮肤肥厚，出现鳞屑样改变。这些情况在大量的皮肤病证候中都存在，尤其是湿疹、神经性皮炎、接触性皮炎等这些最常见的皮肤病中，严重影响患者的生活质量。另有一些身体下部如下肢、足部、小腿部位，还有隐蔽部位如阴囊、腹股沟、女阴部等皮肤病和性病的发生，更是和这些致病因素密切相关，怎么治也治不好。我们把这些证候概括为湿热蕴结化毒证。湿热蕴结化毒证在变态反应性皮肤病、结缔组织病、神经功能障碍性皮肤病、红斑鳞屑性皮肤病等类型的皮肤病中都存在，最常见的是见于湿疹和各种皮炎中。其实湿疹和各种皮炎在中医的治疗上没有什么严格的区别，都会出现皮肤肿胀、皮肤的水疱、糜烂、粗糙、抓痕累累，所以我们把湿热病的理论和湿热蕴毒结合起来。这些表现里也有些与湿热病相似，温病的老师讲到湿温这一章的时候都会讲治疗要注意两个方面，一个是要辨湿和热的轻重，还有一个是要辨湿与热的部位。

第一是辨湿与热的偏重。为什么辨湿与热的偏重呢？因为涉及用药是以清热为主，还是祛湿为主。湿热之中，以热为主，在皮肤病来说，当然温病学

有温病学的标准，我们现在讲的是皮肤病，发病急、病程短，因热象较重，皮损一开始即出现潮红焮热，可以见到红斑、丘疹、水疱密集渗液、搔抓后更加痛痒，小便黄，大便秘结，当然这个症状是可有可无的，主要还是皮疹。舌红苔腻或者是苔黄腻，脉数。这往往是湿疹的急性期，西医诊断为急性、亚急性或者是慢性转为急性的湿疹。急则治标，此时应选大剂清热解毒利湿之品，如龙胆草、黄柏、黄芩、栀子、茵陈、滑石。湿热之中，以湿为主的大部分都是由慢性与急性迁延而致的。由于挠抓，皮损发暗，时轻时重、缠绵不愈，这些往往是湿疹的慢性期。慢性期的全身症状一般不太重，治疗应该以健脾利湿为主，可选用胃苓汤、参苓白术散。如果瘙痒无度、日夜不宁，光是祛湿不行，还要加一些祛风的药。赵炳南有一个方就是全虫丸，止痒的效果比较好。

第二是辨皮损部位的所偏。这个等同于三焦辨证中辨湿热邪气的上中下部位及所属经络。这就是三焦辨证在皮肤病中的应用。例如，头面部血管神经性水肿、过敏性皮炎、湿疹等是湿热化风侵犯上焦头面，因为风总是往上走的，选药可以用荆防、银翘。外阴部的湿疹部位是比较隐秘的，不透风，这是湿热化毒，浸淫厥阴肝经所致，外阴这个部位就在肝经。足癣脚气，总是复发，整个腿都肿，用薏苡仁、白术、黄柏、车前、土茯苓，可以看到这些药的作用都偏于下。这是赵炳南的健脾除湿汤。还有上下肢躯干部位大面积的湿疹、神经性皮炎，年久不愈、皮肤粗糙、瘙痒，此为湿热化风夹毒深入肌腠、血络，三焦同病，用土茯苓、浮萍、苦参、当归等。

下边我再专门说一下皮肤病治疗中有一类特别实用的药，叫散风药。皮肤病瘙痒重、时间长，合理使用升阳散风药非常重要。升阳散风药这个题目要讲起来时间很长的，医家首推金元时期李杲。我举两个方子，一个是《脾胃论》补脾胃泻阴火升阳汤，一个是《兰室秘藏》拈痛汤。这里头有很多升阳药，也有散风药，如升麻、葛根、防风、苍术，这就是升阳散风药的典型用法。最为典型的药就是苍术、羌活、独活、葛根、柴胡、升麻，不但能升散表邪，还可以通过不同的配伍疏泄肝气、理气化湿。风能胜湿就是从这来的，能够升发阳气。李杲的升阳益胃汤、升阳散火汤、升阳除湿汤，都用的升阳药，分别用于脾胃虚弱、怠惰嗜卧。有的人吃得胖胖的，面色也好，但就是没劲，老想躺着，这是因为阳气不升。脾气该升不升，所以脾胃虚弱、怠惰嗜卧，四肢发热如燎，身上热了不得。这个病不太好治，主要以中老年人为主，出现身体的某个部位发热，怎么治都治不好，你给他用苦寒药吧，他又拉肚子，用升阳药吧，他又嫌有火。脾胃虚弱泄泻等病使用升阳药，古人的确给我们留下了非常丰富的经验。《医学启源》还有一个当归拈痛汤，也属于升阳药。这些个方子都是在对证的情况下，一剂药就可以见效。但一旦没用好，十剂药也不见效，这就要我们多积累经验，多读书。

## 五、皮肤病后期血虚风燥与温病后期正虚邪恋病机相合

皮肤病后期血虚风燥与温病后期正虚邪恋病机相参，给临床上治疗皮肤病很多启发。皮肤病日久，已经到了慢性迁延期，有的人皮肤病两年好了，又出来了。这是因为皮肤长期受到风、火、湿、热等邪气的煎灼，失去了营血的润养，血燥生风。可以看到这些皮肤病皮损是角质层肥厚、干燥脱屑、皲裂，色暗或者是沉着。但是这个时候往往始终都有痒，有的甚至十几年了，一直痒。全身症状可以有，也可以没有，也可以不重。头晕眼花、心悸怔忡、失眠健忘、女子月经不调，这些和温病后期正虚邪恋病机是相符的。皮肤病后期形成顽证，患者身上抓的都没法看，这与阴液、阴津、营血的损伤和湿邪的长期渗透不化有直接关系。那怎么处理呢？有以下这么几点：

第一，防复发。《黄帝内经》和叶天士、薛生白的著作都有所论及。《黄帝内经》是从原则性来讲，叶天士、薛生白的著作则是从温病学的角度来告诫。《素问•热论》说："病已衰而热有所藏"，这个衰是谁衰？是邪气衰了，但邪气衰并不等于没有，还有余邪。我觉得中医学用的一些话是非常科学的，余邪到底余多少，需要你自己去体会，反正没有开始时多。叶天士说的"炉烟虽熄、灰中有火"，现在我们大家都用煤气灶了，以前是用柴火灶，那确实是你如果不把它完全弄灭了，过一会儿它自己又着起来了，因为灰中有火啊。薛生白也有高见，"湿热证，曾开泄下夺，恶候皆平，独神思不清，倦语不思食，溺数，唇齿干"。这句话我也很喜欢。恶候皆平，什么都没有了，但是正亦大伤，所以应恢复正气，这两个是最为难办的、最为重要的。

第二，扶正气。《湿热病篇》提出了很多湿热病后期正虚邪恋的治疗，它虽然不是专门治皮肤病的，但是也很重要。如余湿蒙绕清阳，脑袋犯迷糊，用五叶芦根汤。五叶芦根汤是一个很有名的用于湿热病后期的调理方。余邪留滞经络，用元米汤泡白术以健脾胃；余邪内留胆经，致肝胆气伤出现惊惕者，用酒浸郁李仁等。他不用人参、熟地黄这一类的药，不管是扶正还是祛邪，用的都是轻灵之品。

皮肤病后期邪气留恋，损伤了脏腑之气，但最主要的还是肌肤营络津血的耗伤，出现血虚风燥证，主要症状还是皮损。色素沉着或者还伴有剧烈的瘙痒，这是肝血和肾阴的损伤，血络瘀滞、化燥生风、化毒生风；皮损灰白变硬，失去弹性，是血燥生风兼余湿留滞；已经好了又在原来的基础上出现点点滴滴的如原样的皮疹，这是余邪未尽。以上情况往往交叉出现，这也是皮肤

病难以彻底治愈的原因。

古今临床治疗皮肤病后期的方是层出不穷的，最广泛最具有代表性的就是两个方，一个是四物汤类，一个是胃苓汤加减类。《外科正宗》当归饮子、《医宗金鉴》四物消风饮，这都是四物汤类，里面都含四物汤，若皮肤比较干燥的，火麻仁、麦冬也可以用。还有就是胃苓汤类，赵炳南最喜欢用加减除湿胃苓汤，他就是在胃苓汤的基础上进行加减。胃苓汤是五苓散去掉桂枝加黄柏、枳壳、滑石，以祛湿见长，用于湿重热轻，症见瘙痒无度、反复发作。赵炳南先生用它治疗湿毒疡，湿毒疡不是一般的湿疹，非常顽固，整个方子我们都可以直接用。另外，在后期还可以结合八纲辨证、阴阳辨证，该用什么就用什么。比如干燥综合征，西医讲这是一种累及全身外分泌腺的系统性免疫性结缔组织病，中医讲是燥毒症，辨证属燥邪化毒，邪气入营伤阴为病。它不是一般的干燥，所以用当归、熟地黄还不行。为什么要把这个病搬出来呢？这个病约有半数以上的患者都有皮肤损害，表现为皮肤干燥、有鳞屑、瘙痒，皮肤肥厚，患者非常痛苦，有的还有关节的疼痛，类似于皮肤病后期血虚风燥证，故治疗以养阴润燥，固护阴液为主。对于皮肤、口眼干燥，烦热尿少的，是肝肾阴伤、脾胃阴伤、皮肤的阴伤，可选用一贯煎、增液汤、养阴清肺汤等。气阴两伤者，可用生脉散合沙参麦冬汤等。

最近我这有一个患者，指尖一层一层脱皮，硬把它拽掉就会流血，不拽掉它自己也可以脱，脱落以后再一层。这实际上就是一个干燥症。在皮肤病中，这些都是比较难治的病，怎么办呢？用养阴清肺，有的可能十几剂、二十剂药好了，时间很难说。

# 《温疫论》学术思想与应用浅析

成都中医药大学　冯全生教授

今天跟大家一起讨论《温疫论》的学术思想和临床应用。《温疫论》在温病学的发展史上具有十分重要的地位，其中的一些观点、学说和方剂对于推动中医理论的发展，尤其是温病学的发展，具有重要作用。

《温疫论》由明代医家吴有性（字又可）所著。崇祯辛巳年（1641 年）疫气流行，南北直隶、山东、浙江等地暴发大规模温疫，状况惨烈。《吴江县志》记载“一巷百余家，无一家幸免；一门数十口，无一口幸存”，足见其死亡率之高与影响之大。这次温疫对吴又可触动颇深，促使他于 1642 年完成《温疫论》的撰著。以吴又可为代表，作为温疫学派的起始人物，其学术思想深刻影响了戴天章（字北山）、杨璿（字栗山）、刘奎（字松峰）、余霖（字师愚）等医家，最终形成温疫学派。值得注意的是，除《温疫论》《温疫明辨》外，温疫学派其他医家的著作均成书于叶天士《温热论》之后。这些医家未采纳卫气营血辨证与三焦辨证体系，而是承袭吴又可的理论精髓，所以我们把他们称作温疫学派。他们均遵循《温疫论》的学术思想，并在临床实践中进一步拓展与深化。

## 一、《温疫论》的主要学术思想

1. 明确指出温病和伤寒有“霄壤之隔”，提出“守古法不合今病”。

2. 创立“杂气”致病理论，提出“杂气”“疠气”致病学说，突破百病皆生于六气的局限性。

3. 温邪感染人体以后，始受于膜原，终归于胃腑。提出温疫的主要病机和传变规律。

4. 在治疗上，倡导以祛邪为第一要义。

5. 后期重视养阴。

这些对于温病学说的形成，对中医学理论的发展产生了比较大的影响。

## 二、《温疫论》对温疫学说的创立和对温病学术体系形成的影响

戴北山、杨栗山、刘松峰、余师愚等医家均受吴又可《温疫论》启发，对疫病理论各有阐发，由此推动温疫学说发展，形成温疫学派。此外，《温疫论》对整个温病学理论体系起到了奠基性的作用，对后世叶天士、吴鞠通、王孟英等医家认识温病病因、传变规律及特殊治法方药产生深远影响。

**1.《温疫论》对温疫学说的影响**

首先探讨《温疫论》对温疫学说和后世温疫学家的影响。温疫学说遵从吴又可"杂气致病"理论，强调特殊的致病因素"杂气"，其中致病暴戾的是"疠气"，且具有相对固定的、特殊的病变部位。如吴又可提出邪气从口鼻而入，伏于膜原；杨栗山认为邪气伏于三焦；余师愚则认为邪气是在阳明。

其次，在治疗用药的特点上，吴又可指出温疫的病因是"杂气""疠气"，其传染性强、病情重、发病快，故用药与其他温病不同，主张需寻找针对病因的特效药物，并力求药物直达病所。吴又可重视大黄，其言"三承气功效俱在大黄，余皆治标之品也"，强调大黄能够直达病所，苦寒清泄。吴又可认为病位主要在膜原，主张用药需达膜原以驱邪外出，故选用厚朴、槟榔、草果等药物。

再次，在治疗上，吴又可强调"客邪贵乎早逐"，其言"乘人气血未乱，肌肉未消，津液未耗，病人不致危殆，投剂不致掣肘，愈后亦易平复"。主张在患者气血未乱、津液未耗时尽早祛邪。这种以祛邪为第一要义的思想对后世温疫学家影响深远。如余师愚用大剂量石膏，杨栗山以升降散为代表的十五首方均强调祛邪。温疫学家们的用药理念是十分接近的，均致力于寻找特效药物。吴又可言"不烦君臣佐使，品味加减之劳"，实为对特效药的追求，但受限于时代条件未能实现。而现代医学中的抗生素恰是特效药的典型代表，但其耐药性问题亦随病原微生物进化而日益严峻。

温疫的治疗侧重点在气分。吴又可指出"邪在气分，则易疏透，邪在血分，恒多胶滞"，这一观点成为温疫学派的核心思想，后世医家多承其说。例如余师愚创制的清瘟败毒饮，后人虽据方义分析称其为"气血两清"之剂，但溯源余氏原意，其立法本于阳明气分热盛，故重用石膏直清气分邪热。这体现了研读经典需回归原旨的重要性——今人解读古籍时，既要结合现代认识，更需立足古人视角还原学术本义。从余师愚的学术脉络可见，其用药始终紧扣气分病机，石膏之用正是针对阳明气分热盛的关键。

《温病条辨·上焦篇》第43条载三仁汤，有观点认为本方的立意是宣上、畅中、渗下。我认为是不妥的。吴鞠通《温病条辨》将该方放在上焦湿温篇，

是湿温初起的一个主治方，用来治疗湿温初起，湿蕴于卫表。吴氏说“气不得化”，本意是指肺的气化失常，所以用杏仁开宣肺气，从而达到气化目的，故杏仁当为君药，而非按照宣上、畅中、渗理解下杏仁、蔻仁、薏苡仁，将三味药等同视为君药。这样解释才能体现吴鞠通的思想“肺病湿则气不得化”，“肺主一身之气，气化则湿化”。举这个例子就是希望大家尊崇医家的思想，去领悟经典。有些方解都是后人和现代学者的理解，但是经典方的出现本身是有它自己的源头和道理的，现代学者的理解只能是发挥、拓展，我们需要把握经典的源流，这才能理解经典。

**2.《温疫论》对温病学术体系形成和发展的影响**

（1）《温疫论》突破了外感六淫致病框架

20 世纪 80 年代早期就发表过相关的文章，对此进行了系统梳理。《温疫论》作为温病学的第一本专著，从温疫视角明确区分温病与伤寒，在病因学上的重大贡献在于突破了外感六淫致病理论框架。在病位、传变规律、转归、治疗上的几大贡献。创立疏利透达法，又称开达膜原。

吴又可提出疠气致病的学说，突破“百病皆生于六淫”的局限性。在吴又可之前，人们认为外感病的病因不外风、寒、暑、湿、燥、火。吴又可结合自己的观察，提出温疫用常法治疗不行，需要从病因考究，认为温疫在病因上具有特殊性，非风、非寒、非暑、非湿，就是“异气”，异即不同，吴又可称之为“杂气”，在病因上明确提出杂气致病说，其中致病暴戾的称为戾气，突破了外感局限于六淫的认识。杂气致病症状多样，具有专入某脏腑、经络，专发为某病的特性：一是指病变部位的特异性，比如膜原、阳明；二是有偏重性，或者称为种族的选择性、特异性，比如吴又可说“牛病而羊不病，鸡病而鸭不病，人病而禽兽不病”。在 17 世纪的时候，吴又可就观察到这些特点。从今天来看是很有意义的，比如禽流感，环境发生变化的同时微生物也在发生改变，也导致人体的环境发生改变，所以最后导致禽流感病毒感染人，甚至在人与人之间传播，2003 年的 SARS，2005 年的人感染猪链球菌病最具代表性。四川发生人感染猪链球菌病流行的时候，从温疫的角度来讲就是余师愚讲的暑热疫。当时气温很高，在高热环境下，猪发生了猪瘟，继而感染人。猪瘟疫情共感染了 204 人，死亡 38 人。患者均起病急、发病快，很快出现暑热闭窍、动风动血的表现。张之文教授作为省防控组组长，详细诊治后予清瘟败毒饮治疗，疗效显著。人感染猪链球菌病突破了种族的选择性，原本是猪瘟，最后导致了人的温疫。所以如果自然、生活环境不断恶化，微生物也会不断去适应和突破，从而有可能导致人类面临更大的疫病流行。此外，杂气致疫存在差异性。需说明的是，吴又可在强调疠气、杂气致病的同时，也重视正气的作用。正如

《温疫论》当中记载“空腹者死，饮酒者病，饱食者不病”，说明正气对感邪及发病的影响。“本气适逢亏欠，呼吸之间，外邪因而乘之”，重点在于本气的亏虚。

（2）《温疫论》促进寒温学术的更替

《温疫论》使温病从伤寒当中独立分化出来，这是中医学发展的重要事件，吴又可对此作出了重要贡献。在吴又可之前，虽有医家尝试区分二者，最有代表性的就是元代末年王履，其在《医经溯洄集》里提出应该将温病和伤寒区分开来，认为伤寒是由外入里，温病是由里外出、由里达表，从概念上提出两者不能混淆，治疗上也有不同，温病要清里热。后来吴又可、叶天士分别对此进行深化，才使温病从理论上与伤寒独立开来。吴又可认为伤寒是寒邪，从毫毛而入，始于太阳，有六经的传变；而温疫是杂气，从口鼻而入，始客于膜原，虽能外溢于经，但无传经之变。因此，明确提出温病与伤寒要绝对分开。吴又可认为“守古法不合今病”，用伤寒法治温病是“张冠李戴”。后来叶天士在吴又可的基础上也提出了一些区别，在《温热论》的条文里随处可见，如“若论治法则与伤寒大异”，一个是在气，一个是在血等。吴又可说的“杂气”和叶天士的“温邪”内涵有别：叶天士说“温邪上受”的温邪，就是要跟寒邪进行区分。吴又可所谓“杂气”，从今天来看主要是湿热，湿热秽浊之气，说明当时吴又可遇到的温疫主要是湿热类温疫，也称湿热疫。因此他用辛烈香燥之品（厚朴、槟榔、草果）来治疗。所以，吴又可对于寒温学理论作出了重要贡献，也让伤寒统治外感病的局面得到纠正。

（3）《温疫论》提出始于膜原，终归胃腑的思想

吴又可根据温疫的临床特征，创造性地提出邪伏膜原理论并创制达原饮。邪伏膜原是中医病机学说上的一大突破。吴又可认为，膜原去表不远，内近胃腑，正当经胃交关之所，乃三焦之门户，是一身之半表半里。他认为邪由上受，直趋中道，故病多归膜原。病在膜原治疗棘手，因为它既不在表，也不在里，“营卫所不关，药石所不及”。邪伏膜原后可以内陷胃腑，也可以出现三阳经的表现。吴又可创造性地发明的达原饮，能够直达其巢穴，使邪气溃败，速离膜原。他说“是以为达原也”，原就是指膜原。遵从这一思想，后来的医家制定了达原饮系列方，有薛生白《湿热病篇》里的第 8 条方，在达原饮基础上加柴胡和解表里，增藿香、苍术芳化疏利，并佐六一散。从和解表里角度来解读该方，相对更加合理。从组方来看，它比达原饮针对湿热在膜原的病机更合适。此外，还有柴胡达原饮等衍化方，均承其法而各有侧重。

达原饮中最重要的是前三味药，同为君药。君药不一定是处方的命名药，但一定是针对主病起主要作用的药物。同一处方治疗不同疾病时，君药可随证调整。邪伏膜原除了寒热如疟、发热及肢体症状外，还有一个重要的表现

是舌象。舌苔白厚甚至如积粉，舌质红或者绛。在达原饮证中，吴又可非常重视舌苔的变化，他说“感之重者，舌上苔如积粉，满布无隙”，还说“不从汗解，而从内陷者，舌根先黄，渐至中央，邪渐入胃，此三消饮证”，这是入里后的舌苔变化。还有“温疫发热一二日，舌上白苔如积粉，早服达原饮一剂”，午时舌苔变成黄色，出现“胸膈满痛，大渴烦躁”，为“伏邪即溃，邪毒传胃也”，治疗时需加攻下的药物。此外，他也注意脉象的变化，说“脉不浮不沉而数”。“治法全在后段工夫”，经疏利透达以后，毒邪溃散，包括两种情况，一是从表解，一是内陷。如果进入阳明经，甚至往里传，这时要用白虎汤，还可使用大黄等。“治法全在后段工夫”说明达原饮并不是终结性治疗的方，而是通过治疗让邪气外透。后来的一些医家也尊崇这一治法思想，比如薛生白发展了湿热病的治疗，肠腑湿热用攻下法使湿热从肠道而去，从湿热证治的角度看到了吴又可对薛生白的影响。

（4）根据“外解为顺、内陷为逆”，总结出了温疫的传变规律

温疫传变规律分九种：但表不里、但里不表、表而再表、里而再里、表里分传、表里分传再分传、表里偏胜、先表后里、先里后表。这九种传变体现了疾病的复杂性，主要与湿热疫邪有关。变症迭起，层出不穷，我们应该怎么去认识和把握呢？要根据“外解为顺、内陷为逆”的原则进行分析。把握两个方面，一个是外传，一个是里传。对于里传，王孟英有一句话“肺胃大肠，一气相通，温热究三焦，以此一脏二腑为最要”，这句话说明了从膜原到胃腑，是顺还是逆？根据前面的介绍，应该是里传，因为出表为顺，从膜原出来以后，它应该往表、往三阳经发展才叫顺。如果往阳明进入到胃腑，这是逆证。王孟英又说从肺到胃是为顺，这好像是矛盾的。实际上并不矛盾，因为吴又可指的是邪热往病势进一步加深的方向发展，病情趋势更重，预后不好；而王孟英是指邪热顺流而下到肠腑，治疗上可以导邪外出，因此是邪气有外出趋势的传变，预后相对来说比较好。前者为逆，后者为顺。张之文老师在 20 世纪 80 年代发表过相关文章，从温疫学说的角度详细讨论了顺传和逆传。如果非要讲通什么是顺？什么是逆？其实，无论是从表入里的病位传变，还是从轻到重的病情传变，归结起来，还是以病变减轻为顺、病情加重为逆来理解为宜，符合中医病理和治疗观。

（5）气分汗解，血分斑解，阐明了温疫的转归

《温疫论》构建了温病解邪的两大途径，这是吴又可对温疫学说的又一大贡献。吴又可提出“凡疫邪留于气分，解以战汗；留于血分，解以发斑”。疫邪在气分的时候，需要通过汗法解决。因邪在气分，邪正相持，这时要帮助正气鼓邪外出，以达正胜邪祛的目的。其实汗有四种，包括战汗、自汗、黄汗、盗

汗。叶天士说“邪随汗解”，因为古人观察不到邪气是否祛除，主要根据体表的一些症状表现来推断，认为汗出就是邪气外出的征象。气属阳而轻清，邪在气分则易疏透，要解以战汗，使邪随汗泄。确实，患者服用达原饮后，能够使邪气内溃，有利于正气逐邪，出现战汗而愈的表现。“邪在血分，解以发斑”，血属阴而重浊，邪在血分，恒多胶滞。吴又可认为出斑是一种邪气外解的方式，是病势衰退，病情向好的征象。大家觉得用什么来发斑？浮萍？发散的药？都不是的。用的是攻下的方法来“解以发斑”。他说“内壅一通，则卫气亦从而疏畅，或出表为斑，则毒邪亦从而外解矣”。他说斑解是病衰，是病情好转的征象，出表为斑是毒邪外解的征象，治法重点在于攻下。后来叶天士紧随吴又可，指出邪入营血应“急急透斑为要”，也是尊崇吴又可的思想，并对此进行了发挥，不仅用攻下法，还有很多其他方法，如凉血、清热、解毒，这些也是治斑的重要的方法。叶天士说“如从风热陷入者，用犀角、竹叶之属。如从湿热陷入者，犀角、花露之品，参入凉血清热方中”，关键在最后一点，凉血清热当中可以加犀角（现已禁用，水牛角代）、花露之品。虽然叶天士拓展了透斑的方法，但是在很多情况下，治疗难度大，邪气难以透达，吴又可说“当图渐愈”，也就是说应当谋求让疾病逐步好转。

根据气分汗解，血分斑解，接下来讲一个重要的治法，即吴又可的搜络散血法，这对后世的温病学派及中医理论的发展都产生了很大的影响。

吴又可《温疫论》提到邪入血分，如果患者有内伤瘀血，主客浑受，结为痼疾者，不能够从汗、斑解，这时应透邪、通络，用到一个著名的方剂，即三甲散。要理解三甲散，首先要理解“主客交”理论。“正气衰微，不能托出，表邪留而不去，因与血脉合而为一，结为痼疾……夫痼疾者，所谓客邪胶固于血脉，主客交浑，最难得解，且愈久益固，治法当乘其大肉未消、真元未败，急用三甲散，多有得生者”。“主客交”实际上是邪气和人体的气血交混在一起，主邪和客邪交混有一个内在的因素，就是素有精血的消耗，也就是说有正气的亏虚，所以邪气才能够进入气血当中，主客才能够交混在一起。邪入血分，从斑而解，但是如果素有内伤瘀血又复感客邪，出现主客浑受，结为痼疾就不能从斑解，这时要养血通络散邪，用三甲散。叶天士后来说“其人素有瘀伤宿血在胸膈中，挟热而搏，舌色必紫而暗，扪之潮湿，当加散血之品，如琥珀、丹参、桃仁、丹皮等”，他说如其不愈，瘀血与热为伍，灼其正气，就会出现发狂等证。此证除了要养血，还要通络散结、透邪。三甲散以虫类之品入络搜剔，包括穿山甲（现已禁用）、蝉蜕、僵蚕等。入络透邪法对后世产生了很重要的影响。一个是对叶天士的影响，有学者专门研究叶天士治疗络病，其实络病学说的雏形源自《黄帝内经》，然而其理论溯源又受吴又可影响。《临证指南医案》里入络搜邪的虫类药物是很多的，其中有20多种疾病跟络病有关系，如癥瘕、积聚、疟母等。还有一个是对薛生白的影响，薛生白创立的仿三甲散，是在湿热的认识上进一步聚焦邪入厥阴。薛生白在《湿热病篇》第34条中说“湿热证，七八日，口不渴，声不出，与饮食亦不却，默默不语，神识昏迷，进辛开凉泄，芳香逐秽，具不效，此邪入厥阴，主客浑受，宜仿吴又可三甲散”，用辛开凉泄，芳香逐秽，具不效，按理说湿热病用这些药物就可以了，结果不行，表现出类似痴呆的症状，默默不语、神识昏迷，薛生白认为是邪入厥阴，仿吴又可三甲散治疗，取得了效果。仿三甲散药物有鳖甲、穿山甲、僵蚕、柴胡、桃仁、䗪虫、牡蛎、龟甲等，与吴又可三甲散比较，去掉了扶正的药物，如当归、芍药、甘草，另加了柴胡、桃仁，增强了疏通厥阴的力量。柴胡入厥阴，桃仁增强通络的力量，去掉芍药、当归、甘草是因为他觉得滋腻药反而妨碍气血的运行。“深入厥阴，络脉凝瘀，使一阳不能萌动，生气有降无升，心主阻遏，灵气不通”，需要“破滞通瘀，络脉通而邪得解矣”。对吴鞠通的影响是邪入阴分的治疗，吴鞠通提出养阴透邪法。邪气深伏于阴分，伏于气血当中，与主客交浑类似，不能纯用养阴，更不能用苦燥，所以吴鞠通创立养阴透邪的方，“夜热早凉，热退无汗，热自阴来者，青蒿鳖甲汤主之”，此方有先入后出之妙，青蒿不能直入阴分，有鳖甲领之入也，鳖甲不能独出阳分，有青蒿领之出也。中医讲的是认识病机，重视整体。其中，温疫学家强调单刀直入，直捣窠巢，用药就要用到点子上，抓住关键，直入病所，这点值得我们学习。

三甲散的炮制，实际上是很讲究的，比如说鳖甲、龟甲要用酥炙，然后研粉，如果无酥炙可用醋炙替代；穿山甲（现已禁用）需土炒，穿山甲具有走窜、穿透的力量，土炒后穿透力量更强；牡蛎需煅为粉；䗪虫新鲜的要捣烂，干的需切碎；芍药需酒炒等。兼有疟疾者还可加牛膝、何首乌，既往有痰者可加贝母等。三甲散体现了滋阴养血和营、化瘀通络透邪的治法。以鳖甲、龟甲、穿山甲为主药，再加僵蚕、蝉蜕、䗪虫，这六味药都是虫类药物，还有入血分的、养阴扶正的、活血通络的、搜络散结的药等，另有当归、芍药养血和血，牡蛎平肝敛阴，甘草和中等，整方立意独特，扶正不恋邪、祛邪不伤正，疗效卓著。

我临床治疗肝硬化常以三甲散为基础方化裁，同时增强扶正的作用。主客交浑，邪气深入到气血当中，除了通络，还需注意扶正，尤其是到了中晚期肝硬化的时候，必须扶正。芍药、当归有一定的扶正作用，但是还不够，我在方中加入黄芪，能够发挥很好的益气养血扶正作用。接下来讲我治疗过的一个肝硬化失代偿期的病案。患者门静脉内径经过治疗后由1.5cm缩小到1.1cm，下肢水肿消退，而且到现在十多年了，整个身体的情况、各项指标都很好。

通络的方法其实是很多的，不能说通络都用三甲散。我记得以前有一个从高原来的患者，反复发热，低热为主，病程近 1 年，久治无效，然后来找我就诊。初诊我也遵循常规治疗，予小柴胡汤疗效不佳，后从邪留阴分的角度考虑，予青蒿鳖甲汤加减。治疗后患者热退无复发。此外柴胡达原饮亦可治疗不明原因的发热，多以发热时间短或反复发热为特征，效果很好。

（6）急症急攻，勿拘结粪，扩大了攻下逐邪的应用范围

吴又可擅长用攻下法，主张祛邪为要，认为攻下法不必非待结聚已成，拓展了下法的应用范围，是一个开创性的思路。自从《伤寒论》奠定了下法以后，人们在使用下法的时候必须要遵循应用，即承气汤证的指征，痞、满、燥、实等。吴又可认为邪是导致热的原因，而燥结则是因为热邪和燥屎相搏结形成，因此治疗的时候应尽早祛邪清热，不应等到燥结形成了以后才去攻下，以免养虎为患。这就形成了一个著名的观点“伤寒下不厌迟，温病下不厌早”。其实不管是伤寒还是温病，下法的应用都要针对不同的情况，我们应该分清楚，不能一味地用痞、满、燥、实、坚去衡量，换句话说就是在临床上患者如果出现腹泻，只要病机符合同样可以用攻下的方法。如达原饮证，邪在膜原时，亦可攻下，即达原饮加大黄方，邪气陷入阳明胃，病情危急，需急症急攻，此时从舌苔可以反映出来，舌老黄或焦黄、舌生芒刺、舌上有裂纹等，吴又可认为这些都是应下之苔，叶天士亦表明要“验之于舌，或黄甚，或如沉香色，或如灰黄色，或老黄色，或中有断纹，皆当下之”。“若未见此等舌，不宜用此等法”，吴又可把这些都列为了应下的指征（勿拘结粪），主张用三承气汤来峻下，他说“其人平素大便不实，设遇疫邪传里，但蒸作极臭，然如粘胶，至死不结，但愈蒸愈闭”，认为这种情况必须要攻下，否则“胃气不能下行，疫毒无路而出，不下即死”，要把胶黏的邪气攻下去，这是下法上的重要拓展。叶天士进一步发展了这一思想，提出清下、缓下、平下之法。

吴又可擅长用攻下的方法，注重大黄的应用。所谓“三承气汤，功用仿佛，俱在大黄，余皆治标之品也”。据数据统计，《温疫论》中有 34 首方，用药 78 味，其中大黄用了 11 次，使用频率排到第 6 位，占用药频率的 7.31%，说明吴又可对大黄的重视。《温疫论》中用到大黄的药有三承气汤、桃仁承气汤、抵当汤等，另外还有达原饮加大黄，邪毒传胃，前方加大黄下之。胸膈满痛，大渴烦躁，用芍药汤加大黄。此外，《温疫论》里还有一个著名的方三消饮，用来治疗温疫毒邪表里分传，膜原尚有余结。三消饮是在达原饮基础上形成的，加了柴胡、葛根、羌活等，柴胡入少阳，葛根入阳明，羌活入太阳，这是著名的三阳经加减法。张之文老师治疗鼻窦炎，也常用三阳经加减法加大黄治疗；治疗高热时，患者如果出现三阳经症状，高热不退的，也常用三阳经的加减方，这些都遵循了吴又可的思想。另外还有茵陈蒿汤，《温疫论》言“以大黄为

专功，山栀次之，茵陈又其次也”。虽然名为茵陈蒿汤，但核心仍是在大黄。

接下来讲黄龙汤。《温疫论》言“与其坐以待毙，莫如含药而亡，或有回生于万一者”，此为吴又可所言陶氏黄龙汤，来自陶华《伤寒六书》，为吴鞠通新加黄龙汤奠定了基础。其实吴又可和吴鞠通遇到的是同一类的病。与其坐以待毙，莫如含药而亡，说明了这个病情很重。吴鞠通只能“勉尽人力，不肯稍有遗憾之法也”，将黄龙汤增减变化为新加黄龙汤，说明危重症，热极、火极的同时还有正气亏损，没有好的办法，只有尽力一试。实际上，吴鞠通对吴又可下法的拓展，包括了下之不通的五证，“应下失下，正虚不能运药，不运药者死”，用新加黄龙汤，还有体现肺热腑实之宣白承气汤、二肠同治的导赤承气汤、邪闭心包之牛黄承气汤、少阴合治的增液承气汤。

（7）滋阴补液对后世温病学派的影响

吴又可认为温疫热病中，邪热内郁化火，必然要耗伤人体阴液，病重者还可出现亡津，导致死亡，所以要固护阴液。固护阴液对后世产生了重要的影响，比如承气养营汤、清燥养营汤、柴胡养营汤。热盛伤津，口渴引饮，可用梨汁、藕汁、蔗浆、西瓜汁等鲜品来滋养胃液。吴鞠通受吴又可的启发，制定了甘寒救液的一些方，温病中最常用为增液汤，比如“入营犹可透热转气”，如何透热转气？教材所言是在凉营养阴的基础上，加清轻透泄之品，如金银花、连翘、竹叶。但原文是“入营犹可透热转气，如犀角、元参、羚羊等物”，这里讲元参而不是玄参，是因为避讳，犀角、玄参、羚羊角重在养阴，但是不够。最后吴鞠通进一步总结，体现了清、透、养，用金银花、竹叶来透，犀角、丹参来清，生地黄、麦冬、玄参来养。生地黄、麦冬、玄参在这里就是一个增液汤的构架，所以温热性疾病一定要重视养阴。除了增液汤以外，最有代表性的甘寒养阴方就是五汁饮。这五汁饮里都有什么汁？我在给本科同学讲课的时候，喜欢问同学们这个问题，因为这些都是大家生活当中常见的食物。比如梨、荸荠、甘蔗，还有葛根、麦冬，这就是五汁饮，就是甘寒养阴的治法。另外针对热邪在体内没完全消解的情况，治疗时养阴与攻下并举，如吴又可的承气养营汤。吴鞠通根据这个思想还制定了增液承气汤，既能够养阴又能够攻邪。吴鞠通在吴又可的启迪下概括为“留得一分津液，便有一分生机”，这是热病当中强调养阴的重要性。

总之，《温疫论》开创了温病理论的先河。如果没有吴又可，就不可能有后面的温病学派。正是历代温病学家的奠基，才使温病学能够自成体系，才能成为一门独立的学科。从吴又可的《温疫论》，到叶天士的《温热论》，到吴鞠通的《温病条辨》，经历了100多年的时间，积累了丰富的资料。温病学的形成到今天，经历了300多年时间。

综上，今天我讲的三个核心问题：第一，对于吴又可所说的温疫邪在膜原，我们应该去深入理解研究。第二，主客交理论，对后世的影响很大，推动了络病学说的产生。尤其是治疗慢性肝病、胃肠道息肉、肺结节病等。从主客交和气血角度认识，开创了脏器纤维化等慢性病的治疗思路。第三，下法应用范围的拓展。这些思想不仅对于温病学，对于整个中医理论发展也是一种创新，值得好好研究。

# 温病学辨治思路指导临床各科相关热证

北京中医药大学　谷晓红教授

我今天跟大家一起交流讨论的题目是温病学辨治思路指导临床各科相关热证。不知道大家有没有这种感觉，尤其是来自温病教研室的老师们，上课在给学生讲到风温、春温的发生发展过程时，很多时候我们自己对这些疾病的治疗都没有太多的感悟，因为我们自己在门诊上没有见到，可能也没有机会去病房。有一部分老师是在临床的体制中，但是绝大多数都没有实现，教研室的老师跟病房是隔离的，所以我们老师没有机会见到这些温病。我们在临床上看得更多的是什么呢？看的是一些内伤杂病。现在传染性疾病的患者都去专门的传染病医院就诊了，所以在我们自己的附属医院里见到真正的传染性疾病、发热性疾病的机会，相比过去来说少了很多。那看内伤杂病也没有关系，我们要改变自己的思路。比如说我是搞温病的，发热为主的疾病，急性外感热病，那如果不是这类疾病我就不看了？不可能的。所以我们的思路要改变。这些年来各位对这些改变应该都有一些体会，我也有一些体会，今天就结合温病学，给大家谈一谈，看一看除了急性外感热病，也就是感染性疾病外，我们该怎样诊断、治疗、预防各科杂病的热证。

在各科的杂病中，热证还是蛮多的。因为现在工作的节奏，生活的节奏，使得我们的精气神都处于一种亢奋状态。从机体来说，每个人都可能会或多或少地有这种变化。再就是，我们的环境、大气的这种变化，包括温室效应，地球整个变暖，也许会使生命体循序渐进地都有改变。还有就是我们所依赖的饮食、水、土质等的改变，比如说随着农业的发展，各种化肥、农药的使用越来越普遍。还有畜牧业牛、猪、羊、鸡、鸭等各种能够吃的，包括鱼，池塘里的草鱼越来越大，为什么呢？它可能用的饲料变了，这些饲料都是专门研发的，就是要让它长得肥，产量高。还有蔬菜等，是这些带来饮食结构的改变，也会改变我们机体的证态。

每个人都有他的内证态，我认为这个证态有共性，今天主要讲偏于热性的。西医治疗各种疾病时，有相当一部分用药也是温热性的，比如说治疗风湿免疫科疾病用的激素，就是热性的。还有放疗，是什么性质的？是热性的疗法。食管癌患者放疗后，可以导致食管的创伤，甚至穿孔。为什么？打透了，那个创面就是热性的。红肿热痛，那不就是热毒吗？有的人吃羊肉过多，嗓子一下就红肿热痛了，所以吃羊肉要喝梨水。还有抗生素的大量使用也会导致人体有一些改变，这些都给我们带来了一些新的思考。

中国人从春秋战国时期到现在一直在不断地认识急性外感热病，作为温病教研室的老师，对于这点我们应该是再熟悉不过了，温病学导论课绪论中就讲到了这个发展过程。我经常跟学生说，医学的认识和发展与每个时代科技文化的发展是相一致的。我们在和平街校区有个医史馆，空间不大，但是很有特点。它是先展示了每个时期文化、科技的发展，再介绍这一时期中医的发展。所以我们不能光局限于医学的发展，一定要有更开阔的思路，去想为什么在这个时期会出现温病学的改革。因为这个时期一系列的社会变革所带来的经济的发展、交通的发达，导致传播和感染温病的机会比任何一个时期都高。2018 年底 2019 年初北京流行性感冒发病率挺高，尤其是孩子，而孩子发病多和成人有关系，那成人是怎么发病的？交通工具的快速便捷，人们交往增多，都增加了感染的机会。我们在享受现代科技发展的同时，无法避免这种风险，所以只能全面认识它。

温病学随着时代科技的发展、文化的发展而发展，在跟随这个步伐的时候，我们发现疾病谱也在改变。原来没有预防接种，传染性疾病就很多，现在有了预防接种，一些传染性疾病就减少了或者已经被完全消灭，比如说天花、霍乱。但是我们会发现又出现了一些新的现象，什么现象？比如我们现在还是可以看到麻疹。《蒲辅周医案》里有好多小儿麻疹的病案，但现在呢，小儿麻疹反倒没有那么多了，而是成人更容易出现了，有一些二三十岁的成人得麻疹，这是为什么呢？可能与它的预防周期有关。我们再看水痘也是这样，现在每年大学都会有几个得水痘的学生，有一年有 12 个，而且不在一个班。我认为这跟免疫预防有关系，这都是新的特点。

随着温病学的发展，温病学的思维及辨治方法越来越完善。温病学是对《伤寒论》传承、创新、发展最好的典范，现在从政府层面到整个学界，都在进一步地去认识、评价其学术价值，所以温病学这一块应该加强。温病学本身是临床基础学科，大家所在的教研室就是临床基础教研室的一部分。但来自临床的老师可能会说，那我们属于什么？可以归为一个临床学科，温病学也是一个临床学科。你看温病的老师，要真是到一定的层面上，他看病的效果会非常好。在北中医，温病教研室的老师，每一个人都在临床上，没有一个说我是教课的，我不上临床。有的学校教研室的老师不愿意上临床，我就不理解，你怎么能不上临床呢？临床是必须的，你要想讲课让学生高兴，让学生喜欢，让学生有收获，你就必须得上临床。因为温病学是有临床性的，这是一点。第二点是它是基础学科，基础在哪呢？是因为温病学辨治的思路，卫气营血、三焦辨证的理论等，可以指导临床各科，这就是基础的重要价值。

温病学研究的对象不仅仅是温病，还应该包含各科的热证。热证包含温热类和湿热类两大，在内科、皮肤科、妇科、儿科等都可以用得上。从古代到当代，疾病谱在不断变化，现在医疗市场 80% 多是西医主导，中医只占不到 20%。如果是感染性疾病、传染性疾病，我们中医治疗大概占多少，那就更少了。我觉得我们现在在急性外感热病这一块已经退得不能再退了，大量的患者都用了抗生素，由此带来的耐药性和毒副作用及菌群失调越来越严重。大家可以看到这次的全国中医药大会及文件中对于疾病这块，涉及的有脑病、心脑血管疾病、脑痴呆、肿瘤，最后还提到了感染性疾病、传染性疾病及耐药的问题。抗生素耐药是我们将来临床要解决的一个问题，要发挥中医药的优势。这在有关的文件和领导讲话中都有提到，说明这个问题是非常突出的。抗生素解决不了所有感染的问题，甚至还会引起很多不良反应。另外病毒性的感染到现在都没有理想的药物，且病毒的变异性很强，每年到了秋冬季节都会有一些朋友问我，孩子和老人需要打流感疫苗吗？我认为依靠疫苗不全面。从中医的理论看，“正气存内，邪不可干”，“邪之所凑，其气必虚”。第一点，自然界无时无处不存在病毒，防不胜防，所以在防温邪的同时还要强调内因，正气要强大，要调人体的内环境才行。第二点，病毒的变异极快。在这几年流行性感冒出现一个什么样的情况呢？就是上一次流行性感冒和下一次流行性感冒之间就差了一两个月的时间，但在检测中出现了不一样的病毒毒株。那我们怎么才能防得牢呢？这就需要我们中医的贡献，要用整体观念，辨证施防。

内科、外科、皮肤科、五官科疾病相关热证都可以用温病辨治思路治疗。我们都知道五官科很多症状是红肿热痛，这个就是温病中的热毒。儿科、妇科、烧伤科疾病也是，很多烧伤科的患者呈现营血分证。通过查文献可以看到，金银藤是最早用于烧伤外科治疗的。烧伤本身就是热邪，热邪并不是只有微生物，物理的热也是，比如热射病。人体出现热证有各种原因，可以是物理的、化学的，也可以是微生物所致。除此之外，我们还要关注急症的研究。很多急症的治疗措施都是源于温病学，所以在临床和基础的温病学经典教学中都不可忽视这方面。其实在全国，我了解的比如说北京中医药大学东直门医院的急诊、广州中医药大学二附院的急诊、成都中医药大学一附院的急诊、长春中医药大学一附院的急诊，都是做得很有特点的。

关于温病学源流的研究，我想要重视一下对吴又可的研究。以往我们的教科书和老师在讲课的过程中都没有把吴又可放在一个很重要的位置上，而我现在再重申就是因为他的重要性。我认为吴又可是一个改革创新的人，他写了第一部温病学的专著《温疫论》，所以他对疫病病因、途径的认识是最有体会的。他对感染宿主及相关脏腑定位的认识，也是最早期的关于感染宿主的论述。还有关于疫病传变和治疗的论述，比如祛邪为第一要义等。我的一个博士后今天下午要做一个答辩，题目是用柴胡达原饮来治疗腹膜炎。柴胡达原饮出自《通俗伤寒论》，是达原饮的变方。达原饮是吴又可的方，它治疗的病位到底是哪？不是阳明，是膜原。这个我们后面还会专门讲到，孔光一老师提出了“少阳膜系”理论，后来我们在这个理论的基础上做了进一步的拓展。我后面还会跟大家探讨相关病例，这些都是很值得我们去研学的。

我们从叶天士开始说起，他是温热学派的代表人物，对叶天士的研究，也需要进一步深化。我有一位同学，她是肿瘤方面的专家，现在是国家重点研发计划的项目负责人。十多年前，她参与了第一批全国中医临床优秀人才研修项目，重新学习了分消走泄的治法。她再到肿瘤病房查房，遇到一位患者发热多日了。主管医生开了中药方，但是效果不太好，她就说用分消走泄啊。这些学生和青年医师们就跟她当年差不多，觉得分消走泄只是一个概念。然后她就开始讲分消走泄，讲完后就开了个方子，结果一天后患者热就退了。因为她那个病房里有很多北中医的学生，这些学生后来就说，我们主任现在变了，查房之前要先讲温病，讲完以后再开方子。这就是理论和临床结合，真正需要老师在临床上这样带学生，说分消走泄、透热转气等。

除此之外，还有许多文献中有很多的精华可挖掘。除了教科书上已经说到的，还要再深入地学习，要跟临床结合。我个人的体会也是学习要不断地由浅往深里去，往心里去。杨栗山的《寒温条辨》(又名《伤寒瘟疫条辨》)大家都读过，《寒温条辨》里说了那么多内容，主方中的升降散，你怎么理解？你给学生怎么讲？为什么叫升降散？升降的内容包括了什么？是什么样的一种学理所决定的？我见过温病教研室的赵绍琴老先生用升降散。第一，升降散解决高热的问题；第二，可以用于相关的肾病的治疗，如肾功能不全、尿毒症等都可以用升降散作为主方，升清降浊，效果非常好，其学理是很深刻的。

再比如说余师愚的《疫疹一得》。我来讲一个病例，那是在 1993 年前后，我女儿幼儿园小班老师的孩子，上大学二年级，得了急性粒细胞白血病。最早去治的时候，皮肤科说她是银屑病，实际上不是，是急性白血病。查血常规的时候查出了问题，白细胞好几万。住院以后，我就去遍访北京有办法治疗白血病的人，西医有西医的办法，中医也要加上。我就找到了一个治疗白血病的老太太，据说她老家是河北的，御医的后代。当时我去的时候这个老太太已经有 70 多岁了，家里有很多白血病患者。她有一个相册，那个相册有各地的患者。然后我就看她怎么看病，她基本是 A 方和 B 方，A 方是辨证施治的方子，这个方子基本上是清瘟败毒饮。还有一个 B 方，具有保持脾胃吸收功能的作用，有保胃的效果。现在我越来越感觉到它是在巩固脾胃的运化，脾胃的升降。实际上主要用的是清瘟败毒饮。大家知道急性白血病出血和感染很难治，这都是气血两燔之证。热毒充斥上下、四肢百骸、十二经气血，在这种情况下，余师愚用的主方是清瘟败毒饮。这个方子有它的主攻，主攻什么？阳明。因为阳明是十二经气血之源，清源解毒。清瘟败毒饮这个方子是一个大复方，包含几个小方，有白虎汤、黄连解毒汤、犀角地黄汤等。它的靶位是什么？靶位在阳明胃肠。所以我经常琢磨为什么现在小儿白血病多，可能是因为现在小儿胃肠的问题多。现在很多孩子是胃肠积热，还有反复呼吸道感染、细菌性或者病毒性肺炎等，这些可能都与胃肠积热有关系。我对清瘟败毒饮的理解是这样的，要抓住关键的问题，充斥肆逆于五脏六腑、四肢百骸，那怎么治呢？这就要抓住它的根本。

还有雷少逸的《时病论》。宋乃光老师写过一篇论文，就是探讨用雷氏方子治疗咳嗽。以此类推，我们可以看到不仅是叶薛吴王，杨栗山、余师愚等这些医家也都是温病学派的经典代表。不管是谁，我们都需要进行深度的挖掘。温病学辨治思想不仅可以用于治疗感染性、传染性疾病、急性外感热病，还可以用于治疗相关的内伤杂病，包括肿瘤。

在中华人民共和国成立前后，还有一些医家对温病学做出了贡献，如丁甘仁、吴锡璜、张锡纯、何廉臣等，大家可能都看过他们的书。在这些著作中，我们也能学到很多。比如说《医学衷中参西录》，不问中西。这个时代，所有的治疗方法，无论是药物还是非药物，只要是在中医理论指导下，在中医思维统领下，学生们和我们都应该掌握。我跟很多人都交流过这个观点，他们也都认可。比如说陈可冀院士，他说这就是未来医学，他说要做一个未来医学的工程，把中医药也放进去。还有刘德培院士，刘德培院士是学西医做心血管的，他有一次在香山论坛做报告的时候，先把《黄帝内经》放上去了。他开玩笑说他今天是来讲中医的。我们中医学发展到今天，一直是与时俱进的，中医学能发展至今，为五千年中华民族繁衍昌盛做出不可磨灭的贡献，就是因为我们中医学科有与生俱来的创新品质及包容开放的精神。

温病学教科书中有卫气营血辨证、三焦辨证，但在临床上很多时候疾病已经没有了卫气营血、三焦的传变规律。患者往往是在繁杂的西医治疗后，又来找中医看，这种情况下如何辨证呢？我结合临床实际总结为“六维辨证”，无论是急性外感热病还是与杂病相关的热证，都可以用。

第一个是辨病期。温病学很多医家如叶天士、吴鞠通、薛生白、王孟英等都有关于病期的论述。现在的西医也辨病期，比如说做体检发现乳腺有一个肿块，如果怀疑是恶性的，马上要检查看是哪个期，有没有淋巴转移，这是西医的病期。我们温病提到病期的时间应该说比西医要早，比如叶天士的卫气营血辨证。我们常说卫分证、气分证、营分证、血分证。传染病中的发作期在温病学辨证中细分四期，可以更加精准辨证分期。

温病的卫分证，实际上是卫分期。那临床上怎么去判断是这个时期呢？有发热、微恶风寒、口微渴、咽喉肿痛、舌边尖红、苔薄白、脉浮数，提示这是卫分期。有壮热、烦渴、大汗、舌红、苔黄燥、脉洪大，这是温热类温病的气分期。那要是湿热呢？身热不扬、口渴不欲饮、脘痞腹胀、舌红、苔黄腻、脉滑数或濡数，这是湿热类温病的气分期。若出现身热夜甚、口渴不欲饮、斑疹隐隐、舌红绛、少苔无苔、脉细数，提示进入了营分期。此外，营分期还可见心烦、时有谵语等。可见，每个期都有其各自的征象和症状，我们可以根据症状和舌脉来判断分期。分期是动态发展的，且各个期都有许多证型。

卫分期的核心机理是什么？就是温邪初袭，卫气被遏，肺卫失宣。肺主皮毛，所以很多皮肤科疾病都和肺卫有关系。卫分期里有很多证型，如风热郁表证、风热犯肺证、湿热在卫证等。风热犯肺证可以用银翘散、桑菊饮等。湿热在卫证在薛生白《湿热病篇》中有相关论述，还有燥热在卫证可以用桑杏汤。这些都属于卫分期。以此类推，气分期主要是各个脏腑功能的失调。如果是感染性疾病，主要表现为细胞炎性的改变，电解质的紊乱，大汗所导致的脱水。结合病变的脏腑，有肺气热盛证、肺胃热盛证、胸膈灼热证等。我们平常都会问，痰是黄的还是清的，这是我们能问出来或者看见的，还有鼻涕、妇科的白带等也是这样。那我们问不出来及看不到的那些症状呢？现在胃镜、肠镜、CT、磁共振等检查手段，其实都是望诊的延伸。我们可以通过显微镜、核磁等看到更深入的表现。可以说，现代科技给望诊插上了翅膀，是望诊强有力的辅助手段。口腔如果红肿，就属于热证、实证；不红肿、淡的、凹陷的，就属于虚证，可以用补中益气汤。“卫之后方言气，营之后方言血”，卫气营血各自的辨证要点我在此不再介绍，相信大家都已经掌握。我认为卫气营血辨证也是气血辨证，一个是功能性的，一个是器质性的。这是关于病期。

第二个是辨病位，包括邪气初犯及发病的病位。我们过去说病位可能主要是着重于发病的病位，比如说 SARS，重点的病位就是在肺了。它的主要病位是在肺，但还有一部分是在脾胃。不是仅有湿热在肺、在脾胃，还有少部分是肾和心出问题的，由上焦到中焦，甚至到下焦。我的一个 1982 级的学生，是北京一所二级中医医院的院长，她当时的症状就是胸闷、气短，心肌酶也异常，这就是 SARS 病毒侵犯人体后导致的病毒性心肌炎。有位尊敬的老师因为抗疫感染流感病毒后，病位并没有在肺，而是表现为肾功能不全、尿毒症，最后换了肾。在“非典”以后很多人出现股骨头坏死，都认为是用了大量激素后导致的，不可否认这是一个原因，但是病毒本身可以侵害毛细血管内皮细胞。病毒会造成全身性的损害，每个人的体质不一样，所以病毒所侵犯的部位有重点，也有选择性及广泛性。

初犯的病位和感邪的途径有关系，首先要了解感邪途径，通过截断发病的途径，才能更好地发挥预防作用。这个是非常有意义的，我们有时容易忽视这方面。感邪途径包括与外界相通的广泛的皮肤和黏膜系统，如口、鼻、尿道、阴道、肛门等黏膜，包括结膜。戴护目镜实际上就是对黏膜的一个保护。我们过去对口腔黏膜的认识有点小误区，比如说西医认为口腔病就要去口腔科，这不符合中医的系统思维和整体观。临床上我们发现很多口腔病并不只是局部的口腔病，还可能是全身性的一些疾病，我给大家举个我在临床上见到的例子。有一个患者得了胃炎，按照以往的经验，经过治疗这个胃炎应该很快就会好转。但是这个疗效就总是达不到理想的状态。我回过头来去找原因，就找到了口腔。我就问他，你牙怎么样啊？然后他说他牙不太好，补了牙。我就接着问，你在什么地方补的牙？我说你到正规的口腔科去做个检查，如果这个牙现在还有问题，你就赶快去掉再重新补。这是一个外地的患者，等他再次来复诊的时候，他告诉我，口腔医生告诉他这牙里面都发黑了，有炎症。我说你现在修好了吧？他说修好了，我说那我们继续吃药。我当时就自信这次的药效果会很好，果不其然。这是什么原因？就是口腔的微感染。急性的感染性疾病、传染性疾病，很多病都跟口腔的感染有关系。我们要关注与外界相通的黏膜、皮肤的破损造成的微感染所带来的内科杂病和外科疾病，这种微感染可以发生在各科疾病中。有一篇文章中写道，轻微的口腔感染可以导致动脉血管粥样斑块的形成，在颈动脉找到了口腔微生物局部感染的证据。健康状态下，人和微生物是和平共处的，而微感染可能是外感的，也可能是菌群比例失调导致的。发病途径包括口腔黏膜、鼻黏膜、阴道黏膜、尿道黏膜、肛门黏膜等，还包括皮肤。这些途径在温病学的教科书中只讲了几点，不够全面。比如说艾滋病，是不是跟肛门黏膜、阴道黏膜和皮肤有着直接的关系？所以我们一定要认识感邪的部位，作为一个医生，我们要告诉人们如何阻断这些感邪途径，从而避免得病。

关于病位的辨证，与各脏腑功能活动的异常表现密切相关。大家都很熟知，在此我就不必重复，我重点来谈谈膜。刚才谈到了感邪的途径有各种膜层，这个膜是很值得研究的，因为这个膜跟西医的膜可能是一致的。我们不要强调中医的特殊性，因为无论是中医还是西医都是在用不同的角度研究生命的各种状态，比如健康状态和非健康状态。大家可以看到，人体上下内外有各类膜层，在外科实习的时候，我们就可以看到膜。中医认识这个活体中的膜，跟西医只是认识到它是一个局部的组织结构又有不同，中医对膜的功能更加关注。膜是什么样的？是一个特别软的、半透明的东西。后来有文献中写道，如果在腹腔的膜里面放进荧光剂，很快就能在胸腔里见到，这就说明膜内液体是流动的。我们可以从膜的角度重新了解一些疾病，比如鼻腔黏膜是有腔隙的，当鼻腔黏膜受到冷空气的刺激时，就会打喷嚏、流鼻涕，实际上是因为受到剧烈刺激，膜的结构改变了，它的通透性增强了，所以膜腔隙中的液体出来了。我们似乎已经感觉到了，有很多现象并不能完全用所谓的过敏、免疫等去解释。那还可以通过膜来解释，这可以改变我们对于这个疾病的认识及治疗疾病的方法。在前几年，西医提出了肠系膜是一个器官的认识。我后来就把肠系膜器官和中医的膜系做了一个对比，发表了以后，点击量还挺高。

膜系是人体庞大的一个系统，它分布在体腔内外，半表半里。“内不在脏腑，外不在经络，舍于伏脊之内，去表不远，附近于胃，乃表里之分界”，这是吴又可所认为的。膜是一种有形质的实体，但是它的表现形式又是多样的，它与现在解剖学的认识极为相似，是一种半透明的组织。膜是气津血转输布散的通道，就像张介宾说的“凡肉理脏腑之间，其成片联络薄筋，皆谓之膜，所以屏障血气者也”。我们可以看到呼吸道感染，可以引起类风湿关节炎、系统性红斑狼疮加重，那呼吸系统和风湿之间是怎么相互影响的呢？可能是从膜传变的。我们知道，银屑病和咽喉部的链球菌感染有相关性，这是膜的感染影响到了有关皮肤，导致了皮损。上呼吸道感染还可能导致小儿肾小球肾炎，上呼吸道感染 2 周后可能导致小儿病毒性心肌炎。这可能也是膜的传变，肺朝百脉，由肺系传变到了心肌的膜上，引起了心肌细胞的改变。系统性红斑狼疮是从关节、皮肤开始，表现为蝴蝶斑、关节的改变，然后由外膜传变到内膜，引起内脏的实质性改变、细胞膜的改变，最后引起多脏器的损害。可以看出，很多疾病都是从感邪途径的膜而引起的。

我们再来看膜系的病理。它的病变范围十分广泛，全身无处无膜，由于膜与外界相通，所以容易被六淫邪气侵袭，易寒易热，可见到虚证，也可见到实证，正邪交争可以出现不同的证态。膜连脏腑，脏腑之间靠膜连接、沟通、转运，疾病也可以通过膜传变。我在临床上看到有的女孩闭经，我就追溯到了她有慢性的阑尾炎，把慢性阑尾炎治好了以后，闭经也改善了。一个是外科疾病，一个是妇科疾病，它们之间的联系就是膜和膜之间的一种连接。现代研究发现所有人的脑子都要"进水"，在晚上的时候脑脊液可以沿着基底膜进入到脑实质中。我跟我们北中医中医脑病研究院的高颖院长交流了对脑膜的认识，她表示认可。最近她看免疫性脑炎患者，用三仁汤、藿朴夏苓汤治疗，效果还挺好的。这实际上是脑膜的微感染，所以要关注脑病中脑膜的问题。这种微感染不一定是微生物引起的，也可以是物理、化学的因素导致的。膜是气、津、液转输布散的通道，所以它感染后就可能出现气津运行不畅，夹郁夹湿。我们还发现口腔疾病与心血管疾病也有相关性，牙周炎患者与正常或轻微牙周病者相比，患冠心病的比例更高。还有学者发表了关于牙周疾病引起动脉粥样硬化的可能机制的文章。亦有研究结果显示，牙周炎在慢性肾病中更为普遍和严重，因此牙周疾病是慢性肾脏病的危险因素。

我们还要注意将辨病期和辨病位相结合。病位中有胸膈、肺、胃、脾、胆、膀胱、大小肠、三焦等，那怎么和辨病期结合？比如气分期的气分证是四大一黄证，在此基础上又有胸膈的气分证、胆的气分证、胃的气分证、肺的气分证及肠的气分证等。

第三个是辨病势，即邪正对比的态势。无论是在急性外感热病还是内伤病中，我们都要明确判断病势。卫分阶段是正胜邪微，气分阶段是邪盛而正气不衰，营分阶段是邪盛而正损，到血分证阶段就可能是虚实参半或者邪少虚多。血分证可以偏实，也可以偏虚，甚至是纯虚无邪。以吴鞠通为代表的医家提出了温病后期，下焦病证中可出现虚证。所以温病学可以指导治疗老年病、虚损性疾病及各种疾病的恢复期。这些疾病很多都是由实致虚，虚实参半，到纯虚无邪，可以参考厥少温病、少阴温病，治疗的方剂有黄连阿胶汤、连梅汤、一甲复脉汤、二甲复脉汤、三甲复脉汤和大定风珠等。很多神经系统疾病，比如神经退行性疾病，与温病后期的这些证都相似，这是由病势所决定的。还有一些患者术后化疗、放疗后会出现明显的肺胃阴伤或气虚证。

第四个是辨病因，外因为主因，外因通过内因起作用。对于温病来说，温邪是主因，但是在强调温邪作为主因的时候，也不要忽视了内因。其实无论是叶天士、薛生白，还是历代的文献当中，都很重视内因。教科书中的一些内容，就是传统的一些认识，还需要再进一步完善，提高认识。时代在发展，我们每个人也要积极思考，从临床实际出发，要进一步重视温病的内因。温病的内因主要有以下几方面：第一，素体内热，同气相求，同气相感。过去我们经常说温病的内因是正气不足，气虚是内因。其实内因应该包括虚热、实热和太阴内伤导致生内湿。我与在"非典"一线的很多医生做了探讨，发现得"非典"的患者脾胃不好的多，而且肥胖者得非典容易加重，甚至死亡。我们都知道王琦院士的九体论，肥胖者往往是痰湿体质。我们发现痰湿体质、湿热体质的患者容易加重，所以我们要调理脾胃，再加芳香化浊的药。我们团队研究还发现，如果小儿有胃肠积热就容易患上呼吸道感染。

虚热和实热都是温病的内因。阴虚内热发生温病，这是大家都知道的，但是大家往往对实热不够重视，比如说小儿温病。大家知道小儿病中 80% 是跟外感热病有关系，那为什么这么多孩子容易发生发热性的疾病？为什么上呼吸道的感染比较多？有的孩子舌红、嗓子疼、颌下淋巴结肿、大便干、小便黄、小嘴唇红红的、眼屎比较多、鼻子还出血、手心发热，情绪还有点小急躁，动不动闹小情绪；还有的孩子睡觉的时候蹬被子，或者从来不盖被子，脑门出汗等。这么多的症状，都属于热象，都是胃肠积热证的常见表现。胃肠积热证的孩子，非常容易得上呼吸道感染和肺炎。我团队做了三个国家自然科学基金课题和北京市自然基金课题去研究胃肠积热和呼吸道感染，从机制到预防和治疗上都进行了研究。我们得到的结论就是，胃肠积热是反复呼吸道感染的一个重要内因。

温病与内伤基础密切相关，太阴内伤也是非常重要的内因之一。脾胃的受损可能是由于劳倦过度或者饮食失节，所以我们在临床上要告诉患者，你不要劳累。临床上，我们会发现有的患者属于压力胖，压力胖大多是脾虚不能运化水湿引起的。人体有 70% 的液体，这个液体的管理和脾有很大关系，当然跟肺、肾也有很大关系。劳倦内伤、思虑过度等伤心脾，脾虚就导致湿邪内生，郁而化热，所以脑力劳动者容易出现湿热证。还有饮食所伤，当然现在有一部分人的饮食不当是由于情绪所致。你看那爱吃麦当劳、肯德基的孩子，有时他不是因为饿，也不是因为他就是想吃肉，他是去寻找快感，寻找心理上的一种战胜感。同样，有很多女孩子压力大时爱吃薯片，也是寻找心理上的快感。

此外，饮食习惯、五志化火、酒客、过用保健品、抗生素、大量输液、激素、化疗等都可能是形成复杂内因的一部分，比如有很多肿瘤患者的发热和治疗因素有关。临床上患者来找你看病的时候，可能已经都转了好多医院了，所以我们需要了解清楚患者的治疗过程，去减轻或者是中断一些致病因素。我们要有一个综合的、开放的视野，去告诉患者，指导他们的方方面面。

第五个是辨病性。无论是风热、燥热、暑热、湿热，还是疫疠之邪，都可以分为两大类：一类是温热类，另一类是湿热类。哪些是温热类的疾病呢？春温、风温、冬温、暑温、秋燥和温毒，这些属于温热类。而湿温、伏暑、温热夹湿和湿热疫则属于湿热类。温热类疾病的特点是发病较急，传变较快，初起即热象明显，易伤阴液。湿热类疾病的特点是起病较缓，传变较慢，初起热象不显。这两类疾病是两种不同的性质。

第六个是辨病理，病理状态是确立治疗的一个重要依据。在整个温病的过程中，要辨气郁、痰浊、血瘀和正虚这几个基本的病理状态，这些病理状态是系统的病理状态。辨病理要和辨病位结合。比如说无论是感受风热病邪，还是湿热病邪，都可以导致气机的郁滞。气机郁滞在不同的病位，表现是不同的。温邪初袭的时候是邪犯肺卫，其病机是卫气闭郁，表现为发热恶寒、无汗或少汗，如果是湿热，就表现为汗出热不解，还有呼吸不畅，甚至发疹，这些都与肺卫有关。如果出现了心烦、懊侬不得眠、心下结痛的症状，那病位就在胸膈了。如果出现咳喘、胸闷，就是肺气壅闭。如果是中焦脾胃气机郁滞，升降出入受阻，可出现痞闷、恶心、呕吐等。大肠气机郁滞则会出现腹满及大便传导的失常。另外，温邪初袭，出现头疼，也是气机郁滞的表现。过去我们说风寒可以导致气机郁滞，风热照样也可以导致清窍不利。什么叫不利？是气机不利。清阳不利，经气不利，不通则痛。

那湿热呢？湿热导致的不同病位上的气郁也会有不一样的表现。比如说初期湿在肌表可以出现恶寒，恶寒是气郁的表现，湿阻遏了卫阳，失于温煦，所以才恶寒。湿在头面部，阻滞了清阳，会出现头重如裹、神情淡漠，“秋呆子”，面无表情。还有的表现为脸上油乎乎的，面目表情没有那么张扬、向上、阳光，都是因为湿遏清阳。湿如果在四肢，可以见到四肢困重肢倦；湿在胃脘，可以出现脘痞；湿在肠间，可以见到腹胀；湿在膀胱，气化不利，可以出现小便的异常；湿在关节，可以出现关节的痹痛等。这是对湿热类疾病中气郁的认识。

除此之外，我们还要结合临床，过用寒凉药物也可以导致气郁。在 20 世纪七八十年代的时候还有用四环素和土霉素的，现在这两个药早就退出了市场。四环素、土霉素是燥热性的，所以这两个药吃多了，就会大便干、上火。但是现在的抗生素吃多了，大多表现为拉稀，这是因为这些抗生素大多都是寒凉的，寒凉就会伤脾胃。还有大量输液所导致的气郁、阳郁，到阳虚。阳气如果郁滞了，就会发展为阳气不足，所以气滞和气虚是并见的，阳郁和阳虚也是并见的。在临床我们可以见到，有一类人有“妈妈综合征”，人处在更年期，容易生气，发完火以后，自己就躺在沙发上，好长时间都缓不过来劲。为什么？气郁则气虚，所以就疲乏了。你看精神病患者发作以后，也会很疲乏，这是气郁、气逆以后，导致的气伤、气虚。

说完气郁，我们接着来说痰浊。在温病学中，温邪是热性的，无论是温热类还是湿热类，都属于热性，而热本身会炼液为痰。现在炼液为痰在内伤病中很常见，表现也很多。比如说在临床上看患者，颌下淋巴结如果是肿大的，往往都是有痰热，也可以是痰湿，当然还要结合舌脉和其他症状进行辨证。气郁也可以导致津聚成痰。我想所有即刻表现的病因、病机都不是单向的，都是多元的。所以你看方子，有的时候不是单纯化痰，还得理气，还得清热。痰是哪来的？哪些环节导致的痰？另外，我们可以看到素体湿盛、湿热相蒸也可以酿为痰热。不仅是在内伤病中，外感热病中也常见到痰热。肺脏有痰热，可以看到吐痰，黄痰或者白痰，且黏稠。痰热结中，可以出现脘痞、胃痛、心下结痛等。痰热阻络，可以出现颌下、颈部结节，甚至脏器肿物。肿物可以是良性的，也可以是恶性的，就需要再看细胞病理。

王孟英是个临床医家，尤其是对于痰热危重症的认识和治疗有非常好的论述，大家可以去看他的文献。神昏、肢厥、发痉，这些危重症都和痰热有非常重要的关系。清宫汤加三宝，可以清心开窍，其实更重要的是清心豁痰开窍。所以清宫汤离不开三宝，三宝离不开清宫汤，它们相互之间的作用是复合性的，不可代替的。你单用清宫汤，开不了窍，它只是清的作用，还要豁痰开窍。其中清心豁痰开窍和芳香化痰开窍，那又不一样。有一年，我面试一个博士生，她就告诉我，她在研究中发现，肿瘤的周围有一层黏液，她认为这层黏液是痰湿，而痰湿的多少和范围的大小直接影响治疗的效果和患者的康复。她说，她想到了我在给研究生的讲课中讲了“湿热类病证”的专题，所以她就特别想研究这方面，肿瘤和湿热、痰热是有关系的。她说的这一点就很有启发作用。在内伤病中，包括肿瘤，气虚所导致的痰浊挺多见的。我治疗了好几个甲状腺结节的患者，TI-RADS 分级 4～5 级，纵横比大于 1，这种情况就得去做穿刺活检了。我在治疗的时候，就用了化痰热的方法。经过 2 个月的治疗，患者再去做 B 超，结节不见了。但是要注意，有的患者是气虚导致的痰浊，是劳累过度引起的。

下面是气和血的关系。温邪阻滞，气郁、痰阻以后就可以出现血瘀，血瘀反映的是气津血之间的关系。无论是外感病还是内伤病，都可能出现血瘀。在卫分阶段、营血分阶段都可以出现。可以有局部的血瘀，也可以有广泛的血瘀。微循环的障碍（DIC）与血瘀有关。这种泛血管病跟温病有没有关系？我认为关系很大。肿瘤和血瘀有没有关系？脑病、脾胃病、肝病和血瘀有没有关系？妇科病和血瘀有没有关系？都有关系。

最后我们来说正虚，包括气虚、阳虚、阴虚等。这些都是人体的根本，是原动力。怎么能调整动力，提高药物对于各脏器靶位的有效作用呢？有时候西医解决不了这个问题。我和一些老年病专家探讨，有些患者骨质疏松，测出来钙低，就补钙。把血钙补足了，骨质仍然是疏松的。我说你要往骨头里打钙。他们说，哎呀，谷大夫怎么能这样说话？我说，缺什么就补什么吗？缺钙你就补钙，天天吃钙片，补上了吗？没有。那是什么原因？可能是因为气虚，你得补气，血中的钙才能补到骨骼上。这是气虚，所以单去补钙有什么用呢，它不是原动力，你去补气、补肾气，自然就会有一些改变。所以要以中医的理论为指导，不要走偏了。肾主骨，齿为骨之余，肾是原动力。

基于六维辨证的动态辨证，我给大家总结了温邪传变规律（图 19-1）。温热类疾病的传变规律是，温邪上受，首先犯肺，逆传心包，顺传阳明。这就是从卫分到气分，再进一步到营分，到血分，然后由营血分的实证又到营血分的虚证。我们可以看到有厥少同病，少阴心阴、肾阴不足，这是少阴温病。然后到厥阴，肝阴不足，精血同源，最后是虚风内动，这就是厥少温病。在这儿可以出现水液代谢紊乱、电解质的紊乱，也可以出现休克等危重症。

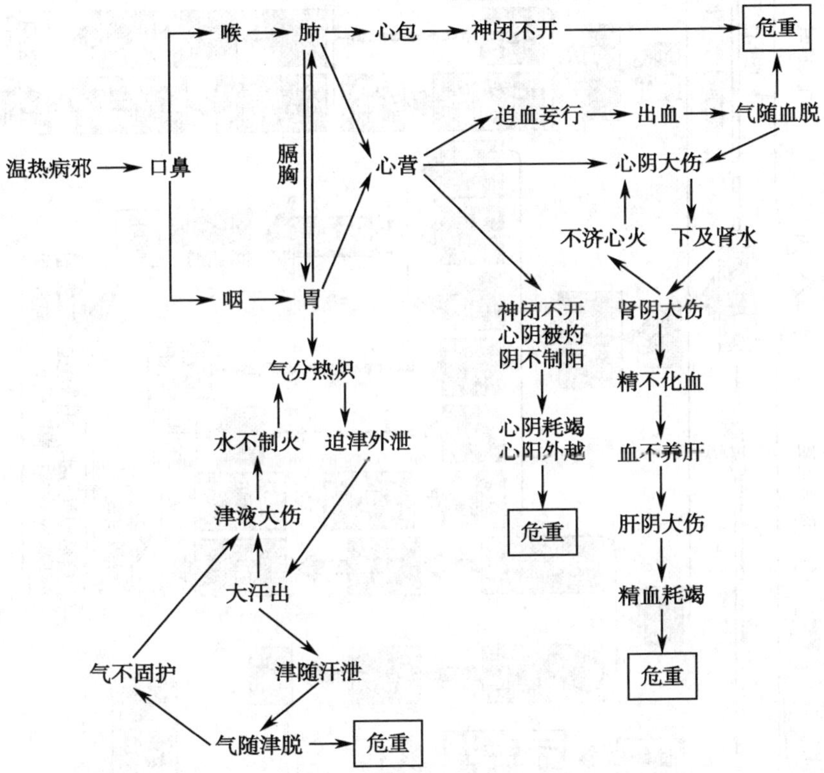


图 19-1 基于“六维辨证”的动态辨证——温热病邪传变规律

以下这个是湿热类疾病的传变规律，这个就太复杂了（图 19-2）。湿热本来是阴阳合邪，所以可以由正局到变局。临床上，脾胃病、风湿免疫病、支原体肺炎、病毒性肺炎等大多可能是由湿热引起的。湿热病也分卫气营血阶段，也要辨脏腑病位、病势、病理等。

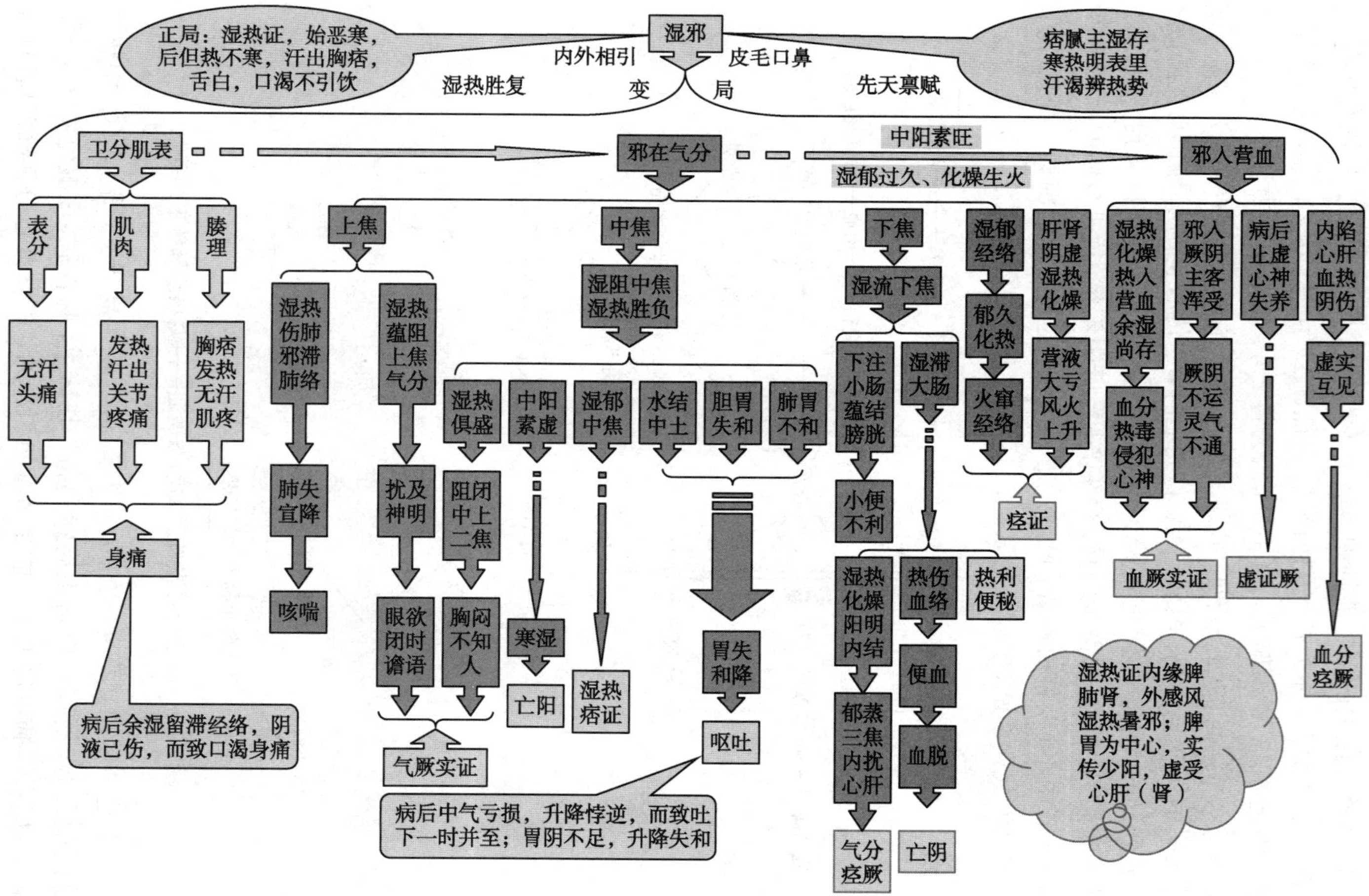


图 19-2 基于“六维辨证”的动态辨证——湿热病邪传变规律

基于六维辨证，我们还要注意一点，就是常见的异病同证。现在临床上西医的诊断和中医的诊断是并存的，同病异证异治，西医的诊断要和中医的证相结合。同症异证，即同一个症，都是发热，但是可能是不同的证，不同病期，可能一个在卫分阶段，一个是在营分阶段。而异病同证则是不同的病可能有相同的证。

下面是关于治法。治法有解毒、泄热排邪、开郁化邪、扶正抗邪。

邪生毒，怎么解毒？要结合病性。根据温热、湿热的不同，温热类的要以寒凉清热保津为主，后期注意养阴，药用性味偏于辛凉、辛寒、苦寒、甘寒、咸寒；湿热类的则要以清热化湿为主，药用性味偏于芳化、苦温、苦寒、淡渗。吴鞠通在《温病条辨》中就把性味合化用得很好，叶天士也是这样。解毒怎么结合病期与病势？如果是邪气初犯，病变多在卫气阶段，温热类疾病可以选用甘凉、微苦、微寒之品，湿热类则可以选用芳香化湿祛邪的药物。若邪气在里，病变范围较广，可以涉及气分、营分、气营同病，温热类疾病可以用寒凉解毒的药物，其中又有辛寒、苦寒、咸寒的不同。如果热邪炽盛，营阴已伤，就可以用酸苦咸寒的药物，以达到清热祛邪滋养的目的。解毒还要结合病位，不同的病位有不同的祛邪、清热药物，要顺其病位的气机的特性来选择。在祛邪解毒主导下，还可以配合辨病治疗，比如有的中药有很好的抑菌杀菌、抗病毒的作用。此处要注意结合辨病治疗一定是在辨证基础上，不能是辨病为主。如一个方子里出现黄芩、黄连、黄柏、板蓝根、大青叶来治疗病毒性感冒，结果患者好不了。所以要以辨证为主，在辨证基础上结合辨病。

邪留存，如何泄热排邪？要给邪以出路，这就是基本的思想。其实不管是急性外感热病，还是内伤疾病，我们都要有这样的思路，给邪以出路，只要有邪，就要给它出路。外通性包括开泄腠理、通导大便、疏利小便，要随其性而宣之，就其性而导之。通导大便不是说一定要用大黄、芒硝，你看老专家那个方子，他用牛蒡子，有时候用玄参、瓜蒌、莱菔子，这些药物都有通导之意。所以要注意通导的量，不是上来就用承气汤通导。炒栀子和生栀子就不一样，生栀子可以通导大便，炒栀子就入血分。如果患者本来就虚寒，你用生栀子试试？你发现他第二天就来找你了，说拉肚子拉得厉害，为什么？因为你用的生栀子。怎么排毒？要通过腠理、大便和小便。宣透法结合了病位、病性和病机，在卫分可以用辛凉、开宣、清宣的药，比如薄荷、荆芥、豆豉、苏叶等。治疗营分证，清营汤中也有清宣、清透之品，比如金银花、连翘、竹叶。治疗皮肤科疾病发疹的时候，也往往用清透之品，比如丹皮、僵蚕。还可以通下肠腑，消食导滞，给邪热以出路，温热的通导可以用大黄，湿热的可以用厚朴、枳实。疏利法，疏通利尿，通导大便，从小便疏利的药物有芦根、竹叶、木通，通利湿热的药物有薏苡仁、车前子、赤小豆、萹蓄等。

邪致病理，如何开郁化邪？要结合辨病理，比如气郁、血瘀、痰浊，要分别采用开郁畅气、活血通络、祛痰化浊的药物，以消除病理产物，减轻病邪之势，分化病邪。

邪伤正，如何扶正抗邪？要结合病势，采用扶助正气、调理气血之品，提高机体自身抗邪能力，以抵制病邪对人体的损伤。具体是补气还是养阴，是清养还是滋养，都是不一样的。清养是用甘凉、甘寒之品，滋养则是用咸寒之品。当然用药的时候还要注意，防止苦寒伤阴。

以温病学辨治思路指导临床辨治的相关热证的病例，将启发我们针对临床各科热证进行诊治。第一个典型病例是一个发热性疾病。这是20世纪90年代初期我作为学生跟随孔老学习时的病例。

这个患者是10月份来医院就诊的，主诉是发热1个月余。2个月前有海南岛旅行史。回京后无明显诱因出现发热，时有恶寒。经过西医的检查，血常规是正常的，西医给予对症解热治疗，患者出现热退汗出，继而复热。患者60多岁，有心律失常的基础病，因为持续发热就换了一种抗心律失常药。换了药之后，恶寒就消失了，但患者高热难耐，周身都出现了猩红的斑和疹，夜间痒甚，不能入睡。西医认为是过敏性药疹，使用抗过敏的药没有效果。患者就诊时的刻下症是高热，时有汗出，咳吐稠痰，脘腹胀满，不思饮食，口苦，尿黄，大便数日不下，舌红绛，舌苔黄厚腻，脉滑数。如果按照我们的六维辨证结合卫气营血、三焦辨证，我们首先应明确他属于中医的哪一种病。西医诊断为高热待查，但没有具体病名。我认为是因为西医的检查手段有限，诊断不出来是什么病。所以我们认识不到的东西，实际上它是存在的。那么从中医角度，我们诊断为伏暑。大家肯定都认同吧？进一步辨证分析，是由于在七八月份这样一个季节感受了海南的暑湿之邪，伏藏于体内。到了北京的秋季，伏而外发，出现了暑热内逼营血，而湿邪阻于气分，湿热胶结，膜原失利。这个过程中我们关注到以下几个方面。第一是这个患者原来有发热、时有恶寒，吃了抗心律失常的药，恶寒消失，但出现了高热、斑疹、痒甚、夜间不能入眠。提示西医的治疗也带来了一个不良反应，它成为一个加重病情的因素。我们推测这种药物可能有辛温之性味，所以患者恶寒消失了，但是助热攻窜营血分了。第二就是辨病与辨证，疾病的病位在哪？阶段在哪？病性是什么？它的病理、病势、病因是怎样的？我们说六维辨证，或者说卫气营血辨证、三焦辨证，更加地明晰一下六维辨证的这些要素。这个病的辨证为暑热夹湿。从辨病性的角度来说，它属于湿热类的温病；它的病位我们认为是在膜原；它的疾病分期是气营血同病；从病理来说，它既有气郁的方面，又有营血分的迫血之势；从病势来说，还是以正邪剧烈交争为主，邪盛而正气尚未虚弱。所以在治法中，我们要紧紧地抓住膜原，采用疏利膜原、清化湿热之品。从治疗的大法来说，它属于和法；从小的温病的治法来说，应该是疏利透达膜原，分消走泄法。当时孔老就开了达原饮和三仁汤。刚才诊断辨证认为这个病是气营血同病，但是治疗重点放在了气分。治疗是要分步走的。

我们看一下二诊。药后，热未退，斑疹仍有，仍显现。如果只看这两个症状，好像用药以后的变化并不是很大，但转机是脘腹的胀减轻，食欲转佳。尤其最重要的标志性变化是大便已下且黏而不爽，还有舌苔由黄厚腻变成舌苔薄。这就是我们经常说的膜原不干净，要祛邪，使气机通畅，使湿热之邪外出。但是很明显，热和斑疹仍出现，这说明什么？营血分的热并没有得到清透、宣解，也就是说营血分的热并没有透达出来。在教科书中谈到了叶天士《温热论》中卫气营血的治疗方法、原则，“在卫汗之可也，到气才可清气，入营犹可透热转气……入血就恐耗血动血，直须凉血散血……”因此营分证在清营的基础上一定要注意透热转气。那么何为透热转气？清营汤证是身热夜甚，心烦，时有谵语，斑疹隐隐，舌红绛少苔，脉细或细数，是纯营分的郁热，既有热又有郁。那郁是什么呢？郁是气郁。因此对于营分郁热证，既要清营，还要透热。这一个“透”字的意思是要宣透气机，所以用的是清营汤。清营汤中金银花、连翘、竹叶是干什么的？是清透的，它就有透达气机于外的作用。气分的通道打开了，营分的热就容易顺势出来了。同样，这个患者的治疗也是先走气分，把住气分关，然后才能说第二步。二诊考虑到营血分热的问题，我们再进一步治疗。孔老师当时开的方子里有紫草，还有丹皮、芦根、白茅根，气血两清。在化湿清热、宣畅气机的基础上，要抓住营分来清营凉血，这是二诊中这个方子的治法。

接下来是三诊。3 剂药以后热减，像发热 1 个多月的患者，治疗应当是循序渐进的，不能陡然把体温降得很低，这种过山车式的变化不利于机体的一个正当反应，一定要让他有一个逐渐降温的过程，所以三诊时体温降到 38℃很好。斑疹大部分消减，这一看就是清营凉血治疗有效。继而服药，热退汗出而畅，而且口苦也减轻，舌象和脉象都在变化，提示邪气在退。舌质是由舌红绛转为舌红，这都是病邪消退的表现。由于还有咳嗽，在上方基础上又加了贝母、桔梗、瓜蒌，又用了 6 剂药。

四诊时，患者又有一次复感，体温又有点往上走，然后还有咳嗽、胸闷、大便干、舌红苔薄黄腻、脉浮数。这种湿热类的温病，它往往有复感，食复、劳复等这样的特点，它们可以加重病情。我曾经见过肠伤寒的患者，出院后吃油炸的食物，很快又发作了肠穿孔，这个可以叫食复。当然还有外感复，这是这类疾病容易反复的一个特点。它不像风温一样是直截了当的，外感之后，温邪上受，首先犯肺，顺传阳明，逆传心包，肺性脑病。正虚邪陷，那可能老年肺炎的患者进了医院的门就出不来了。但是湿热不是这样的，所以我们可以看到这个患者一共就诊了 4 次。四诊时，针对外感又用了一个清热泄胃化湿、透达气机的方子。后随访，如常人。

看这个病例有几点体会：第一，这个患者是伏邪温病，而不是新感温病。伏邪就有很多可讲的，比如伏邪的位置、伏邪邪气的性质等。从现代病原微生物学的角度来看，这种微感染跟免疫有什么关系？文献经典中也谈到了，伏邪伏藏的病位有很多。这个理解对现在西医明确一些疾病的诊断有很好的指导意义。伏邪分为两大类，一类是温热类，一类是湿热类。这个患者属于湿热类，他是在夏季感受了暑热夹湿之邪。夏季有两类时令之邪，一类是暑热，一类是暑热夹湿，有些教材也将它称为暑湿病。暑热可以新发，像暑温病，暑热径入阳明，出现动风、动血、迫血、窍闭等一系列表现，这是由气分到营血分，出现像暑风、暑厥这一类疾病。还有在气分的暑热之病，如暑温，我们叫暑温本证。除暑温本证之外，还有暑温兼证，如暑温夹湿，治疗可以用白虎加苍术汤和三石汤。三石汤治疗的病位更加广泛，暑湿弥漫上中下三焦，而白虎加苍术汤治疗的病位主要是以中焦脾湿和阳明胃热为主。它不是新感，而是新感之后，暑热夹湿伏而不发，到了秋季由新感引动而发，就出现了伏暑。第二，对于这个患者来说，还存在一个治疗的因素致病情变化。在治疗过程中，使用了不适当的抗心律失常药，湿邪化燥，助热攻窜营血分，导致病情加重。第三，可能也跟他的体质状态，即我们所说的“内证态”有关系。从辨证来说，湿在气分，热伏血分，气血或者包括营分同病，而湿热缠绵，也容易反复。所以我们看这四诊中，随证治之，它会有一些变化，要仔细分析。一诊结束后，我们看到患者脘腹胀减，大便得通，舌苔由厚变薄，那就是见到了曙光，提示气机转通，湿邪减退，气道打开了，营血分的热也就容易出来，这也是一种透热转气。所以我说“透热转气”不仅是清营汤的透热转气，实际上化湿清热、芳香化浊、燥湿，或通下导滞这些方法，都属于透热转气。我个人认为，透热转气就是针对所有影响到气分通道的因素，我们要把道路打开，怎么打开呢？通过扫除这些病理障碍。我们前面讲辨六维辨证有一个要素是辨病理，消除这些病理的产物，其实也是一种透热转气，或者叫透热调气，气道打开才能给湿邪或者热邪一个外出的机会。再一个是在治法中，我们说疏利透达用达原饮。我一般把槟榔、草果和厚朴叫“三剑客”。在 20 世纪 80 年代中期的时候，世界足坛上是不是有“三剑客”？以范巴斯滕为代表的。我认为这个疏利透达膜原就像“三剑客”一样，可以直捣其膜原之巢穴。之前我们谈到了膜系，其实这个病就是一个膜系的疾病，膜原是膜系的一部分。所以西医不能明确诊断，因为没有任何相关的诊断技术、诊断方法，于是就诊断为发热待查。这个时候我们就要考虑用中医的理论，我认为这就要用上一个膜系理论。膜系理论在我们温病学经典中的相关论述是非常多的。达原饮本身就是膜原病证的一个突出代表，大家如果感兴趣，可以把达原饮类方、类证进行梳理。薛生白讲膜原的时候，他讲膜原的位置在胸脘之间，内近胃腑，但不在胸，也不在脘，是在胸脘之间，内近胃腑，这是什么？就是膜系。这个膜是流动的，是个通道，跟三焦、经络有密切联系。这个膜是有形态结构的，中医讲膜，西医讲的是膜性结构，是筋膜、胸膜、腹膜。这个膜因为里面有腔隙，所以它就是通道，是流体网状系统。邪气侵伏以后，实际上出现了一个膜的应急反应，往往出现以湿热为代表的一些临床表现。在治疗上，除了有疏利透达膜原的达原饮为代表方，还合用了三仁汤，分消走泄，有了更加协同的宣上、畅中、渗下的功效。

第二个病例是一个儿科病例。我们前面说温病学可以指导临床各科，按照这个逻辑我再给大家介绍一个病例。临床上我看儿科疾病很多，我的门诊中约有 1/3 是看儿科病的。尤其我做了小儿的胃肠积热和上呼吸道感染、肺炎的相关性研究以后，在这种理论下对于儿科疾病的治疗我更有一些体会。这个病例是十几年前的一个病例，主要症状就是热和咳，而且他的发热是上午轻一些，下午加重，同时伴有鼻子出血、唇干红，大便尚可，但是舌红苔厚腻，两侧都有颌下淋巴结肿大。对于这个患者，我们辨证为肺胃积热，卫表闭郁，所以治疗就是以宣透清热为主，同时针对其胃肠的积热，消食导滞，我们用了解热止咳方。一方面是清解，以金银花、连翘、石膏为一组药；另一方面因卫气郁闭，所以要疏卫，宣卫气，以荆芥穗、豆豉、杏仁和僵蚕宣卫郁之闭；用莱菔子、瓜蒌和焦槟榔清热导滞消食，治疗胃肠积热。后来这个方子我又做了一个简化，就立了银莱汤这个方名，银就是金银花，莱就是莱菔子。用这个方子来治疗上呼吸道感染的发热、咳嗽、大便不通、舌苔较厚，辨证属于肺胃积热。在临床和基础研究中，都得了非常好的效果。临床上对于这种发热超过 38.5℃的患者，我都要求他们 4 个小时吃一次药，不是按照早晚吃药。这个患者吃了 3 剂药后，热就退了，但是咳嗽仍在。二诊时，我就转以止咳、宣肺、清化痰热为主，辅以健脾消食，开了 4 剂药。三诊时，外感证、肺气热郁的症状基本上消失了，但还有一些胃肠的症状，我们就转以健脾消食为主，稍微加点清热之品。像这种患者我们为了加强预防，一般会告诉家长这种孩子要调理他的胃肠积热的内证态，就是内因。胃肠积热就是有手心热，鼻子干、鼻子出血，晚上头出汗，嘴唇红，脾气不好，睡觉蹬被子，大便成球，不一定每天都有大便，有的孩子嘴里还有异味，再小一点的孩子可能还会见到流口水。关于流口水，我在临床上见到的基本是两种情况，口水如果有颜色，往往胃热的多；如果没有颜色可能是脾虚，有的患儿往往是用了大量的抗生素、输液或者用了大量的石膏以后，出现流口水，提示胃阳虚。成人的流口水也有虚实之分，小儿流口水以实、热为主，虚的我见到的并不多。对于这种孩子，要在他发热咳嗽之前，清理一下胃肠积热，常用小儿化食丸。它有通便的作用，也有一定的消食导滞、开胃作用，而且口感好，小孩爱吃，有点像过去我们小时候吃大山楂丸的感觉。这个可以作为一个很重要的调理内因的药，而不是用黄芪、玉屏风散之类的来防治孩子的上呼吸道感染。我们团队做过一个调查，80% 以上的小儿上呼吸道感染都是因为胃肠积热引起的，而不是脾虚、卫气不固等。这也提高了我们对于小儿温病内因方面的认识，创新了小儿外感热病的病因学说。现在我对于这种孩子上呼吸道感染的预防，除了用药以外，还有几条建议。第一，每个人都要有一张小儿及其家长的知情建议书。第二，建议孩子多吃蔬菜、水果，少吃肉，最好不吃煎炸的东西，最好不吃巧克力，因为巧克力是温性的。水果当中榴莲、芒果、桂圆是不能吃的，因为它也属于温性、热性，建议多吃荸荠、苹果，多喝梨汤。肉食当中像羊肉、鸡肉之类的，建议孩子少吃，这是从饮食方面的指导。第三，要捏脊、揉腹。对于这种孩子，我会给家长示范怎么捏脊，怎么揉腹，怎么按压四缝穴。这些对小儿温病的预防都有很好的指导。

这个病例是平素饮食不节，胃肠积滞，蕴而化热而致的疾病，所以是肺与胃肠同病的一个热证。因此，治疗时在强调清宣肺热的同时，要清泄胃肠的积热，治病求本。在儿科疾病中，有以下一个儿科相关热证的诊疗逻辑（图 19-3）。

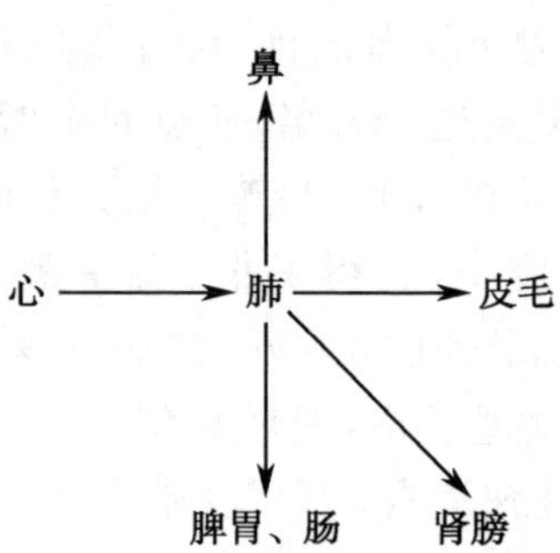


图 19-3　以温病学辨治思路指导儿科相关热证诊疗逻辑

风温病是以肺系为中心，所以可以看到有肺卫的问题，肺卫失宣，出现发热、微恶风寒、舌边尖红苔薄白、脉浮数，可以用银翘散、桑菊饮和陈平伯的凉解表邪方。关于肺系常见肺气热证，它有几个常见的证，一个是麻杏石甘汤证，一个是白虎汤证，可以在肺，也可以在胃。当然还有关于痰热的问题，除了麻杏石甘汤，还有宣白承气汤，所以有肺胃肠同病，还有由气分到肺的血分。大家看风温病中介绍麻杏石甘汤证，后边临床应用加减有一个千金苇茎汤证，就是热、痰、瘀、毒互结，形成了一个肺气血同病，咳吐腥臭痰，说明到了血分，所以千金苇茎汤是气血同治的，这些都是以实证为主。以肺为中心，还可以传变到哪呢？肺热发疹，然后下面有胃肠不通的，那就是宣白承气汤；还有肺热下利的，那就是葛根芩连汤加减；如果痰热阻滞以后，出现了肺性脑病，热闭心包，热陷心包，身灼热夜甚，神昏谵语，甚者昏愦不语，舌謇肢厥，痰涎壅盛，就应该用清宫汤加“三宝”了；后期肺胃阴伤，以沙参麦冬汤为代表，选用甘凉和甘寒之品；如果邪气进入少阴，就不能使用甘凉、甘寒之品，可以选用咸寒之品。整个风温病小儿温病就是以肺为中心的传变，从卫之后方言气，营之后方言血，然后从肺开始到胃肠，也可以逆传心包，出现心包证，肺性脑病。可以有斑疹隐隐，许多的儿科温病常有发疹，它可以是肺的卫气和肺的营分同病，可以用银翘散，但在银翘散基础上要再加一些清营热的，如石膏、知母，然后还要再加一些凉营、透疹之品，总之就是一个清一个透。清可以在气也可以在营，所以陆子贤讲疹的发病，是发于手太阴肺。小儿的温病中围绕着肺系，当然还可以到肾与膀胱。现在对于由肺怎么到肾，我认为挖掘得很不够。中医学理论认为这是肺热下移肾膀，西医则说是有这样一个免疫的通道。我认为西医的通道有局限性，因为我们中医讲的肺顺传阳明，下移肾膀，逆传心包，这里面有很多机制，我们可以去发展现代西医的理论，而不是只解释。那怎么去发展？我认为跟膜有关系，可能是通过膜下移到了肾，肾小球病变不就是膜的改变吗？小儿遗尿，都认为是因为肾气虚，但其实有相当一部分不是肾气虚，因为我在临床上用银翘散加减来治疗小儿遗尿，效果很好。这是肺热下移肾膀的结果，就要清宣肺热，用银翘散进行加减。当然包括胃肠的积热也可以下移，下迫津液以后就会导致孩子遗尿。

小儿呼吸系统感染的特点就是以肺胃为中心。往往在讨论发热咳嗽的时候，有的小孩并不发热，但是有咳嗽，这是气的升降问题。肺气是以宣发肃降为主，开合表里出入。如果是表里出入的问题，就会表现为发热；如果只是升降问题，则表现为咳嗽，尤其到晚上加重，这就是胃肠积热的特点。咳嗽是呼吸系统的症状，从西医来说是去小儿呼吸科，患者是不会去小儿消化科的。我说这个“呼吸系统和消化系统”，是中医的系统思维和中医的整体观点。胃肠热邪上炎，上熏导致的咳嗽，在治疗时一定要釜底抽薪，想办法通畅大便。

小儿的传变特点，除了要关注上面说的这些之外，我们还要看到小儿的神经系统发育不全，容易出现神昏、谵语、抽搐。如果发热的小儿手指尖开始发凉了，提示可能快抽风了，等看到小儿的眼睛直视的时候，就已经晚了。所以在这样的一些临床中，我们要注意及时地发现这些轻微的表现，来判断热盛气机郁闭的状态。

关于小儿温病，在治疗中要清透疏利，治在肺胃，不忘解毒。在这个过程中，要注意忌用大苦寒凉之品，寒凉过度容易寒遏热伏，变生他证。小儿本身脾胃是不足的，所以要防止寒凉伐伤脾胃。临床上我们经常可以看到，在使用大量的抗生素输液以后，孩子虽然热退了，但是一个月不长个、不长体重了，这是为什么？因为寒凉伐伤脾胃了。我们有的时候治疗小儿用药，石膏用 30g，这都是要慎重的。现在有些医生在治疗中想要取得立竿见影的效果，直接就是歼灭战，但是他没有想到真正的歼灭战实际上是两败俱伤的。所以在临床中我们不能急功近利，要注意保护孩子的脾胃之气。

第三个病例是皮肤科病例。患者面疹 3 个多月，舌质红，有瘀点，左脉沉弦，双颌下有结节。这个患者总觉得自己身体冒火，但实际上并没有体温的升高，有痛经，而且经前或月经期间脾气暴躁。这样的患者在皮肤科中比较常见，在妇科也比较常见。我们辨证属于肝经郁热，气滞血瘀，用疏肝泄热的办法，活血又利湿，实际上是气血同治了。这个病例告诉我们，很多的皮肤科病例往往是气血同病。营血都是血分，卫气就是气分，气血同病，就用卫气营血辨证。有几个基本药，一般来说就是赤白芍、丹皮、青皮及连翘和皂角刺这几味药。青皮和丹皮实际上是一组对药。在这样一个面疹的患者中，青皮是理气的，丹皮则是清透血中之伏热、伏火，还有凉血清透的作用，所以它们都是要给热邪一个外达的通道。此外，皂角刺、赤芍、白芍也是走血分的。至于走气分的这些药大家都很熟悉，疏肝理气，包括化湿。这个方子用完一个疗程（7 剂）以后，首先是没有新发皮疹，然后面部的油垢减少了，症状改善。紧接着我们判断这种热邪和夹湿之象、寒热阻滞之象在消减，在这个基础上，我们减少了清热利湿之品，加重了清肝、疏肝、养肝之品。三诊时，我们看到 14 剂药以后，痘疹在减少，患者情绪也有改善，舌质有改变，但是还要再进一步调肝活血、滋养。四诊时，疹继续在减少，月经将至，患者出现了一些经前的紧张头痛，晨起腰沉，所以还要在清热利湿的基础上行气化瘀。到五诊时，面疹减少，脸已经很干净了，还有一点症状，痛经也有所缓解，经期血块减少，于是调整方子来巩固疗效。

可以看到这个方子是在温病学辨治思路的指导下开的，总体来说有以下几点思考：第一是女子以肝为本。从现在女性在社会和家庭扮演的角色来看，女性往往容易出现肝气不舒，气血津液运行失调，所以气郁、血瘀、痰凝、化火是很常见的。我在临床上见到四五十岁的女性还有痤疮，不能单纯认为是感染了螨虫，这一定是跟内在的环境有关系，也就是与身体的内证态有关系，因此临床上往往可以见到与月经的各种表现混杂在一起。这种面部的痤疮，同时实际上还伴有妇科疾病，比如说月经不调，这是很常见的。另外还有一些心理疾病或者是情绪的失调，这个患者说了几句话就哭了，再结合她面部的症状，我就开玩笑说她这是第二青春期。如果单纯地从湿热血瘀气滞角度来治疗，可能效果不一定好，所以要用一种系统的整体的思维来辨证，疏肝郁、理肝气、清肝热和养肝血，与月经同调。对于皮肤科的相关热证，我作了一个图（图 19-4）。一般来说，疹多发于手太阴肺，斑发于阳明胃，叶天士也对斑和疹有精辟的论述。我们在皮肤科病治疗中，要围绕着肺和脾胃肠，当然也有部分到肝肾，斑有时候跟肝肾也有密切的关系。

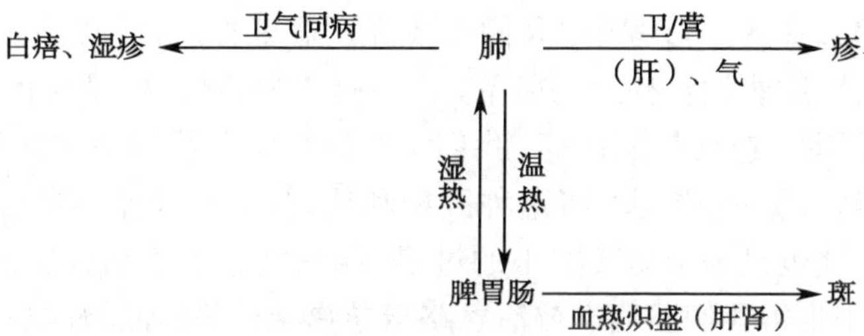


**图 19-4　以温病学辨治思路指导皮肤科相关热证诊疗逻辑**

我们既要辨病位，也要辨病性。辨病性中有温热还有湿热，它的临床表现形式可以是疹也可以是痘，还可以是白瘖、湿疹或者是痘疹，有夹湿和不夹湿两类病邪性质。它的治疗和这些辨证都密切相关，并且是在辨证的基础上，再进行一个治法。与此相关的，还有手足的疔疮、眼科的针眼，包括皮肤科的面斑，这些往往都跟我们温病学的辨治思路有关。立法为清泄气热、凉血化瘀、透疹化痘，所以温病学在皮肤科病中是大有可为的。如果要深入的话，在烧伤外科、皮外科中，温病学也有很好的作为。

最后一个病例是妇科病例，我想类似这种病例大家都见过很多。肚子疼，白带，也有面斑，经前乳房的胀痛等，治疗时主要是疏肝清热。因为它是肝胃的郁热，所以要疏肝清热、化湿理气。孔老师有一个方子叫平调气血方，临床可以用于调治很多妇科的疾病，比如月经不调、卵巢囊肿、不孕症、胎停育，还包括孕前的一些调理、备孕等，可以缩短备孕的时间，提高怀孕的质量。像这样的患者我们一般都有三诊到四诊，在一个月经周期的几个时间点，如月经前、月经后和月经期进行一些相关的调整，就可以起到一个好的效果。这类妇科疾病的根源还是在肝，有肝和脾的关系、肝和胃的关系、肝和肾的关系、肝和心的关系、肝和肺的关系，要抓住在病理上的生湿、成瘀、化火这几个方面的问题，采取相关的治疗，就能取得一个比较好的效果。妇科的辨证比较复杂，许多因素都可以发生妇科病，有六淫的、七情的、饮食的、劳逸的，还有房事的、外伤的、手术的等。我在临床上见到的多次流产手术的患者，临床表现很复杂很严重，所以怎样在一些生活的环节防止避孕的失败，这就涉及了自我行为管理的问题。作为一个医生，要像一个老者一样告诉她应该是什么样的。妇科疾病有很多的病因，一定条件下，这些原因都可以导致经、带、胎、产异常，包括妇科杂病，大致概括起来有寒、有热、有湿。可能我们重视寒，重视寒邪侵犯人体导致的多种妇科病，但是对热和湿的重视是不够的。就像风湿免疫科，我们经常说风寒湿三气杂至，合而为痹，但是就不知道有一半的人现在是由于风寒湿化热了，变成了风湿热杂至合而为痹，形成了湿热痹，而不是寒湿痹。那么在这个过程中，我们就要强调病证性质，才能运用温病学的辨治思路去指导这些妇科疾病的辨治，我们称之为妇科温病和妇科热证。像盆腔炎、月经不调，包括带下症等，我们结合温病学六维辨证这样的思路，来探讨温病学辨治的一些方法，将这种医理和法理，运用于临床的几个热证病案中。我觉得这也是一个抛砖引玉的过程，相信大家手里都有这方面的一些病例，也可以来丰富我们温病学辨治思路指导临床相关热证的这个观点。

# 温病学治疗感染病的思路与方法

南京中医药大学　马健教授

温病学的研究对象是外感疾病中温热性质的一类疾病，一般称为温病。温病是临床上一类常见病、多发病，一年四季都有发生，男女老幼皆可罹患。因其发病与四季气候变化密切相关，故又称为四时温病。温病大多病种起病急骤、发展迅速、病情较重，甚至导致死亡，或留有后遗症，尤其是近年来新发传染病的不断出现，严重地威胁着人们的生命健康，已经成为当今临床医学一大棘手难题。温病学是历代医家防治温病的经验积累和理论总结，是中医学理论体系的重要组成部分。实践证明，温病学的理论和经验具有较高的实用价值，长期以来一直指导着临床实践。运用温病学的理论和经验，治疗多种包括急性传染病在内的急性感染性疾病及其他一些发热性疾病，取得了可喜的成绩，特别是近年来，在新发的严重急性呼吸综合征（SARS）、人感染猪链球菌病、人禽流感、新型冠状病毒感染等突发公共卫生事件的防治中发挥了积极作用，引起了国内外医学界的重视并获得好评。下面我来谈谈温病学治疗感染病的思路与方法。

## 一、对感染病发病的基本认识

### （一）有特异的致病因素

温病学认为，感染病的发生是感受了特异的致病因素，对其致病因素的认识主要有“六淫”与“戾气”的不同看法，但从外感受、性质属热、易伤津液、致病迅速、有一定的季节性与地域性等，则是感染病致病因素的共同特征。

**1.“六淫”病因理论**　古代医家根据“外感不外六淫，民病当分四气”的认识，认为温病的致病原因亦主要是四时“六淫”为患，只是在性质上具有属热的特点。传统六淫学说是根据四时不同的气候变化，结合发病的季节性和临床特点，而对病因作出的理论概括，主要包括风热、暑热、湿热、燥热等病邪，它贯穿了人与自然相适应的“天人相应”和“审证求因”的思想。在长期的临床实践中，古代医家逐步体会到，温病的发生之所以具有独特的规律而有别于内伤杂病，其根本原因就在于它的病因是感受外界致病之邪。但由于历史条件的限制，对外邪的认识只能根据临床观察和实践体验，把人体能明显感觉到的气候变化看成是外感病的致病原因，从而形成了“外感不外六淫”的病因学说。同时，传统中医既把“六淫”作为外感病的主因看待，又通过症、舌、脉等分析，在实践中已形成了一套“审证求因”“审因论治”的理论体系，一直有效地指导着临床实践。

从现代角度分析，温病涉及包括大多数急性传染病在内的感染性疾病，其致病原因主要是病原微生物的感染。同时，由于四时气候的不同和变化，影响自然界中微生物的生长繁殖和传播媒介，并可影响机体的体质和防御能力。除此之外，还有包括环境等其他因素也可作用于机体，导致温病的发生，如外环境的辐射、地理位置、高温工作环境等。因此，今天对传统外感“六淫”的认识，不能简单归咎于单纯的气候变化，而应看成是包括了气候、病原微生物、辐射、地理和生活、职业环境等在内的多种生物、物理、化学等因素综合作用的结果。只是限于历史条件，古人不可能全面认识罢了。

同时，还应该认识到，“六淫”病因学说的意义实际已不仅限于阐明温病的发生原因，更重要的是在于指导临床治疗。它已成为中医指导临床辨证施治的重要理论基础之一。掌握“六淫”病因理论，重点在于明确每一病邪的特异性及其致病规律，临床上可以通过对不同病候特点的分析，正确推断出其致病原因，进而针对病因采取相应的治疗方法。因此，把握温邪各自的致病特点，对于掌握相应温病的发生发展规律并进行诊治具有重要作用。

**2.“疠气”病因理论** 明代医家吴又可编著了我国医学发展史上第一部温疫病专著《温疫论》，对温疫的病因、发病、治疗等提出了独特的见解。在病因方面，他认为温疫并非风、寒、暑、湿等六气所致，而是“天地间别有一种异气所感”，其中致病暴戾的名之“疠气”，这是对温病致病因素的一大创见。

疠气亦称戾气，是指致病暴戾，有强烈传染性并能引起较大范围流行的一类温邪。其形成与非时之寒暑、疾风淫雨、久旱大涝等气候反常有关，亦与某些地域的特殊气候地理环境有关，如岭南地区山岚瘴气较易形成疠气。此外，战乱之后及灾荒之年，环境卫生恶劣，均易致疠气的形成。疠气的属性有寒热之分，属温热性质者能引起温疫的发病、传染和流行。疠气致病具有如下特点：①其性暴戾，致病力强。疠气致病往往无问老幼，触之即病。②具有强烈的传染性，易于流行。疠气致病来势凶猛，传染性极强，在短时间内可引起疫病的大面积流行。③多从口鼻而入，有特异的病变定位。疠气的感邪途径以口鼻为主，即通过空气或饮食侵入人体。不同性质的疠气，对脏腑经络有不同的定位倾向，如湿热性质的疠气多先犯于膜原；燥热性质的疠气多客于阳明胃腑。④病情严重，病势凶险。疠气侵袭人体，发病迅速，传变极快，症状复杂多变，病情险恶，致死率高。如《温疫论》中所说："此一日之间而有三变。""缓者朝发夕死，急者顷刻而亡。"在治疗方面，强调以祛邪为第一要义，并创疏利透达之法。这些认识在当时历史条件下确是重大的创新性发展，与传统"六淫"病因学说不同，更接近于现代的病原微生物学说。

这些导致温病发生的邪气具有共同的特性，主要表现在：①从外侵袭人体，多由口鼻或皮毛而入，致病迅速。②致病与时令季节相关。各种温邪的发生及致病多有一定的季节相关性，故又称之为时令温邪，或简称时邪。③温热性质显著。温邪致病后，会出现发热及相关热象。④不同温邪初起入侵人体的部位有别，如风热病邪首犯手太阴肺经，暑热病邪侵犯足阳明胃经，湿热病邪多以足太阴脾经为主要病变部位等。

### （二）有共同的病机变化和发展转归

感染病的临床表现多种多样，但有共同的病机变化和发展转归。前人在长期的临床实践中，逐步体会到：温邪侵犯人体发病后的病机变化，主要表现为卫气营血和三焦所属脏腑的功能失调和实质损害。由于人体卫气营血和三焦脏腑各有特定的生理功能，因此发生病理变化后的临床表现亦各有异。临床上只要掌握了这些证候特点，就能正确地进行辨证施治。

**1. 卫气营血辨证** 卫气营血辨证理论是清代温病学家叶天士创立的。叶氏依据温病病机演变的规律性及病程发展的阶段性特点，结合《黄帝内经》及历代医家有关营卫气血的论述和自己的实践体会，将营卫气血理论引申发挥，提出"温邪上受，首先犯肺，逆传心包。肺主气属卫，心主血属营，辨营卫气血虽与伤寒同，若论治法则与伤寒大异也""大凡看法，卫之后方言气，营之后方言血""在卫汗之可也，到气才可清气，入营犹可透热转气……入血就恐耗血动血，直须凉血散血"，形成了卫气营血辨证理论，以阐明温病病变的浅深层次、病变过程的先后阶段，确定证候类型及指导温病的治疗。

**2. 三焦辨证** 三焦辨证为清代温病学家吴鞠通所倡导。吴氏依据《黄帝内经》对三焦部位的论述，并总结前人和他自己对温病实践的体会，用三焦以阐述温邪在病变过程中由上及下、由浅及深所引起各种病证的发展变化规律，并用以说明病邪所犯脏腑的病理变化及其证候特点，提出"凡病温者，始于上焦，在手太阴"，"始上焦，终下焦"，"治上焦如羽（非轻不举）；治中焦如衡（非平不安）；治下焦如权（非重不沉）"，给三焦赋予了新的病理概念，创立了三焦辨证理论，作为指导温病临床辨证论治的依据。

**3. 卫气营血与三焦辨证的关系** 卫气营血辨证的“四个层次”与三焦辨证的“三个阶段”，都较客观地反映了温病的病理变化与传变规律。卫气营血辨证、三焦辨证的病机变化和证候表现，既有联系，又有区别。如上焦手太阴肺卫的病变，相当于邪在卫分，热壅于肺而无表证的，则属气分范围；上焦热入心包的病变，虽可归属于营分范围，但其病机及证候与卫气营血辨证中的营分证不尽一致，前者主要是邪热炼痰内闭心窍，后者主要是热损营阴而心神被扰；中焦足阳明胃和足太阴脾的病变虽都属气分范围，但邪在气分者并非仅仅限于中焦病变，凡邪不在表而未入营血的病证都属气分病变范围；下焦肝肾的病变和邪在血分则完全不同，前者是热伤肝肾真阴，其证属虚，后者病变不限于下焦，以热迫血溢为主，其证属实中有虚之候。卫气营血辨证以人体卫气营血的生理功能失常和实质损害为主，侧重于病变层次和范围；三焦辨证则以脏腑功能失常和实质损害为主，侧重于具体的脏腑部位，两者一横一纵。

卫气营血辨证与三焦辨证都是用以分析温病病机变化，明确病变部位，把握病势轻重，认识病情传变，归纳证候类型，从而确立治疗方法的理论依据。因此，两者在很大程度上有其共同之处，能够经纬相依，相辅而行。在临床运用时，必须把两者有机结合起来，才能更全面地指导温病的辨证论治。

## 二、治疗感染病的基本思路

### （一）立足祛邪

感染病的病因是外感温邪，因此祛除温邪是感染病治疗的关键，正如吴又可所说：“大凡客邪贵乎早逐，乘人气血未乱，肌肉未消，津液未耗，病人不至危殆，投剂不至掣肘，愈后亦易平复，欲为万全之策者，不过知邪之所在，早拔去病根为要耳。”可见，感染病的治疗以“祛邪为第一要务”，早祛其邪，可减少外感温邪对机体的损害，减少并发症的发生，阻止病变的进一步发展。在具体祛除邪气的时候，要注意以下几点：

**1. “逐邪者，随其性而宣泄之”** 要根据感受邪气的性质而采用不同的祛邪方法，因为感受外邪的性质是各不相同的，风邪有风邪的特点，燥邪有燥邪的特点，湿邪有湿邪的特点，暑邪有暑邪的特点，所以感受的邪气不同，我们必须要根据不同邪气的特性，选择不同的药物来治疗。风热之邪伤人，要用疏风清热的治法，选桑菊饮、银翘散等方剂治疗；暑邪之邪致病，要用辛寒清气的治法，可用白虎汤等方剂治疗；湿热之邪致病，要用宣表化湿的治法，可用藿朴夏苓汤或三仁汤治疗；燥热之邪致病，要用疏表润燥的治法，燥热之邪虽然容易伤阴，导致津液干燥，但是不能过用苦寒药物，而是要用润燥的方法，可用桑杏汤。也就是说，在具体祛邪时，一定要随其性而宣泄之。

**2．“凡逐邪者，随其所在，就近而逐之”** 所谓就近而逐之，就是根据邪气侵犯人体的不同部位，采用最有利的手段，将其就近排出体外。邪在表的时候，不能用攻下的方法，因为它离表近，所以要用解表散邪的方法、发汗的方法，使表邪能够祛除。如果邪在肠道，应该用攻下的方法来治疗，使邪随大便而出；如果湿阻下焦，则要用利尿的方法。也就是说，一定要根据邪的具体部位来选择不同的、最有效的、最能够及时祛邪外出的方法来治疗。

**3．逐邪须“审时度势”** 祛邪时还要审时度势。叶天士强调“到气才可清气”，“清气”是指气分证的治疗应当清气泄热。初入气分者多用轻清透邪之品，热毒深重者则用苦寒清降之药，使邪热外透。叶氏用“才可”二字，强调清气之品不可早投滥用，须在温邪确实入气之后方可用之，以防寒凉遏邪不利于透邪。吴氏根据三焦生理病理特性，提出三焦温病的治疗原则。“治上焦如羽（非轻不举）”的“羽”指羽毛，意为轻，即邪在上焦肺卫，病位较浅，病情较轻，治疗上焦病证所用药物宜选轻清宣透方药为主，不能用过于苦寒沉降之品，以免药过病所。同时，用药剂量也宜轻，煎药时间也宜较短，均体现了“轻”的特点。而“治中焦如衡（非平不安）”的“衡”指秤杆，意为平，即治疗中焦病证，必须平定邪势之盛，使机体阴阳归于平衡。此外，对于湿热之邪在中焦者，应根据湿与热之孰轻孰重而予清热化湿之法，不能单治一边，也体现了“平”的特点。“治下焦如权（非重不沉）”的“权”指秤砣，意为重，即治疗下焦病证，所用药物以重镇滋填厚味之品为主，使之直入下焦滋补肾阴，或用这类重镇之品以平息肝风，这些都体现了“重”的特点。同时，吴鞠通强调温病治疗时要“治上不犯中，治中不犯下”，如果邪在上焦，就不要轻易使用中焦药，而在治疗中焦时，不要影响到下焦，以防止引邪深入。

总而言之，在具体祛邪的时候，我们要根据患者的具体情况，包括患者的体质、原有疾病的情况等，选择不同的治疗方法。

### （二）兼顾扶正

感染病的发生发展过程始终是邪正交争、盛衰消长的过程，正胜则邪却，正虚则邪陷。温邪为阳邪，最易耗伤人体阴液，而阴液的存亡，又直接关系到温病的预后。因此，感染病的治疗，除了祛除温邪外，还应注意扶助正气，顾护阴液，在治疗中不但要时刻权衡感邪的轻重多少，还要注意正气的强弱盛衰，合理使用祛邪与扶正的方法。

**1. 早期——预护其虚** 早期邪在卫、气分阶段，邪热盛而正不虚，正邪激烈交争，治疗重点在祛邪。但考虑到温邪性热，易伤津液，清热药物苦寒也易伤津，故前人在用药时，常常预护津液的耗伤，如银翘散中的芦根，值得我们临床学习。

**2. 中期——攻补兼施** 病至中期，邪热盛的同时阴液也伤，出现了虚实夹杂的证候，此时治疗就必须攻补兼施，既要祛邪又要扶正，如增液承气汤中玄参、麦冬、生地黄养阴润肠，增水行舟；加大黄、芒硝以泄热软坚，攻下腑实，治疗热结肠腑，兼阴液已伤之证。

**3. 后期——扶正为主** 温病后期邪热渐退，阴液耗伤明显，便要以救阴为务。根据阴液耗伤的程度和脏腑病位的差异，主要分为滋养肺胃和滋补真阴两法。滋养肺胃适用于温病气分邪热渐退，而肺胃阴液未复，或肺胃阴伤之证，代表方如沙参麦冬汤、益胃汤等。滋补真阴适用于温病后期，邪热久羁，真阴耗损，邪少虚多之证，代表方如加减复脉汤等。

## 三、治疗感染病的主要治法

### （一）确立治法的依据

**1. 根据病邪性质的“审因论治”** 审因论治是根据引起感染病发生的各种病因种类和在病变过程中形成的各种病邪的性质而确定治法。温病的病因有风热、暑热、湿热、燥热等区别，这些不同性质的病邪各具不同的致病特点。在临床上可以根据温病的症状表现，并结合发病季节等因素，推断出温病的病邪种类及病因性质，这就是“审证求因”；在此基础上就可以针对不同的病因确定各种治法，即“审因论治”。如温病卫分证，其病邪有风热、湿热、燥热等不同，就分别有疏风泄热、宣表化湿、疏表润燥等不同治法。同时，在温病中又会形成各种病理产物，如热毒、瘀血、痰饮、积滞等，针对这些病邪也要相应采取清热解毒、活血化瘀、化痰逐饮、祛除积滞等治法。

**2. 运用卫气营血辨证和三焦辨证的“辨证施治”** 辨证施治是指辨别证候及病机而确立治法。温病不同的病变阶段和不同病变部位的证候及病机各不相同，针对这些具体证候及相应病机就有相应的治法，所以辨别温病的证候及病机，是确定治法的重要依据。温病的过程，主要表现在卫气营血和三焦所属脏腑的功能失调和实质损害，由此而形成各种证候。因此，应对温病过程中形成的各种证候，运用卫气营血和三焦辨证纲领，明确证候类型，区分病变部位，确定病邪性质，分析邪正虚实，并结合八纲辨证、脏腑辨证、气血津液辨证理论，全面分析病机，从而确立相应的具体治法。

**3. 针对临床特殊症状的“对症施治”** 对症施治是指针对特殊症状而确立治法。在温病的病变过程中会出现一些特殊症状或危急重症，如神昏、痉厥、斑疹、虚脱等，针对这些症状而分别确立相应的治法，如开窍、息风、化斑、透疹、固脱等；对于其他诸如发热、呕吐、泄泻、头痛等症状也可确定相应治法。如温病过程中出现斑疹，因“斑为阳明热毒，疹为太阴风热”，所以治斑宜清胃泄热，凉血化斑；治疹宜宣肺达邪，凉营透疹。针对特殊症状的治疗，并不完全只是对症处理，而是在辨证施治原则指导下，重点针对某些症状采用不同治法，如对神昏的治疗，应在辨别其病机属邪热内闭心包或是湿热酿痰蒙蔽心包的基础上分别采用清心开窍或豁痰开窍之法。

## （二）基本治则

**1. 卫气营血治则** 叶天士根据温病卫气营血证候的不同病理变化，提出“在卫汗之可也，到气才可清气，入营犹可透热转气……入血……直须凉血散血”的治疗原则。邪在卫分主要用“汗”法治疗，“汗”法即解表透邪法，对温病卫分证主要以辛凉透表为主。邪在气分主要用清气法治疗，清气法以清泄无形里热为主，但由于气分证病位不同，病邪性质差异，往往尚需使用化湿、攻下、和解等法。邪在营分治以“透热转气”，即在清营泄热剂中配伍轻清宣透之品，使营分邪热透出气分而解。血分证治疗既要清热凉血，又要活血散瘀。

**2. 三焦治则** 吴鞠通提出“治上焦如羽（非轻不举），治中焦如衡（非平不安），治下焦如权（非重不沉）”的治疗原则。治上焦病应“轻”，其含义除了用药应主以质轻透邪之品外，同时也包含了治疗上焦病证所用药物一般剂量较小、煎煮时间较短等含义。对中焦病证的治疗应注意“平”，体现了对该病证的治疗应以祛除病邪为主，邪去而正自安。同时，由于中焦病证每为湿热之邪所致，对其治疗应权衡湿与热之侧重，治湿与治热不可偏于一方，也含有“平”之意。对下焦病证治疗主以“重”，是指所用方药性质滋腻或沉降重镇，多用味厚腻浊之血肉有情之品或石类药物，且用药剂量也较大、煎煮时间较长等。

## （三）主要治法

**1. 解表法** 解表法是祛除在表温邪，解除感染病初期卫分表证的治法，具有疏泄腠理、逐邪外出、透热解表的作用，适用于感染病初起，邪在卫表。根据在表之邪的不同，本法主要可分为疏风散热、解表清暑、宣表化湿、疏卫润燥等具体方法。对于解表法的理解，以下几点值得重视。

（1）注重宣肺，解表不在发汗：解表法通常被称为汗法，但解表法是否都要发汗呢？其实未必。一般而言，治疗感染病卫分证的解表法主要是辛凉解表。辛凉之品发汗作用都较微弱，而重在疏透宣肺，如华岫云所说“辛凉开肺，便是汗剂”。这正是温病之解表法与伤寒之解表法的不同之处。寒为阴邪，其性敛肃，寒邪束表，每见腠理闭塞、阳气困遏之无汗身痛等症，故治疗伤寒表证，常以辛温之剂开泄腠理、发汗逐寒；温为阳邪，其性开泄，温邪犯表多表现为肺卫失宣，其表闭现象不明显，故治疗温病表证，重在宣肺疏卫、驱逐表邪，而不须强发其汗。对于辛凉之剂解表的机理，吴鞠通在《温病条辨》中有精辟论述，认为其“妙在导邪外出，俾营卫气血调和，自然得汗，不必强责其汗也”。虽不发汗，却收汗解之效，可以说是对温病辛凉解表法特点的概括。

（2）忌投辛温，随证仍可配用：一般而言，温邪袭表，肺卫失畅，只宜辛凉之剂解表散邪，忌用麻黄汤、桂枝汤等辛温之剂发汗。若误用辛温，则不啻抱薪救火，可导致热势鸱张，病情加剧。正如吴鞠通所说：“太阴温病，不可发汗，发汗而汗不出者，必发斑疹；汗出过多者，必神昏谵语。”但是，在临床具体运用辛凉解表法时，却不是绝对禁用辛温之品，有时可适当配伍，以适应病情需要。如作为辛凉解表代表方的银翘散，方中即配伍荆芥、豆豉两味辛温药，意在增强全方疏表达邪之力；又如新加香薷饮，其适应证是暑湿内蕴兼有寒邪外束肌表之证，故以辛温芳香，既可疏表散寒，又能祛暑化湿之香薷为主药。当然在辛温药物的选择上，应力求选用温而不燥、解表而不伤阴之品。

现在临床上常见一种咳嗽，用一般的宣肺止咳方药很难控制。患者干咳连声，咽痒难忍，无痰或少痰，病情迁延，西医诊断为咳嗽变异性哮喘。本人的临床体会是，在宣肺止咳的基础上，要加虫类祛风药，如全蝎、蝉蜕、僵蚕等，其中全蝎效果最好。另外还要加甘寒润肺药，如沙参、玉竹、芦根等。

**2. 和解法**　和解表里法是以和解、疏泄、宣通气机达到外解里和的治法。本法属于八法中的和法。在温病运用中，本法具有清泄少阳、分消走泄、开达膜原的作用，适用于温病邪已离表又尚未入里成结，而是郁滞于少阳或膜原、留连三焦的半表半里证。

（1）清泄半表半里之邪热，抓住“湿”字：温邪为阳邪，其性酷烈，由表入里，传变较快，单纯的温邪，一般很少停留少阳，往往直接入里。在感染病过程中，但凡有热郁少阳者，多兼有痰湿，症见寒热往来，口苦喜呕，胁脘闷痛，烦渴溲赤，舌红苔黄腻，脉弦数等，治疗必须抓住“湿”字，用辛苦芳化之品清泄少阳热邪，兼以化痰和胃，代表方如蒿芩清胆汤。方中青蒿、黄芩清透少阳邪热，疏利枢机；陈皮、半夏、枳壳辛开湿郁，燥湿化痰，理气和胃；竹茹清热化痰；赤茯苓、碧玉散清暑利湿。临床上运用蒿芩清胆汤治疗间歇性发热，可收奇效，大家可以试试。

（2）疏利透达膜原的湿热，抓住“浊”字：疏利透达膜原是用辛通苦燥之品疏利透达湿浊之邪，适用于寒甚热微，脘痞腹胀，身痛肢重，舌红绛或紫绛，苔白厚浊腻如积粉等湿热秽浊之邪郁闭膜原之证。苔白厚浊腻如积粉是本证的特征，治疗要用槟榔、厚朴、草果等苦温燥湿，透达湿热秽浊之品，抓住“浊”字，大胆用药，代表方如雷氏宣透膜原法或达原饮。虽然本法所用药物苦温燥烈，易伤阴津，但只要辨证准确，可收良效。我们曾经运用达原饮治疗病毒性高热，对有明显湿阻之象的高热，能够起到很好的退热效果，也没有伤阴之弊。另外，在临床上还用达原饮治疗过口渴、便秘等患者，疗效也很好，关键是把握住苔白厚浊腻如积粉的临床特征。

**3. 清气法** 清气法是温病学治疗感染病最常用的治疗方法。因为大部分的感染病是感受温邪引起的，以发热为特征，热象明显，所以清热药运用得较多，从金银花、连翘到黄连、黄芩，可选择的药物非常多。在具体用清气法的时候，要注意以下几点：

（1）“到气才可清气”：叶天士一再强调“到气才可清气”，把握“才”字的关键是不能太早使用。现在临床上对于清热药物如金银花、连翘、黄连、黄芩等运用非常多，而且有时候用的剂量也非常大，特别是对患者体温比较高、有热象者更是如此。但实际上有时候体温高并不一定是里热证，可能只是表热证，所以一定要防止过早地用一些寒凉药物来治疗。临床常见一些感冒的患者，过早使用抗生素以后，导致感冒迁延难愈。抗生素相当于非常寒凉的药，滥用以后，遏制了邪气外达。所以要谨防过早使用寒凉清热药物。

（2）察病势，法当分用透泄：气分里热证，从病势而言，一般可分为里热蒸腾于外与里热郁闭于内两类。里热蒸腾于外者，多见体表壮热、面红目赤、大汗大渴、脉象洪大等症；里热郁闭于内者，则见发热、口苦、心烦、溲赤等症。两者比较，前者体表热势壮盛，并见面赤、大汗、脉象洪大等邪热蒸腾之象；后者体表热势及蒸腾之象虽不及前者为甚，但里热内郁之象较显著，故见心烦不宁、口苦溲赤等郁火征象。里热蒸腾于外与里热郁闭于内，两者虽然同属气分，但因为其病势不同，故具体治法有异。一般而言，里热蒸腾于外者，治宜辛寒清气，以透热外达，代表方如白虎汤，忌用苦寒沉降之品，以免遏伏邪热；里热郁闭于内者，辛寒之品力难胜任，则须苦寒清热之剂，以直折里热郁火，代表方如黄芩汤、黄连解毒汤。此外，温邪深入，气分热炽，正邪剧争，常使气机升降受阻，致邪热郁伏，难以宣泄发越，即刘完素所说“阳热易为郁结”“病热极甚则郁结，而气血不能宣通”。在出现身热、口渴、心烦等里热炽盛见证的同时，反见无汗、肢厥、脉伏、疹发不透等阳热郁伏之象。对此类病证的治疗，当在大剂寒凉泄热方药中，酌伍豆豉、薄荷、桑叶、蝉衣等疏散宣透之品，旨在借其疏散升达之力，顺应正气抗邪之势，以助透邪外出，正如张锡纯所说："大队寒凉之品与清轻宣散之品相并，自能排逐内蕴之热，息息自腠理达于皮毛以透出也。"如胃热气闭，壮热烦渴而无汗者，法当清泄胃热，透达郁阳，可用寒解汤（《医学衷中参西录》）或白虎汤加薄荷、连翘等；治热郁胸膈，心烦懊侬者，当清宣郁热，方用栀子豉汤。由此可见，诊察气分证阶段的不同病势，是治疗上决定使用不同清气法的前提和依据。

（3）审病位，随证选择方药：气分证病变范围比较广泛，温邪入里后，每因病邪的轻重、性质不同和机体反应性的差异，其病位重心亦有所区别，常见的如邪热壅肺、热灼胸膈、湿郁少阳、暑湿弥漫三焦、热结肠腑、热结膀胱等。这些不同证候类型，虽同属气分范围，但因其病位不同、病机有异，故具体治法亦各不相同。临床辨治，除应掌握其共同见症，即发热、口渴、苔黄脉数等气分证的基本特点外，还必须掌握能反映多种不同证候类型病位重心的特殊征象，以选择恰当方药。如见咳嗽气喘，胸闷胸痛者，为热壅肺气，治当清热宣肺平喘，方选麻杏石甘汤；见胸膈灼热如焚，烦躁不安，唇焦咽燥者，为热灼胸膈，治当清泄膈热，方选凉膈散；见寒热似疟，心烦脘痞，胸腹灼热，苔黄白而腻，脉弦数者，为暑湿郁于少阳，治当清泄少阳，兼化里湿，方选蒿芩清胆汤；见面赤耳聋，咳痰带血，胸闷脘痞，下利稀水，小便短赤者，为暑湿弥漫三焦，治当清热利湿，宣通三焦，方选三石汤；见腹部胀满硬痛，大便秘结或纯利恶臭稀水，时有谵语者，为热结肠腑，治当软坚攻下泄热，方选调胃承气汤；见小便短赤热痛，甚或不通者，为热结膀胱，治当清泻火腑，方用导赤散。

**4. 攻下法**　攻下是攻导里实、涤除热结的治法，具有通腑泄热、荡涤积滞、通瘀破结、排除邪毒和给邪以出路的作用，属于八法中的下法。主要适用于热邪与有形实邪如燥屎、湿滞、瘀血等互结于肠腑的证候。对攻下法的理解，要注意以下几点：

（1）攻下的目的不仅在通便，更在于祛邪：攻下法由张仲景所创，《伤寒论》中有著名的三承气汤，即大承气汤、小承气汤和调胃承气汤。三承气汤主要用于治疗阳明腑实，燥屎内结证。攻下法也是温病学的重要治疗方法，温病学家对攻下法的运用已经不仅仅着眼于攻下阳明腑实了，还是祛除邪气外达的一个重要的手段。明代吴又可强调"客邪贵乎早逐"，"承气本为逐邪而设"，也就是说承气汤并不仅仅是痞满燥实的阳明腑实才可以用，其更重要的作用在于逐邪外出。所以温病学家用攻下法的治疗目的，实际上和《伤寒论》相比已经发生了很大变化。温病学家认为即使没有腑实，也可以用攻下的方法，目的在于导邪外出。比如根据"肺与大肠相表里"的理论，肺部的病变，肺经有热，虽然没有阳明腑实的表现，也可以用一些攻下的药物，这样可使肺经的邪热能从大便排出体外。比如小儿肺炎，肺经热盛，虽然没有明显的便秘，但在治疗时于清肺泄热方中适当增加大黄之类的攻下药，往往可取得非常好的疗效。

（2）热结肠腑有形实邪内结，苦寒攻逐肠腑实热燥结：感染病过程中，出现热入阳明，内结肠腑之证，表现为潮热便秘，或热结旁流，时有谵语，腹部胀满或硬痛拒按，舌苔黄燥或焦黑起刺，脉沉实者，当用苦寒攻下之品以泻下阳明实热燥结。但在选方时，结合温热性疾病里热更甚、阴伤更多的特点，多用调胃承气汤，或用大承气汤急下存阴，较少使用小承气汤，以防损伤津液。

在承气汤的临床运用方面，温病学家也极大地丰富了伤寒三承气汤的使用范围，如吴鞠通《温病条辨》对攻下法的运用就有了长足发展。吴氏认为："下而至于不通，其为危险可知。"病至阳明，用攻下法，是治疗外感热病的关键点，在此失治，则土实而水亏，水亏则木旺，液涸风动，种种险候则接踵而至。继而总结出"下之不通，其证有五"，并立五加减承气法，用来治疗阳明腑实的各种变证，极大地丰富了攻下法的运用。如"邪正合治法"用于阳明温病"应下失下，正虚不能运药"者，因阳明热结，气液两虚，故采用扶正祛邪法，用新加黄龙汤补益气阴，攻下腑实。方中人参益气扶正；麦冬、生地黄、当归、海参滋养阴液，和营润燥；大黄、芒硝泄热通腑；姜汁宣通胃气；甘草调和诸药。"脏腑合治法"用于"喘促不宁，痰涎壅滞，右寸实大，肺气不降者"，因痰热阻肺，腑有热结，故用宣白承气汤，一方面宣肺气之痹，另一方面逐胃肠之结。方中生石膏清肺胃之热；杏仁、瓜蒌皮宣降肺气，化痰定喘；大黄攻下腑实。"二肠合治法"用于"左尺牢坚，小便赤痛，时烦渴甚"者，因阳明腑实，小肠热盛，用导赤承气汤通腑之时兼泄小肠之热。方中生地黄、赤芍清心凉血滋阴；黄连、黄柏清泄小肠；大黄、芒硝攻下大肠热结。"两少阴合治法"用于"邪闭心包，神昏舌短，内窍不通，饮不解渴者"，因热入心包，阳明腑实，用牛黄承气汤清心开窍，通腑泄热。方中用安宫牛黄丸清心开窍，加生大黄末攻下腑实。因本证既有热闭手少阴心经，又有足少阴肾经中的阴液逐渐耗竭的危险，故称为"两少阴合治法"。"气血合治法"用于"津液不足，无水舟停者，间服增液，再不下者"，因阴液亏损，"无水舟停"出现便秘，当给予增液汤"增水行舟"，滋阴通便。若服两剂后大便仍不下者，乃因兼夹腑实，可用增液承气汤滋阴攻下，此为一腑中"气血合治法"。

（3）急下存阴与轻法频下：急下存阴是指用苦寒攻下之品泻下阳明实热燥结，适用于热入阳明，内结肠腑之证。症见潮热便秘，或热结旁流，时有谵语，腹部胀满或硬痛拒按，舌苔黄燥或焦黑起刺，脉沉实等，前人用"痞、满、燥、实”四字来概括。由于其实热积滞阳明，腑气闭阻，热盛津伤，病重势急，只有峻下热结，涤肠通便，排除实热与燥屎，方能减轻对阴津的耗伤，故称“急下存阴”，而不是“急下养阴”。本法未用养阴药物，却能起到“存阴”的目的。如果患者在阳明腑实的同时，伴有口干唇裂，舌苔焦燥，脉沉细等阴液亏损见症，又当配合滋阴增液之品，即为增液承气汤法。

轻法频下是指用苦辛合苦寒之品通导肠腑湿热积滞，适用于湿热积滞搏结肠腑之证。伏暑病暑湿夹滞，胶结肠腑，症见身热稽留，胸腹灼热，呕恶，便溏不爽，色黄如酱，苔黄垢腻。暑湿夹滞之证，非阳明腑实，故不宜用三承气汤苦寒峻下或咸寒软坚。若误投承气峻下速下，不仅暑湿难以清化，且徒伤正气。又因本证为暑湿夹滞，胶结肠腑，非一次攻下所能奏效，每须连续攻下，故使用攻下之剂宜轻、宜缓，即所谓“轻法频下”。临床运用轻下之剂往往至热退苔净，便硬成形，湿热积滞尽去方止。

可见，在温病学发展史上，对攻下法作出突出贡献的医家有吴有可、吴鞠通等。吴又可的贡献在于把攻下法的治疗目的，从单纯攻下燥屎改变为祛邪外出，且不局限于一定要阳明腑实方可使用攻下之法。吴鞠通加减承气汤的变化，使得攻下法的运用范围越来越广泛，适应证候也越来越多，从而丰富了治疗外感热病过程中运用攻下的治疗手段。

**5. 化湿法** 化湿法，也是温病的一个重要治法。温病按其病证性质是否兼湿可分为温热与湿热两大类。湿热类温病的病因是湿热相兼为患，湿为阴邪，性质腻滞，缠绵难解，一般起病较缓，发展较慢，初起发热和伤津征象均不显著，治疗时“非若寒邪之一汗而解，温热之一凉即退”，化湿法即是针对这种湿热类温病而设计的一种治法。根据其“热从湿中而起，湿不去则热不除”的特点，治疗重在化湿清热。临床如何把握化湿法的运用，要注意以下几点：

（1）辨别湿热的轻重：叶天士在《温热论》中治疗湿热类温病根据湿、热的轻重分开泄与苦泄两法，指出：“再人之体，脘在腹上，其地位处于中，按之痛，或自痛，或痞胀，当用苦泄……可与小陷胸汤或泻心汤，随证治之；或白不燥，或黄白相兼，或灰白不渴，慎不可乱投苦泄。……宜从开泄，宣通气滞，以达归于肺，如近俗之杏、蔻、橘、桔等。”强调了对湿热或痰热阻于胸脘者，治用苦泄；对中焦湿阻气滞者，治当用开泄，为后世治疗湿热类温病树立了典范。现代临床对湿重于热者，症见身热不扬，午后热甚，或微恶寒，汗出不解，胸闷脘痞，小便短少，舌苔白腻，脉濡缓等，用芳化宣通之品疏通表里气机，透化湿邪，代表方如藿朴夏苓汤。湿热并重者，症见身热而汗出不解，口渴不多饮，脘痞腹胀，泛恶欲吐，舌苔黄腻，脉濡数等，用辛开苦降之品疏通中焦气机，祛除湿热邪气，代表方如王氏连朴饮。热重于湿者，症见高热汗出，面赤气粗，口渴欲饮，身重脘痞，苔黄微腻，脉滑数等，治以清泄阳明胃热，兼化太阴脾湿，以清热为主，化湿为辅，代表方如白虎加苍术汤。

（2）辨别湿邪所犯部位：湿热病邪致病除病位以脾胃为主，易于困遏清阳，阻滞气机，病势缠绵，病程较长外，还易“蒙上流下”，因此，辨别湿邪所犯部位也是提高临床疗效的重要方面。如见身热不扬，午后热甚，或微恶寒，汗出不解，胸闷脘痞者，为湿在上焦，治当流气化湿，方用三仁汤加减；见脘痞腹胀，泛恶欲吐者，为湿在中焦，治当燥化湿邪，方用雷氏芳香化浊法、连朴饮等；见小便短少，甚则不通，热蒸头胀，渴不多饮者，为湿在下焦，治当淡渗利湿，方用茯苓皮汤加减；见身热面赤，耳聋眩晕，咳痰带血，不甚渴饮，胸闷脘痞，恶心呕吐，小便短赤，下利稀水者，为暑湿弥漫三焦，治当宣通三焦，方用三石汤加减。

总之，化湿法是非常有特色的一种治疗方法，也是衡量医生治疗外感病水平高低的一个重要方面。

**6. 透热转气**　叶天士在《温热论》中已明确提出了营分证的治疗原则为“透热转气”，吴鞠通根据叶氏的用药经验制定了清营汤为营分证的代表方。但目前对“透热转气”的认识并不完全一致，主要有以下三种观点：①邪热入营，仍应立足透邪外达，使其转出气分而解，故在清营中须伍以透泄之品，如清营汤中的金银花、连翘、竹叶等，即为“透热转气”而设。慎用滋腻养血或破散活血等药，以免腻滞留邪和破散伤血。②“透”不是一种具体治法，而是一种希望，希望病邪从里外出；“转气”并非使营中之邪热又到气分解除，而是通过治疗使病邪在营中消除，营热得凉，阴液得复，神明得安，病情由重转轻，从轻向愈。因此，“透热转气”即清营泄热，其主药正如叶天士所谓犀角（现已禁用，水牛角代）、玄参、羚羊角等，清营汤中佐连翘、金银花、竹叶，作用主要在于协助犀角清透心包邪热，并无透热作用。③只要排除气营之间的障碍，如痰热、湿浊、瘀血、食滞、腑气不通等所致之气机不畅，就可达到营热顺利地转出气分而解的目的。因此，在清营养阴之中，根据具体情况，于用方中加入消导、化瘀、通下、行瘀药物，使气机畅达，导营热外透，均属透热转气之法。

上述三种观点均有一定道理，但本人倾向于第一种观点。因为营分病变较气分证为深，较血分证为浅，处于病势进退的枢机时刻，其既有外转气分之机，又有内陷血分之可能。因此，营分证治疗的关键就在于促使营热外出气分，而不使其内陷血分。犀角、玄参、羚羊角等药虽能凉营泄热，但无透邪之力，若是只投以凉泄之品，反有凉遏冰伏，留邪不去之弊。只有在凉营泄热的基础上，配以连翘、金银花、竹叶等轻清透泄之品，才有助于营分邪热的外透。这种透热转气治法实际也是中医学因势利导、给邪以出路的治疗学思想在营分证治疗中的体现。第二种观点似乎将营分证与血分证的治疗混为一谈，第三种观点又将营分证兼夹证的治疗与营分证治则混为一谈，皆不可取。

**7. 凉血散血** 凉血散血是叶天士针对温邪入血，动血耗血而制定的治疗原则，我们不能仅从字面上把它片面地理解为单纯的清血热、散瘀血，这个治则的全部内涵应该是清热解毒、养阴生津、凉血止血、活血化瘀，这四者是不可分割的。

（1）清热凉血法的运用：热毒深入血分，血热炽盛是温病血分阶段最基本的病理变化，也是导致血分其他病变的原始动因。热毒过盛，加重对血络的损伤而迫血妄行，溢于脉外，血从口、鼻、二便而出或发为斑疹，为动血之变；火毒既成，其性酷烈，远比其他致病因素对营血的伤害为大，极易消烁营血，耗损津液，如叶天士所说“营分受热，则血液受劫”，热毒耗血，血热相搏，形成脉内广泛瘀结，以致营运障碍，气血阻滞而热瘀交结。可见，血热是血分证的病机关键，是动血、伤阴、瘀血的原始动因。因此，血分证的治疗首当立足于清热凉血。

临床运用清热凉血法时，尚须辨别出血部位。因邪入血分除可表现为全身性的广泛出血外，还往往因病种不同，病位重心有异，而致络伤动血部位有别，出现不同部位的出血见证，因此清热凉血方药的选择与用药法度亦应有别。如见咯血、衄血，多因热伤肺络，治当以犀角地黄汤加金银花、连翘、杏仁、桔梗，既清热解毒，凉血止血，又清解肺络之热，宣降肺气；如见大便下血，则属热伤肠络，治当以犀角地黄汤凉血解毒，加紫珠草、地榆炭、侧柏炭、茜草等以助清肠止血；若见小便出血，则为热结小肠，膀胱血络受损，治当以导赤清心汤（鲜生地、朱茯神、麦冬、丹皮、益元散、淡竹叶、莲心、辰砂染灯心等《通俗伤寒论》）凉营解毒，清泄火腑。可见，辨析出血部位，不但有助于明确病位所在，分清病证类型，而且对于采取针对性的清热凉血止血措施以提高临床疗效，有着非常重要的意义。

我们在建立弥散性血管内凝血（DIC）高凝期动物模型的基础上，选用凝血、纤溶、血液流变、球结膜微循环、病理形态学及动物病死率等指标，来探讨清热凉血药的作用原理，结果表明，清热凉血方（生地黄、玄参、栀子、侧柏叶、水牛角）对大肠埃希菌内毒素诱导家兔 DIC 高凝期有预防作用，能降低高凝期血液的凝固性，阻断 DIC 的发展和改善微循环。

（2）活血化瘀法的运用：近年来，活血化瘀药在治疗感染病血分证中疗效显著，充分显示了血瘀病机在感染病血分证中占有不容忽视的重要地位。血分证瘀血的形成不外以下几个方面：①热入血分，邪热与血相搏，使正常运行的血液失去其生理功能而成为败血，停留于脉络之中，形成血脉瘀滞，如吴又可所说："血为热搏，留于经络，败为紫血。"②血分热毒可以熏蒸煎熬血液，致阴液亏损。血液黏滞，亦可致瘀。周学海曾说"夫血犹舟也，津液水也"，"津液为火灼竭，则血行愈滞"。③血热灼伤脉络，迫血妄行，血溢脉外后，可停滞为瘀。若脉外瘀血阻遏气血运行道路，又可导致脉络内的血瘀。此外，患者素有宿瘀，在感染病过程中热瘀相结，更易导致血脉瘀滞的病理改变。因此，对血分证的治疗，除清热凉血外，还须及时运用活血化瘀之剂，使瘀滞的瘀血速以排除，被阻塞的脉道通畅，气血流通，从而有利于病理过程的逆转。有报道用红花泽兰注射液预防肾综合征出血热 DIC，治疗组 66 例中无一人发展成为 DIC，发生率明显低于对照组。有人在凉血基础上配伍丹参、赤芍、丹皮、大黄等活血化瘀药，对 450 例重症肾综合征出血热患者进行治疗，取得了优于西药常规治疗的效果（死亡率：治疗组 8%，对照组 16%）。在具体选用化瘀药时，应以性味偏凉为佳，如丹参、丹皮、赤芍、桃仁、红花、紫草、制大黄之类，这些药物大多能入心营血分，不但有较强的活血化瘀之力，而且能凉营血之热，或可除邪养阴，有利于血分证的治疗。此外，《重订广温热论》的犀地桑丹汤、《云林医圣普渡慈航》中的凉血地黄汤等凉血化瘀成方亦可酌情选用。

**8. 滋养阴液** 阴液耗伤是温病的主要病理特点。温病的发生发展过程始终是邪正交争、盛衰消长，正胜则邪却，正虚则邪陷。温邪为阳邪，最易耗伤人体阴液，当温邪侵入人体，在化热化燥、由卫入气、由营入血的过程中，还大量地耗损津液，邪入营血，更造成营阴、血液的耗伤。阴液耗伤可对机体造成诸多不利影响，主要有：①阴伤后导致阳热更盛，而邪热的亢盛又可进一步加重阴液的耗伤，造成热盛与阴伤的恶性循环；②由于阴液耗伤，血液浓缩，极易造成或加重瘀血；③由于脏腑组织缺乏足够的津液营血濡养而造成功能活动的严重障碍，如发生神昏、痉厥，甚至阴伤至极，阳气无所依附而外脱。而阴液的存亡，又直接关系到温病的预后。对此，古代温病学家已有明确论述，如吴鞠通强调"若留得一分津液，便有一分生机"；王孟英指出"耗之未尽者，尚有一线生机可望，若耗尽而阴竭，如旱苗之根已枯矣，沛然雨下，亦曷济耶"；董废翁也提出"胃中津液不竭，其人必不即死"。因此，在感染病治疗中，除了祛除温邪外，还应注意扶助正气，顾护阴液，不仅要时刻权衡感邪的轻重多少，还必须注意阴液的耗伤情况，正确、及时地运用滋养阴液方药。临床运用要把握以下几点：

（1）顾护其虚：吴锡璜说"治温病宜刻刻顾其津液"。当温邪在表时，阴津损伤较轻，其治虽以祛邪为先，但亦当"预护其虚"。故桑菊饮、银翘散等辛凉解表方中均佐用甘寒生津之芦根，对暑热感冒、邪伤肺络之证所用的清络饮亦加入麦冬等生津之品。可见，在感染病卫、气分阶段，当以顾护津液为主，祛邪时避免损伤阴津，并适当选用养阴而不碍邪之品补充阴液。

（2）滋阴当分甘寒与咸寒：对于温病中后期邪热渐退，阴液耗伤之证，当用滋阴生津法以滋阴养液，补充阴津损耗。临床如何运用？叶天士提出："若斑出热不解者，胃津亡也，主以甘寒……或其人肾水素亏……如甘寒之中加入咸寒。"提纲挈领，明确了滋阴当分甘寒与咸寒。甘寒法是用甘寒清润之品滋养肺胃津液，适用于温病气分邪热渐退，而肺胃阴液未复，或肺胃阴伤之证。症见干咳少痰或无痰，口干咽燥，或干呕不欲食，舌光红少苔或干。代表方如沙参麦冬汤、益胃汤。咸寒法是用甘酸咸寒之品填补真阴，壮水制火，又称"滋补肝肾"法，适用于温病后期，邪热久羁，真阴耗损，邪少虚多之证。症见低热不退，手足心热甚于手足背，颧红，口干咽燥，神疲欲寐，或心中憺憺大动，舌绛少苔或干绛枯萎，齿燥，脉虚细或结代等。代表方如加减复脉汤。可见甘寒法是针对温病后期气分邪热渐解，出现肺胃津伤或肠液耗伤；咸寒法则是针对温病后期，邪热久羁，劫灼肝肾之阴而设。甘寒法所治之证阴液耗损较轻，病位较浅；咸寒法所治之证真阴损伤较重，病位较深。

吴鞠通对温病滋肾法又有了进一步发展。加减复脉汤为下焦肝肾阴伤之基本方；兼心气欲脱者用救逆汤（即加减复脉汤去麻仁加生龙骨、生牡蛎）；兼阴虚液耗而便溏者用一甲复脉汤（即加减复脉汤去麻仁加牡蛎）；兼欲动风而舌干齿黑、手足蠕动者用二甲复脉汤（即加减复脉汤加生牡蛎、生鳖甲）；兼阴虚风动而心中憺憺大动者用三甲复脉汤（即二甲复脉汤内加生龟板）；如阴精欲竭，时时欲脱者用大定风珠（即三甲复脉汤加鸡子黄、五味子）。可见其对温病肝肾阴伤病情发展的精确把握，以及用药的丝丝入扣。

（3）养阴药物的运用要点：我的临床体会，治疗血分证所用的滋阴药物应以甘寒之品为主，如生地黄、麦冬、石斛、天花粉等，意在补津养液，并通过益胃之阴充后天而起到补益全身阴液之目的。如邪在血分淹滞日久，则以玄参、白芍等咸寒、酸寒之品配合甘寒药物。我们曾对叶天士、吴鞠通、王孟英、陆子贤、柳宝诒等清代著名温病学家治疗血分证并使用了养阴药物的100则医案进行了统计，其养阴药使用频率顺序如下：生地黄（80）、玄参（61）、麦冬（46）、知母（33）、石斛（26）、芦根（14）、白芍（13）、天花粉（10）、沙参（9）、西洋参（7），其中生地黄、玄参、麦冬使用频率最高。可见，血分证治疗中所用的养阴药以甘寒滋养肺胃津液为主，通过滋养津液达到治疗其"耗血"及全身阴伤的目的，必要时配合咸寒、酸寒养阴之品。

我们曾利用家兔血分证模型来观察滋养阴液方的治疗作用，结果显示养阴方对注射内毒素（ET）引起的家兔DIC有明显的阻断作用。有报道发现，在肾综合征出血热的治疗中，应该早用、重用滋阴生津。所谓"早"，即在发热期见舌红少苔、口渴、汗出较多，则在清热解毒方中加入生地黄、石斛、麦冬、芦根等；所谓“重”，即用药量较大，如生地用至60～120g，玄参用至30～60g，其他如西洋参、麦冬、龟板、鳖甲、阿胶、鸡子黄等，用量亦较大，这样能使发热时间明显缩短，凝血机制明显改善，组织损伤明显减轻。

此外，还有清心开窍，豁痰开窍的开窍法，凉肝息风，滋阴息风的息风法，益气敛阴，回阳固脱的固脱法等，都是治疗感染性疾病常用、有效的治法，其临床运用也非常广泛。如豁痰开窍方治疗老年痴呆，息风止痉方治疗小儿面肌抽动、脑胶质肿瘤术后癫痫发作，益气敛阴方治疗心脏疾病等，都取得了很好的疗效。

总而言之，大量的临床实践证明，温病学的理论和经验，对于防治传染病和急性感染性疾病有其独特的疗效。同时，临床经验的不断积累，也丰富了温病学的内容，促进了温病学的进一步发展。尤其近年来运用温病学理论认识SARS、人感染禽流感、新型冠状病毒感染等新发传染病并指导其防治，亦取得了显著疗效。温病学治疗感染病的思路与方法值得我们“守正创新”，发扬光大。

# 寒温融合与伏邪理论及其临床价值

北京中医药大学东直门医院　赵进喜教授

咱们经常讲“熟读经典勤临床、多拜名师悟性强”，意思是说，熟读经典，扎根临床，多跟老师，不断提高悟性，这就是中医成才的四个要素。古今中外所有的名中医，没有一个人能离开这四个要素。而在这四个要素中，读经典尤为重要。因为经典是中医理论的根本，也是在中医临床中，能够启发我们临床思维的永远取之不尽、用之不竭的源泉。源远才能流长，所以学中医特别要学好经典。

## 一、学好经典的重要意义

经者，常也。什么意思呢？就是说经典具有恒常的指导价值。伤寒论、金匮要略与温病学这几门经典课程，又被称为中医临床基础课。在中医医学教育体系当中，应该说具有极其重要的地位。现在都在说中医药教育改革，中医的教学体系改革也好，教材建设也好，课程体系改革也好，很多人有好的想法和新的观点，但实际上近百年来，中医教育已经初步形成了其核心课程体系。

从 20 世纪初，丁甘仁先生在上海创办中医学校，还有北京四大名医，如萧龙友、孔伯华、施今墨等，纷纷创办学校，中医教育已有百年历史。作为施今墨先生学派传人，倍感责任重大。因为我的老师是国医大师吕仁和教授，吕仁和教授是祝谌予教授的学生，而祝谌予教授是施今墨先生的学生。萧龙友、孔伯华一起创办北平国医学院。其后，施今墨又创办华北国医学院。北京名医办学，从那个时候就开设了中医经典课程。丁甘仁那个时候办学校，也开设有这些经典课程。实际上，中医教育经过近百年的探索，应该说已经形成了其最基本的课程体系。

黄帝内经、伤寒论、金匮要略和温病学这些经典课程，可以说在中医教学体系中具有非常重要的地位。有人说，中医课程中会反复讲一个问题，有很多重复内容，比如讲中药的时候涉及方剂，讲方剂的时候又涉及中药。讲方剂的时候会涉及麻黄汤、桂枝汤、白虎汤、承气汤，学《伤寒论》的时候又涉及麻黄汤、桂枝汤、白虎汤、承气汤，讲温病学的时候又在讲白虎汤、承气汤。这样看着好像一直在重复，但实际上，重复讲是非常有必要的。临床上没有见过没学过《伤寒论》《金匮要略》这些经典著作就能用好经方者，也没有见过没学过温病学就能用好银翘散、清营汤者。只有反复学习，才能掌握这个方剂的具体应用，比如说在什么时候用最合适。大家可以看到我们校园里面有“五老上书”的塑像。五老上书提了哪些意见？其中就包括强调读经典。现在来看，依然具有非常重要的指导意义。当前中医教学中存在的问题，不还是五老上书的那些问题没有解决好吗？

所以，淡化中医经典的想法肯定行不通。就学习经典而言，必须与临床相结合，而临床又必须以读经典为基础。有些大学的教师，从学士、硕士、博士一直考下来，从不接触临床。有许多中医附属医院的临床医生，十来年也不看《黄帝内经》，不看《伤寒论》，不看《金匮要略》，也不看温病学名著，不研究经典著作，更不看古今名医的书，现代西医讲起来一大套，中医讲起来却没啥可说。为什么会出现这种情况？就是因为没有能够领会“熟读经典勤临床、多拜名师悟性强”这四个要素。所以就严重影响了中医学术的传承和临床疗效的提高。

在当代，随着社会经济的发展，整个中华民族都面临着一个传统文化的回归！现在为什么出现国学热？中医界为什么会出现经典热、经方热？都是我国社会经济发展的结果。实际上，这是社会和经济发展到一定程度，一个民族出现的自觉行为。现在咱们国家已经是世界第二大经济体，随着社会和经济的发展，自然也就会出现国学热，大家都开始认识到传统文化的价值。其中，反映到中医中，就是中医经典热、经方热。当然，咱们今天重点讲温病学，温病学相对于经方来说，目前还没有那么火，这值得思考。

就经方而言，从南京到北京，从南方到北方，各种经方班都很火。温病学名方不输经方，也应该受到重视。我在北京中医药大学东直门医院从事内科临床，同时负责中医内科学的教学。我们中医内科学是教育部重点学科与精品课程，同时我们中医内科教研室也是国家级精品教学团队。中医内科学的导言课都是我来讲，我每次在讲导言课的时候，都要提到山东中医学院（现山东中医药大学）已故的周凤梧教授，他主编的丛书《名老中医之路》收载了非常多近现代名老中医成才的经验，所以我经常会向学生推荐这一套书。这些名老中医，涉及内、外、妇、儿科，还有眼科、骨科、针灸科、推拿科等，可以说这些医生没有一个是不具备扎实的经典基础的，个个都是“熟读经典勤临床、多拜名师悟性强”。我还记得我在读《名老中医之路》的时候，就曾看到其中有一位有名的老中医自己发出感慨，说年轻的时候，自己觉得有家传，而且也有点小聪明，所以在学经典方面没有太用功。现在他已经六七十岁了，已经是当地甚至全国都非常著名的专家，经常遇到一些疑难杂症，就经常会感觉到自己的中医知识尤其是经典知识没有学扎实！虽然也有些薄名，有点名气，但是还是不能很好地用中医的手段取得最好的疗效。所以他就感到非常后悔，后悔自己年轻的时候为什么没有好好读经典，没有把中医专业的学问学好。

30 年前看完《名老中医之路》，尤其是看到这位老中医后悔自己当初经典下功夫不够，我就痛下决心，一定要学好经典，打牢基本功。我在 1982 年考入河北医学院中医系，在学习中医过程中，一开始我就对经典著作特别重视。不管是《黄帝内经》《伤寒论》《金匮要略》，还是温病学及后世各家学说，都用心甚苦，用心甚勤！所以自己也觉得很有收获。有许多人都在说什么学医三年，如何如何，用方三年，如何如何。但我个人体会是学好了经典，把经典拿到临床上实践，都能够立竿见影。没听说过哪位老师讲的知识是假的，或者书上写的东西在临床上没用。所以，我认为打好坚实的经典基础，运用于临床，一定会有所收获。真正的知识都是有用的，所谓“善言古者，必有言于今”就是这个意思。当然，温病学作为经典课程，我们也应该强调其经典地位及其对临床的指导价值。

## 二、伤寒与温病异同及其学术渊源

综观中医学术发展史，有几个学术高峰。第一个高峰是春秋战国到两汉时期，以《黄帝内经》和《伤寒杂病论》问世为标志，从而奠定了中医理论体系的基础。《黄帝内经》作为理论奠基之作，《伤寒杂病论》作为临床医学奠基之作，标志着中医理论体系架构已经基本定型。第二个高峰是金元时期。金元四大家受宋代理学的影响，在宋朝整理古代医书、编撰大型方书的基础上，以《黄帝内经》等经典理论为中心，结合临床实际，进行大胆的理论发挥，于是形成了百家争鸣的局面。第三个高峰是明清温病学家的崛起。温病学传承《黄帝内经》和《伤寒论》之学，可以说是源远流长。因时代关系决定了其学术更切合现代临床。所以，接下来我将重点谈一谈我对伤寒和温病关系的理解。我在读本科的时候，酷爱《伤寒论》，因此下了不少苦功，可以说我将《伤寒论》古今的注释书都念过了，连日本人的《伤寒论》相关的书籍也都念过了。其中，我比较崇拜的是刘渡舟、李克绍两位先生，因此两位先生所有的著作我都设法购得并反复研读，认真抄写所有的文章，认真领会。因为在《伤寒论》中下的功夫最多，所以我对《伤寒论》的体会也就比较深。

一般的《伤寒论》教材都讲，伤寒主要是伤于风寒之邪，也有人说《伤寒论》是“详于寒而略于温”。温病学教材就写得更明确！吴鞠通说两者有一纵一横之妙，伤寒是伤于寒邪，容易伤阳气；温病是伤于温热之邪，容易伤津液。这好像已经是中医学界的共识。但是不是真是这样？我是主张“寒温融合”！我的理解是，伤寒和温病不是兄弟关系，也不是姐妹关系，而是源流关系。对于“伤寒”，《难经》说得很清楚：“伤寒有五：有中风、有伤寒、有湿温、有热病、有温病。”《难经》明确说伤寒包括了温病。再想想《伤寒论》张仲景所处的那个时代，“余宗族素多，向余二百，建安纪年以来，尚未十稔，其死亡者三分有二，伤寒十居其七”，伤寒难道仅仅是受了风寒之邪吗？伤寒当然应该包括多种传染性疾病和感染性疾病。所以，伤寒应该是一切传染性疾病和感染性疾病的统称。张仲景所处的时代，东汉末年到三国时代，在建安纪年前后，天下大乱，当时的社会现实是“白骨露于野，千里无鸡鸣”，“大兵之后，必有大疫”！再看陈思王曹植的《说疫气》，说“家家有僵尸之痛，室室有号泣之哀”，那不就是瘟疫吗？

伤寒当然应该包括了温病和瘟疫。但在论述温病和瘟疫方面，《伤寒论》远远不像后世温病学那么具体而更切合实际。我们不能因为后世的温病学讲得更具体、更实用，就说伤寒仅仅局限于风寒之邪。如果伤寒仅仅适合于风寒之邪外感，那《伤寒论》就再没有学习的必要。伤寒是一切外感病的总称，外感病统括了发热的外感病，甚至还包括不发热的外感病，而且《伤寒论》还有大量论杂病的内容。而从理法方药方面理解，《伤寒论》奠定了温病学形成的基础。温病学名方如化斑汤、清瘟败毒饮，不都是在白虎汤的基础上变来的吗？那几个承气汤，比如宣白承气汤、陷胸承气汤、增液承气汤、导赤承气汤等，不都是在承气汤基础上变来的吗？即使是三甲复脉汤，也是在复脉汤即炙甘草汤的基础上变来的。所以，《伤寒论》与温病学存在着事实上的传承关系。温病学在继承《黄帝内经》与《伤寒论》学术的基础上，又有理论创新和新发展。这是基本事实。

所以，我们既要强调温病学确实有独特的地位，又要强调温病学和《伤寒论》的传承关系。两者的传承关系客观存在。《伤寒论》有一个条文“伤寒，脉浮滑，此以表有热，里有寒，白虎汤主之”。这个伤寒是什么意思？感受风寒吗？不是。伤寒就是一切外感病的总称，伤寒就是外感病的意思，而这个外感病中就包括温病和瘟疫。20 世纪 50 年代，石家庄地区流行性乙型脑炎流行的时候，郭可明先生就是用白虎汤治疗流行性乙型脑炎，取得了巨大的成功，还引起了巨大的反响，连中央领导都给予了很高的评价。应用白虎汤治疗的脑炎，也就是温病学所谓的“暑温”，不就应该属于张仲景《伤寒论》中所谓伤寒的范畴吗？“伤寒，脉浮滑，此以表有热，里有寒”，不好解释。此表里当互换。今天我们的重点不是讨论《伤寒论》，所以我就简单说一句，《伤寒论》中的“表里”也不完全是现在八纲辨证的“表里”。《伤寒论》的所谓表里，一个是外，一个是内，“表有寒”，可表现为手足厥冷，或背微恶寒，或时时恶风，“里有热”表现为脉滑、发热等，于医理则通。《伤寒论》厥阴病篇里有一个条文“伤寒，脉滑而厥者，里有热，白虎汤主之”，其实就是热厥。“脉滑而厥”，本来是个热证，却表现为手足厥冷，这说明里边有热，外表有寒。再如白虎加人参汤证，常表现为发热、汗出、脉洪大，同时兼见背微恶寒，时时恶风，这也是里有热而外表有寒。那这个白虎汤仅仅是治疗风寒外感吗？当然不是。白虎汤适应证，包括了各种传染性疾病、感染性疾病，如传染病中的流行性乙型脑炎，感染性疾病中的肺炎高热等。怎么能直接说伤寒是狭义伤寒，“详于寒略于温”呢！《伤寒论》奠定了温病学的基础，而温病学则是更具体地针对温病，所以在诊治外感病范畴之内的温病或者瘟疫方面，就更具体。

温病学涵盖了温热类疾病、湿热类疾病，实际上还应该包括燥邪所导致的疾病。温病学家又创立了卫气营血辨证和三焦辨证方法，这当然是中医理论的突破性发展，是中医理论的重大创新。但叶天士说“辨营卫气血虽与伤寒同”，明确说辨卫气营血与伤寒同，提示《伤寒论》已经有卫气营血内涵在里面。当然，卫气营血辨证、三焦辨证更切合温病临床，包括现代医学的多种感染性疾病和传染病的临床实际。温病学在理法方药多方面有创新和发展，内容也显得更加丰富多彩。大家都知道，《伤寒论》中的第 6 条论述太阳病温病与风温，“若发汗已，身灼热者，名风温。风温为病，脉阴阳俱浮”。怎么治呢？《伤寒论》中就讲用下法不行，应用发汗法不行，火法也不行，“一逆尚引日，再逆促命期”。那到底怎么治呢？张仲景没有明确。我就称之为张仲景的哥德巴赫猜想吧！就是说，对于外感热病来说，张仲景未明确温病和风温早期具体应该怎么治，或者说当时还没有找到特别切合实际的治疗手段。当然，我们现在说实际可用麻杏石甘汤，但张仲景并未明示。吴鞠通《温病条辨》则创造了一个银翘散，就特别适合于这种太阳温病。温病、风温初起的时候，应用银翘散就特别好。再比如说承气汤，在张仲景《伤寒论》中只有大承气汤、小承气汤和调胃承气汤。张仲景在阳明病篇用承气汤是非常小心的，尤其是大承气汤，已经发热潮热，手足濈然汗出，神昏谵语，大便不通，脉沉实，腹胀满，有时还是不敢轻易用大承气汤，还要用小承气汤先试试合适不合适，然后才敢用大承气汤。为什么这么谨慎呢？因为大承气汤作用比较强，所以应用大承气汤需要具备典型的用方指征。什么指征？腹内有燥屎形成，表现为腹满痛，绕脐腹痛，甚至可触及燥屎五六枚，同时表现为潮热汗出，手足濈然汗出，神昏谵语等外证，这才是典型的有燥屎，这个时候才敢用大承气汤攻下。许多人讲承气汤类方应用，经常爱说大承气汤治疗痞满燥实坚俱备，小承气汤治痞满，调胃承气汤治燥实，这么讲未必切合临床实际。研究经典著作，首先要读原文。

《伤寒论》原文可不是这么讲的。调胃承气汤的适应证是什么？"阳明病不吐不下，心烦者"，"腹胀满"，"太阳病三日，发汗不解，蒸蒸发热者"，这才是调胃承气汤适应证，并没有什么"燥实"。小承气汤的适应证是什么？是大承气汤证而见虚象的，比方说腹大满不通，脉滑而疾者，绝不是说小承气汤仅仅治疗胀满。大承气汤治疗燥屎形成，或大便成硬，潮热汗出，手足濈然汗出，神昏谵语，且脉沉实者。以药测证，以脉测证，这些都是许多人为自圆其说主观想象出来的东西。

张仲景那个时代理解的大黄、厚朴、枳实有什么功效呢？与李时珍《本草纲目》中所论未必一致，更不是咱们中药学教材上讲的功能主治。大承气汤、小承气汤、调胃承气汤，不过是通腑泻下方中三个不同的层次而已。遇到重症怎么办？还得用大承气汤。在《伤寒论》少阴病篇，张仲景用大承气汤的时候就非常大胆！少阴病，如果出现咽干口燥，就急下之，用大承气汤；出现自利清水，色纯青，就急下之，宜大承气汤；出现腹满者，也急下之，宜大承气汤。这就是所谓的少阴三急下证。为什么阳明病中用大承气汤那么谨慎，到了少阴病反而那么胆大？古今注《伤寒论》者八百余家，或号称千余家，没有人能有满意回答。今天我告诉大家，什么叫少阴病？少阴病，就是少阴阴虚体质的人得病。本身就阴虚，然后又得了一个胃肠腑实的证候，这个时候怎么办？如果稍有迟缓，就可能导致阴竭阳脱而发生休克等危候，所以必须急下之，采用大承气汤。比如老年人或者本身就有糖尿病的人，平素就阴虚，经常习惯性便秘，大便不好，现在突然发生肠梗阻，这个时候做手术或者是通大便，是不是都比年轻人肠梗阻更可怕？如果要按张仲景的意思，就应该急下之，宜大承气汤。但如果按温病学的思路，就有更多的选择，除了大承气汤以外，温病学家还有增液承气汤、新加黄龙汤等，而且还可以和生脉散一块用。如此说温病学理论确实是发展了张仲景理法，而且更切合临床实际。

我有 2 个特别好的病例。其中，我主编的《〈伤寒论〉与中医现代临床》书中曾经收载 1 例。患者 59 岁，是一个水电部的工程师，本身就有震颤麻痹。大家都知道，这种人经常需要吃诸如安坦（盐酸苯海索片）、美多芭（多巴丝肼片）等药，出汗多，大便干，结果就得了肠梗阻，还出现低血压状态，住到北京某大医院急诊科，外科医生说应该手术，但不敢手术。怎么办？患者夫人是一位西医医生，就请我帮着解决这个问题。实际上，他就是典型的少阴病急下证。少阴病，腹满，不大便，按《伤寒论》原文的要求就应该急下之，用大承气汤。但学过温病学，自然就会理解仅仅用大承气汤还不够。遵照温病学的思路，也不违背张仲景的理法，药用生地黄、玄参、麦冬、天花粉，还有炒莱菔子，后下大黄，没有用芒硝。同时嘱患者提前煎大剂量西洋参粉备用。服用加味承气汤的时候，先熬好西洋参，最好再静脉滴注生脉注射液。大便一通，就喝西洋参水。最后患者大便一通，诸证消失。另一位与他完全一样，是一个女患者，60 岁，住到某医院急诊科，诊断为不完全性肠梗阻。已经在老家邯郸治疗了 20 多天，无效，来京诊治。请我会诊，我同样开了增液承气汤，但最终惑于所谓“禁食水”，10 天以后去世。这两个病例说明了什么问题？说明温病学理论的临床价值太高了。如果把温病学理论学好了，临床遇到这些危急重症，许多患者就能够获得新生。实际上，温病学较于伤寒有很大的发展。除了卫气营血辨证、三焦辨证方法以外，还有一些三仁汤、达原饮、升降散等，这些方子都非常好用！这些名方也都是我临床特别喜欢用的方药，确实非常有效。

咱们现在学了伤寒，又学了温病。那么，在临床上遇到传染性疾病或者感染性疾病，到底什么时候用温病学的思路，什么时候用伤寒的思路呢？感受风寒之邪，就用伤寒的思路，感受温热之邪，就用温病学思路。这样说是不是正确？临床又该怎么区分感受风寒之邪和温热之邪呢？其实，中医病因学最大的特点是审证求因。中医强调的是“司外揣内”的象思维，所以中医学是根据临床表现来推测病因。所谓“因发知受”，就是不发病当然无法判断病因，一旦发病只要有临床症状，我们中医就可判断病因。大家都是从事温病教学和临床的专家，有一个问题，就是什么是中医？

第一，中医学应该是中华民族先人创造的，具有民族性、地域性。中华民族先人就是以汉族为主体，当然也包括其他少数民族，所以中医学应该是中华民族先人创造的医学。有人说中医就是中和之中，未理解中医是相对西医而言之。在西医传入中国之前，中国只有中医学，自古就被称为医学。外国也有传统医学，但不能叫中医。

第二，中医学是基于“天人相应”整体观念来思考问题的。中医强调“天人相应”整体观，强调人和自然界密切相关，人和社会密切相关，强调人体本身是一个小宇宙，脏腑经络密切相关。所以，中医很重视“天人相应”的整体观念。

第三，中医是采用“司外揣内”的象思维的思维方式的。与西医相比，中医思维有所不同。比如要看一个西瓜熟了没熟，西医需要有个探针，将瓜瓤取出来进行化学分析。而中医呢？中医主要是通过看西瓜的皮色，拍西瓜听一听有什么声音，甚至用手挤挤西瓜看看是什么感觉，然后就能判断西瓜是否成熟。这就是“司外揣内”的思维方式，是中医学最基本的思维方式。中医病因学，不是看到底是什么脏器有病，还是什么病毒感染，什么细菌感染，而是根据患者外在的临床表现，推测病因，这就是所谓“审证求因”！风寒也好，风热也好，温热也好，瘟疫也好，湿热也好，燥热也好，暑热也好，暑湿也好，都是审证求因。“司外揣内”是中医学最基本的思维方式。

第四，中医治病采用的是天然药物和自然手段。天然药物包括矿物药、动物药、植物药，但还是以植物药为主，所以叫“本草”。自然手段包括针灸、按摩、气功等，虽然中医也有手术。

第五，中医学是对人体各种疾病进行“个体化防治”的一门知识体系。简而言之，中医学是一个知识体系。这个知识体系针对人类的各种疾病，包括内外妇儿等临床各科疾病，进行个体化防治。咱们经常说中医的特色是什么？整体观念、辨证论治。什么叫辨证论治？就是强调因地制宜、因时制宜、因人制宜，就是在强调“个体化治疗”“个体化防治”。“个体化防治”不仅仅是治疗，还有个体化预防，所以养生保健也是中医学非常重要的内容，被称为“治未病”。

另外，中医学作为针对各科疾病进行“个体化防治”的一门知识体系，既有科学的内涵，又有文化的特质。中医学的文化特质，不是说到底是病毒还是细菌致病，是维生素不足还是缺钙，而是说风、寒、暑、湿、燥、火，是阴阳失和，是气血瘀滞，是木火刑金，是水火失济。这些东西都是文化符号，具有浓烈的东方传统文化色彩。中医学不仅是中华优秀传统文化的重要组成部分，而且还是中国传统文化的重要载体。阴阳五行学说、精气说等，所有中国传统文化的符号，完全是赖中医以存！所以习近平总书记称中医药学是中国古代科学的瑰宝，也是打开中华文明宝库的钥匙。理解深刻，高瞻远瞩！事实上，中医在全世界落地生根，必然有利于中华传统文化的传播。中医学不仅仅是文化，还有科学的内涵，有实用价值，能解决疾病，能解决实际问题。中医不但可为中国人民治病，到了国外同样能为世界人民治病。

## 三、关于寒温融合

接下来，咱们要重点讨论寒温融合的问题。临床遇到一个感染性疾病或者传染性疾病，遇到了外感发热患者，什么时候用温病的思路，什么时候用伤寒的思路？是不是说一看肺部感染就是风温，一看流行性乙型脑炎就是暑温，一看肠伤寒就是湿温，一看受凉引起的感冒就是外感风寒，也就是伤寒呢？当然不是。受凉引起的感冒中有风寒，也有表现为风热甚至暑湿者。受凉的诱因与我们中医理解的真正的病因不是一回事。中医病因学，更应该强调的是审证求因。在众多的传染病与感染性疾病中，既可能表现为伤寒，有时候也可表现为温病。所以临床上什么时候应该用温病的体系，什么时候应该用伤寒的思路来指导辨证治疗，要遵照审证求因的思路，判断其病因，根据患者此时此刻的临床表现来推测其病因病机。比如一个肺炎的患者，高热不退，咳嗽，喘，失治误治，病情进展，出现急性心衰或脓毒症休克，应该按什么病用什么思路来治？当然是用伤寒的思路更合适。为什么？因为先是阳明病肺胃热盛，而后突然就变成少阴阳衰，应该选方麻杏石甘汤合参附汤，或用四逆加人参汤等救急，这就是应用伤寒的思路。如果是肺炎高热，病情进展，患者出现惊风惊厥，神昏谵语，那就是邪陷心包或热盛动风。这种情况下，就应该用温病的思路来治疗，应该用清宫汤、安宫牛黄丸、羚角钩藤汤、紫雪散等，这就是温病学的思路。

30 年前我曾经治过河北邯郸的一个老先生，当时他 60 岁，那一年元旦前发高热，肺部感染，高烧 10 日余，高热不退。西医当时就用了最好的抗生素，头孢菌素之类，已经被收入急症监护室，怀疑是败血症。这种情况，按一般的想法，严重的高热，严重的肺部感染，当然应该是风温，应当按温病的理法来辨证治疗。但看了患者以后，虽然发热已经 10 多日，但依然还有怕冷的感觉！而且神志还清楚，只是有点恍惚，另外好几天不大便还有口苦、恶心、胸胁苦满，脉象弦数。这个时候应该诊断为温病还是伤寒？如果用温病的理论，“在卫汗之可也，到气才可清气，入营犹可透热转气……入血就恐耗血动血，直须凉血散血”。温病应该按卫气营血规律传变，但这个病例没有按照卫气营血来传变。临床表现既有大便不通，又有寒热与恶心、呕吐、口苦、咽干等症状，实际上是伤寒的三阳合病。三阳合病以哪一经病为主？我们说是以少阳系统病变为主，所谓“三阳合病，脉浮大，上关上，但欲眠睡，目合则汗”。针对这种三阳合病，应该用什么方法治疗？当然是治疗少阳为主，所以我就开了柴胡汤为主的方剂。但是毕竟是肺炎，而且也有表证，所以开的方是柴胡汤再加上麻杏石甘汤，还加了金银花、连翘、薄荷等。1 剂药下去高热即退，3 剂药以后病情就稳定了。之后又简单用了点清宣肺热之法，这个患者就顺利康复。当时就有人问，为什么这个方就那么神呢？实际上，咱们是遵照伤寒三阳合病的思路。处方中柴胡用量比较大，北柴胡和银柴胡同用，北柴胡 12g，银柴胡 12g，黄芩 9g。为什么要用这个剂量？汉方不传之秘在药量。好多人背方歌学方剂，我不太主张学生背方歌，更不主张为学生画线路图。邪在肺卫，应该用辛凉轻剂，方选银翘散；肺热壅盛，应该清宣肺热，方用麻杏石甘汤。这些都是基本的东西。画线路图，死记硬背，是应试教育的产物，不可取。我们应该下苦功夫去理解中医里边更深刻的东西，才能学到真正有用的东西，提高临床疗效。方歌往往仅表述了药物组成，具体适应证往往交代得不够全面，更没有涉及药物剂量。小柴胡汤方中，柴胡的剂量是多少？《伤寒论》中小柴胡汤原方柴胡剂量是半斤，而黄芩是三两。半斤是八两，所以柴胡和黄芩的用量是 8∶3 的比例，用不到 8∶3 的比例，退热效果就不好。许多专门研究《伤寒论》的学者，或自称经方派的专家，连这最基本的剂量配比都不懂，非常遗憾。所谓"汉方不传之秘在于药量"，这药量并不是一味地加大剂量，其关键在于不同药物之间药量的配伍比例。学习中医确实是一件非常不容易的事。当然如果仅仅着眼于考试的话，确实也没有什么难的，但要学好中医，用好中医，则非下苦功不可！

再举一个病例，这个病例被收在王永炎院士主编的《中国当代名中医医案精粹》第六册中，也是我 30 年前治疗的一个病例。我老家河北村里有一个小女孩得了流行性乙型脑炎，24 小时内就高热、神昏抽风，县医院治疗无效，急转到邯郸的医院。患儿由于持续的抽搐状态，耳不能听，眼不能视，高热不退，已经在输着醒脑静等。后请我会诊，脉都摸不真切，但是把她的嘴撬开一看，舌苔白如积粉。舌苔白如积粉，研究温病的同道都知道，那是达原饮最典型的舌象。当然，治疗应该用温病的思路。一般认为流行性乙型脑炎是暑温，应该用白虎汤，应该用羚角钩藤汤，但醒脑静注射液已经输过，还是不行。当时我就根据舌苔白如积粉，给她开了达原饮，但不是吴又可的达原饮，而是《通俗伤寒论》俞根初的柴胡达原饮，而且我用的方也不是俞根初柴胡达原饮原方的剂量，而是《伤寒论》经方的习惯剂量。原方有黄芩、厚朴、草果、槟榔、知母各 9g，黄芩 9g，更加银柴胡 12g，北柴胡 12g，然后加生石膏 30g，丝瓜络 15g，忍冬藤 30g。结果 5 剂药仅用药 3 剂，高热即退。然后又输脑活素等，完全康复。现在这个女孩已经结婚生子，一点后遗症也没留下。最有意思的是，2 年以后，她伯母家的老母猪高热，氨苄青霉素注射无效。她伯母突然想起来，小姑娘当时开了 5 剂药，仅用 3 剂热退，家里还有 2 剂，便将余下 2 剂喂给了老母猪，结果老母猪高热也退了。

同样面对一个外感高热的疾病，一个是肺部感染，一个是流行性乙型脑炎，什么时候用伤寒的思路来治疗，什么时候又用温病学的思路来治疗？还是应该根据临床表现来决定。并不是说所有的肺炎都是风温，也不是说所有的乙型脑炎都是暑温。达原饮适应证，应该是暑湿之邪，或者是湿热类温病这一类。暑湿之邪，伏于膜原，不同于燥热生风那些情况。实际上，在临床中如何把仲景的思想和后世温病学的思想融合到一起，以寻求更好的临床疗效，是我们应该认真思考的重要的学术问题。实际上我们北京中医药大学中医内科学奠基人，除了秦伯未先生以外，代表人物就是董建华院士了。董老是我的导师王永炎院士的老师，老先生针对外感热病，主张寒温融合。董老提出了外感热病治疗的三期二十一候，很有价值。他把外感热病分为表证期、里证期、表里证期，然后不同期又可分为若干证候。如在表证期，有荆防败毒散证、银翘散证、桑菊饮证、藿香正气散证等；在里证期，有白虎汤证、承气汤证、清营汤证、犀角地黄汤证、羚角钩藤汤证等；在表里证期，有蒿芩清胆汤证、小柴胡汤证、凉膈散证、防风通圣散证等。诸如此类，就把伤寒温病融合成为三期二十一候。我认为这个思想符合临床实际，简明扼要，系统全面，切合实用。当然，外感热病不可能仅仅表现为三期二十一候，涉及的方剂也可能会更多，但董老这种在分表里基础上辨证选方的临床思维还是非常值得肯定。

国家中医药管理局中医行业标准里面，有一个病名叫“风温肺热”。“风温肺热”这个病名就是董老提出来的。相关研究成果，曾荣获国家科学技术进步奖。杜怀棠、周平安、姜良铎教授等都是课题组骨干。由北京中医药大学东直门医院所编写的《内科常见病诊疗常规》中，原也有“风温肺热”诊疗常规。总的来说，强调分期。早期的时候可见银翘散证，进一步发展成麻杏石甘汤证，还有白虎汤证，但如果病情加重，则可能发生变证，就可表现为清宫汤证，此时可应用安宫牛黄丸、清开灵等。如果进一步气阴大伤或阳气虚衰者，则可用生脉散或四逆汤等救治。到恢复期，多见沙参麦冬汤或竹叶石膏汤证。这是董老当时给风温肺热定的三期辨证选方的诊疗规范。这样是不是比较符合临床实际？实际上，这就是融合了《伤寒论》与温病学的理法。但应该指出的是，我们学习《伤寒论》和温病学的目的并非仅仅着眼于感染性疾病和传染性疾病。我们学习《伤寒论》与温病学，应该重视仲景学科和温病学的理法方药对现在中医临床的普遍性的指导意义，这才是学习经典最重要的方面。毕竟现在搞传染病的大夫不多，大多数人将来还是要从事临床各科。实际上，温病学的卫气营血辨证、三焦辨证方法及温病学家创造的系列名方，对现代中医临床确实都具有普遍的治疗意义。

## 四、仲景学说与温病学理法的普适性价值

讨论《伤寒论》就避不开三阴三阳，三阴三阳辨方证对临床具有普适性指导价值。古人说“六经钤百病”，就是说三阴三阳能统摄百病。其实，“六经”

的概念，《伤寒论》原书无载。六经特别容易把人误导到六条经络。《伤寒论》只有三阴三阳。《伤寒论》原书明确说三阴三阳诸篇如何如何。实际上，三阴三阳是古人基于“道生一，一生二，二生三，三生万物”的哲学理念，对人体生理功能所进行的不同五脏五系统的另一层次的划分，三阴三阳是人体六个生理系统。六经不是六条经络，而且三阴三阳病变与卫气营血四个层次四个阶段也不是一回事。卫气营血，卫之后方言气，营之后方言血，温病传变确实存在这个基本趋势，而《伤寒论》中三阴三阳没有循序进展的趋势。有人说六经是外感病六个阶段，但是注古今《伤寒论》者八百余家，或号称千余家，谁见过六经传变的伤寒？而临床上，确实就有卫气营血传变的温病。《伤寒论》原书中说得非常明确，“阳明居中，主土也，万物所归，无所复传”，说病至阳明就无所复传，实际上就是说六个阶段不存在。还有人说，太阳主表，阳明主里，少阳主半表半里，这个说法也有值得商榷之处。

当然，温病学受《伤寒论》“半表半里”思想的影响，更提出了“邪伏膜原”等。这些都对温病学术的发展起到了很好的作用。但《伤寒论》原书里确实没有“半表半里”这个层次。我的学生在《环球中医药》杂志发表了一篇文章，质疑“半表半里”，并讨论了其对后世传承的学术意义。就是说，虽然在《伤寒论》中没有“半表半里”这个层次，但是它对后世温病学的发展起到重要的作用，如邪伏膜原理论创新等。为什么说《伤寒论》没有“半表半里”？《伤寒论》原书中非常明确地说小柴胡汤证，此“半在里、半在外也”。“半在里、半在外”是什么意思？本是表里同病的意思。我们来看小柴胡汤的组成是柴胡配黄芩，有人参，又有生姜、大枣、甘草，是不是表里同治之方？柴胡能解表，黄芩能解里，这不是表里同治吗？柴胡、黄芩能清，生姜、大枣能温，这是寒温并用；柴胡、黄芩能祛邪，人参、甘草能扶正，这是邪正兼顾。温病学家戴天章在《广瘟疫论》中说：“寒热并用之谓和，补泻合剂之谓和，表里双解之谓和，平其亢厉之谓和。”这不就是在讨论小柴胡汤吗？小柴胡汤是和解之祖剂，其最基本的思路就是和解。

小柴胡汤所治“半在里，半在外也”，实际就是表里同病的意思，而不是说表和里之间还有个半表半里这样的层次。服用小柴胡汤后是什么反应？濈濈然汗出而解。实际上，小柴胡汤不仅可以治疗少阳病。在少阳病篇，小柴胡汤只有一个条文，其相关条文主要还是在《伤寒论》太阳病篇。此外，阳明病篇也有三个条文。“阳明病，胁下硬满，不大便而呕，舌上白胎者，可与小柴胡汤。上焦得通，津液得下，胃气因和，身濈然汗出而解”。阳明病以后胸胁硬满，大便不通，用小柴胡汤以后，上焦得通，中焦得下，胃气因和，身濈然汗出而解。许多人认为太阳主表，阳明主里，少阳主半表半里。也有人说太阳为开，阳明为合，少阳为枢者，诸如此类。什么叫开枢合？这是在《黄帝内经》王冰注首先提出，太阳为开，阳明为阖，少阳为枢。其实，比王冰还早的《黄帝内经太素》，即隋代杨上善的《黄帝内经太素》中有原文说："太阳为关，阳明为阖，少阳为枢。"原来"开、枢、阖"是"关、枢、阖"之误，连字都搞错了，再去乱想，能想对吗？为什么会写错？因为关和开两个字，繁体字作"関"与"開"字形相似，所以容易搞错。"太阳为关，阳明为阖，少阳为枢"什么意思？什么叫关？关就是门闩。什么叫阖？阖就是门板。什么叫枢？枢就是门轴。门关、门阖、门枢，就是门的三个构成部件。搞临床者，不懂经典，不研究文献，而搞经典或搞文献者，不去看病，都很难搞清楚经典原意。

学习伤寒和温病，不能仅仅着眼于感染性疾病和传染病的执念，应该重视仲景学说和温病学的理法方药，这对现代中医临床有普遍的指导意义。"六经钤百病"，三阴三阳可以统摄百病，卫气营血照样也可以通治百病，因卫气营血作为人体不同的层次，本为人体所固有。叶天士说辨卫气营血与伤寒同，就是说无论伤寒还是温病都有卫气营血这四个层次。至于如何辨别卫气营血的层次，依然还是应该以临床表现为依据。所以，临床多种疾病都可以参考卫气营血辨证的方法。经方临床应用，强调辨方证。比如柴胡汤证，遇到什么情况，就可用柴胡汤；桂枝汤证，遇到什么情况，就可用桂枝汤。腹满时痛，就可用桂枝加芍药汤；大实痛，就可用桂枝加大黄汤。经方应用，我们可以辨方证，温病学名方应用，实际上也可以辨方证。以前有一位张文选博士，就主张用辨方证的思路应用温病名方。张仲景的经方是经验方，难道温病学名方不是经验方吗？银翘散不是经验方吗？达原饮不是经验方吗？升降散不是经验方吗？我认为达原饮、升降散、银翘散、清营汤、三仁汤、三石汤、犀角地黄汤、甘露消毒丹等温病学名方，如果能按辨方证的思路，就能扩大其应用范围。临床遇到什么情况，可以用三仁汤；遇到什么情况，可以用清营汤；遇到什么情况，可以用达原饮。就像伤寒经方临床应用一样，在临床推广温病名方，那么温病学名方就会大行其道，必然有利于提高中医临床疗效。

实际上，我的个人体会是温病学名方的疗效非常好。临床应用这些方治疗内科杂病都非常有效。我之后会给大家介绍一些病例，以此说明温病学名方在治疗内、外、妇、儿、皮肤、五官等各科疾病，都有普适性的指导意义。比如银屑病，中医称之为白疕，临床常见咽喉痛，一吃辣椒，病情就会加重，一抓挠，皮肤瘙痒加重，夜间瘙痒更甚，伴有出血，血色鲜红。血色鲜红，不就是血热吗？咽喉疼痛后，病情就加重，不就是卫营同病吗？所以卫气营血辨证适合于温病，也适合指导银屑病的辨证选方。银翘散合犀角地黄汤治疗银屑病，常有佳效。如果仅仅把温病学理法理解成治疗感染性或者传染性疾病的理法，就会对其经典地位构成威胁。经典著作的地位，在中医教学体系当中，不可或缺。而温病学在中医教学体系中的经典地位也必须要重视。温病学理法方药，与《伤寒论》理法方药一样，对临床各科都有普遍的指导意义，绝不是仅仅只适合于温热类、湿热类及燥邪引起的外感热病、感染性疾病、传染性疾病等。

## 五、温病学伏邪理论及其临床发挥

以上，我讲了伤寒和温病的源流，同时对温病的经典地位进行了高度评价。接下来，我将重点讲一些温病学伏邪理论的学术渊源及其临床意义。

伏气温病，即伏邪，是温病病因学中的重要内容之一，但实际上，它也来源于《黄帝内经》。早在《黄帝内经》中就有"冬不藏精，春必病温"等诸如此类的论述。《素问•热论》里也有"凡病伤寒而成温者，先夏至日者为病温，后夏至日者为病暑"这样的说法。所以《黄帝内经》中确实有温病伏邪病因的思想。一般都说，《黄帝内经》中所谓"今夫热病者，皆伤寒之类也"是在说广义伤寒。但实际上，也理解错了。翻过来背背《素问•热论》这一篇，就会发现，《素问•热论》确实纯是论狭义伤寒。"今夫热病者，皆伤寒之类也，或愈或死，其死皆以六七日之间，其愈皆以十日以上者，何也？"然后，岐伯答曰："人之伤于寒也，则为病热，热虽甚不死，其两感于寒而病者，必不免于死。"什么叫"两感于寒"？什么叫"人之伤于寒也，则为病热？"显然，这个寒还是狭义伤寒。许多《伤寒论》教材中似乎已经是共识的东西，其实根本就不是中医经典的原意。因为没下功夫背书，不背书的话，我们怎么能体悟出经典真意？"书读百遍，其义自见"。我肯定不是最聪明的人，但我肯定是学中医最用功的人，我能把那些《伤寒论》注释书都念个遍，所以我才敢这么说。你反复念了以后，自然就会看见这个经典里边到底讲的是什么意思。王叔和在《伤寒例》中曾说："中而即病者，名曰伤寒。不即病者，寒毒藏于肌肤，至春变为温病，至夏变为暑病。"这是王叔和论伏邪，认为是寒邪内伏于肌肤。这是他自己的观点，并不意味着就是《黄帝内经》的观点。那么，温病学家又是如何理解伏邪的呢？吴又可在《温疫论》中又提出邪伏膜原理论。我经常讲，方药是对中医理论最高水平的表达。《温疫论》中说温疫是杂气所伤，不是六淫之邪。跟西医说的一样，只是杂气所伤好像跟西医传染病更接近而已。所以大家就认为非常高明。但是什么药能治杂气呢？所以意义不在这儿。意义何在？吴又可创造性地提出了"邪伏膜原"理论，关键是还创造了千古名方达原饮！这才是最有实际价值的。叶天士也重视伏邪发病，曾指出邪伏少阴，发于少阳。我还是比较强调"司外揣内"的临床思维，那就是说论邪之伏，在于少阴；若论邪之发，则以证候为依据。所以说，对于伏邪发病学说，王叔和也好，温病学家说也好，邪伏于膜原也好，邪伏于少阴也好，邪伏于肌肤也好，争议很多。但是我比较同意"因发知受"的观点，一切还是要以发病后的临床表现为依据。为什么呢？因为中医最基本的思维方式是"审证求因""司外揣内"，所以还是应以临床证候表现为基础。所以所伏何邪，邪伏何处都不重要，重要的是什么？重要的是伏邪外发导致发病后的临床表现。中医本来就是根据临床表现来推测病因的。伏邪到底是在少阴还是在少阳？一看症状，不就知道了吗。我的理解大家可能会觉得有点粗浅。伏邪发病学说，我理解不过是在发病初期无表证，按新感温病发病无法解释，临床发病与季节主气候又不相符合的情况下，医家提出了一种新的病因学理论，以示与新感温病有所区别而已。

在读《伤寒论》的时候，大家应该都知道，外感病应该是先有表证，后见里证。后来，《伤寒论》注家又造出来一个"半表半里证"。但由表入里，被认为是外感病的一般规律。新感温病当然也应该一样，先从表，再往里走，这是新感温病。但实际上，有许多感染性疾病，甚至传染性疾病，一发病就没表证。那怎么解释这种外感病病因呢？外感病为什么一开始没有表证？你说是暑温，为什么秋天发病？秋天应该伤燥呀！你说是温病，为什么冬天发病？冬季应该感寒呀！这就是说，季节气候特点与患者临床表现不一样的时候，就没法解释了。临床表现一开始看不见表证，看不见外感病由表入里这么一个规律的时候，古人就没法解释了。怎么办？医家就想出来一个叫伏邪发病学说。伏邪，绝对不能等同于传染病的潜伏期。如果真把伏邪理解为传染病潜伏期，那就是把温病学小看了。实际上，伏邪温病学说，针对春天多发的春温，根据春温一发病就高热寒战，口苦、咽干，头痛头晕等临床表现，就说少阳郁热。针对伏暑，秋天以后发病，而表现为暑湿发病的特点，就叫伏暑。冬天本来应该伤风寒之邪，该得风寒感冒了，结果出现了温热病的表现，就叫冬温。伏暑，如布鲁菌病，因为夏天暑湿内伏，所以到秋天就得了伏暑，治疗应该重视清暑化湿。这是我个人的理解，并不一定对。春温，即流行性脑脊髓膜炎，因为体内有郁热伏邪，所以至春发为春温，一发病就出现少阳郁热，治疗应该重视清解郁热。冬温，即冬季传染病，因为温热之邪内伏，到了冬天，就发为冬温，治疗应该重视清热解毒。所以我说主要还是要根据临床表现来判断是什么病，是什么病因。

实际上，这个伏邪也不仅限于温病。我讲的重点是后边这些温病以外的因为伏邪引发的内妇儿科疾病。伏邪，不仅仅可见于温病，除了温热伏邪以外，伏邪的病因中还可包括伏寒、伏热、伏风、伏痰，伏饮，伏瘀，并不独见于温病，也可见于多种杂病。那么，哪些病可能存在伏邪？比如有一类是过敏性疾病，如过敏性哮喘、过敏性紫癜等，本来病情很稳定，由于一些诱发原因，可能突然就发病了，病情突然加重了，那就可以理解成伏邪发病。再一类就是那种发作性疾病，如溃疡性结肠炎所致的休息痢、妇女膜性痛经、头风、癫痫等，平常没事，因为什么原因诱发，或者到某个特定的时间点，突然就发作或者病情加重的，也可以理解成伏邪。

其中，还有一些容易因外感诱发加重的疾病，也可以理解成伏邪发病，比如结缔组织病（如系统性红斑狼疮、皮肌炎、系统性硬皮病、类风湿病等）、肾脏病（如慢性肾炎、隐匿性肾炎等）、银屑病等这些免疫方面的疾病。这个时候，按伏邪来治病，就能提高疗效。具体来说，结缔组织病中，狼疮就可表现为高热不退。高热不退，不一定有明显的表证，没有表证就可以按伏邪来治疗。临床上也有不少类风湿病患者，没有明显的恶寒发热、周身疼痛症状，但有高热不退，甚至出现皮肤红斑、关节的症状，这个时候就不能单纯通过痹证的思路，说感受风寒湿热之邪了。此时就可以理解为风寒湿邪内伏，或理解成热毒内伏，遇到天气变化或者是外感诱发加重。至于到底是什么伏邪，也是要根据临床表现来判断。类风湿病，多发于中青年妇女，四五十岁，可表现为高烧不退，当然更常见肢体关节疼痛、晨僵这些症状。这个病在日本把它分为两类，一类叫天候型，一类叫炎症型。什么叫天候型？就是一遇阴天，类风湿症状就会加重。那什么叫炎症型呢？就是咽喉一痛，一发热，类风湿病情就加重。有一个类风湿患者，她是北京怀柔区的一个妇女，高热不退，已经一个多月了，在一大医院风湿科住院，激素、免疫抑制剂都用了，效果也不好，高热一直不退。后来就转到了我们医院我们科室里，还是高热不退，发热恶寒夜间为甚，她每天服用退烧药，出了汗热就退了。她不是持续的高烧。当然也有肢体关节肿大疼痛、伸屈不利，口苦咽干，头晕，恶心欲呕，舌红苔腻略黄，脉比较沉稍快。根据她外在的临床表现推测病因，她有口苦、咽干、目眩等症状，“少阳之为病，口苦、咽干、目眩也”。所以她应该还有少阳郁热在里头，我们就给她开了柴胡汤类方。我们理解她本来就有邪热内伏，所以有郁热不解，这个时候要以清解郁热为主，兼以通经络，于是用了柴胡桂枝汤，一剂就退热了。当时我对她说，你吃完药以后，温覆取汗，略微喝点小米粥，然后再把手脚盖住，遍身漐漐微似有汗者益佳，结果第一剂药用完以后，她热就退了，然后几天以后就出院了。

我临床主攻专业是内科肾脏病与内分泌代谢病，因为我的老师国医大师吕仁和教授既是肾病专家，也是糖尿病专家，所以在北京中医药大学东直门医院里肾病科与内分泌科是一体。我作为国医大师吕仁和教授的学术继承人，也是既看肾脏病又看糖尿病，其中肾脏病的患者就非常多。慢性肾脏病，包括隐匿性肾炎、慢性肾炎、肾病综合征患者，经常都是以水肿、蛋白尿、血尿、高血压、肾功能损伤为典型表现。这个病经常是患者觉得已经挺好了，然后突然一感冒病情又加重了，有时候没感冒，一劳累病情又加重了。所以说慢性肾脏病是一个不断进展的疾病，在漫长的病程中，经常会因为外感或者劳累诱发病情加重。为什么会出现这种情况？我们说经常是有热毒或者是湿热内伏。因为有伏邪，所以本来好好的，突然一劳累或者熬了个夜就加重了。当然，也有因外感诱发的。因为这里边有伏邪招惹外邪来犯的问题，所以这种热毒或湿热内伏是导致肾炎病缠绵不愈且非常难治的一个因素。劳累或者感染诱发病情进展，邪毒下陷于肾，或灼伤血络，出现血尿、蛋白尿、水肿。所以我们治疗肾病的思路叫“三维护肾”，什么叫“三维护肾”？一般理解，肾病是内科杂病，肾居下焦，但治疗肾脏病，不能仅仅治下焦，常常需要清热解毒、利咽喉，这叫“上下同治”。若素体肺热，或者肺阴虚、肺肾阴虚，或有热毒内伏，就容易因为劳累引动内伏之热毒，或者因热毒内伏，招来风热外感，内外相引，就会引起病情加重。所以仅仅治肾是不够的，经常需要肺肾同治，这就是中医的整体观念。治肾病不能光治肾还得治肺，不但要治肾，还要利咽喉。所以临床常用清热解毒、利咽喉的药。这就叫“上下同治”。“上下同治”就是治下焦肾的病，也需要治上焦肺。

在“三维护肾”中，还有另外两个方面就是“内外同治”和“前后同治”。所谓“内外同治”，就是肾病虽然是内脏的病，但却经常有外部的临床表现。比方说风湿病，结缔组织病，包括类风湿肾损害、狼疮性肾炎等经常有关节肿痛等症状，过敏性紫癜性肾炎经常有皮肤发斑等改变。慢性肾衰尿毒症的患者，经常有皮肤瘙痒甚至糜烂等症状。这时候，就不能仅仅治肾，还要关注外边关节痛、皮肤发斑、瘙痒等这些症状怎么解决。有时候，表现在外边的症状还可能是病根！比如脓皮病，可以继发风水，斑毒可以进一步影响到肾，引发肾炎血尿。这些情况，就需要“内外同治”。像狼疮性肾炎、过敏性紫癜性肾炎等，除了祛风除湿、清热解毒以外，还需要凉血消斑，这就又回到前面说的温病学卫气营血辨证普适性的指导意义了。“卫营同病”“气血两燔”，温病里边有，狼疮性肾炎、过敏性紫癜性肾炎也有。过敏性紫癜性肾炎患者，经常因为感冒嗓子痛、高热，诱发皮肤发斑，然后就尿血了，这不就是典型的“卫营同病”“气血两燔”吗？所以把温病中卫气营血辨证的思路，用到这个过敏性紫癜性肾炎上，就会很合适。狼疮性肾炎也一样，凉血消斑用犀角地黄汤之类，这些思路就是来源于温病的“入血直须凉血散血”。所以说温病学理法对临床各科疾病都有普遍的指导意义。虽然肾病属内脏病，但经常需要疏风止痒、祛风除湿、凉血消斑、清热解毒、舒筋活络等，或参考风湿病治疗的思路“从风论治”，这就是一种“内外同治”的思路。那什么叫“前后同治”？按说肾是个泌尿器官，中医说“肾主水”“司开合”，主管小便正常排出。但《黄帝内经》讲“脾、胃、大肠、小肠、三焦、膀胱”，“名曰器”，“通于土气”，“凡十一脏取决于胆”。所谓“凡十一脏取决于胆”，怎么理解？大家都觉得“凡十一脏取决于胆”，似乎非常重视胆一样。金元名医李杲就说胆为主春生之气。但话说回来，胆再重要，难道能比肾还重要吗？难道比脾还重要吗？难道比作为君主之官的心还重要吗？那怎么就说“凡十一脏取决于胆”呢？实际上，这些都是注家自己想出来的。实际应该是怎么回事？应该是“凡土脏取决于胆”，“十一”上下排版不就是土吗？大家想想，《黄帝内经》原来应该是写在竹板上的。汉代以后，或者可写到纸上，或者写到帛上，也就是布上，都是上下排版。汉朝书体主要是隶书的表现形式，这个隶书字是扁的，所以十一上下排版，就是土字。大家理解了吗？不信的话，大家可以反复背书，反复背书就会发现土是对的。为什么？大家都是从事温病学教学的，文化水平比较高，大家都知道在文学中有一个修辞方法叫顶真。民谣曰：“胡说话，话说胡，荞麦地里耪两锄，一耪耪到枣树上，桑葚落下黑乎乎。”《黄帝内经》在此说脾、胃、大肠、小肠、三焦、膀胱，名曰器，皆通于土气，紧接着说凡土脏取决于胆，这个就是顶真的修辞手法。“土脏”背着特别顺，“十一脏”背着就不顺。有人说，古代那么多《黄帝内经》的注家，难道都比你赵教授水平低？我说，古代注家当然有水平高的，但古代中医肯定不需要像我们今天这样天天背书！即使背书也是背四书五经，《黄帝内经》是不需要背的，背书都是应试教育的产物。但咱们反复地背书，就能发现古代注家不能发现的东西。所以我们说《素问·热论》所谓“今夫热病者，皆伤寒之类也，或愈或死”，“书读百遍，其义自见”。多背几遍，就能发现《黄帝内经》讲的这个“伤寒”应该是狭义伤寒。因为“人之伤于寒也，则为病热，热虽甚不死，其两感于寒而病者，必不免于死”。这不是一背就可以知道是个狭义伤寒了吗？而脾、胃、大肠、小肠、三焦、膀胱，名曰器，皆通于土气。凡土脏取决于胆也是说都与脾胃有关系，而且与胆的疏泄功能关系密切。

接下来我们来讲肾，《黄帝内经》中讲肾开窍于二阴，肾脏不仅开窍于前阴，还管着后阴，所以大小便都与肾有关系。况且，“魄门”还为五脏使呢！所以我们不能光看肾是个泌尿器官，治肾病光利小便就行了，临床上还经常需要关注大便，需要照顾脾胃。脾为后天之本，肾为先天之本，先天之本和后天之本之间关系密切，所以基于中医的整体观，就经常需要前后同治，脾肾同治。大家都知道，地震的时候有一个挤压综合征，用什么方法治疗？可用桃核承气汤来治疗。为什么？因为通大便就能利小便。大家都常听说，利小便能实大便。利小便真能实大便吗？你用利尿药呋塞米能实大便吗？当然不能。利尿药中只有车前子，还有名方五苓散才能实大便呀！因为五苓散方里头有白术、茯苓、桂枝等。除了车前子，别的利尿药能够实大便吗？除了五苓散与车前子，萹蓄、瞿麦等利尿药统统都不能治拉肚子。实际上通大便也能利小便，所以我们临床治疗慢性肾炎、糖尿病肾脏病所致的肾衰，就特别强调"前后分消"，不仅要从前边排毒，还要从后边排毒。其中最常用的药就是大黄，可以泄浊解毒，虎杖、金钱草药对，可针对湿热浊毒，"前后分消"湿浊邪毒，这就是所谓"前后同治"。临床治疗肾病，特别强调以保护肾功能为中心。一切干预措施，目的都是在怎么让慢性肾脏病患者不得尿毒症或者晚得尿毒症。我门诊上肾病患者很多，其中有一位女士，她是我在带第一个研究生的时候接诊的病例，患的慢性肾衰竭，当时血肌酐就有 200μmol/L 以上，到现在我的这个研究生都成为博士导师了，都当了主任了，这个患者还活着，肌酐还稳定在 200μmol/L，是不是很神？20 多年了，慢性肾衰患者的血肌酐依然维持在以前的水平。所以，中医药的治疗措施一定有其科学内涵。这就是咱们说的慢性肾脏病的"前后同治""内外同治""上下同治"，这就叫"三维护肾"，目的就是以保护肾功能为中心。

针对慢性肾衰竭，我们有一个观点叫"护胃气即所以护肾元，泄浊毒即所以保肾元"。意思是说，脾胃为后天之本，肾为先天之本，等到肾衰的时候，肾元虚衰了，脏真之气都损伤了，光用六味地黄丸、金匮肾气丸还能解决问题吗？解决不了问题了，怎么办？以后天养先天，通过健脾和胃就能起到保护肾功能的作用，这就叫"护胃气即所以护肾元"。通过通大便、利小便，尤其是通大便，排除邪毒就能起到保护肾功能的作用，这就叫"泄浊毒即所以保肾元"。其实就是扶正祛邪，是吧？老前辈赵绍琴教授，是咱们温病学科的重要奠基人之一，赵绍琴教授有个著名的观点，"肾无虚证"。古人常说"肾无实证"，赵老强调"肾无虚证"，肾都是实证。这是什么意思？我理解，就是"至虚有盛候"呀！"至虚"是因为肾衰已经衰到一定程度了，所以就表现为皮肤瘙痒、大小便不通、恶心呕吐等实证见症。虽然症见乏力疲倦，面色萎黄或面色黧黑，但所有虚象都不能太过用补法。临床上主要是用健脾和胃的方法，以后天养先天。针对实证见症，则是用这个泄浊解毒的方法，前后分消以泄浊解毒，即"泄浊毒即所以保肾元"。

实际上，近年来，"浊毒"这个概念有被无限泛化的趋向。中医本来概念就很复杂，每一个概念都常有多义性。对于"毒"，搞温病的学者应该最了解，"毒"是什么意思？毒为邪之极。比方说流行性乙型脑炎、流行性脑脊髓膜炎，在这些病特别重的时候，咱们就说是疫毒之邪。中医内科学中经常讲瘟黄，又叫急黄，我们就说是湿热疫毒。痢疾里边的中毒性菌痢，中医叫疫毒痢，也是湿热疫毒所致。毒为邪之极，是指病邪特别厉害，疾病特别严重的时候，才叫“毒”。“毒”还有另一层含义，中医把所有的化脓性感染、流水的、成脓的，都叫“毒”，疮毒、梅毒、无名肿毒都是这一类。比方说长个疖子，长个疮，红肿热痛，这要是化脓的，中医都叫“毒”，而不是因为病情严重才叫“毒”。那些性病之类的，为什么也叫“毒”？硬下疳、软下疳，流水流脓，可传染，根治困难，所以就被称为“毒”了。可见，古人讲“毒”主要是这两层含义。

那么，“浊”又是什么东西呢？其最主要、最典型的特点，是“浊能害清”。“浊”邪为病，容易出现精神症状。比如精神病，中医称为狂证、癫证，古人就说痰浊蒙蔽清窍、痰浊蒙心等。另一个意思，就是“浊”邪为病，多为不好治的病，病情缠绵难愈，预后多比较险恶。比如我今天讲的肾衰，这个病不治就死了。病邪可败坏脏腑、耗伤气血，阻滞气机升降出入，这个就是“浊毒”为病。表情淡漠，躁扰不宁，口中尿臭，皮肤瘙痒、大小便不通，这些都是“浊毒内留”的表现；常见恶心呕吐，是因为浊邪最容易阻滞气机升降出入；精神不振，甚至昏迷，是因为浊毒可以蒙蔽清窍。

除了慢性肾衰尿毒症，大家知道急性肝坏死、急性肝萎缩、肝衰竭的患者，也常是浊毒致病。湿热浊毒，引动肝风，就可见痉厥抽风。湿热浊毒，阻滞气机升降，就可见大小便不通，恶心呕吐等。尿毒症脑病、肝性昏迷、神昏、发狂，都可以理解为是湿热浊毒蒙闭清窍。

还有两个病，糖尿病酮症酸中毒和乳酸性酸中毒。糖尿病酮症酸中毒以后，代谢废物堆积，然后出现恶心呕吐、腹痛、大小便异常，甚至神志昏迷，就是阴虚内热，化生浊毒所致。糖尿病乳酸性酸中毒，至今还是死亡率几乎为100%的严重疾病，是不是也是湿浊邪毒、湿热浊毒所致呢？这些危急重症，才能算是“浊毒”呀！如果一个糖尿病，高血糖就叫“浊毒”，一个肥胖症，高脂血症就叫“浊毒”，一个痛风，高尿酸血症就叫“浊毒”，甚至临床最常见内科常见病慢性胃炎也叫“浊毒”，这就把“浊毒”的概念泛化了。那提出这个“浊毒”，又有什么实际意义？

既然提出了“浊毒”，就一定要有针对“浊毒”的具体治法与特殊方药。如果方药还是用四妙散来治疗湿热的浊毒，用温胆汤来治疗痰湿的浊毒，那提出“浊毒”的概念，又有什么临床价值？如果你提出湿热浊毒为病，用的是芩连平胃散、清中汤之类，那就叫湿热困脾，不是更好吗？如果你提出痰湿浊毒为病，用的是温胆汤、白金丸之类，那就叫痰湿停滞，不是更好吗？假如临床用的还是金银花、连翘，藿香、佩兰，苍术、陈皮之类，有何必要说什么“浊毒”

呢！所以在国家中医药管理局重点学科验收的时候，著名的上海中医药大学校长严世芸教授就说走偏不是创新。中医本来许多概念就很复杂，一个概念常多重意思，再造出来好多概念，不是添乱吗？咱们作为中医药大学的教授，是站在临床教学一线的，所以有一个传承中医的责任与义务。习近平总书记说：传承精华、守正创新。咱们有守正的义务，是吧？要传播经典中医的原创性思维而不是为中医再添好多混乱，是吧？

所以我经常说，有一些专家教授的标新立异、剑走偏锋，是不可取的。咱们还是要老老实实，回归到经典。“熟读经典亲临床、多拜名师悟性强”，这样才能传承精华、守正创新。这就是由肾脏病伏邪发病想到的一些问题，提请大家注意。慢性肝炎病因，也可以这么理解。比如乙肝发病，与脾、胃、肝、胆都有关系，一般认为是感受湿热邪毒。乙肝经常是隐匿发病，但也有急性发作的，那怎么理解这个急性发作？我们可以理解成是由邪毒内伏血分所致。所以，治疗就需要清热利湿、凉血解毒。临床治疗慢性肝病时，即使没有典型的热毒症状，也始终要清热解毒。为什么始终需要解毒？是因为存在邪毒内伏病机。所以我们说乙肝有伏邪存在，治疗时始终要针对伏邪，要清热解毒。这就与温病临床表现没有办法按新感温病解释时，提出伏邪发病理论一样。临床中，我们就可以针对这种伏邪，随方加入茵陈、连翘、板蓝根、白花蛇舌草、鸡骨草、青叶胆等。又有人问乙肝本来就有食欲不好，肚子胀，为什么还要加清热解毒药？乙肝没有典型的舌红苔黄，为什么还要加清热解毒药或利湿解毒药？这是不是违背了中医辨证论治的原则？当然不是。因为乙肝素有伏邪，湿热邪毒内伏，所以就要随方加入清热解毒或者清热利湿解毒之药。当然，提出伏邪发病理论，不仅仅是为了解释通，关键还是为了在遵照传统辨证论治精神的基础上，提高临床疗效！

临床上，针对一些现代医学的疾病，没办法按传统理论解释病因病机，又怕违背了中医辨证论治的基本规律，怎么办？这就需要提出新理论。比如说有伏邪，有湿热邪毒内伏。为什么肝炎这么不好根治？不就是因为湿热为病，最为缠绵难愈吗？我们诊治肾病，有一句话，“湿热相交，蛋白难消”。慢性肾炎蛋白尿，为什么总好不了？是因为湿热邪毒相胶结，肝炎也是一样，也可理解为湿热邪毒伏于血分，热毒炽盛，邪入心营，而见高热、神昏、惊厥、呕血等表现，这不就是重症肝炎，急性肝坏死，肝性昏迷吗？治当清热解毒，凉营开窍，应用三黄泻心汤、犀角散、栀子金花汤加减。

接下来我们来讲头风和伏邪。头风即头痛一类。头痛所以被称作头风，提示其常反复发作，顽固性的反复发作的这种头痛就可以叫头风了。实际上，头风涉及的西医病还是很多的，如血管性神经性头痛、偏头痛、三叉神经痛等。那么，这种头风究竟是外感头痛还是内伤头痛？外感头痛，可没有典型的表证，或者有点怕冷，或有点怕风等，一般没有典型的恶寒发热、脉浮、周身疼痛等。这种反复发作的头痛，既然不是新感，不同于一般的风寒、风热、风湿头痛，那怎么理解这个头风的病因？关键是这种头痛过一段时间就会发作一次，一段时间好好的，已经病情稳定了，突然又加重，或者一到某个节气就加重，有的人一来月经就加重，每个月加重一次，有的学生一到考试时就犯头痛，有的会计从业人员是一到月底要结账的时候就犯头痛。这种头风，病因病机怎么理解？我们说是有伏邪！是什么伏邪呢？最常见的就是风邪内伏。虽然没有典型的外感风寒、风热、风湿的症状，照样还是可用祛风的治法。为什么？理论根据是什么？是因为存在伏风，风邪内伏。这种情况下，就可以用川芎茶调散，也可以再配合止痉散，川芎、蜈蚣等，可息风止痉、活血通络。一般来讲，川芎被称为风药，是治疗头痛之圣药，一般用量 15～30g，也有人会用更大剂量。同时，可以配合分经治疗头痛的引经药。比如太阳经脉头痛，多表现为后头痛，我们可以加用羌活、葛根等；阳明经脉头痛，多表现为前额痛，我们就可以用选奇汤或者加上白芷；少阳经脉头痛，多表现为偏头痛、太阳穴痛，我们就可以加大川芎的用量，如果症见少阳经有郁热，就可加上柴胡、黄芩等；颠顶痛，我们就可以辨证加用蔓荆子、吴茱萸等。如果没有寒能用吴茱萸吗？这要灵活理解。总的来说，应该重视风药的应用。另外，还应重视伏邪是风寒、风热还是风湿内伏，有针对性地选用疏风散寒、疏风清热或祛风除湿药物。

说起头风这个病，就不能不提到我的博士导师王永炎院士，王永炎老师长期从事中风病研究，治疗头风经验十分丰富，也是王老师创造性提出了用通腑化痰的星蒌承气汤来治疗急性期脑血管病的思路。王老师的看家书是《医家四要》，是师祖董建华院士专门指定的看家书、枕边书、口袋书。王老师年轻的时候天天念，现在王老师已经 80 岁高龄，还在天天念，甚至重病住院期间，还把《医家四要》放在枕边，每天念。王老师在中风病方面，提出痰热腑实、毒损脑络，都受益于此。实际上，王老师治头痛也有一个经验方，叫川芎定痛饮，也是以川芎为主药。除川芎以外，还有芍药、甘草、苍术、半夏、白芷、炙甘草等药，除了可缓急止痛、柔肝止痛，最重要的思路还是祛风。为什么治疗头痛要祛风？就是因为有伏邪。我们说伏邪，实际上不限于温病，头风也与伏邪有关。另外，头风实际上也不仅限于风寒、风热、风湿，还有风痰内伏、宿瘀内伏等，两者具体表现不一样。风痰内伏者，在头痛的同时，常有眩晕、头沉，有的还有脘腹痞满、恶心、呕吐痰涎，舌苔白腻，脉滑或弦滑，治疗就需要化痰息风，方可用温胆汤、半夏白术天麻汤以息风化痰。当然，也可以加川芎。眉棱骨痛者，还可加白芷；后头痛，颈项不舒者，还可加葛根、羌活等。宿瘀内伏者，即瘀血头痛，多见头刺痛，夜间加重，多见于久病，或有外伤史，妇女常见月经不调、烦躁、健忘，舌质暗，有瘀斑，治当活血化瘀，方可用通窍活血汤加味。选用通窍活血汤，是《中医内科学》教材中灌输的思想。《中医内科学》教材里，治疗瘀血头痛、瘀血眩晕，都是采用通窍活血汤治疗。实际上，在清代王清任《医林改错》原书中，治疗瘀血所致的头痛用的并不是通窍活血汤，通窍活血汤在《医林改错》中主要是治疗脱发及白驳风等皮肤病的。所以，在这里我建议大家应该看一下《医林改错》这本书。虽然该书前半部分论人体解剖，基本是"《医林改错》，越改越错"，但是后半部分创制的比如补阳还五汤、血府逐瘀汤、少腹逐瘀汤、身痛逐瘀汤、通窍活血汤、黄芪赤风汤等这些医方，临床确实非常有用。如果看过原书，我们就会发现《医林改错》中治疗瘀血导致的头痛，所用的方剂是血府逐瘀汤。血府逐瘀汤不仅可以治疗胸痹心痛，还可用于治疗头痛、胸不任物、胸任重物、天亮出汗、食自右胸下、心里热、瞀闷、急躁、夜睡多梦、呃逆、饮水即呛、不眠、小儿夜啼、心跳心慌、夜不安、肝气病、干呕、晚发一阵热等，这些症状实际上很多都与焦虑有关系，在精神方面的症状表现突出。

那《医林改错》又是如何论述通窍活血汤适应证的呢？通窍活血汤所治的是脱发、白癜风、紫癜风等。大家看过原书以后就会发现，原来教材上讲的与古人医籍中所描述的是不一样的。就像《伤寒论》《金匮要略》及《温病学》教材与经典原书写的不同一样，《中医内科学》教材中也存在以讹传讹的情况。仅仅因为有一个人通过"通窍"这两个字想到了头痛，就非常主观地认为头痛就应该通窍，通窍就应该用通窍活血汤。所以，要掌握历代医家所创造的名方临床应用技巧，我们就必须认真看原书。

实际上，针对瘀血所致的头痛，我临床更喜欢用经方中的桂枝茯苓丸或者桃核承气汤。比如这个妇女大便偏干，同时又有心烦、失眠，甚至如狂发狂，或有健忘的症状，就可能是有宿瘀存在。我体会瘀血最典型的精神症状应该是健忘。瘀血相关精神症状，不一定有失眠，但常有健忘。当然，如果病情严重，也可有心烦失眠、焦虑不安，甚至如狂、发狂等。但经方应用，最关键的是要看少腹有无压痛。你一问她月经，月经色暗，或有血块，这个时候就要考虑桃核承气汤了。桃核承气汤在《伤寒论》中是治疗太阳病进一步发展以后出现"少腹急结""其人如狂"，这个时候就可用桃核承气汤。如果太阳随经，郁热在里，表现为其人发狂，少腹硬满，那应该用什么方？应该采用抵当汤治疗。

在中国妇女当中，非常多见的一种病叫盆腔淤血综合征。大家可能在大学本科阶段没学过这个病。这个病在临床上非常多见。因为现在人工流产比较自由，再一个是好多人喜欢骑自行车、骑摩托车，或久坐电脑前，诸如此类原因就容易导致盆腔瘀血。有好多人久坐不动，精米精面吃得太多，就容易大便干，大便干就会引起腹压升高，这样盆腔中的静脉系统就容易出现瘀血。盆腔淤血综合征的典型表现是什么？第一个典型表现就是有疼痛症状。这个疼痛可以表现为腹痛，也可以表现为腰痛，也可以表现为头痛，也可以表现为肛门痛、性交痛等。第二个典型表现是有精神症状，如失眠、健忘，如狂、发狂，焦虑、烦躁等。第三个典型表现就是颜面有瘀斑，常有黄褐斑、蝴蝶斑这一类。第四个表现就是经常有少腹压痛。

在《伤寒论》中，经方的应用特别重视腹诊。中医望闻问切四诊中也有腹诊。刚才讲的桃核承气汤证“少腹急结”、抵当汤证“少腹硬满”，还有大承气汤证“腹满痛”“绕脐腹痛”“胃中必有燥屎五六枚”、桂枝加芍药汤证“腹满时痛”、桂枝加大黄汤证“大实痛”等都是腹诊的体现。临床我们可以根据腹诊所见，选用相应的方药。比如栀子豉汤证，“按之心下濡者，为虚烦也”。《伤寒论》中用经方确实特别强调腹诊。但是中国人讲究男女授受不亲，医生怎么能够乱摸患者肚子呢？所以腹诊技术在中国几乎被搞丢了，反倒是日本汉方医家比较重视腹诊。实际上，在《伤寒论》中与腹诊相关的内容是非常精彩的。大家都知道摸脉，“心中易了，指下难明”，但是腹诊摸肚子是硬是软，是疼还是不疼，就很客观很简单。所以，中医丢失的东西很多，包括腹诊就被严重丢失了。临床应用桃核承气汤时，腹诊很重要，那桃核承气汤的腹诊特点是什么？少腹急结！少腹急结就是在肚子左侧，肚脐和髂窝之间，上边偏上一点，按之有压痛，而且可以上下走动，日本汉方医家是这么说的。桂枝茯苓丸的腹诊特点是在左侧少腹部，再靠下一点，即麦氏点的正反面，有局限的深在的压痛，或者有条索状物，或者有一个疙瘩。我有一个经验方叫锦桂散。锦桂散就是桂枝茯苓丸再加上锦纹大黄、红藤。锦是什么？锦就是锦纹大黄。看好多过去的名医医案，常写川锦纹，川锦纹就是川大黄，大黄里边锦纹大黄比较好。在 20 世纪 70 年代，上海有一个著名的方子叫锦红片。锦红片组成是什么？锦是锦大黄，红是红藤，主治急性阑尾炎。我临床经常把锦红片加到桂枝茯苓丸里边，用治盆腔淤血综合征，包括妇女的黄褐斑等，屡有佳效。突然想起一个笑话，说有一个验方专门治疗汤火烧伤。古书记载的是锦纹大黄、地榆各二两，研面，香油调敷。当代校书者，竟然被句读成，锦信、大黄、地榆各二两，研面。这显然是错了，是不是？因为“信”字有一个别字，是立人旁，加一个文，与“纹”字的字形相似。锦信是什么？锦信就是红信，红信就是砒霜呀！怎么可能外敷？所以尽量多学知识很重要，不管是高校教师还是临床医生，都应该提高研读古书的能力。锦纹大黄配红藤，不仅可用治急性阑尾炎，还可用治妇女盆腔炎等，都很有疗效。

接下来，咱们讲妇女膜性痛经。妇女痛经是一个非常常见的妇科疾病，经常是月经前或者经期周期性的腹痛，或者腰痛，或者腰骶部痛。严重者，可伴有四肢厥冷、冷汗淋漓、恶心、呕吐，甚至晕厥，尤其是所谓膜性痛经，子宫内膜异位症的患者。这种病如何理解呢？实际上，这种患者经常有手术史，做过人工流产，血瘀内留，或者是经期的时候、生孩子的时候，冒雨涉水、受寒饮冷、穿衣服太少，尤其现在好多女孩都贪凉，就容易导致寒邪内伏，经脉拘挛或者是宿瘀内伏，胞脉阻结，导致痛经。临床上，我们应该根据疼痛发生的时间、性质、部位和疼痛特点，辨别虚实、寒热，看到底是宿瘀还是沉寒痼冷。如果是宿瘀内伏，就应该重视活血化瘀，可选用少腹逐瘀汤、失笑散、桃核承气汤等。如果是沉寒内伏、寒凝痛经，那就要温经散寒，可选用温经汤。温经汤其实有两个方，一个是《金匮要略》中的温经汤，还有一个是《妇人大全良方》中的温经汤。《妇人大全良方》中的温经汤，一方面可活血化瘀，一方面又可温经散寒，比较好用且容易掌握。而《金匮要略》中的温经汤则适应证更广泛。除了可温经活血以外，还有滋阴养血作用。临床常用桃红四物汤，再加上香附、炒吴茱萸、肉桂或者桂枝、艾叶、小茴香、乌药等，常有较好疗效。

下面，咱们再通过几个具体病例来讲讲伏邪所致的内妇科多种疑难杂病，如何来辨证治疗。

第 1 个病例：尹某，女，13 岁，家住江苏张家港，于 1993 年来诊。主诉间断肉眼血尿、持续性镜下血尿。已经在上海、南京多家大型医院诊断过了，诊断为 IgA 肾病，用了好多药，效果都不好。持续镜下血尿，感冒以后就加重，平素有嗓子干、疼，疲乏，特别容易感冒。查看她嗓子比较红，舌质也略红，舌苔薄黄，脉象细数。实际上就是个 IgA 肾炎肾病，肾功能是正常的。患者经常嗓子疼，我们理解有伏邪。什么伏邪？还是应根据现在的临床表现来推测是伏了什么邪。辨证是气阴两虚，热毒瘀滞，瘀热灼伤肾络，治法是益气养阴，活血解毒，疏利少阳，用了清心莲子饮和温病学的名方银翘散。当然，并不是一定要用银翘散原方。清心莲子饮源于《太平惠民和剂局方》，主要药物是黄芪、人参、石莲子、地骨皮、麦冬、黄芩、茯苓、车前子、甘草。原方本身是治疗劳淋、妇女带下、失眠等。国医大师张琪教授就把该方用于治疗肾炎和慢性肾盂感染，也就是劳淋。我在天津攻读内科肾病专业硕士学位期间，全国名中医黄文政教授是我导师。黄文政老师也经常用清心莲子饮来治疗肾炎蛋白尿、血尿等。学习国医大师张琪和全国名中医黄文政教授的思想，我在治疗这个小女孩的时候就用了清心莲子饮，还加了丹参、益母草、女贞子、墨旱莲，又加了土大黄、白花蛇舌草。女贞子、墨旱莲药对，就是二至丸，而金银花、连翘药对，就是来源于温病学名方银翘散。

我们大家都知道，施今墨先生喜欢用药对。什么叫“药对”？两个药放在一块就叫“药对”吗？不是那样的。“药对”经常是古代名方中两味药组成的名方，所以施今墨先生自己就说，看似用药，实则用方。“药对”或者是两味药组成的古代名方，或者是古代名方中的核心配伍。女贞子、墨旱莲就是古代名方二至丸，金银花、连翘就是吴鞠通名方里边的核心配伍。所以我们就用了女贞子和墨旱莲、金银花和连翘这两个“药对”。这个患者也非常能坚持，从1993年8月12日来看病，中药一直吃到1994年1月19日，尿检红细胞都减少了，尿常规持续阴性。现在这个小孩已经都结婚生子了，病情也没再复发。这个就是IgA肾病，小孩比较多见，经常表现为持续性的镜下血尿和间断性的肉眼血尿，发病诱因与咽喉炎、扁桃体炎等有密切的关系。这个患者倒没有扁桃体炎，但是有嗓子红，所以我们认为有伏邪，是热毒内伏，容易招致外邪。因此这个时候不能仅仅治肾，还应该治肺，还应该用清热解毒的方法，于是我们就用了清心莲子饮，在益气养阴的基础上加入金银花、连翘清热解毒，当然，还有白花蛇舌草也能清热、利湿、解毒，土大黄也能清热、解毒，还能凉血、止血。叶天士不是说过“入血直须凉血散血”吗？土大黄又能凉血，又能止血。这个虽然是民间用药，但也是走的温病学的治法和治疗思想。所以强调伏邪，完全是着眼于提高疗效，而且确实也有疗效提高。只是原方中的莲子，本是石莲子。石莲子有的地方有，有的地方没有，那石莲子是什么呢？石莲子就是莲子没有成熟的时候掉到水里的那个。未成熟掉到水里边，性就偏寒，就有收涩之性。所以石莲子治疗遗精、遗尿，包括蛋白尿，就效果更好。但是现在好多医院药房都没有石莲子，只有建莲子，也就是莲子肉、白莲子。石莲子是没去莲子心的，而药房里的莲子肉与莲子心是分开的。莲子肉主要是健脾止泻，收涩之性远远不及石莲子，更没有清心的作用。清心莲子饮中的莲子也是重点药，是不是？所以在临床实际中没有石莲子的时候，我一般会把莲子肉和莲子心一块用，虽然达不到石莲子的功效，但依然还是那个意思。但假如有石莲子，当然还是用石莲子更好。

总的说，这个病例就体现了一个重视伏邪，清热解毒利咽喉的治法，同时还体现了“上下同治”的临床思维。实际上，我在方中还用了土大黄。土大黄，为啥叫土大黄？是因为它有清泄热毒的作用。这个药又叫土三七，为啥叫土三七？就是因为它有止血的作用。所以土大黄治疗烫火烧伤及各种出血，都是非常好的一个药。土大黄这个药材的根，看上去就像羊蹄子一样，所以它有一个土名叫羊蹄根。我们强调辨体质、抓病机、辨方证、选效药，这个土大黄就算是效药。

第 2 个病例：这是我当年刚参加工作的时候看的一位痛经患者。我是 1987 年从河北医学院中医系毕业后参加工作的。在 1988 年我当住院医师的时候，我们本院的一个西医医生，女，46 岁，天津人，毕业于天津医科大学，她当时都是儿科专家了。痛经 20 余年，经期腹痛，牵及腰背，疼痛如绞，特别厉害，每次到月经期的时候都必须要休假，还伴有冷汗淋漓、四肢厥冷、呕吐、腹泻，疼痛经常会持续在 24 小时以上。因为有膜性痛经，经常会诱发冠心病心绞痛。这次就是因为冠心病心绞痛来住院，又赶上月经来潮，那就痛得更厉害了，除了典型的痛经症状以外，还有心烦、咽干，胸闷、气短，她用了血府逐瘀汤、归脾汤，效果都不好，真是不堪其苦！当时我接诊她的时候，她就说她一天能死好几次。为什么？因为心绞痛犯的时候会有濒死感。用血府逐瘀汤、归脾汤治这个胸痹心痛，也就是冠心病心绞痛，效果都不好，所以我当时就开了升陷汤。结果她吃了药以后，自述当时就觉得气接上了，胸闷气短就改善了，立竿见影！于是就对我比较信服，后来出院以后，下个月月经来潮发生痛经的时候，就又来找我。当时我也是年轻医生，而且治疗妇科病经验也不丰富。就看见她舌质暗，舌尖红，苔薄腻，脉左弦，右沉，按少腹有压痛。我当时想病情还挺复杂，又是四肢厥冷、冷汗淋漓，同时还有口苦、心烦、咽干，到底是寒证还是热证？我就请教了科室里的一位同事。她说，别看患者有心烦、失眠这些症状，女人得痛经好多都是寒上得的！一句话点醒梦中人！所以我就没有在意心烦、咽干及舌尖这些症状，就给她用了温经汤。这个温经汤不是《金匮要略》温经汤，而是温经散寒、活血调经的温经汤加减。实际上，也不是《妇人大全良方》温经汤的原方，大概意思是，药物组成有吴茱萸、桂枝、香附、艾叶、丹参、当归、川芎、小茴香、乌药、白芍、甘草。芍药、甘草就是芍药甘草汤。实际上，这个方子是不是也有当归四逆汤的意思？吴茱萸、桂枝、芍药、甘草，这不就是当归四逆汤的意思？所以我比较喜欢用经方。这个温经汤加减方，实际上有当归四逆汤的意思，也有芍药甘草汤的配伍。因为方中白芍用量也比较大，所以用完以后患者痛经明显减轻，疼痛的时间也变短了。从此以后，每个月来月经前，就都服用 7 天这个方，一直到顺利度过更年期。

这种子宫内膜异位症引起的痛经，多是由于经期受寒，或刮宫、人工流产等妇科手术以后保养不当引起的，所以有宿瘀，也有伏寒。虽然这种痛经，表现出心烦、口舌生疮、舌尖红这些热象，但是还是要强调是伏寒和宿瘀，毕竟还有四肢厥冷、冷汗淋漓这些症状。还有一件事就是妇女月经期会表现为舌尖红，为什么？在此注意，我讲的是“心脉系于胞”，就是说子宫与心脏经脉是连着的。望舌的话，舌尖是心所主的位置，到来月经的时候，气血汇聚于下，这个时候胞宫出血，所以就可见舌尖红。舌尖红，有心火，睡不好觉，月经来潮，痛经，当然也睡不好觉，是吧？所以，我们不要被这种失眠、心烦、舌尖红所误导，还是要强调存在伏寒和宿瘀，所以温经散寒也好，化瘀调经也好，应用温经汤这一类方剂，经常能取得比较好的疗效。

第3个病例：是一位女性患者，34岁。2005年来看病，主要是手足关节疼痛。这个人半年来没什么诱因就出现手足关节疼痛，尤其月经期痛得特别厉害，一开始没当回事，然后病情越来越重，来的时候手足关节疼痛，疼痛的部位游走不定，颜面还有痤疮，而且月经色暗有血块，睡眠也不太好，大便偏干。我一看34岁还长这么多痤疮，舌质暗有瘀斑、舌苔薄白，脉象沉，就认为可能有宿瘀，所以就给开了活血逐瘀、舒筋活络、祛风通痹的方剂，实际上给她开的三痹汤加减，结果用了以后也有效，关节疼痛减轻了。关节痛减轻以后，她就没继续吃药，停药1个月以后又来了，因为月经期手足关节疼痛又加重了。这次我就想到了腹诊，一定要给她摸摸肚子。一摸肚子，在左侧与麦氏点对称的地方，左侧少腹有深在压痛，这就是典型的瘀血内结了，也就是前面讲的桂枝茯苓丸配锦红片的适应证。我当时开了所谓锦桂散，即桂枝茯苓丸加锦红片，桂枝茯苓丸加上酒大黄9g、红藤25g、莪术9g、生薏苡仁25g，结果吃完以后手足关节疼痛就完全消失了。前面开的三痹汤加减也是活血化瘀、祛风通痹，也有效，但是就不除根，改成桂枝茯苓丸加锦红片以后，手足关节疼痛消失，睡眠也好转了。当时她说睡眠差，睡中易醒，常在后半夜，醒后不能再睡。这种情况就比较难治，针对不好入睡，我们可以加点镇静安神的药，但是后半夜又容易醒，总不能半夜再吃安定吧！那怎么办呢？我们就认为可能有郁热内结伤阴，所以就把酒大黄改成熟大黄，又加了石斛、通草和大枣。为什么加这三味药呢？

南京以前有一位王云翔老先生治疗的一位患者就得了严重的失眠，后半夜醒了就不能再睡。后来患者到青岛休养的时候，遇到一个年轻医生就给开了4味药，是什么？就是石斛、木通、大枣，还有这个熟大黄，结果用了以后，后半夜失眠就好了。后来，患者从青岛休养回来后，就告诉王老先生自己吃什么药治好了失眠。后来，王云翔老先生也常用此方，并整理成医案发表。我就学会了，在临床用了之后还确实有疗效。但是大家都知道木通这个药吧？木通有关木通、川木通之分，古人多用白木通。关木通是马兜铃科植物，马兜铃的根，也就是青木香，还有天仙藤、广防己、朱砂莲等，这些药都含有马兜铃酸，有明确的肾损害。错用了关木通的龙胆泻肝丸，内含青木香的冠心苏合丸都能导致肾间质损伤，导致肾衰，甚至导致肾癌等。这些知识，都是作为一个医生必须知道的。含有马兜铃酸的植物、马兜铃酸的这些药确实有非常明确的肾毒性，而且在短期内就能发生不可逆的肾脏损伤。这种马兜铃酸肾病，与前些年相比，现在少了。前些年就经常有肾衰来看病的，实际上，就是吃这些含马兜铃酸的植物引起的。所以我们在教学的时候，这一点应该是首先要求学生知道的最基本的知识。妇科看病，可能还有人在用什么天仙藤饮等，大活人都能吃成肾衰，妊娠妇女吃了，对腹内的胎儿是不是更危险？为什么马兜铃酸肾病以前特别多？那是因为以前龙胆泻肝丸、冠心苏合丸常被乱用，甚至长期服用。龙胆泻肝丸里边有关木通，冠心苏合丸里头有青木香，而青木香是马兜铃的根，所以这些药都是需要注意的。我现在临床看病，若遇到外地患者，连川牛膝都很少用，为什么？因为经常有人把青木香冒充川牛膝来用。防己都很少开，为什么？因为外地常有广防己与汉防己混用的。你开了汉防己没问题，不是马兜铃科植物，但如果药房给了广防己就麻烦了。对于木通也是出于一样的考虑，现在用木通，只能用通草代替了。在这个病例中，加用通草代替木通、石斛、大枣，酒大黄改成熟大黄后，患者二便通畅，其病如失，提示还是很有疗效。

刚才已经讲过，妇女盆腔淤血综合征，其临床特点就是有精神症状，还有疼痛症状，比如腹痛、腰痛、月经痛、性交痛、痔疮痛等。客观检查后无所见，比如做一个 B 超，发现没有附件炎，也没有盆腔炎，也没有子宫肌瘤，也没有卵巢囊肿，但是腹诊就是按着左侧少腹有压痛。这个人就是以手足关节疼痛作为主症来诊，精神症状也很突出，眠中易醒，提示有宿瘀，宿瘀就是伏邪。所以咱们就是根据左侧少腹部有深在的压痛这个腹诊特点，用了桂枝茯苓丸再加上锦红片，即所谓锦桂散，从而取得了非常好的疗效。

以上，我们讨论了学习经典的重要性，讨论了寒温融合，也讨论了伏邪病因学说的临床价值。总的来说，就是要强调学习经典的重要性，而针对伤寒理论与温病学理法，绝不能搞对立。临床上，我们应该融合古今医家的学术精华，充分发挥经典对临床的指导作用，以求无愧于古人，无愧于后辈，无愧于时代，努力做出我们这一代中医学人应有的贡献。

# 温病学有关概念和学说内容探讨

广州中医药大学　吴智兵教授

## 一、关于温病的概念

教材上关于温病的概念是这样说的：由感受温邪所引起的，以发热为主症，具有热象偏重，易化燥伤阴等特点的一类急性外感热病。这个概念没错，定义下得也很好，大家都很认可。但是我觉得把这个“以发热为主症”去掉就更好了，为什么呢？有两个原因：第一，有的温病或者不同阶段的温病，不一定有发热。外感病，无论感受的是温邪还是寒邪，都不是一定会有发热。例如感受风热，有的人就只有咽痛、咳嗽、头痛、肢体酸痛等，就是不发热，用桑菊饮治疗效果很好，说这不是温病说不过去，说这是温病又有点尴尬，因为没有主症。第二，以发热为主症的话，就限制了温病的应用。临床很多时候想把这个病诊断为温病，但因为没有发热，就没法诊断，把一个没有该病主症的患者诊断为该病，逻辑上说不通。其实把“以发热为主症”去掉，也不太会影响我们对温病概念的理解，因为后面有个“热象偏重”的特点，而这个“热象”就包含发热，但不限于发热，概念的内涵变小了，外延变大了，但含义没有本质的变化。伤寒也属于外感热病范畴，发热也是常见症状，但其定义中就没有“以发热为主症”的限制。

## 二、关于伏邪理论的意义

伏邪理论是温病学的重要内容，但温病学对伏邪理论的内容和意义并没有系统阐述。

**1. 什么邪气可伏藏**　我们多讲春温的伏寒，伏暑的暑湿。我认为大部分外邪都可伏藏，古代也有医家这么认为，在此我就不一一细说了。

**2. 伏邪的条件**　一个就是正气不足但不是很虚，再一个就是在邪气也不是很盛的时候，邪气太盛，它容易激化。这个正气不足也不一定是整个人体正气不足，可能是某个方面或某脏腑功能不足。

**3. 伏邪部位** 是历史上争论过的少阴、骨髓、膜原、夹脊等部位，还是正虚之处便是留邪之处？目前尚无定论。伏邪的部位与邪气的性质有关。不同邪气侵犯的部位不同，留伏的部位也不同。

**4. 引发因素** 我们现在讲到伏邪发病，基本上都是说正气虚弱，邪气太盛；或者是新感引动伏邪。难道正气充沛不会发病吗？我们常说卧榻之侧岂容他人鼾睡，正气足了就会驱邪外出，邪正相争就可能引起发病。其实，这种发病方式正是我们希望看到的，是可利用的，我们应该告诉学生，这才是伏邪理论当今最实用的临床价值。我经常举彭胜权教授治疗乙肝病毒携带者的例子来说明这个问题，彭教授的治疗思路就是从伏邪理论来的，对于无任何症状的乙肝病毒携带者，无证可辨，但邪气伏于肝，肯定是肝有不足之处，所以要扶助正气。彭教授说肝体阴用阳，要补肝之本体，肝藏血，肝肾同源，所以要补肝肾，见肝之病知肝传脾，再辅以健脾防变，慢慢正气就起来了，出现了肝功能异常，也就是发病了，说明已经见效了。这才是伏邪理论很有价值的临床意义，如果仅仅说其意义在于使温病理论开始独立于伤寒，可能大家也就是一听而过，不从事温病学的人可能再也不会想起来，临床该辨证论治还是辨证论治。可临床上有些患者是无证可辨的，如一些自身免疫疾病静止期或缓解期，也可能无证可辨，我们就可以根据伏邪理论采取相应的治疗方法。我们科的钟嘉熙教授治疗系统性红斑狼疮就是以伏邪温病理论为指导。

还有伏邪的始发部位、传变规律、治疗原则等内容，我们都要做系统深入的阐述以完善伏邪理论。在此不细说。

## 三、关于“身热不扬”

温病诊法章节有这个症状的介绍，大都描述为：身热稽留，热象不显，初扪体表不觉很热，但扪之稍久，则觉灼手，面不红赤反而淡黄，口不渴而黏腻，大便不结而反溏，为湿热病邪蕴阻，湿重于热，热为湿遏，不能外达，湿蕴热蒸所致。有的写得没这么复杂，但大同小异，历来如此。原来我也没感觉有何不妥，后来我觉得其实我们对“身热不扬”误解还是蛮大的。

首先是“热象不显”含义不清。“热象不显”是指病证上湿重热轻的热象不显，还是指症状上的发热不显著、体温不高？显然不是后者，因为后面说了久扪灼手，肯定体温不低；如果是指前者，那么问题又来了，一定是湿重热轻才会身热不扬吗？热重湿轻和湿热并重不会吗？

其次就是对初扪体表不觉很热、久扪灼手这一现象的机制解释不当。为什么会初扪不觉很热，久扪灼手？患者发热了，你扪还是不扪，热都在那里，不会因你的扪增加一分，也不会因你不扪减一分，那么到底是谁的问题导致这种现象呢？是医生而不是患者，也就是说这只不过是医生的感觉现象，不是患者的体温在变。为什么医生会有这种感觉呢？大多是因为患者出汗了（如果患者刚从寒冷的室外进来也会），我们给患者测体温的时候，如果患者有汗，都要求把腋窝的汗擦干、体温计多夹会儿，如果夹的时间短，体温计温度一下上不来，相当于初扪不觉很热，多夹一会儿温度就上来了，就相当于久扪灼手。所以这种现象不是湿热证的患者独有，阳明热盛大汗者更多见。当然湿热证的患者也会有汗出，也会有这种现象，但其机制不是热处湿中，湿蕴热外所致，而是热处汗中，汗蕴热外。

那么身热不扬的特征性表现应该是怎样的呢？在此谈谈我的看法。我在临床门诊时常碰到有的患者，因为头痛或咳嗽等来就诊，问他有没有发热，他说没有或不知道，摸一下额头烫手，一量体温都蛮高了，还不知道自己已经发热；而有些患者，不停地嚷嚷着说：医生，我烧得难受，能不能先给我看一下。可摸他额头也不怎么烫，我说那你先去量下体温，一量只是个低热，我说就37℃多，有那么难受吗？他说是很难受呀。可你问他怎么难受，他也说不出具体怎么难受，问多了还不耐烦，再摸摸他的手可能还有点凉，当然也可能体温确实蛮高，再一看，患者有很多湿的表现。为什么会这样呢？因为前一种患者的热势是张扬的，后一种患者的热势是不扬的。

其实，身热不扬的主要表现应该是患者有一种邪郁不伸的感觉，那种有热发不出来、郁闷不舒的感觉。这种感觉令人很难受，患者会比较烦闷，表情比较痛苦，不像热势张扬的患者那样，像没病的人似的。这种身热不扬的患者他确实是难受，其机制与热处湿中，湿蕴热外，热被湿郁遏在里面，不得张扬发越有关，与湿邪本身关系不大，而与湿邪郁遏气机的程度有关。就像南方在回南天气的时候，因为气温升高，湿气又重，空气流动性又差，导致所有的人都会觉得郁闷不舒，如果空气流动性好，也就是风比较大，人也不会有太大的不适。

那么，给身热不扬下个什么样的定义好呢？我做个尝试供大家讨论：身热不扬是指患者自觉热甚，伴郁闷不舒、昏烦困重感，体温可以是高热或非高热，但触之不觉热甚，甚则肢末欠温。多由热处湿中，湿蕴热外所致。

## 四、关于神志昏蒙

现行概念上，神志昏蒙与身热不扬一样，字面上是很有特征性和鉴别诊断价值的症状，但没什么临床指导价值。我教学生考试技巧时就是这么说，看到有神志昏蒙或身热不扬字眼肯定是湿热证，那么临床实际是怎样呢？我们先看看神志昏蒙的定义。

神志昏蒙指神志不清，时清时昧，似清似昧，呼之能应，或时有谵语。这种状态从西医学角度看，属于意识水平下降的嗜睡或昏睡，或属于意识内容改变的意识模糊或谵妄。这种状态很多患者都可能会出现，无论是外感还是内伤，无论是伤寒还是温病，也无论是温热类还是湿热类温病。这只是意识障碍发展变化的一个过程，不是湿热证所特有，只是由于病情的轻重或进展的快慢不同，有的人这种状态时间长一点，有的人会短一点，时间长也许是因为湿热病证缠绵、进展缓慢，但并不是说只有湿热才会导致这种症状。其实除了时间可能长一点外，湿热病证神志昏蒙应该还有其他一些特征，例如一些患者看起来安静，实际上烦躁，表现在跟他说话时很不耐烦，睡眼蒙眬的样子，或者时不时地小幅度躁动，或时有喃喃自语、胡言乱语似在抱怨，但不会大喊大叫、躁动狂乱。

所以，我觉得湿热证神志昏蒙的表现是：较长时间的神志时清时昧、似清似昧，看似安静实则烦躁但不狂乱（当然还有其他提示湿热证的临床表现）。其机制还是与湿热郁遏气机有关，病位主要在气分不一定是营血分，但波及营分，热邪窜扰营分，气分湿热郁甚，营热难以透转，但邪热也难以很快深入营血分。所以教材将“湿热酿痰、蒙蔽心包”放在气分是很恰当的，证名也很贴切。

## 五、关于口干不欲饮

口干不欲饮与多种因素有关，在此仅谈与温病学关系密切的湿热证和营分证。

湿热证可有口干不欲饮的表现，在湿重热轻证伤津不甚时更明显，如果热象重伤津明显，即使湿象也较重，患者口干还是想喝水，因为津伤饮水自救是其本能，不像单纯湿阻、瘀阻和脾气虚的患者，本质上没有津伤，所以大多不欲饮。湿热证伤津重多数是欲饮，但可能不会像单纯热盛伤津或正常人津伤口渴那样有饮后畅快感，如果湿阻中焦明显可能虽口干欲饮，但饮水乏味或饮后腹胀恶心欲吐等。这一点应该告诉学生，临床蛮多见的，不要因为无口干不欲饮而轻易否定湿热证的诊断。

再一个就是营分证，对营分证口干的特点描述是口干不甚渴饮，其机制解释为因为有热邪蒸腾营阴，上滋口舌。这应该是来源于《温病条辨》上焦篇第15条“太阴温病，寸脉大，舌绛而干，法当渴，今反不渴者，热在营中也”，吴鞠通解释为“渴乃温之本病，今反不渴，滋人疑惑；而舌绛且干，两寸脉大，的系温病。盖邪热入营蒸腾，营气上升，故不渴，不可疑不渴非温病也”。前贤所言，且言之凿凿，本不该过多置喙，但根据本人粗浅的临床经验和认识，总觉得有话可说。

首先，热入营分是可蒸腾营阴上升，起到缓解口渴的作用，很多营分证的患者也确实不会说口渴。但真正有比较明显口干不甚欲饮，或“反不渴”者，多见于温邪快速进入心营者，如逆传心包者，因为时间短，本身伤津就不明显，再加上蒸腾营阴，所以口干不甚欲饮，或“反不渴”；如果温邪经卫、气顺传入营分，经过一定时间的煎熬，虽然有蒸腾的营阴上滋，起到一定的缓解口渴的作用，但这种状况不会持续太长时间，营阴也经不起长时间的煎熬。至于为什么很多患者“反不渴”，可能与热入营分，心神被扰或被闭，神志不太清楚，不会主动表达喝水的诉求，或不能正确回答有关口渴的问题相关。临床上营分热盛的患者，只要神志尚清，能正确对答，大部分还是口渴欲饮的。

## 六、关于齿黑

好几版教材在验齿章节都有“齿燥色黑”条目，表述为：齿面干燥无津，其色焦黑，为邪热深入下焦，肝肾阴伤，虚风欲动之象。本人从医近 30 年，见过各个病程阶段很多证型的患者，还没见过哪个患者因为非齿病而牙齿变黑，甚至焦黑。为此我专门请教过口腔科的专家，什么情况下牙齿会快速变黑，他说只有牙齿坏死或受到某种特殊的药物或化学制剂影响才可能，他还强调他也很少见到牙齿快速变黑的。每次讲课讲到这里，都不知道怎么跟学生解释，解释为晦暗无光泽，但是与另外一条“光燥如枯骨”又有重复，其表述就是说枯燥晦暗无光泽。我查了一下《温病条辨》中有“齿黑”的表述，病机相似，教材的内容可能源于此，《温热论》有专门验齿条文，但无齿黑表述，却有光燥如枯骨的表述。其实，从病理机制上看，“齿燥色黑”与“光燥如枯骨”差不多，但后者更符合临床实际，所以建议将两者合并。

## 七、关于桂枝汤在温病中的应用

桂枝汤是《温病条辨》第一方，因为被吴鞠通自己否定了，桂枝汤禁用于温病治疗的观点反而被坐实，但本人觉得桂枝汤未尝不可用于温病的治疗。

吴鞠通自我否定的解释是“以桂枝为首，犹时文之领上文来脉也，本论方法之始，实始于银翘散”。如果说《温病条辨》中有不少不合理的地方，那都是无心之失，这个对首用桂枝汤的解释就太牵强了。如果说从以伤寒为主病的时节向以温病为主病的时节转变的过程中，容易出现适合桂枝汤治疗的一类温病，那更说明桂枝汤是温病第一方，哪有为了著述方便顺畅、便于理解就杜撰一个方证出来的道理。虽然我很崇敬吴鞠通，也很喜欢《温病条辨》，但这一点让我很纠结。

其实看《温病条辨》对桂枝汤的应用还是蛮合理的，包括第一方，他认为“太阴风温、温热、温疫、冬温，初起恶风寒者，桂枝汤主之……盖温病忌汗，最喜解肌，桂枝本为解肌，且桂枝芳香化浊，芍药收阴敛液，甘草败毒和中，姜、枣调和营卫，温病初起，原可用之”。上焦篇补秋燥胜气论中讲：“伤燥，如伤寒太阳证，有汗，不咳，不呕，不痛者，桂枝汤小和之。如伤寒太阳证者，指头痛、身痛、恶风寒而言也。有汗不得再发其汗，亦如伤寒例，但燥较寒为轻（此处应属凉燥。讲者按），故少与桂枝小和之也。”中焦篇 51 条讲：“湿伤脾胃两阳，既吐且利，寒热身痛，或不寒热，但腹中痛，名曰霍乱。寒多，不欲饮水者，理中汤主之。热多，欲饮水者，五苓散主之。吐利汗出，发热恶寒，四肢拘急，手足厥逆，四逆汤主之。吐利止而身痛不休者，宜桂枝汤小和之。……吐利止而身痛不休者，中阳复而表阳不和也，故以桂枝汤温经络而微和之。”下焦篇第 33 条：“温病解后，脉迟，身凉如水，冷汗自出者，桂枝汤主之。此亦阳气素虚之体质，热邪甫退，即露阳虚。故以桂枝汤复其阳也。……（但此处用桂枝，分量与芍药等，不必多于芍药也；亦不必啜粥再令汗出，即仲景以桂枝汤小和之法是也）”桂枝汤的这些应用，从立法上看都无明显不妥。

在第一方中，桂枝汤主要是用来调和营卫、解肌发表的，并非用来发汗解表，而调和营卫、解肌发表也正是桂枝汤的主要功效。既然营卫不和、外感风寒可用桂枝汤解肌发表，那外感风热、凉燥、温燥、湿热为何不可？当然应该做必要的加减，如加黄芩、石膏、滑石、花粉、苇茎等，温病学未成体系之前，就有这方面的加减应用。

还有一点提示，《伤寒论》中明确提到的误用方有桂枝汤，没有提到麻黄汤，为什么？可能那个时代桂枝汤确实用得比较多，才容易误用，为什么桂枝汤会用得多且容易误用？可能因为那时对外感病主要还是从伤寒论治，伤寒表实证也就是麻黄汤证与温病初起的表现比较容易区别，而桂枝汤证的表现与温病初起的表现比较相似，所以很多温病就当成桂枝汤证，其中确因营卫不和，感受温邪的表证，用桂枝汤或其加减有一定疗效，但如果是温病初起表实证就无异于抱薪救火。《伤寒论》中也有提到误用小柴胡汤的，从小柴胡汤和桂枝汤都是和解剂，我们也能感受到以伤寒为主导地位时代的医家们的无奈选择；也说明以小柴胡汤法进行适当加减，也可用于温病的治疗。

以上内容都是我不成熟但又时时纠结于心头的想法，虽然也翻阅了一些文献，请教过大家，但毕竟没有严谨的论证，肯定有不对的地方，给学生讲也仅仅是为了启发学生思维，总是惶惶然提醒学生要以教材为准，尤其是考试的时候。

# 附篇

## 守正创新，奋发有为

### ——做中医高等教育的实践者和接班人

北京中医药大学　谷晓红教授

今天这个话题是和大家一起探讨关于如何建设一流专业及一流学科，只有这样才能把我们中医的事业做大做强。有的老师可能会想，我现在还不用想这么多吧。但其实作为教师，了解教育的全方位非常重要，未来你可能会成为教育家，心有多大，平台就有多大。今天我们探讨的这个话题，它的意义非常大。我也认真地做了准备，我想题目就叫"守正创新，奋发有为"。

守正创新，这个词大家可能以前听说过，但是最近它是我们中医药界的热词，为什么？这是因为2019年10月25日召开的全国中医药大会上传达了习近平总书记的一个重要指示精神，当中谈到了传承精华、守正创新。怎么守正？我们办这个"全国高等学校中医经典师资系列研修班"就是在守正，当然我们这个工作方案还在不断完善，为的是让我们做好中医高等教育的实践者和接班人。总书记不是第一次对中医药作出重要指示了，总书记关于振兴发展中医药有许多重要论述，大家可能都非常熟悉。《"健康中国2030"规划纲要》中也有总书记关于中医药的重要论述，这些都是我们的行动指南。总书记为什么能够有这么多重要的论述？他对中医药这个学科的认识是很深刻的，是因为中医药学是中国传统文化的一个重要组成部分。总书记讲到四个自信：道路自信、理论自信、制度自信，最后一个是什么？文化自信。前面三个自信都已经反复论述，关于文化自信，中医药文化是中华优秀传统文化的重要组成部分，要让中医药促进人民的健康发展。

我作为中央党校学员去山东曲阜孔子博物馆参观学习，博物馆的馆长告诉我们说，总书记来的时候还没坐下，就说我今天是有备而来，走的时候站起来跟大家再见，又说我今天是有备而来。总书记讲了许多内容，都是在强调传统文化是我们的根。我们现在有些人文化的价值取向出现了一些问题，都是因为我们这个根的培土不够。我们现在讲课、带实习，面对学生，跟我们上学时有许多的不一样，要重视塑造他们这样的精神。总书记的这些指示是中医药的行动指南，体现出时代价值、文化价值和实践价值。最重要的是总书记说，中医药学是中国古代科学的瑰宝，也是打开中华文明宝库的钥匙。屠呦呦得了诺贝尔奖以后，总书记就在有关的讲话中，谈到了怎么能把中医药这一祖先留给我们的宝贵财富继承好、发展好、利用好。那么最近的就是这一段话，“传承精华，守正创新，加快推进中医药现代化、产业化，坚持中西医并重，推动中医药和西医药相互补充、协调发展，推动中医药事业和产业高质量发展，推动中医药走向世界，充分发挥中医药防病治病的独特优势和作用，为建设健康中国、实现中华民族伟大复兴的中国梦贡献力量”。北中医现在正在学习贯彻落实习近平总书记的重要指示，先做人才评价的新体系，就是我们研究生的评价体系要改。现在北中医的学位，外语你可以不考，你可以考医古文，如果医古文过了，照样可以拿学位。不唯 SCI，但是高水平的 SCI 我们不能排斥，因为我们要有和西医一样的话语权，必须让更多医学界同行和民众认同，为了人类的健康事业把我们中医药加进去。我们现在要走向世界，就要让他认同。他有 SCI，我也要有 SCI，但是不要唯 SCI。现在北中医的职称评审有绿色通道。我们今年就有几个老师，是搞文献的，那把你已经做的文献著作、课题的成果拿出来，学校组织校内外的专家来评。他没有 SCI，也没有什么大课题，他就是有核心期刊论文或专著。我们学校认定的有六本刊物，其中包括我们的大学学报。还有临床的医生，我们这次的职称评审是让医生把自己诊疗的病例拿出来答辩，看看到底具不具备主任医师、副主任医师的临床诊治水平。基本的论文还是要有的，有人说我就是个医生，不会写论文，那你这个医生就是个医匠，不能叫医师。什么叫师？师得有学问啊。所以我们的评价体系在变，摸索完以后可能就会变成全国的。就像北中医的岐黄九年本博连读，这次的全国中医药大会就提到要逐渐推广到全国，就叫高层次创新人才的培养。北中医是 2011 年开始的，到 2020 年就有了第一批毕业生，培养得非常好。所以我想总书记说这话，我们就要干好我们的事儿，不能让总书记说职称怎么弄，学位怎么弄，我们要解读落实这句话。关于传承精华、守正创新，2018 年我申请到一个项目，就是科技部的重点研发计划——基于“道术结合”思路与多元融合方法的名老中医经验传承创新研究。这项目就是研究全国的名老中医，可以说我们这个重点研发计划就是在落实总书记的重要指示精神。如果大家都学到了这样的对名老中医经验研究的创新方法，将会对我们培养学生、培养人才方面有很好的启示。学生如果都培养成像他们这样的人，我们的教育就是成功的。

要加快推进中医药的现代化、产业化，这“两化”是总书记提出来的，这“两化”可不是就这么说一说。第一个化是现代化，现代化不是说忘了本，去单纯追求现代化，而是在传承精华的基础上，让它更现代。那就要有新的科学技术、方法，但要在中医理论指导下应用，是中主他随。我们不管做什么样的课题都应该是中主他随，而不是仅仅用西医和现代科技方法去解释中医学的一些内涵。你看我们这几十年，这条路走得很艰难。做完了那么多的一些课题，除了评了个职称，写了几篇论文，自己有没有更多的提高？有没有创新？没有，问题出在哪儿了？出在我们只是用这些方法去解释中医的科学内涵，而不是以中医学的理论去发展现代生命科学。我说的这是一个发展点，就是用中医的理论指导，结合现代科学技术方法去发展它，要用中医的这些理论去吸纳科学的方法，然后把它说出来。第二个化是产业化，我觉得医学本身是为人的健康服务的。不能说我做了一个研究，拿了一个国家级奖项后，锁到保险柜里，或者拿去评个人才就完了，那没意思。我个人认为最重要的是要应用转化，应用转化就是由研究成果到产品，由产品到商品。所以发展的理论，创新的思想，最后都要落到应用这个点上，要让老百姓从中受益。原来有病的现在没病了，或者原来有大病的现在变成小病了，或者现在没有病的能保持健康，有质量地工作和生活，这就是我们的目标。终极目标并不是治疗几例患者，最重要的是让我们每个人都健康长寿，健康是长寿的前提，如果只长寿不健康也不是我们的追求理念，应该是长寿并健康。我们要正确理解产业化，千万不要说，怎么让我们挣钱呢？因为我们有智慧，可以创造更多的科研成果，并转化为产品和商品。这个转化的过程需要什么？多学科联动，每个学科负责自己擅长的阶段。所以总书记这段话，我们要一字一句地学习，好好地思考。我们中医药要做成什么样的呢？我提炼成了以下四方面的价值：中医药具有非凡的文化价值，鲜明的时代价值，重要的战略价值和人类共同价值。中医药的哲学思想，如大医精诚等，对人生的参悟很通达。人与人之间相处的这种舒服，实际上是心神气的相通。我今天就感觉很舒服，不知道大家有没有这种感觉，为什么？因为我们气通了。人的交流从心到神，心神的这种交流是非常重要的。有的人话不投机半句多，但有的人你会一见如故，像跨越了时空。这都不是形而上学的，我认为它都是实际存在的，只不过我们现在的技术可能不能够揭示它的原理。我经常思考，我用手机给你发图片，一下子就发过去了，它怎么发过去了呢？它怎么这么神呢？是不是感觉特别的形而上呢？要是 30 年前，你会感觉到这是不可思议的，但是现在时时刻刻都在发生。所以你没有看到的东西不一定不存在。这条信息的通道它一定是存在的，但是我们看不见，它是功能通道，就像人体有气道、水道，也有信息通道，虽然看不见，但是它存在着。

中医药能够助力健康中国，就是它的时代价值。大家知道党的十九大报告中最多的一个词是什么吗？人民，以人民为中心。我党在最早期的时候就提出要为人民服务，就是因为依靠人民，才有了今天。所以时代的价值体现，还是要为人民的健康福祉服务。健康是人民福祉的基石，没有健康就没有幸福、没有福祉。有时候在临床看病，这家里有小孩高热抽风，有幸福吗？别说幸福、快乐，正常的生活秩序都没有了，所以健康很重要。而健康就需要我们每个人努力，包括培养中医人才，所以我们要有使命感。总书记对于中医药有非常重要的论述和重要指示精神，全面、系统、完整地对我们中医的核心理念做了一个阐释。他的站位非常高，对中医药有着一种智慧的深邃的认识。这是来源于什么呢？就是中医药具有时代的价值，科学的实质。

中医药有五个优势，即卫生资源优势，潜力巨大的经济资源优势，科技资源优势，优秀的文化资源优势和重要的生态资源优势。所以我们要有中医的自信、中医药的自信。

第一个优势是卫生资源优势。中华民族五千年繁衍昌盛是依靠我们中医药，不是依靠西医。西医才引进来多少年？一百多年。西方瘟疫流行多次，造成几千万人死亡，但是我们国家没有遭遇这么大的灾难，为什么？因为我们上有《伤寒论》，下有温病学。

第二个优势是潜力巨大的经济资源优势。关于经济资源，我给大家举个例子，广州有个王老吉，后来叫加多宝。大家有谁知道这个凉茶一年能卖到多少呢？2015 年就上百亿，往广州走的那条飞机线上，都有凉茶。加多宝是凉性的，这应该是温病的饮料，属于功能饮料。那广西有什么？广西有罗汉果，却没开发出与罗汉果相关的饮料。那东北喝什么呢？东北那么冷，不能喝加多宝，尤其是脾胃虚弱之人，那应该喝什么？人参那么贵，喝不起，还得接地气。大家想想能喝什么？我曾经和熬药的人说，女孩子肚子痛，就会去超市买点儿姜，喝点姜汤，那姜能不能弄成茶？能不能弄成饮料？可以做姜枣茶，但姜枣茶不像王老吉那么方便，还得冲服。这就是经济资源，就体现在我们的生活中。赤小豆、大枣、莲子、芡实、绿豆、百合都有很大的经济价值。甘肃的百合加工成什么了？百合干。各地都应该利用好这个经济资源。

第三个优势是科技资源优势。屠呦呦先生在获得诺贝尔奖之后，有记者来采访我，问我对此有什么认识？我说这是我们中国人的骄傲，体现了中医药的自信。从理论上来说，利用好中医药这一宝库，可以产生成千上万个诺贝尔奖获得者，这是我们的原创，是我们巨大的科技资源。比如“胃不和则卧不安”，我们能不能把这个理论发展。西医有脑肠轴理论，但其实这个理论与我们中医中“胃不和则卧不安”还差得很远。还有病机十九条，拿出来研究研究，就可以发展现代的生命科学。中药里有青蒿素，那还有什么呢？有砒霜。陈竺教授研究了砒霜（三氧化二砷）及青黛、雄黄（二氧化二砷）组成的“青黄散”可以治疗白血病，还获得了瑞典皇家科学院舍贝里奖。这些都是中医智慧给我们带来的。

中医药除了有以上优势，还有优秀的文化资源优势和重要的生态资源优势。它与人类命运共同体息息相关，具有极高的时代价值。中医药学里天人相应的理论、脏腑的理论、经络的理论、精气神转化的理论、升降浮沉理论等，都是需要我们进一步挖掘的。

中医药还有战略价值，可以充分运用其优势助力健康中国。中医防重于治的健康理念，可以减少疾病的负担。北京中医药大学有一位工程院院士，王琦老师。大家知道王琦老师的创新理论是什么吗？体质理论和实践。这就是防重于治的健康理念。我记得张伯礼老师曾经说过，这些年来，我们中医理论的创新还做得非常不够。扳着手指头数，有陈可冀老师的活血化瘀理论，吴以岭院士的络病理论，王琦老师的体质理论。体质理论的内涵很多，很丰富，在北中医设立有国家中医体质与治未病研究院。未病先防、既病防变、病后防复都有着重要的健康中国的战略价值。

中医基于辨证施治，采用个体化的诊疗方案，可以有效地控制疾病。中医的多种非药物疗法，可以提高生活质量。但这个方面，我们有时候往往忽略了，我们认为中医学专业的一般不做这个。那什么人在做？中医护理专业的人在做，还有针灸推拿专业的人在做。大家可能忽略了，中医药本身就是一个整体，药和针是一体的，药针要融合。我们在自身和未来的培养方案中，不能只重视开中药，只能开处方，而不会扎针，不会手法。这是缺胳膊少腿的，不是一个完整的中医。完整的中医应该包括中药、针灸和其他非药物疗法。

我们还可以利用中医理论对非药物疗法进行发展。像西医说一些疾病要少吃蛋白，于是一下子就把所有的蛋白都打入冷宫了，但实际上这个人可能是要少吃螃蟹，可以吃牛肉。说不要吃发物，不要吃羊肉，但是猪肉是可以吃的，鸡蛋也是可以吃的。为什么？因为食物有食性。我们要辨证施食，入口的食品都有食性。药有药性，食有食性，物有物性，药品实际上是食的一部分。物还有物性，比如说电吹风机这个物品，你若开在最热档，它就是热性。但是空调，你如果开的是制冷，那它就是凉性。这些都是可以利用的。我举个例子，如果你受凉了，外感风寒，身上发紧，还怕冷，好像要发热，但你手头又没有感冒清热冲剂，那怎么办？回到住的地方，首先把吹风机拿出来，调到最高档，吹一吹大椎穴，你就会发现身上发热了，阳气鼓动。在中医理论指导下的所有方法，都是中医的疗法。前段时间有一个患者找我说他这两天拉肚子拉得厉害，让我帮他看看药有没有问题？我说，你吃什么了？他说，没吃什么啊。我说，不对啊，你以前不拉肚子，现在突然拉肚子，而且一天十几次，肯定是吃错什么东西了。这个患者想了半天也没想出来。我问，你吃梨了吗？最近家里梨多？他说，没有。我说，那吃香蕉了？也没有。因为这俩水果都是寒性的，脾胃虚寒的人就不能吃。我又问，那最近家里吃螃蟹了吗？他说，吃了好多螃蟹。我问，家里吃螃蟹用不用姜汁啊？他说，没有，不知道还要用姜汁。这一看就是不懂饮食文化。像浙江人喝黄酒那一定是话梅加姜丝，辛甘化阳、酸甘化阴。这些方法会提高我们的生活质量和健康水平。但是现在有的人用错了。比如说有个人失眠了，听别人说鹿茸泡酒特别好，就喝鹿茸。我就跟他开玩笑说，你喝鹿茸，这两天是失眠、睡不着觉，再过几天就要离家出走了。他问为什么？我说，你是阴虚火旺的体质，喝鹿茸，这不是火上浇油吗？他说，那我哥们喝了以后感觉特别好。我说，我没看到你哥们，但是我判断他应该是阳虚体质。这是喝酒喝出问题的，还有艾灸出问题的。现在全民艾灸，艾灸碗、艾灸棒很多，方兴未艾，但是全民艾灸是有问题的。我之前有个患者嗓子疼、燥热，说是更年期又开始了。我说你这更年期已经过去 5 年了，怎么又更年期了，什么原因？最后问出来，她说她最近艾灸了。我说你不能艾灸啊，要是适合吃附子理中丸的，去艾灸就对了，你这肯定不行啊。所以说我们要辨证使用各种方法。

现在科技为中医插上了翅膀，我们有了多元化的诊断和治疗方法，比如红外线的检测、中医体质辨识仪、超声穴位的诊疗仪等。我们学校在和平街校区有一个中医体验馆，那里面就有砭石，砭石实际上是中医最早、最古老的治疗方法。但是大家知道现在砭石可以转吗？每秒钟可以转上千转，超声音频，用它治疗 3 分钟，患者颈椎的不适感全部消失。我们要是用传统的方法，可能转半个小时也不一定有这个感觉。现在利用高科技，3 分钟就感觉舒服了。现在的消费体验很重要，我就建议他们要消音，用现在的科技把声音消了，这样在治疗的时候声音就特别小，就很容易接受。

要用中国的思维，中国式的方法来解决问题。总书记具有中医哲学思维，这是具有普世的价值的。说得大一点，不管是什么专业，只要读懂了中医学，你的思维就会有提升。中医学会影响一个人的世界观、价值观和人生观，也就是我们经常讲的三观，会让人生更加豁达。北中医校长在毕业生的毕业典礼上说，要让学生说真话、办实事、做真人。《黄帝内经》中就说到要做真人、至人、圣人、贤人，孔子才到第三个层次。做社会主义新时代的真人，是我们人才培养的最高目标。总书记在他的治国及讲话中，都体现了中医药哲学思想，真正实现了中医的“上医治国、中医治人、下医治病”，把中医药的哲学思维、战略思维融进了治国之中。孩子们如果能够去做真人、至人、圣人、贤人，社会主义核心价值观里的内容就全都包括了，这和习近平新时代中国特色社会主义思想，以人民为中心，都是相吻合、相适应的。为什么总书记要强调这个呢？因为这是我们中国人固有的价值观，而且应该宣传到全世界。我们按照这样一个思路，可以深刻体会到总书记的重要论述对我们的指导作用。

总书记振兴发展中医药的重要思想，确立了中医药发展新的历史方位。2017 年第一部《中华人民共和国中医药法》实施，这是几千年来中国历史上的第一部中医药法规，任何一个朝代都没有这么重视中医。可见我们生活在一个多么好的时代。我们看到从《国务院关于扶持和促进中医药事业发展的若干意见》的落实，到《“健康中国 2030”规划纲要》，再到中医药立法，《中药注册管理补充规定》和新版《中华人民共和国药典》，再到《中医药发展战略规划纲要（2016—2030 年）》，到 2019 年全国中医药大会和《关于促进中医药传承创新发展的意见》，这些文件和政策大家一定要好好领会，好好落实。

《关于促进中医药传承创新发展的意见》中一共有 20 条意见，其中医疗方面具体提到了一些重点疾病，比如老年痴呆、癌症、心脑血管疾病等。文件里还包括人才队伍建设、教育这一方面，提到要改革人才培养模式，优化人才成长途径，健全人才评价激励机制。2019 年 10 月 18 日教育部部长陈宝生来到北中医发表了重要讲话，就是“四通”。这“四通”是什么呢？一是疏通，从古到今，让中医药更好地走向未来，实际上就是传承创新；二是沟通，从中到西，让中医药更好地走向世界。三是打通，从内到外，让中医实现从理论到方法技术和工具的新突破；最后是拉通，从零到一，拿出新时代中医人的创新和创造，我认为这是走向高地。因为原创的这种创新才能走向高地，才能起到领跑的作用，而不是跟跑，也不是并跑。

振兴发展中医药已经进入一个新的时代，要构建新的格局。我认为这个格局是四个方面。第一，也是最重要的，增强疗效是根本。别人说你不科学，疗效好就是科学。我们学校在德国魁茨汀建立了一个中医院，德国、奥地利的人都到那去看病，要提前半年预约。我们学校在俄罗斯、澳大利亚有中医中心，在美国马里兰州也有中医中心，美国儿童医院、哈佛医学院都跟北中医有合作，就是因为我们去的人给他们解决了医药方面的难题。所以说疗效是最重要的。大家看到《关于促进中医药传承创新发展的意见》20 条当中提到，中药这一次要有很大的改变，要重视在人身上的疗效，而不是在小白鼠身上的疗效。几千年来中医药都是在人身上应用，所以要重视经典方、名老中医的经验方。我们都跟老师学习，要好好总结老师的经验方，将来都可以开发，都可以做新药。现在中药新药的评价体系也要变。中药品质的保证也可以增强疗效，当然也包括中药的种植。但我们自己首先要做好辨证施治。

第二，传承创新是核心。我们要攀登人类医学的高峰，就要有新技术、新方法、多学科，物理、化学、新材料、纳米技术、红外技术、传感器等方面都需要我们去学习。我们过去研究人体偏于生物化学方面，但也要注重从物理学角度进行研究。比如说气，它首先是物理现象，当然也有化学基础和细胞结构的物质基础，不能以偏概全。还有水，是不是可以从流体物理学的角度去研究它在人体的运行？到底怎么管理液体？它跟物理有关系。我曾经跟我们学校的科技部门人员说，从理论上来说，北京中医药大学跟中国科学院的各个所都可以有合作关系，他们的技术可以应用于中医研究领域。物理、化学、数学研究所也都可以，我们现在就在和计算技术研究所合作进行中医大数据研究，同时也与国家纳米科学中心、物理研究所合作。因为生命的研究就是需要有多学科的交叉，所以我们现在培养的领军人才都是多学科交叉的。中医人有的时候有一种恬淡虚无，我自岿然不动，自我欣赏，内心强大的精神。这个有它好的方面，但开放的心态不够，就没有更加新鲜的知识让自己更加丰满。

第三，产业发展是必由之路，推进供给侧结构性改革。健康产业、健康小镇将来都是一体的，集文化、旅游、医疗、农业于一体。

最后是国际交流与合作的发展趋势，现在我们做的是“术”，是低层次的交流，更高层次的应该是从交流到交锋。交流是你好、我好、大家好，开个会、合个影，这叫交流。我觉得这只是一个方面，我们还要思考怎么能对一个观点进行交锋。我们要交锋，那最后是什么呢？交融，协同发展、协同创新。所以要交流、交锋、交融，这样才可能真正地促进我们的事业。

刚才谈到了增强疗效，也得到了我们一些学员的共鸣。我认为我们现在在提高疗效，提高防病治病能力方面，还是有许多问题。有的人是对于中医本身，对自己的专业不自信。不自信是来源于自己没有能力，所以不自信。我觉得这个不自信可能来源于理论的功底和实践能力不够，我们到底读了哪些书？说读经典，那经典是不是就是《黄帝内经》《伤寒论》《金匮要略》，还有温病学的一些古籍。除了这些之外，《神农本草经》《难经》读不读？《医宗金鉴》《傅青主女科》《小儿药证直诀》读不读？《妇人大全良方》读不读？《外科正宗》读不读？这些都是经典。中医本身是中国传统文化的重要组成部分，中国哲学的书籍读不读？儒释道的书籍读不读？北中医学生在入学教育中，就要求读一系列的书，包括人文、医学、医药、针药方面的。现在有很多人理论功底不够，尤其是近些年来针灸的弱化，使得我们很多搞中医的人对于经络理论、针灸理论和方法都陌生了，导致很多东西就在民间了。有一句话叫高手在民间，这句话对不对？我认为不对。民间有高手，但是不是所有的高手都在民间？学院里、大学里也有高手，民间也有“低手”，甚至是打着中医旗号的骗子。我们可以自己选择做什么样的人。除了理论功底，还有临床实践。我们各地都有传染病医院，搞温病的人如果从来没去过传染病医院，那温病教师绝对当不好。这就说明我们的知识结构和工作经历可能要再造，这样才能提高我们的疗效，疗效永远是中医的生命。

现在中医药的定位很高，但是大家知道现在我们中医药有多少作为吗？在中国的医疗体系中，我们只占17%，所以中西医并重是我们的理想，并不是我们的现状。如果说前面我们还觉得很自豪，很有使命感，那么说到这儿我们就要有危机感，要有忧患意识了。我们培养的学生中有多少有中医思维？我们在座的各位能治什么病？有很多人都是中级职称了，甚至还有副高、正高职称，仍有一些疾病治不了。当然也包括我本人，我也有一些疾病治不了。所以我们还需要坚持总书记说的这样，不仅传承守正，还要吸纳先进的科学文化、科学实践、社会实践的成果，要进行多学科的交叉研究。

我们再来看健康产业、中药产业国际化。北京中医药大学的国际化是从1957年开始做的，建校第2年，先是留学生进来，同时我们的医疗走出去，在欧洲到现在这都是一个典范。我刚才说的德国的中医院，就是北京中医药大学开的，我们派医生、护士、中药药房的人、传统体育疗法的人过去。中医要走向世界，按照总书记说的，对人类健康命运共同体做出我们的中国方案、中国行动、中国贡献。怎么做？我觉得应该是医疗先行，针、药先行。

北中医在俄罗斯圣彼得堡开的中医中心，治疗了很多脑瘫患者，效果良好。在美国中医中心，用针灸治疗肿瘤患者，不仅可以增效，还能减毒，减轻药物的不良反应。未来的医学不论是中医还是西医，只要能够解决问题、治疗疾病，那就都是好方法、好手段。中医和西医可以并重、结合。有时候我们发挥的是中医的优势，但是我们并不排斥西医的一些技术和方法。这就是未来，我们将来培养的学生也不能说只知道望闻问切，只会背《黄帝内经》《伤寒论》《温热论》。

我认为在中医国际医疗的基础上，我们才说教育互通，才说文化认同。说到底，你让他见了疗效，他马上就很愿意与你交流合作。这是用多少年的实践所证明的，疗效就是王道。你说你的水平高，要拿疗效说话。为了完成这份事业，我们要落在人才培养上，我们要建一流大学，在座的各位都有这个职责。北中医在建一流大学的进程中，总结出以下校训、宗旨、理念、精神、校风、教风和学风。

校训是勤求博采，厚德济生。勤求博采，是用开放包容的心态让学生的知识结构和构架更加稳固，你在高原上起高峰，他们的峰才会高。珠穆朗玛峰为什么高？它的高并不在于峰高，而是在于它在青藏高原上。如果在华北平原上，它根本就不会成为高峰。那这个高原是什么？过去在教学中，大家都听说过一个冰山理论吧。冰山理论，这个冰山 80% 是在水面下的，只有 20% 在水面上。那么这 80% 是什么？就是由医、文、理融通的一个综合的知识结构和实践经历构成的。所以现在为了学生的人才培养要去开设这些课，开设第二课堂、第三课堂也都是为了这个。我发现现在的学生，比我们能力强，大学一年级来了，看着不到半年的时间就开始给你讲很多的学理了，整个综合素质都提高了。我有时候上讲台，包括给学生讲话，我都非常认真。为什么？因为我知道自己的不足了。面对这样优秀的学生，你会时时感觉到一种对教育的敬畏感。人与人之间思想的交流不在于年龄的高低，职位的高低，我们在发现学生有很多方面可能比我们强的时候，就要更加努力学习。怎样对待这些学生呢？我们会发现用不同方式、姿态说话的时候，效果是不一样的。蹲着或者坐在沙发上跟他说话的时候，这个效果一定比站着、俯视好。同时我还发现，现在少数孩子有一个特点，他要不认同你，他也不跟你反驳，直接就不干了，从这个耳朵进，那个耳朵就出了。这是这一代人的特点，边听你说话，边翻着手机点头，你也不知道他听了多少。所以我们怎么样去对待这些学生是重要的问题。

厚德济生是强调立德，立德树人，才能救济天下。宗旨是立德树人，以文化人。理念是人心向学，传承创新。人心向学，首先是要向着学生，以学生为中心，一切为了学生。有一些老师说对学生太溺爱，夏天有空调，冬天有暖气，食堂还得用布沙发。改善条件，这也是人心向学。向学还有一个方面就是学者和教师，这是大学的两个主体。没有学者、没有教师，就没有一所大学。然后再说学科、学术、学校，这都是向学的内容。精神是追求卓越，止于至善。校风是自信向善，和而不同，要有开放包容的心态。教风是崇德尚学，承古纳新，其实这和我们的校训都是相适应的。学风是博学勤思，笃诚践行。笃诚践行，早晨大家可以听到学生们在背书，晚上有各种活动，第二课堂和第三课堂，加强学生的学习实践。

在这样的校训、校风、教风、学风下，涌现出很多的名师大家。从国家的层面有国医大师、全国名中医，现在又有岐黄学者、师承指导老师等，还有全国优才。现在北中医一共有三个校区，再加上四家京内的三级甲等中医院，京外的四家三级甲等中医院及海外的中医中心。这些都是我们教育、医疗和科研的实体平台。现在我们只有12个专业，北中医的三步走战略是，到建校100年的时候成为国际知名的研究型大学，也就是到2056年，成为引领国际中医药高等教育、研究、医疗和文化传统的世界一流大学。这需要一代又一代的人不断去努力，去完成这个目标，如果没有前辈对我们这样的培养和教育，那怎么能有我们的今天？所以大家要有饮水思源、感恩不尽的心情，去完成我们的使命。我们经常讲"功成不必在我，功成必要有我"，"功成不必在我"是告诉我们要立志高远，"功成必要有我"是告诉我们要脚踏实地，从自己做起，从现在做起，以中医药学为主干，促进多学科交叉融合、协调发展。教学的改革永远在路上，没有任何一个学校敢说，我已经非常完美了。因此我们都要努力地、不断地与时俱进，这样才能更好地进步。

一流大学的建设首先要建设一流的师资，其实我们今天坐在教室，共同探讨这些问题，就是为了建设一流的师资队伍，在座的各位使命光荣。我们做的这个项目本身就是为了一流师资，在此基础上我们才能说建设任务，就是培养拔尖创新人才。提升科学研究水平，传承创新优秀文化，着力推进成果转化这些改革任务，都跟我们的人才培养有密切关系。大家要知道顶层设计是什么，然后从宏观到中观，再到微观。你做的每件事情，都是有着明确的目标。只要思想通了，你就会发现你的行动特别顺畅。思想不通的时候，你就会觉得怎么都别扭。所以我们要讲指导思想，一定要有顶层设计，在宏观思维下再有中观思维，然后再到微观思维。

要有一流的大学、一流的学科、一流的本科、一流的专业，这几个一流中一流学科是基础。一流的学科体系和学科生态是非常重要的，有若干的学科取得一流的突破才行。一流学科的建设需要与时俱进，在全国第四轮学科评估时就加入了人才培养方面的评估。其中就有研究生的培养，我们自己列出来近十年15个优秀的研究生，看他们现在都在做什么？是长江学者还是国家优秀青年基金获得者？或者总工程师？在企业里当老总了？现在是全国第五轮学科评估，此次评估又有改变，改变在哪里？除了学术及人才培养，还要加强成果转化。刚才我也提到了产业化的问题，我们要写论文，不仅要把论文写在中华大地上，还要写在家庭与人民之中。所有的研究都应该落地。把本科的培养质量放在一流学科的评估中，就这点来说，跟过去大有不同，那就是以本为本，四个回归。本科是基础，本科不牢，地动山摇，所以我们要高度重视本科教育。校长、书记必须要讲第一课，校长、书记必须要上讲台讲本科生的课。在北中医，教授要完成本科教学工作量，而且科研不能顶替本科教学工作量。我们过去有一位校长，有一年因为这个损失了好几万块钱，为什么？

他的科研绩效很高，但是本科教学工作总结发现他只完成了一半的本科教学工作量。那怎么办？那你的科研绩效就要砍一半，因为你没完成一个教授综合的工作量。学校有好几个教授都是因为这个原因减少了绩效。上面有制度，要一视同仁，后来这些教授再也不敢不完成本科教学工作量了。所有的教授都要完成本科教学任务，越是大牌教授越应该上本科讲台。所有的大学都应该有很好的本科教育和科研方法教育。一流的人才、一流的专业是双一流大学非常重要的内涵。

对一个大学来说，培养一流拔尖创新人才为根本，一流学科为龙头，一流师资为关键。所以在座的各位是关键，关键只有一个。全面深化综合改革为动力，条件建设为保障。没有条件，也不行，过去说大楼和大师的关系，我认为两者都重要。只有大师，没有大楼，难道让大师坐在草坪上？这是不现实的。当然光有大楼，没有大师也不行，这俩必须是一致的。

这些是构成可持续的国际一流大学的基本方面。一流的中医药大学应该是世界的，而不只是国内的。相关的举措有很多，学校现在建设高精尖的学科，还有学报的建设。学报并不只是一个杂志社，它是一个研究机构。现在我们学校的学报进入了中医药中文科技期刊T1级期刊，是唯一进入的中医药大学学报。最近又拿到了“百种中国杰出学术期刊”称号，已经是第五次拿到了，是所有中医药杂志中拿到“百杰”称号最多的期刊。所以大家可能会感觉投学报挺难的，有些硕士生就往外投稿了，不敢投学校的学报。当然还有中医科学杂志，是我们的英文科技杂志。

还有一方面是教学基地的国际化，我们现在已经是四维一体的中医海外传播模式。四维一体就是医疗、研究、教育、文化传承一体。我认为中医药走向世界，是我们的使命。走出去，也要走进来。在走出去这些年，我们跟新加坡南洋理工大学也做了很多合作，他们也有很多学生走进来。我们还有伊朗班，伊朗班全都是西医的博士，再到北中医5年，取得中医博士学位。此外，还包括和西班牙的交流与合作等。

在文化传承方面，我觉得在师资的建设中尤其要重师德。师德一票否决是很重要的，如果师德不好，那职称真的就上不去了，这是一个评价体系。我觉得我们培养中医药拔尖创新人才，首先是坚持中国共产党的领导。我们办的大学是社会主义大学，是中国共产党领导下的社会主义中医药大学，这点毫无疑问。大家知道培养一个医学生要多少钱吗？学生一年学费就五六千块钱，然后教育部拨款两万七。我们是医学教育，从实验，到实践，到临床，这个成本有多少？教育一定是这样的，成本越高，质量越高。这和企业是不一样的，企业是成本要低，利润要高。办教育是不一样的，办教育永远都是要多投入，才能高质量产出。要多花钱，包括我们的教师，带3个学生和带30个学生质量一样吗？质量真不一样。所以规模不能太大，要保证质量，要坚持自己的品质品格。

另外我们要有这样的特色，厚基础、重传承、求创新，要立德树人、医教协同、兼容开放，才能完成拔尖创新型人才的培养，全程、全方位、全员、国际化。条件支撑是五大体系，包括学科体系、教学体系、教材体系、管理体系和思政工作体系。导向是五个“更加”，首先是更加人文，医文本就是同源的，你看过去我们学校秦伯未老，既是学部委员，又是国学大家，中医也非常好，我们大家应该都看过他的书。然后是更加经典、更加现代，要与时俱进。还有更加国际，我们将来是要跟西医的主体对话的，要有一个对话的平台。所以北中医在国际的交流合作上，都是跟大学交流。现在我们也在筛选合作对象，要找“门当户对”的，门当户对绝对不是世俗的，它是一个综合的评价，否则，合作就不会持久，也没质量。如果我们想双赢、可持续，那必须是志同道合、门当户对的合作，包括国内合作也是这样。最后是更加实践，我们一定要有多种实践能力的培养，要花钱，要走出去，要动手、动脑、用眼。

六大育人体系，包括传承、创新、实践、管理、文化和条件。在这里我要强调传承。我们在加强传承的工作，现在北中医拿了科技部名老中医传承的这个大项目，我觉得也是几十年几代人积累的结果。绝对不是说因为我们这个团队写标书写得好就给你了，这是一个集体的智慧结晶，我们一定要把它做好。培养模式是要医针一体、医药融合。北中医的学生尤其是中医专业的学生，第一学期就开始有针灸推拿导论课，学了这个课以后再加入社团。学生春节回家的时候，就开始给家里人治疗颈椎病，那真有效果。我们现在是这样做的，针灸推拿学院的学生一定要学经典。而且这次大家看到没有，执业医师的考试也加上了经典，这就是导向。我们学经典的，包括伤寒、金匮、温病，出了多少临床医生。现在我们中医学规培的分段考试也都加上了经典的内容。经典的分级考试也要逐渐在全国推广，现在北中医正在牵头，在原来我们的那本经典分级考试的书上进一步拓展，像辽宁中医药大学、成都中医药大学等都做了许多工作。

我们还要实践育人、管理育人。刚才我已经说了，人心向学，对于学生的管理与服务工作都要跟进。学生的全面发展应该是什么？应该是三发展，即个性发展、科学发展、全面发展。学校要从主观到客观，都给学生提供一个很好的条件。要从大数据中知道我们的学生到图书馆都借了什么书？要针对性进行指导。他一个月一共吃了多少顿饭，花了多少钱？这周消费为什么一下子降低了？他是不是身体不好？我们的老师就要关注他。食堂哪一个摊位最近这段时间流量下降，我们就要找摊位的人，要搞清楚是饭菜贵还是质量不好，我们全部都要进行动态管理。连洗澡都是这样，都在数据分析和动态管理中。比如洗澡六点到七点是高峰，那可能澡堂开放时间还需要延长，可以延长到八点、九点，这样就可以保证孩子们有一个非常好的物质条件，这也属于人心向学。

我们要教学信息化。现在我们所有的老师上课全部录播。多少年以后，可以再看看其中的精品课程。像大家都知道的王绵之老师讲方剂学，什么时间讲的？1978 年讲的。40 多年了，我们把他的录像都变成数字化的东西了。王绵之老先生虽然已经不在人世了，但通过这样一些平台，现在北中医的孩子们还可以看他的讲课，这就是教学信息化。我们在座的各位，50 年以后都变成大师了，还可以看看年轻时候讲的课，这是一件非常有意义的事情。我们的教学信息化一共是八大系统，云桌面系统、常态录播系统、精品录播系统、视频交互系统、智能考勤系统、信息发布系统、电子查询系统和试听播报系统。我们有轻新课堂，我现在想要看哪个老师的课，不用跑到课堂上，在办公室打开手机通过轻新课堂就能看到。我可能中午吃饭的时候，碰到了老师，我说你今天讲少阳病讲得不错啊。他说你去教室了吗？我没看到你啊。我说我不用去教室，我在手机上看到了。当然老师要是迟到了、早退了，全部都有记录。为什么呢？因为我们老师现在上课全部是插卡的，卡插进去，所有的系统就开放了，卡一拔，所有的系统就全都关闭了，就下课了。老师们上课的系统是云桌面，所有的都没有主机，老师不用有卡或者 U 盘，直接把自己教学的课件上传就可以上课，非常方便。这是智慧校园。

各位，教育是国之大计，党之大计，教育强国，健康中国。我们要建设世界一流中国特色的中医药大学，培养社会主义的接班人。我们要做四有好老师，就像总书记提出来的“四有”好老师那样。2018 年中医学专业认证，我是专业负责人，向所有教育部来的专家和全体中医学教育核心骨干教师进行汇报。当时我就讲了以下这段话：以信息技术、人工智能、新材料为代表的新一轮科技革命已经开始，医学教育必须迅跑，与时代发展同频共振。众多双一流大学设置医学专业势头强劲。西医大学和中医大学都在设置中医专业，这次一流专业评审有 66 个专业，其中只有 25 个是中医药院校独立的，其他 41 个全都是西医院校的。还有医、工、理、文等学科的深度交叉与跨界融合，将推动医学发生全面而深刻的变革。同时，供给侧结构性改革，健康中国的发展战略，教育强国的历史使命，要求我们在教育的理念、人才培养模式、方案（也就是内容）、方法（教学方法）、管理等方面不断深化改革。不能以前我们的老师怎么教我们，我们现在还是这样教学生。要在预防、治疗、康养、医学 +X

等领域中，给出更加完善的中医育人方案。最后教育部专家给出的肯定就是引领示范带头作用，这是几代北中医人共同努力的结果。我想在座的每一位中医院校的各位同道、老师们，在这样一个继往开来的时代，在自己所在的学校里，要积极发挥我们的作用，为建设我们的大学、专业、师资、管理、文化和人才，做出我们应有的努力。

# 对新时代视野下中医药的三点认识

《光明日报》原总编辑、北京中医药大学访问学者　苟天林

尊敬的书记、校长，各位老师：

2019年10月20日，中共中央、国务院提出《关于促进中医药传承创新发展的意见》（以下简称《意见》）；2019年10月25日，召开了全国中医药大会。会议所传达的习近平总书记、李克强总理关于中医药的指示和中共中央、国务院的《意见》，都在党和国家发展大局中具有重要意义；在中医药事业发展历程中层次最高，是新时代中医药事业发展中的一个重要里程碑。教育部中医专业教学指导委员会举办温病学教学研讨班，正当此时，很有意义。

我是北京中医药大学的一名学生，衷心感谢书记、校长给我这个向各位领导、向各位老师学习的好机会。

我主要围绕学习贯彻全国中医药大会精神，对新时代视野下的中医药汇报三点认识。一是对中医药历史方位的认识；二是对温病学传承创新发展品格的认识；三是对中医药高等教育的认识。不妥之处请各位领导、老师批评指正。

第一，对中医药历史方位的认识——党和国家对中医药认识的两次飞跃。

党的十九大报告指出："经过长期努力，中国特色社会主义进入了新时代，这是我国发展新的历史方位。"在这里，"我国发展新的历史方位"也必然是中医药学和中医药事业"新的历史方位"。中医药是中华民族的伟大创造，和我们正在进行的其他许多事业不同，已经有几千年的历史了。认识已经有几千年历史的中医药"新的历史方位"，最重要最鲜明的标志是什么呢？就是我们党和国家对中医药的认识实现了两次重大飞跃。在此基础上，中医药学和中医药事业迎来了天时地利人和的大好时机和传承创新发展的勃勃生机。

各位老师都知道，中医药从古代多部典籍记载的"神农尝百草""无名而得"开始，到甲骨文中的""（病），再到《周书》"上医医国，其次疾人，固医官也"，就和中华民族的生命、生活、生产密切融为一体，同时产生，同步发展，到

春秋战国，百家争鸣，包括《易经》《诗经》《论语》《道德经》在内，各家学说都有中医药的丰富内容，而且还出现了专门的医家。第一个统一的封建王朝秦代发生了焚书坑儒事件，但秦始皇明令保护医书，保护医生。到汉代，面对春秋战国百家争鸣创造的丰硕文明成果，东汉班固撰著了我国最早的目录学文献——《汉书·艺文志》。《艺文志》以编撰文献目录为主要内容，从时间、形式到规模都是人类文明史、文献史的首创。其中，将医学作为“方技”和“辑”“六艺”“诸子”“诗赋”“兵书”“数术”并列为“七略”详细收录其中。这充分反映了当时古人对医学的重视，是难能可贵的。

正是由于古人对中医药学的清醒认识，无论是在秦汉唐宋元明清，还是在三国两晋南北朝，无论是汉族还是少数民族都十分重视中医药，也十分重视中医药的传承创新发展。直至明代和清代中期以前创立了温病学，又一次实现了中医药理、法、方、药的全面创新，为中华民族的繁衍生息，为人类的生命健康作出了重要贡献，发挥了重要作用。

习近平总书记指出：“鸦片战争后，中国陷入内忧外患的黑暗境地，中国人民经历了战乱频仍、山河破碎、民不聊生的深重苦难。”首先是英帝国主义用鸦片毒害我们民族的身体和精神，于 1840 年发动了入侵我国的第一次鸦片战争，1856 年发动了第二次鸦片战争，英法联军入侵北京；1883—1885 年，法国进攻中国；1888 年，英国从印度发动第一次入侵我国西藏的战争；1894 年日本发动侵略中国的甲午战争；1900 年，英、美、法、德、俄、日、奥匈帝国和意大利发动了八国联军侵华战争；1903—1904 年，英国发动了第二次入侵我国西藏的战争，其入侵人员直到西藏和平解放才被逼迫撤离；1904—1905 年，日本和沙俄在我国东北发动了他们之间的“日俄战争”。在这些战争中，中国朝廷不断割地赔款，与侵略者签订了一系列丧权辱国的不平等条约，中国沦为半殖民地半封建社会的深渊，政治腐败，民不聊生。直到 1931 年，日本侵占我国东北，1937 年日本全面侵华，中华民族到了“最危险的时候”。

在这个过程中，中医药的命运如何呢？历史记载着以下事实：1822 年，清朝道光皇帝在太医院取消了针灸；1903 年，清政府制定大学堂章程，医科 29 类，药学 17 类，中医中药只是其中的一类，明显被边缘化；1911 年清王朝灭亡，延续千年的太医院同时消亡；1912 年，北洋政府发生了“漏列中医案”；1929 年，南京国民政府又发生了“废止中医案”，“废止中医”形成了一股思潮。

传承数千年的中医药在近代屡遭“废医”，而且“废医论”经久不息，这是什么原因？我们可以从马克思对印度沦为殖民地之后的状况分析中受到启发。马克思说，“英国人在印度进行统治的历史，除破坏以外恐怕就没有什么别的内容了”；“印度失掉了它的旧世界，而没有获得一个新世界，这就使它的居民……同自己的全部古代传统，同自己的全部历史，断绝了联系”（《马克思恩格斯选集》第二卷，第 64～70 页）。面对帝国主义列强入侵，面对激烈的社会变动，主张“废医”、支持“废医”的一批人，丢掉了中华民族几千年的根脉和灵魂，丧失了民族自信和文化自信，这是最根本的原因。

我们党早在井冈山、延安时期就十分重视中医药的作用。中华人民共和国成立后，中医药事业成为党和国家事业的重要组成部分，毛泽东主席明确提出“中国医药学是一个伟大的宝库，应当努力发掘、加以提高”。同时指出“我们中国如果说有东西贡献全世界，我看中医是一项。”“中医问题，不只是给几个人看好病的问题，而是文化遗产的问题。要把中医提高到对全世界有贡献的问题。”

以毛主席对中医药的论述为代表，我们党和国家实现了对中医药认识的第一次飞跃。这次飞跃具有重大意义：一是鲜明地突破了古人把中医药作为“七略”之一的“方技”的认知，明确指出中医药是“伟大宝库”“文化遗产”，是“对全世界的贡献”；二是有力地回击了近代以来产生和延续的“废医论”；三是彰显了历经苦难站起来的中华民族悠久、坚定的文化自信和对全世界有重大贡献的伟大形象。

自 2010 年 6 月和党的十八大以来，以习近平总书记对中医药的系列论述为代表，我们党和国家实现了对中医药认识的第二次飞跃，主要内容有四个方面：一是 2010 年 6 月，时任国家副主席的习近平总书记在澳大利亚墨尔本理工大学中医孔子学院揭牌仪式上的讲话；二是 2015 年 12 月，习近平总书记致中国中医科学院成立 60 周年的贺信；三是 2019 年 10 月全国中医药大会所传达的习近平总书记的指示；四是在治国理政和内政外交实践中，习近平总书记先后几十次引述中医药理论，视察和指导中医药事业时所发表的系列论述。

总书记关于中医药学的指示、讲话、贺词和系列论述，之所以成为我们党和国家对中医药认识的第二次飞跃，不仅在于继承了我们党和国家重视中医药学的光荣传统，而且从中国古代科学、从中华文明的广阔视野中，揭示了中医药学深邃的哲学智慧，开辟了认识中医药学的新境界；深刻说明了中医药面临的新的历史方位，指出了中医药学振兴发展的明确方向。

这次飞跃所揭示的中医药学的新境界，所确定的中医药学新的历史方位，至少有以下五个方面：

一是全面提升定位。总书记的论述特别强调“中医药学是中国古代科学的瑰宝”,“是中华文明的结晶”,“是打开中华文明宝库的钥匙”,“是新时代中国特色社会主义事业的重要内容”,“是中华民族伟大复兴的大事”等。这就从中医药与中国古代科学、中医药与中华文明的关系上，明确指出了中医药学的先进性、科学性；明确指出了中医药在中华文明宝库中、在中国特色伟大事业中、在中华民族伟大复兴的历史进程中的重要地位和作用。这是我们已经形成的对中医药“伟大宝库”的认识的进一步深化、进一步扩展。我们对中医药学的认识实现了从《汉书·艺文志》的“方技”到“伟大宝库”“科学瑰宝”“文明结晶”“宝库钥匙”的全面提升。

二是深刻揭示内涵。总书记说:“中医药学凝聚着深邃的哲学智慧和中华民族几千年的健康养生理念及其实践经验”,“发挥中医药整体医学和健康医学优势”,“融预防保健、疾病治疗和康复于一体的中医药服务体系”,“提供覆盖全民和全生命周期的中医药服务”。在这里,“深邃的哲学智慧”“几千年的悠久历史”“几千年的健康养生理念及其实践经验”“中医药发展规律”“中医药的原创优势”“整体医学”“健康医学”“独特优势”等，都深刻揭示了中医药的本质特征，是认识中医药、学习中医药、运用中医药必须把握的根本和灵魂。

三是阐明重大意义。总书记说，传承创新发展中医药对于“发挥中医药原创优势、推动我国生命科学实现创新突破，弘扬中华优秀传统文化、增强民族自信和文化自信，促进文明互鉴和民心相通、推动构建人类命运共同体具有重要意义”。“深入研究和科学总结中医药学对丰富世界医学事业、推进生命科学研究具有积极意义”。“深入研究和科学总结”，这是我们应该做好的两件大事。而中医药的发展与打造“中国特色卫生健康发展模式”，与生命科学实现创新突破，与弘扬中华优秀传统文化、增强民族自信和文化自信、促进文明互鉴和民心相通密切相关，与实现民族复兴的中国梦，推动构建人类命运共同体都密切相关，这正是中医药学对世界、对人类健康事业所具有的重大意义，也是我们所应具备的世界眼光。

四是展现大好时机。总书记明确指出:“新中国成立以来，我国中医药事业取得显著成就，为增进人民健康作出了重要贡献。”“当前，中医药的振兴发展迎来天时、地利、人和的大好时机。”这是一个前所未有、内涵丰富、思想深刻的重大判断，核心在于我们所处的新时代、新的历史方位，同时也是对中医药战线和广大中医药工作者的巨大鼓舞和激励。

五是指出明确方向，寄予深切希望。总书记说，希望广大中医药工作者“增强民族自信，勇攀医学高峰，深入发掘中医药宝库中的精华，充分发挥中医药的独特优势，推进中医药现代化，推动中医药走向世界，切实把中医药这一祖先留给我们的宝贵财富继承好、发展好、利用好，在建设健康中国、实现中国梦的伟大征程中谱写新篇章”。在这次又强调，“要遵循中医药发展规律，传承精华，守正创新，加快推进中医药现代化、产业化，坚持中西医并重，推动中医药和西医药相互补充、协调发展，推动中医药事业和产业高质量发展，推动中医药走向世界，充分发挥中医药防病治病的独特优势和作用，为建设健康中国、实现中华民族伟大复兴的中国梦贡献力量”。

党和国家对中医药认识的两次飞跃，一次是在我们具有悠久文明的中华民族历经百年屈辱、百年奋斗，建立了中华人民共和国时；一次是在历经中国特色社会主义革命和建设的实践、经历改革开放，正在为实现中华民族伟大复兴的奋斗中实现的。这两次飞跃都具有深刻的历史渊源、时代条件，具有鲜明的学术价值、实践价值，是新时代中医药传承创新发展的指南和灵魂，是我们清醒认识、自觉把握中医药学新的历史方位的前提和基础。

正是在这个前提和基础上，中医药学和中医药事业在党和国家事业中居于重要的战略地位。党的十八大以来，中央对党和国家的事业作出了“四个全面”“五位一体”的总体部署。2016 年，国务院制定下发的《中医药发展战略规划纲要（2016—2030 年）》开宗明义，指出：“中医药作为我国独特的卫生资源、潜力巨大的经济资源、具有原创优势的科技资源、优秀的文化资源和重要的生态资源，在经济社会发展中发挥着重要作用。”明确指出了中医药“五大资源”在党和国家工作全局中的客观作用、重要地位。

国家颁布了《中华人民共和国中医药法》，向世界发表了《中国的中医药》白皮书，制定了一系列促进、支持中医药发展的纲要、规划。这次中央制定的《意见》包括“健全服务体系”“发挥独特作用”“推动高质量发展”“加强人才队伍建设”“促进传承与开放创新发展”“改革完善管理机制体制”六个方面共 20 条，涉及经典、临床、科研、交流、评估、专业人才、群众普及、部门协同、体制机制、党的领导等六七十件大事、实事。这个《意见》把“传承”作为基础，把“创新”作为关键，把“发展”作为根本目的，既是对中医药发展现状的深刻分析，对中医药时代使命的客观要求，更是对中医药未来目标的系统规划。学习好、贯彻好、落实好中央和国务院的意见，必将对中医药的传承、创新、发展发挥重要作用。

也正是在这个基础和前提下，中医药学和中医药事业的发展呈现出了前所未有的好形势。大家从总书记的论述和治国理政、内政外交实践中都有切身体会。这方面的工作和影响，许多都是前所未有的，是最主要的。从具体单位来看，我仅举北京中医药大学的几个例子：

去年，教育部先后组织专家对学校的本科和研究生教育质量、实践能力进行评估，一致评价为“不愧首善之校”“发挥了领帅作用”。学校的国医堂近年来的门诊量、治疗的有效率、治愈率大幅提升，老师和跟诊的同学们在临床中的医德、医术、医风在北京的中医院中广受患者欢迎。

国家作出了“京津冀一体化”“粤港澳大湾区”“一带一路”的重要部署，学校则先后在良乡、房山、通州、深圳和“一带一路”起点陕西办学办医。在坚持内涵式发展的前提下，教学、科研、临床覆盖面大幅扩展。

学校先后为 94 个国家和地区培养了 2 万余名留学生；与 30 多个国家的 118 所大学和科研机构建立了合作关系；近十多年来，学校先后与德国、澳大利亚、美国、俄罗斯相关机构合作，开办了海外“中医中心”，习近平总书记见证了与澳大利亚合作中心的签字仪式，刘延东副总理出席了俄罗斯圣彼得堡中医中心的挂牌仪式。

2016 年 8 月，联合国开发计划署等五家机构在联合国纽约总部举办了《2016“一带一路”与联合国可持续发展目标高峰论坛》。国医大师、北中医王琦教授代表我们国家，代表中国中医界在论坛开幕式上作了题为《在时空网络下中医药一带一路的三个节点》的重要演讲。在论坛的闭幕式上，王老师又代表中国中医界向世界宣读了《2016 中医长城宣言》。王老师的演讲受到出席论坛的 500 余位各国嘉宾、多国驻联合国代表的热烈欢迎。王老师宣读的宣言，“中医影响世界，健康成就未来”，让世界充满希望。

2017 年 7 月，由学校师生原创的音乐舞蹈诗剧《岐黄志》出访联合国教科文组织总部，先后在教科文组织总部、巴黎会议中心和枫丹白露宫剧院演出，受到教科文组织总部、法国议会、巴黎市政府官员和法国观众的热烈欢迎。法国议会的议员说：“中国的中医生把享有盛誉的中医药专业与舞蹈完美结合起来，令人震撼，令人向往。”

这些都反映了中医药事业、中医药学校振兴发展的生动景象，都是我们贯彻这次大会精神的体现，是中医药在新的历史方位上继承、创新、发展的良好基础和有利条件。

第二，对温病学传承创新发展品格的认识——温病学的时代启示。

在上面我们已提到，国家发表了《中国的中医药》白皮书，白皮书是世界各个国家之间相互公开声明重大问题的国家文件，代表着国家的声音，是很有权威性的。在《中国的中医药》白皮书中，首先声明：

“中医药作为中华文明的杰出代表，是中国各族人民在几千年生产生活实践和与疾病作斗争中逐步形成并不断丰富发展的医学科学，不仅为中华民族繁衍昌盛作出了卓越贡献，也对世界文明进步产生了积极影响。”同时，在对中医药从远古到今天的历史回顾中，专门讲到“清代（1644—1911）叶天士的

《温热论》，提出了温病和时疫的防治原则及方法，形成了中医药防治瘟疫（传染病）的理论和实践体系”。

白皮书上这两段话具有深远意义，一是向世界声明中医药是中华民族的原创，是中华民族对人类生命科学、卫生事业的贡献，其知识产权属于中华民族。这是一个对祖先、对今人、对后辈负责任的大原则。二是面向世界，明确将温病学的防治原则及方法、温病学的理论和实践体系作为中医药学在明清时期创新发展的标志和重要成果，做了全面肯定，突出体现了中医药学传承、创新、发展的杰出品格，具有深远的指导意义、实践意义。

首先我们从温病学在鸦片战争中的历史功绩来看。

习近平总书记说：“近代以前中国一直是世界强国之一……鸦片战争后，中国陷入内忧外患的黑暗境地。”鸦片战争成为中华民族由盛到衰的重大转折点，联系温病学的理论和实践，是很令人深思的。

各位老师都知道，温病学是在明末吴又可在《温疫论》中提出“戾气”学说的基础上，到清代叶天士、薛生白、吴鞠通和王孟英等温病大家，从“戾气”“温疫”的实际出发，突破了《伤寒论》“六淫”致病的病因病机学说，突破了“六经辨证”的理论体系，实现了中医药学在温病和传染病领域“理、法、方、药”的全面创新，开创了卫气营血辨证、三焦辨证等新途径，形成了防治温病、战胜传染病的新的理论和实践体系。在当时的实践中，卓有成效地发挥了重要作用。中医药学在发展中创立了温病学，与《本草纲目》《古今图书集成》《四库全书》、开辟海上丝绸之路等各项重大成果一样，都是中国古代强国后期发展的重要标志。

同时，正是温病学在创立和成熟过程中，作为英国的殖民地，东印度公司向我国大量输入鸦片。鸦片作为一味药，早在汉代已传入我国；鸦片又是毒品，我国历代种植很少，所以李时珍在《本草纲目》中说：“前代罕闻，近方有用者。”

16、17 世纪，英国工业革命之后开始向外侵略，印度成为英国殖民地，但英国并不满足于对印度的占领，中国的白银、丝绸、瓷器和茶叶令他们垂涎三尺。于是英国强迫印巴居民种植鸦片，销往中国，英国殖民者从中获得了巨额利润，我们的人民肉体遭到伤害，精神受到奴役，戴上了“东亚病夫”的帽子，禁烟、戒烟成为扭转民族命运的当务之急。而英国以维护鸦片贸易为名，发动了侵略我国的鸦片战争。马克思当时就指出“英国政府实际上不只是依赖和中国的鸦片贸易，而是依赖这种以贸易的走私性质实行的赤裸裸的掠夺和侵略”。

值得注意的是，当时一些人为鸦片摇旗呐喊，称之为“福寿膏”，但温病学家们却对鸦片有着清醒的认识，罗大伦在《神医这样看病》一书中记述了温病大家王孟英在《归砚录》中用很大篇幅揭露鸦片的危害，说鸦片“始则富贵人吸之，不过自速其败亡，继则贫贱亦吸之，因而失业破家者众，而盗贼遍地也。故余目之为妖烟也”。王孟英还详细地记录了当时每年鸦片的进口数量，如咸丰五年，有六万五千三百五十四箱，“进口之数若是之广，有心人闻之，有不为之痛哭流涕者耶”？

在此过程中，民族英雄林则徐一方面率领军民抵抗英国的侵略，一方面实实在在地帮助烟民戒烟。林则徐与江南名医陈念祖父子、何其伟等人充分运用温病学疫疠致病的病因病机理论，通过卫气营血辨证、三焦辨证分析了烟毒致病的机理。林则徐说：“鸦片，其性毒而淫，其味涩而滞，其色黑，而入肝肾。故一吸而能透于肉筋骨髓之中，一呼又能达于肢体皮毛之杪，遍身内外上下，无处不到。”在此基础上，与陈念祖、何其伟等温病先辈先后收集、创制了戒除烟瘾的药方十多首，经过反复比较，确定了忌酸丸、补正丸、四物饮和瓜汁饮等四首，在广东、湖南等地大力推广，效果很好。

如忌酸丸方，其组方机理充分显示了温病学的优势：首先重用生附子以通经络；佐以柴胡、升麻、沉香升降气机，通透表里；用人参、黄芪补肺气；白术补脾气；陈皮、木香行气，以补中益气；再用当归、黄连、黄柏以凉血生血，同时黄连、黄柏可克附子燥烈毒性；天麻治气血虚弱头晕；甘草合诸药补中益气。如此三焦同治，寒热并用，气血两补，对烟毒内蕴，耗伤气血、累及脏腑的鸦片毒害全面反击，同时配以烟灰使脾胃生厌恶之感，采用合理的用药方法，扶正祛邪，疗效很好。坚持用药三五剂即可见效，十剂左右即可戒除。林则徐逝世后，人们在流传甚广的忌酸丸原方十五味药中加了杜仲、甘杞子、炒枣仁，制成一种戒烟成药，仍然称为“林十八方”。

以上事实说明，在民族命运面临重大转折的关头，中医前辈、温病大家们怀有坚定的民族自信，洞悉鸦片危害；温病学的理论和实践体系，在挽救中华民族于深重苦难中建立了卓越的历史功勋。

再是温病学在当代的重要意义和启示。

中华人民共和国成立后，伴随着党和国家对人民健康事业和中医药学的高度重视，温病学在中医药学和国家卫生体系中发挥了越来越大的作用。1954年，北方大部分地区流行性乙型脑炎流行，刘元素的故乡河北石家庄地区用白虎汤加减治疗，取得了显著疗效。从那时以来，温病学在国内多次流行性感冒、流行性脑脊髓膜炎、疟疾、白喉、血吸虫病、肺炎等十多种流行病、多发病的防治中都发挥了重要作用，特别是在2003年蔓延全国的“非典”中，突出彰显了温病学的独特作用。

起初“非典”流行，人们对“非典”的病因病机、治疗途径、药物的了解都不明确，群众对降低死亡率、提高治愈率存有种种疑问。著名温病学专家谷晓红教授明确提出：“非典”具有强烈传染性，属温病范畴，中医药介入一定能解决许多问题。她回顾了中医药学、温病学在防治急性传染病中的成功经验，提出了中医药学介入的重要建议，受到国家高度重视。

与此同时，作为首席专家，谷晓红教授带领学校中医团队进驻北京长辛店医院和学校的东直门、东方医院，在抗击非典第一线连续工作数月，死亡率迅速下降，患者健康出院，直到抗击“非典”取得圆满胜利。谷晓红教授和她带领的团队也受到了党和国家的表彰。

历史和现实都真实地说明，温病学的创立和实践具有典型的继承、创新、发展的鲜明特征，这也为我们今天在新时代、新的历史方位上实现中医药的继承创新、振兴发展，建设健康中国提供了多方面的时代启示。

一是历史方位的启示。任何一种学说的创立、发展及其命运都与其所处的历史条件密切相关。温病学正是在我国近 2000 年古代强国的历史传承中孕育并逐步发展起来的。特别是温病学创立的明清时期，明代 276 年间，大疫 39 次；清代 267 年间，流行疫病 328 次，几乎没有间断。“疫气流行”，“家家如是”但却“世无专书”“医无尺度”。温病先辈挺身而出，潜心钻研，应时创新，终于救人无数。今天，中华民族历经百年屈辱，百年奋斗，终于重新站了起来，逐步富起来，开始了建设伟大强国的新时代。只有全民健康才有全面小康。健康中国是时代强国的基础，“为人民群众提供全方位、全周期的健康服务”，这是时代的要求；“天时地利人和”，这是中医药学、温病学所处的历史条件。这样的使命和条件，都是我们的先辈期望而不曾遇到的。所以，认清今天我们面临的历史方位、大好时机，十分重要，大有可为。

二是创新基础的启示。“天人相应”“心神相应”“整体观念”“辨证论治”和中药的四气五味、归经配伍等基本理念，是中医药学的深邃智慧，是中医药学的根基和灵魂。温病学正是在继承和深刻认识中医药学这一系列基本理论、基本理念、基本经验的基础上，创立和发展起来的。正如吴鞠通在《温病条辨》中所说：“是书仿仲景《伤寒论》作法……实可羽翼伤寒。若真能识得伤寒，断不致疑麻桂之法不可用；若真能识得温病，断不致以辛温治伤寒之法治温病。”他还说：“《伤寒论》六经，由表入里，由浅及深，须横看；本论论三焦，由上及下，亦由浅及深，须竖看。与《伤寒论》为对待文字，有一纵一横之妙。”温病学对《黄帝内经》五运六气学说的阐发和运用更是精妙之至。注重传承，培根铸魂，是温病学创新发展的坚实基础；吸取精华，面向实际，是温病学创新发展的基本途径。所以，在今天，做到总书记期望的，增强民族自信，“深入发掘中医药宝库中的精华，充分发挥中医药的独特优势”，对实现中医药学及温病学的时代创新十分重要。

三是创新实践的启示。温病学的先祖正是从人类与温病、传染病的长期斗争实践中不断探索，不断总结，而形成的理论和实践体系。立足实际，注重实践，是中医药学和温病学的一个显著品格。今天，虽然我们所处的天地环境，人的肉体组织和精神现象没有根本变化，但是新情况、新问题、新要求层出不穷，发扬温病先辈注重实践的创新精神，立足今天的实际，切实做到总书记期望的“勇攀医学高峰”，“推进中医药学现代化”十分重要。

四是创新精神的启示。温病、瘟疫的暴发性、传染性，病邪直入脏腑和全身气血的危害性，都对温病、瘟疫的抵御和防治提出了新要求。温病先祖在创立和发展温病学的过程中所表现出的高尚精神，是中医高尚医德的典范。而且，先祖和老师们所表现的精益求精、临危不惧、勇于献身的行为和品格，进一步丰富了《黄帝内经》《伤寒论》和《备急千金要方》《千金翼方》的医德思想。

总之，温病学在中医药各学科中所具有的传承、创新、发展品格是很典型、很有代表性的。今天，只要我们继承优良传统，发掘精华、发挥独特优势，就一定能在新的历史方位上，为建设健康中国、为人类生命科学的推进做出新的贡献。

第三，对中医药高等教育的认识——两个“高度重视”、两个“建设”、两个“根本”和两个“一流”。

两个“高度重视”是：党的十八大以来，习近平总书记高度重视学校，特别是高等院校教育；高度重视中医药学。

两个“建设”是：党的十九大在部署建设中国特色社会主义强国总体目标时，明确提出了建设“教育强国”和建设“健康中国”两项国家战略，并把这两个建设都成为“优先”和“基础”。

两个“根本”是：全国教育大会强调的中国特色社会主义教育的根本任务和根本问题。其中，“根本任务”是培养德智体美劳全面发展的社会主义建设者和接班人；“根本问题”是培养什么人，怎样培养人，为谁培养人。

两个“一流”是：在我国建设重点大学和“211”工程、“985”工程的基础上，习近平总书记多次提出“加快一流大学和一流学科建设，实现高等教育内涵式发展”的要求。

这四个“二”，体现了中国特色高等教育的历史方位、时代使命，体现了我们的办学方向、发展目标。贯彻这些精神，我们与其他高校既有共性，又有特点，这个特点就是我们的优势。这个优势，说到底，就是中医药学的优势，就是我们党和国家领导人对中医药的系列论述；就是从事中医药事业的老师和同学们的卓越见识、高尚品格、精湛医术和奉献精神、创新精神。

这些内容综合起来，就是把中医药的学科优势，与中医药学新的历史方位，与我们已有的中医药高等教育的实践经验相结合，牢牢抓住传承、创新、发展这个主题，培养中医药学和中医药学事业的合格人才、优秀人才。

关于中医药学的学科特点，也就是中医药学的基本内容，我在《中医药与中华文明》课题中，作出了一些初步归纳和说明，也可以称为中医药密码：112331413414，请老师们批评指正。

中医药学的一个主题：人的生命和身心健康。

中医药学的一部历史：中国医学史。

中医药学的两个特征：整体观念、辨证论治；思维方式和行为方式，“智圆行方、心小胆大”论。

中医药学的三项功能：治国、治人、治病。

中医药学的三条规律：天人相应规律、身心相合规律、中通平化规律。

中医药学的一条主线：“气为一元”的贯通纽带。

中医药学的四个品格：悠久鲜活的实践品格、绵延不断的传承品格、贯通应时的创新品格、和合开放的包容品格。

《中医十三经》和四部通俗经典。

中医药学的主要内容：（14个方面）

道法自然、天人相应的深邃智慧；
阴阳五行、生生不息的哲学思想；
五运六气、知天通地的运气学说；
司外揣内、功能为要的藏象学说；
无形有象、煦濡生命的气血津液；
贯通全身、以决生死的经络腧穴；
察源循理、整体辨证的病因病机；
四诊八纲、注重分析的辨证论治；
四气五味、归经配伍的中药理论；
君臣佐使、其妙无穷的方剂学说；
顺应自然、抱朴守真的养生原则；
以德立人、注重实践的教育方式；
济世救人、震古烁今的医德思想；
林林总总、无穷无尽的治法方药。

中医药学这样以人的生命为中心的鲜明主题，这样博大精深的哲学智慧、生命智慧，客观地与千家万户“对美好生活的向往”联系在一起，客观地与实现民族复兴的中国梦、与构建人类命运共同体联系在一起。中医药学所推崇的“真人”“至人”“圣人”“贤人”与我们今天所期待的“人的全面发展”相通相应。中医药学所主张的“德气生精神魂魄心意志思虑智”，以德为先，“德全不危”“形与神俱”“正气存内，邪不可干”的理念；中医药整体观念、辨证论治，“法于阴阳”“和于术数”“智圆行方”“心小胆大”“调百药齐和”等科学的思维方式、行为方式，与我们所要把握的高校教育的两个根本问题自然联系在一起，这些都是我们的优势和特点。这两者的完美结合必然是中医药学的广阔天地，必然是中医药学的崭新境界，必然是中医药学的宏大格局。这些内容的实践是与中医药学术、教学、科研以至一病、一方、一药相互关联的，都大有可为。

马克思主义有一个基本观点，教育作为人类社会的必然现象，是永恒的。2015年，联合国教科文组织在《反思教育》的报告中指出，教育将以“全球共同利益”为理念，经历从规模化教育走向生态化、分散化、网络化、生命化的个性化教育转变，学习的内容和方式将出现从认知科学到学习科学的转变，学科的交叉会更为广泛，学科的主题会更集中，人、人的生命、人的生理生命、心理精神等在高等教育中的地位会越来越突出。这从世界范围反映了我们建设世界一流中医药大学的趋势和优势。

中医药大学实现以上目标，最重要的就是遵循这次中共中央和国务院的《意见》。中共中央的《意见》是对中医药未来发展的规划和要求，我们的教育正是为未来、为社会培养人才。从这个意义上说，中医药大学贯彻好这个《意见》更有意义，更加重要。

比如：我们在教学指导思想上，如何体现“促进中医药传承、创新、发展”这个主题？如何以总书记对中医药的论述为指导，提高对中医药的认识，形成对中医药专业认识的新境界？如何认识“中医药整体医学和健康医学优势”，为“融预防保健、疾病治疗和康复于一体的中医药服务体系”，培养能够“提供覆盖全民和全生命周期的中医药服务”的人才？如何“健全全科医生和乡村医生中医药知识与技能培训机制”？如何为建设中医药“以信息化为支撑的服务体系”培养人才？我们培养的人才如何“发挥中医药在维护和促进人民健康中的独特作用”？如何培养能够“彰显中医药在疾病治疗中的优势”“强化中医药在疾病预防中的作用”“提升中医药特色康复能力”“推进中医康复技术进社区、进家庭、进机构”的人才？如何培养“中药质量提升”“产业高质量发展”的人才？如何“强化中医思维培养”？如何“改革中医药院校教育”“改革人才培养模式”“优化人才成长途径”“健全人才评价激励机制”等。《意见》的每一个问题都与我们密切相关。这是中医药高等教育创新发展的重大机遇。我们有历史的经验，有中医药的优势，又面临着天时、地利、人和的大好时机，我们一定会取得先辈欣慰、党和人民满意、不负时代使命的优秀业绩。